临床医师诊疗丛书

名誉总主编　夏穗生　黄光英
总　主　编　陈安民　徐永健

泌尿外科疾病诊疗指南

第3版

主　编　叶章群

科学出版社
北　京

内 容 简 介

本书以简明扼要的形式全面系统地介绍了泌尿外科疾病的诊断、治疗常规及最新进展。全书共分为三篇：第一篇主要介绍泌尿外科疾病的检查方法；第二篇介绍泌尿外科各种疾病的诊断、治疗方法；第三篇介绍泌尿外科常用的手术及其要点。附录收入了泌尿外科常用药物、检验正常值及教学查房示范。全书具有资料新、内容全、编排规范、查阅便捷的特点，可供各级医院泌尿外科医师、进修生、研究生参考阅读。

图书在版编目(CIP)数据

泌尿外科疾病诊疗指南／叶章群主编．—3版．—北京：科学出版社，2013.6

(临床医师诊疗丛书／陈安民，徐永健总主编)

ISBN 978-7-03-037911-5

Ⅰ. 泌… Ⅱ. 叶… Ⅲ. 泌尿系统疾病-诊疗-指南 Ⅳ. R69-62

中国版本图书馆 CIP 数据核字(2013)第 133998 号

责任编辑：戚东桂／责任校对：宣　慧

责任印制：徐晓晨／封面设计：范璧合

科学出版社 出版

北京东黄城根北街 16 号

邮政编码：100717

http://www.sciencep.com

北京建宏印刷有限公司 印刷

科学出版社发行　各地新华书店经销

*

1999 年 5 月第　一　版　开本：787×960　1/32

2013 年 6 月第　三　版　印张：17

2024 年 1 月第十次印刷　字数：451 000

定价：59.80 元

(如有印装质量问题，我社负责调换)

《临床医师诊疗丛书》编委会

《泌尿外科疾病诊疗指南》（第3版）编写人员

主　编　叶章群

编　者　（按姓氏汉语拼音排序）

陈　忠	陈志强	杜广辉
管　维	郭小林	胡志全
蓝儒竹	李家贵	李龙承
刘继红	宋晓东	王　涛
王少刚	杨为民	叶章群
余　虓	袁晓奕	曾　进
曾晓勇	詹　鹰	张　旭
周四维	周惜才	庄乾元

《临床医师诊疗丛书》第3版前言

《临床医师诊疗丛书》于1999年第一次出版，共32个分册；2005年经过修订增至35个分册。本丛书出版至今，大部分分册累积印数均上万册，获得各方好评，深入人心。

随着近年来医学科学飞速发展，临床上新理论、新技术和新方法不断出现，第2版中的内容已显陈旧，难以全面反映学科发展水平和当前临床现状。因此，根据客观形势的变化情况对本丛书加以修订补充，既是时代迅猛发展的迫切要求，也是学科逐步完善的必经步骤。

此次修订保持了前两版的编写风格，仍是在反映学科最新进展的基础上，侧重疾病的诊断与治疗，坚持“使用方便”的原则。我们对35个分册进行了全面的修改，重点突出临床实践部分以及近几年来疾病诊断与治疗的一些新理论、新技术和新方法（特别是国内外新的诊断与治疗标准的介绍和医学名词的更新）。另外，本次改版新增《重症医学临床诊疗指南》、《医院感染预防与控制指南》、《过敏性疾病诊疗指南》、《临床输血指南》、《临床营养指南》、《创伤外科临床诊疗指南》6个分册，根据学科发展将原《胸心外科疾病诊疗指南》细分为《心血管外科疾病诊疗指南》和《胸外科疾病诊疗指南》，共计42个分册。此次改版还增加了线条图、流程图、影像图和表格等，便于读者理解和记忆。

本丛书十余年来一直受到医学界同仁的广泛支持和帮助,我们再次深表感谢;同时也恳请大家继续关注和喜爱《临床医师诊疗丛书》第3版,并提出宝贵意见,以便我们持续改进。编委会对科学出版社的精心编辑表示衷心感谢。

陈安民　徐永健
华中科技大学同济医学院附属同济医院
2013年4月

《临床医师诊疗丛书》第2版前言

《临床医师诊疗丛书》1999年出版了第1版，共32个分册，本次对32个分册进行了全面的修改，另外增加了《老年疾病诊疗指南》、《临床病理诊断指南》、《临床护理指南》3个分册。第2版共35个分册，保持了第1版的编写风格，重在临床“使用方便”四字。本次修改过程中，突出了近几年来疾病诊断与治疗的一些新理论、新技术、新方法。

本丛书自出版以来，受到了广大读者的欢迎。各个分册都进行了重印，不少分册多次重印。我们感谢大家对本丛书的厚爱，同时也恳求广大读者再次提出宝贵意见，以便再版时修正。编委会对原总主编夏穗生、黄光英、张良华三位教授对本丛书第1版所做出的贡献，对科学出版社的精心编辑一并表示感谢。

陈安民　徐永健
华中科技大学同济医学院附属同济医院
2005年5月

《临床医师诊疗丛书》第1版前言

临床医学参考书籍可谓浩如烟海。从大型的学术专著到简明的临床应用手册,内容和形式层出不穷。然而对大多数工作在临床一线的中青年医师来说,尚缺一类便携式专科参考书。这类书在内容上应介乎前述两类参考书之间,既不像大型学术专著那样从基础到临床,庞杂繁复,查阅不便,又不至于像综合性的临床手册过于简单,不能满足临床诊断治疗细则的需要。有鉴于此,我们组织各临床专业科室的专家编撰了这套《临床医师诊疗丛书》。

同济医科大学建校已近百年,一直是国家卫生部直属重点高等医科院校。同济医院是同济医科大学的附属医院,为卫生部第一批评定的三级甲等医院,也是全国文明窗口十家示范医院之一。我们编撰这套《临床医师诊疗丛书》是以这所综合性大型教学医院多年来不断修订的临床诊疗常规为依据,博采各临床专业专家学者们的经验及心得,集临床医学精髓之大成,以现代性、实用性为特色,面向临床一线专业医师和技术人员。

全书由32个分册组成,包括26个临床医学二、三级专业学科和6个临床诊疗辅助专业分册。各分册结合综合性医院的诊疗常规,自临床的一般性问题到专科性疾病,从病因、病理至诊断、治疗,从常用的诊疗技术到高新专科手术及疗法,层次分明地予以阐述,重点在于实用性强的临床诊断、鉴别诊断及治疗方式、方法。

我们的目的及愿望是既为综合性大型医院提供一套全面系统的诊疗常规参考书，又能为临床主治医师、住院医师、研究生、实习医师奉献一套“新、全、实用”的“口袋”书。

全书编写历经一年，全体参编人员付出了艰辛的劳动，经过科学出版社编辑同志们的精心雕琢，全书各分册得以先后面世，我们谨对上述同仁的勤奋工作致以衷心的谢意。本丛书参编人员达数百人之多，故文笔文风殊难一致；限于编写者的水平，加之时间紧迫，疏误之处在所难免，祈望读者不吝赐教，以便再版时予以订正。

夏穗生　黄光英　张良华
同济医科大学附属同济医院
1998年9月

目　录

第一篇　病史和检查方法

第二篇 疾病的诊断和治疗

第三篇　常用手术常规及要点

第一篇

病史和检查方法

第一章 病史记录要求及示范

正确的诊断来源于详尽的病史、系统的体检及科学的检查手段,三者缺一不可。泌尿外科的病史记录要求与其他各科基本相同,但也存在自己的特殊性和侧重点。

一、一般资料

一般资料包括姓名、性别、年龄、婚否、民族、籍贯、职业、工作单位及住址、入院日期、病史记录日期及可靠程度。以上资料必须准确记录,除利于以后联系和随访外,亦对诊断有帮助。如对血尿病人,如年龄较大则首先考虑肿瘤可能,而对男性排尿困难病人则需考虑前列腺增生症。

二、主诉

主诉为促使病人就诊的主要症状、体征或原因(包括部位、性质、程度)及持续时间。重要症状有两种以上时可按发生的先后顺序排列。慢性病病程长者应按远、近两期描述。文字要简练、明确,以不超过15~20字为宜。一般不用诊断名词。如一个右侧肾结石病人发现已有1年,主诉应为:间断性右侧腰部胀痛伴肉眼血尿1年,而不能用诊断名词:发现右肾结石1

年。当然也有少数病人确无任何症状,由于体检发现疾病而就诊。如体检中 B 超发现右肾囊肿,无任何症状,此时可以用以下主诉:体检发现右肾囊肿 1 周。但注意应尽量少用。

三、现　病　史

现病史以主诉为中心线索,按症状、体征发生先后,详细描述发病情况、病情演变、入院前的诊治经过及效果,以及现在的一般情况等。仍以右肾结石病人为例。

1. 发病情况:包括发病日期、诱因及缓急情况。可以这样描述:患者 1 年前无明显诱因突然发生右侧腰部胀痛。

2. 主要症状和体征:要详细描述部位、性质、程度、时间、伴随症状及加重或缓解的演变经过。如疼痛为持续性疼痛,伴全程肉眼血尿,无明显放射痛,无尿频、尿急、尿痛、发热、排尿困难等,持续半小时后自行缓解。

3. 辅助检查结果:应包括在发病之后所行检查的阴性或阳性结果。如在当地医院行腹部平片提示右肾结石,静脉肾盂造影提示结石位于肾盂内,无明显梗阻。

4. 诊断、治疗经过及效果:包括本次入院前的治疗方法,使用药物及其治疗效果。如在当地给予中药排石治疗(具体不详)效果不佳,无结石排出,疼痛发作频繁,需用解痉、镇痛、抗炎药物才能缓解。

5. 一般情况:描述发病的精神、睡眠、食欲、体重的变化,以及大小便情况等。如发病以来精神尚可,食欲、睡眠正常,体重无明显减轻,排便通畅,小便情况同上述。

四、既　往　史

既往史包括既往的健康状况评价。有无患过传染病、寄生虫病,有无外伤及手术史,药物及食物过敏史,并按呼吸、循环、消化、泌尿生殖系、血液、内分泌、代谢及神经等各系统详细询问患病情况,如有则注明患病日期、主要病情及诊治结果。例如,患者既往身体健康,无传染病及寄生虫病病史,无外伤史,两年前行阑尾切除术,无药物及食物过敏史;3 年前因腹痛、黑粪诊断为“十二指肠球部溃疡”,经内科治疗痊愈,无其他各系统病史。

五、个 人 史

个人史包括出生地、生活、经历过的地方,尤其注意是否有地方性疾病或是否为疫区。既往及目前职业情况,重点了解有无从事过有害性工作,如接触放射性、化学药品或粉尘等,以及接触时间和程度,还包括个人生活习惯及烟酒嗜好。

六、月经史及生育史

月经史记录格式及内容如下:

(初潮年龄)(行经日数)/(月经周期天),末次月经时间或闭经年龄,注意有无痛经。

婚姻状况及生育史包括婚否,妊娠及分娩次数。

七、家 族 史

家族史应包括父母、兄弟、姐妹、配偶、子女等的健康状况,重点了解有无家族遗传病及传染病。

八、体格检查

应行全面体检并详细记录,具体的检查内容同其他科基本一样,这里只介绍泌尿外科体检中应注意的情况。具体检查方法见第三章。

1. 肾脏:应注意肾区有无膨隆,可否触及肾脏或包块,肾区有无压痛及叩痛,上腹部位可否闻及血管杂音等。

2. 输尿管:输尿管一般不易触及,应注意其走行区有无压痛。

3. 膀胱:注意膀胱区有无膨隆或包块,如有应叩其浊音界,并以膀胱顶部与脐的距离判断其膨胀程度,必要时经直肠或阴道行盆腔双合诊检查。

4. 外生殖器官:应注意阴毛分布、阴茎发育情况。有无包皮过长、包茎,阴茎头有无溃烂、红肿。尿道口有无狭窄及分泌物。阴茎海绵体有无硬结,尿道海绵体有无压痛、包块。阴囊发育是否正常,阴囊内有无肿块,睾丸是否大小正常和对称,有无压痛,质地情况,表面是否光滑。附睾大小、硬度,有无结节或压痛。精索及输精管有无增粗、结节、触痛,有无精索静脉曲张等。

5. 前列腺检查:应行直肠指诊了解前列腺大小、质地,表面是否光滑,有无压痛,中央沟是否存在,有无结节等。必要时行前列腺按摩液检查。在直肠指诊时还应了解有无肛门括约肌松弛、直肠肿瘤等。

九、专科情况

应描述本专科体检的阳性体征和重要的阴性体征。

十、辅助检查

辅助检查应包括入院前所行的化验检查和有意义的特殊检查结果。如结石病人应记录血常规、尿常规、腹部平片和(或)分泌性尿路造影、B超检查的结果。

十一、病史小结

简要明确地综合病历资料,尤其是对诊断及鉴别诊断有关的内容,体格检查的重要阳性及阴性体征、实验室检查及特殊检查结果等。

病史小结举例:

1. ××,男,40 岁,司机。住院号××××××,1998 年 4 月 1 日入院。

2. 间断性右侧腰部胀痛伴肉眼血尿 1 年。无膀胱刺激症状、发热等。

3. 2 年前曾行阑尾切除术,过去没有腰痛病史。

4. 体格检查:生命体征稳定,浅表淋巴结无肿大,头颈无异常,心肺检查无异常,腹部平软,无压痛及包块,肝、脾未触及。肾区无膨隆,肾脏未触及,右肾区明显叩痛,输尿管走行区无压痛,膀胱无膨隆,外生殖器检查无异常。直肠指诊前列腺正常。

5. 门诊及外院资料:

血常规示白细胞、红细胞在正常范围。

尿常规检查示红细胞++++。

排泄性尿路造影:右肾盂结石,右肾积水,左肾显影正常。

十二、诊　　断

需注意诊断时除列出本次就诊的主要疾病及并发症之外,尚需列出同时存在的其他疾病。如此例病人除右肾结石、右肾积水外,尚有慢性上颌窦炎、慢性支气管炎、高血压病,则诊断应如下:

右肾盂结石

右肾积水

慢性上颌窦炎

慢性支气管炎

高血压病

(郭小林)

第二章 症　状

泌尿外科疾病的常见症状有排尿异常、尿的异常、尿道分泌物、疼痛、肿块等。根据症状寻找病因，为诊断奠定基础。

一、排尿异常

可因泌尿系炎症、梗阻、排尿功能障碍引起。常见的有下列症状：

1. 尿频（frequency of micturition）：即排尿次数增多。正常人白天排尿4或5次，夜间排尿0或1次，每次尿量约300ml。尿频可由于总尿量增多或膀胱容量减少引起。前者见于糖尿病、尿崩症、醛固酮症、急性肾功能不全多尿期。后者见于：①膀胱炎。由于膀胱黏膜水肿、炎性浸润，刺激膀胱而致尿频。尿频与尿急、尿痛合称膀胱刺激症状。结核性膀胱炎时可发生膀胱挛缩，膀胱容量缩小，尿频持续存在，甚至出现尿失禁。②前列腺增生等所致尿路梗阻，残余尿量增加，膀胱有效容量缩小而出现尿频。③神经源性膀胱。由于膀胱逼尿肌反射亢进，使膀胱内压超过1.47kPa（15cmH_2O），引起尿频或急迫性尿失禁。④膀胱邻近器官的病变，如阑尾炎、盆腔脓肿、输尿管下端结石刺激膀胱或妊娠子宫、子宫肌瘤、子宫脱垂压迫膀胱，使其有效容量减少而致尿频。⑤精神紧张、焦虑、恐惧均可使排尿次数增加。此外，包皮过长、阴茎头包皮炎、尿道炎、前列腺炎等均可引起尿频。

2. 尿急（urgency）：指突然有强烈尿意而迫不及待要排尿，常伴有尿频、尿痛。见于尿路感染、前列腺炎、输尿管下端结石、膀胱癌（尤其是原位癌）、神经源性膀胱（逼尿肌亢进型）。

3. 尿痛（dysuria）：指排尿时膀胱区及尿道疼痛。常见于尿道炎、膀胱炎、前列腺炎、膀胱结石、膀胱结核、异物、晚期膀胱癌等。尿痛性质为灼感或刺痛。尿道炎多在排尿开始时出现疼痛;膀胱炎常在排尿终了时疼痛加重;前列腺炎除有尿痛外,耻骨上区、腰骶部或阴茎头亦感疼痛;膀胱结石或异物多有尿线中断。

4. 排尿困难(difficulty of urination):指排尿不畅,排尿费力。排尿困难的程度轻重不等,轻者排尿迟缓,尿线无力,射程短;重者尿线变细或滴沥不成线,排尿需用力,或用手按压小腹协助排尿,膀胱过度充盈,甚至完全不能排尿。见于尿道狭窄、前列腺增生症、尿道结石或异物、晚期膀胱癌、子宫肌瘤或子宫脱垂压迫膀胱颈、尿道外伤、神经源性膀胱功能障碍等。排尿困难常伴有残余尿增多。

5. 尿潴留(retention of urine):指膀胱充满尿液而不能排出。分为急性尿潴留和慢性尿潴留。前者发病突然,耻骨上可触及膨胀膀胱,患者非常痛苦,常见于尿道创伤、尿道结石等;后者起病缓慢,历时长久,膀胱张力减少,患者无明显痛苦,常见于前列腺增生症、尿道狭窄、神经源性膀胱功能障碍。长期尿潴留可引起双侧输尿管及肾积水,导致肾功能受损。

6. 尿失禁(incontinence):由于膀胱括约肌损伤或神经功能障碍而丧失排尿自控能力,使尿液不自主地流出。有四种类型:①真性尿失禁。见于神经源性膀胱功能障碍或括约肌的严重损伤等。前列腺增生电切术如损伤尿道外括约肌可出现永久性真性尿失禁。②压力性尿失禁。由于尿道括约肌功能减退,于各种使腹压增加的活动(如咳嗽、喷嚏、跑步、搬动重物等)时出现尿失禁。多见于中年经产妇。③充盈性尿失禁。尿潴留时膀胱过度充盈,膀胱内压等于或大于尿道括约肌的阻力,尿液不断自动滴出。见于前列腺增生症、尿道狭窄、神经性膀胱功能障碍。④急迫性尿失禁。患者突然感到强烈尿意,并迫不及待地排出尿液,见于急性膀胱炎、急性前列腺炎,经尿道前列腺电切术后早期,亦可发生于上运动神经元所致不稳定膀胱。女性尿道括约肌功能相对较弱,精神紧张亦可出现尿失禁,属于此类。

7. 少尿(oliguria)、无尿(anuria)、多尿(polyuria):正常人每天尿量约1000ml。24小时尿量在400ml以下为少尿;100ml以下为无尿或尿闭。少尿和无尿提示肾功能不全或濒于衰竭状态。其原因有:①严重脱水、大出血、休克、大面积烧伤等。②肾脏本身病变,如肾小球肾炎、多囊肾、慢性肾盂肾炎等。③双侧输尿管梗阻。多尿指24小时尿量超过正常尿量,少者2000ml以上,多者5000~6000ml。见于糖尿病或尿崩症、急性肾功能不全多尿期。

8. 漏尿(leakage of urine):指尿液经尿道口以外的部位排出体外。见于外伤、产伤、手术、感染、肿瘤等所致的尿道瘘、尿道阴道瘘、膀胱阴道瘘、尿道直肠瘘、输尿管阴道瘘以及先天性输尿管异位开口、膀胱外翻、脐尿管瘘等。应与尿失禁相鉴别。

9. 遗尿(enuresis):指3岁以上儿童睡眠时不自主排尿。4~12岁儿童10%~15%有遗尿,随年龄增大逐渐减少。

二、尿的异常

许多泌尿外科疾病都可引起尿的异常,常见的改变有血尿、脓尿、细菌尿、乳糜尿、结晶尿和气尿等。

1. 血尿(hematuria):即尿中带血。正常人尿镜检每高倍视野可见到0~2个红细胞,离心后每高倍视野红细胞如超过2个即为不正常。血尿程度决定于尿内出血量多少。出血多时,肉眼可见,称为肉眼血尿,其颜色呈浅粉红色至深褐色不等,甚至有血凝块。出血少时肉眼看不出血色,仅在显微镜检查时发现红细胞数超出正常数字,称为镜下血尿。

临床上根据血尿在排尿过程中出现的情况分为尿道溢血、初血尿、终末血尿和全程血尿四类。可用尿三杯试验区别。根据血尿出现的情况,可初步判断病变的部位:①尿道溢血,血由尿道口不自主地流出,与排尿无关。病变在尿道括约肌以下。②初血尿,排尿开始时尿内有血,以后逐渐转清。病变多在尿道或膀胱颈。③终末血尿,排尿终了时尿内有血或血色加深。病变多在膀胱三角区、膀胱颈或后尿道。④全程血尿,血尿多来自膀胱颈以上病变。

血尿常见的病因,国内统计的顺序为:泌尿系感染、结石、肿瘤、前列腺增生、损伤及结核等。

2. 脓尿(pyuria):即尿内有脓细胞。常见原因有非特异性感染与特异性感染两类。非特异性感染包括肾盂肾炎、肾积脓、膀胱炎、前列腺炎或脓肿、尿道炎及邻近器官炎症(如盆腔脓肿)等。常见细菌为大肠杆菌、变形杆菌、葡萄球菌等。特异性感染主要为结核和淋病。

3. 细菌尿(bacteriuria):指尿内存在细菌。应做尿细菌定量培养以鉴别尿中细菌是感染还是污染。经无菌采取清晨第一次中段尿做培养,如每毫升尿中细菌计数在 10 万以上,认为是感染;在 1 万以下为污染;介于 1 万和 10 万之间,为可疑感染,此时,应重复培养。

4. 乳糜尿(chyluria):指尿内含有乳糜或淋巴液。尿呈乳白色,含脂肪、蛋白质、红细胞及纤维蛋白原。表明肾内存在尿路淋巴管瘘。常见原因是丝虫病,其他有腹膜后肿瘤、创伤、结核等。乳糜易溶于乙醚,借此与脓尿、结晶尿相鉴别。

三、尿道分泌物

尿道分泌物是尿道和生殖系疾病的常见症状,其性状可呈黏液性、血性或脓性。慢性前列腺炎患者常在清晨自尿道口流出少量黏液,镜检有较多白细胞及脓细胞。血性分泌物为尿道出血或血精。前者见于尿道损伤、后尿道及精阜肿瘤;后者是精囊炎的特征,也见于精囊肿瘤、结石、结核,患者常无意中发现内裤有陈旧血迹。脓性分泌物见于非特异性及淋菌性尿道炎,应做分泌物细菌培养及药敏试验。淋病的致病菌为淋病双球菌,临床表现主要为急性尿道炎的病状,在不洁性交后 3 天,尿道口即红肿、疼痛,并有稀薄黏液流出,随后变为黄色黏稠脓液。尿道分泌物涂片染色可查到细胞内革兰阴性淋病双球菌。

四、疼　痛

疼痛是泌尿生殖系统疾病的常见症状，常可有腰部、腹部、会阴、腹股沟及腰骶部疼痛。疼痛性质有绞痛、钝痛、胀痛和刺痛，可阵发或持续发生。常伴随有其他症状，如血尿、肿块等。

1. 肾区疼痛：包括钝痛和绞痛。钝痛是由于肾脏肿胀或炎症引起，常为一侧或双侧脊肋角持续性酸胀感，多见于肾结石、肾积水、肾脏感染及肿瘤。绞痛是由于结石、凝血块或肿瘤组织阻塞输尿管，引起管壁平滑肌痉挛导致肾盂压力剧增所致。肾绞痛典型的表现为患侧腰部突然发生剧烈绞痛，沿输尿管走行向下腹部、腹股沟、睾丸、外阴或大腿内侧放射，并伴有恶心、呕吐，并随梗阻解除疼痛缓解。此时体检同侧肾区有叩击痛，尿化验有镜下血尿，以此与其他急腹症相鉴别。

2. 排尿痛：排尿时或排尿后膀胱区或尿道部位疼痛。多由膀胱、尿道炎症引起，性质为灼热感或刺痛，常伴有尿频、尿急、血尿或脓尿等症状。

3. 生殖器疼痛：睾丸疼痛常见于急性睾丸炎、睾丸肿瘤、损伤、精索扭转及睾丸鞘膜积液。附睾和精索疼痛常见于炎症及精索静脉曲张。急性附睾炎时，附睾肿大、疼痛，触痛明显；慢性附睾炎仅局部有轻度疼痛及触痛，有时可触及硬结。精索静脉曲张主要表现为患侧阴囊坠胀感，并放射至下腹部、腹股沟或腰部，常在站立过久或行走劳累时发生，于平卧后缓解。前列腺炎在急性期除有寒战、高热等全身症状及尿路刺激症状外，耻骨上区、腰骶部可有疼痛。肛门指检前列腺有灼热感，并有明显压痛，形成脓肿时，疼痛异常剧烈，并伴有直肠刺激症状。慢性前列腺炎的疼痛范围与急性炎症相似，但程度较轻，持续时间长。前列腺癌仅在晚期可引起腰骶部及臀部疼痛或坐骨神经痛，表明骨盆、腰椎及神经周围已有转移。急性精囊炎疼痛与前列腺炎相似，性冲动及排精时加重，可有血精。

五、肿　　块

肿块是泌尿、男性生殖器官外科疾病的重要症状和体征，多因肿瘤、结核、外伤、梗阻性病变引起。

上腹部包块应区别是正常肾脏还是肾肿瘤病变。体型瘦长的女性及肾下垂时可触及正常肾脏。肿块是肾肿瘤的重要症状和体征，位于下极的肿瘤较上极者易触及。肾肿瘤多表现为质硬、活动、表面光滑或呈分叶状。如肿块固定，提示肿瘤已浸润周围组织。小儿上腹部包块肾母细胞瘤及巨大肾积水为多见。肾外伤可引起肾周围出血及尿外渗，在腰部或腹部出现肿块和疼痛。

下腹部包块常见于膀胱尿潴留和肿瘤。肿瘤包括膀胱肿瘤、盆腔恶性肿瘤及隐睾恶变。膀胱肿瘤如触及包块，提示肿瘤已侵及膀胱深肌层及周围组织，病变已到晚期。腹股沟肿物以疝多见，但隐睾症病人多为睾丸。

阴囊内肿块以斜疝、睾丸鞘膜积液、精索鞘膜积液、交通性鞘膜积液及精索静脉曲张为多见。睾丸肿瘤少见，附睾及精索肿瘤罕见。阴茎头肿块是阴茎癌的主要特征。阴茎海绵体肿块多为阴茎硬结症，坚硬，无触痛，但阴茎勃起时可引起疼痛及阴茎弯曲，影响性生活。尿道触到肿块应考虑尿道瘢痕狭窄、结石或肿瘤。前列腺肿块最大可能是肿瘤，直肠指检可触到。前列腺癌早期在前列腺表面可触到小的孤立硬结，边缘清楚，应与前列腺结核或结石相鉴别，必要时可穿刺活检。

（曾　进）

第三章 体格检查

一、肾区检查

1. 视诊:观察肾区有无肿胀、肿块、炎症现象,脊柱有无弯曲。检查时病人先站立,然后仰卧。较大的肾积水、肿瘤及囊肿可见患侧腰部或腹部圆形隆起。急性肾周组织感染因患侧腰肌炎症刺激而紧张,腰椎凸向健侧。

2. 触诊:病人仰卧,下肢屈曲,使腹肌松弛。双侧肾脏肿大,表面呈结节状,是多囊肾的特征;肾脏增大,质地坚实,可能是肾肿瘤;巨大腰腹肿块,有囊性感,为肾积水;站立后肾脏在脐水平以下为肾下垂等。

3. 叩诊:左手掌平放于背部肾区,右手握拳轻叩,有叩击痛时表示该侧肾周围有炎症现象。输尿管结石在绞痛时,肾区叩痛对诊断有重要意义。

4. 听诊:肾动脉狭窄、动脉瘤或动静脉瘘在上腹部或腰部可听到血管杂音。

二、输尿管检查

输尿管深在腹后壁脊柱两侧,一般不易触及。沿输尿管走行有压痛表示有炎症。输尿管结石可有局部压痛。输尿管下端的肿瘤或结石可经阴道或直肠触及。

三、膀胱检查

病人平卧,观察下腹部有无隆起或肿块。如膀胱容量超过400ml,即可见下腹部隆起,触诊为椭圆形肿块,表面光滑,有囊性感。腹壁厚或肥胖病人可叩诊膀胱边缘的浊音界。膀胱或盆腔肿瘤应在排尿后行经直肠或阴道(已婚女病人)双合诊检查,可判断肿瘤是否侵犯膀胱壁及其周围组织。

四、外生殖器检查

(一) 阴茎

首先观察阴茎的发育情况。阴茎增大多见于青春期性早熟、先天性肾上腺皮质增生、睾丸间质细胞癌。小阴茎,即进入青春期后阴茎仍呈儿童型,常温下短于3cm,见于先天性睾丸发育不良症(Klinefelter's syndrome)、双侧隐睾、垂体功能减退等。其次注意有无包皮过长、包茎,翻开包皮检查阴茎头有无红肿、糜烂、溃疡、分泌物,与包皮有无粘连。包皮不能翻开为包茎,需手术治疗(背侧切开或包皮环切)。尿道口检查应注意有无狭窄或异位。尿道口位置在阴茎头背侧、阴茎背侧为尿道上裂,少见;在阴茎头腹侧冠状沟处、阴茎腹侧、阴囊甚至会阴者为尿道下裂,临床多见。这两种情况均常伴有阴茎异常弯曲,前者弯向背侧,后者弯向腹侧。如尿道口有分泌物应涂片行细菌学检查。尿道触诊硬韧呈索条状,提示尿道狭窄。骑跨伤所致尿道瘢痕狭窄可于尿道球海绵体部触及硬结。包皮过长伴阴茎头肿物,呈乳头状增生,质地坚硬,有奇臭,并伴有脓性分泌物,多为阴茎癌。阴茎头溃疡、圆形或椭圆形,有大量分泌物且无痛,是硬下疳(一期梅毒);阴茎头或冠状沟溃疡、有脓性分泌物,边缘不整齐,呈潜行性疼痛,是软下疳。

(二) 阴囊

双侧隐睾者阴囊多不发育;阴囊纵行分成两半见于阴囊型及会阴型尿道下裂。阴囊象皮病变已少见,是由于淋巴回流梗阻所致,多由丝虫病引起。

(三) 睾丸

四指在后,拇指在前,将睾丸放在指间仔细触诊,比较两侧睾丸大小、硬度,有无肿块或触痛。准确测量睾丸大小应用卡尺测量钳或睾丸模型测量。正常成人的睾丸容积为15～25ml，小于12ml表示睾丸功能不良。如睾丸增大，质硬，用手托起较对侧沉重，应高度怀疑睾丸肿瘤。急性睾丸炎时睾丸明显肿大，并有触痛。阴囊内触及肿块应常规行透光试验，实质性肿块不透光，睾丸鞘膜积液透光呈红色。萎缩的睾丸(继发于睾丸固定术后、病毒性睾丸炎或精索扭转)可以有松弛感及感觉过敏，但通常为坚实感且对挤压不敏感，基本上失去了生精功能，但分泌雄性激素的功能还可维持。

(四) 附睾

附睾有时紧贴于睾丸后表面，有时却有相当距离。应仔细触诊附睾的大小、硬度，有无结节或压痛。附睾肿大、疼痛、高热，提示为急性附睾炎。此时触痛非常明显，睾丸与附睾和充血变红的阴囊相粘连，使睾丸和附睾在触诊时难以区分。慢性附睾炎时附睾增粗，有轻度压痛，但无全身症状。附睾结核多在附睾尾部、少数在头部触到硬结，严重者，整个附睾肿大或累及睾丸。发生寒性脓肿时，与阴囊皮肤粘连或破溃形成窦道。附睾结核是阴囊皮肤窦道的最常见病因。附睾肿瘤罕见，应与炎症或结核相鉴别。

(五) 精索及输精管

检查有无增粗、结节或触痛。急性精索炎时，精索增粗，触痛明显，常与急性附睾炎同时发生。附睾结核常伴有输精管结核，输精管可触到串珠状结节。不育症病人应检查双侧输精管，以排除先天性输精管缺如。精索静脉曲张是年轻男性常见病，检查时让病人站立，在睾丸后面可见到膨大的静脉团，触摸为蚯蚓状柔软盘曲的团块，而平卧后团块消失，即可确诊。肾癌由于癌栓阻塞肾静脉，使精索内静脉回流受阻，也可引起精索静脉曲张，但仰卧后曲张静脉不消退。

(六) 前列腺和精囊检查

需做直肠指检。检查前嘱病人排完尿液，站立位，腹部靠近检查台一侧弯腰接受检查。也可取膝胸位，年老体弱或重病患者宜仰卧位或侧卧位检查。注意检查前列腺的大小、硬度、活动度,表面是否光滑,有无结节或压痛。正常前列腺约如栗子大小、平坦、边缘清楚、质韧、无结节或压痛,用手推移略活动,两侧叶对称,中央沟稍凹陷。急性前列腺炎时腺体肿大,明显压痛,如有波动感提示脓肿形成。慢性前列腺炎腺体大小无改变或缩小,硬度可软或硬,表面不光滑,边界不清。前列腺增大时体积增大膨隆,表面光滑,中等硬度,中央沟变浅或消失。临床常将前列腺大小分度及估重:Ⅰ度,腺体达正常的2倍,中央沟可能消失,估重为20~25g,Ⅱ度,腺体为正常的2~3倍,中央沟可能消失,估重为25~50g;Ⅲ度,腺体为正常的3~4倍,指检不能触及前列腺顶部,中央沟消失,估重为50~70g;Ⅳ度,腺体超过正常4倍,指检腺体明显突向直肠腔,一侧或两侧侧沟消失,估重为75g以上。也有人用简易诊断标准:达鸽蛋大为+,鸡蛋大为++,鸭蛋大或以上为+++。前列腺小管阻塞发生结石时,有触到结石的捻发感。前列腺结核时,腺体质地较硬,表面不规则,并有结核浸润的小硬结。前列腺癌早期可触到硬结,大小不一,小的仅几毫米;晚期腺体坚硬,与周围固定,边界不清,此时应与前列腺纤维变、肉芽肿性前列腺炎、前列腺结核、前列腺增生相鉴别,必要时针吸活检。精囊位于膀胱底部下方并自下而上分叉。正常精囊一般不易触及,有急性炎症时,则两侧精囊肿大,有压痛。精囊结核常与前列腺结核同时发生,精囊可有结核浸润或结节。前列腺癌累及精囊时,精囊可触到不规则的硬结。因前列腺炎常累及精囊,故行前列腺按摩治疗时亦应挤压精囊。精囊的原发肿瘤罕见。

五、其他检查

除以上检查外,泌尿外科体检还应注意血压、体重、体型、皮肤、毛发分布、喉结、精神状态等。40岁以前出现高血压者须排除肾性高血压。肾上腺疾病,包括皮质醇症、原发性醛固酮增多症、嗜铬细胞瘤及肾上腺髓质增生均可引起高血压,应注意鉴别。皮质醇症体检可有向心性肥胖,包括满月脸、水牛背、悬垂腹和锁骨上窝脂肪垫,肢体瘦弱;皮肤角层菲薄,透明性增加，可见皮下的毛细血管丛；腹部、臀、大腿上部和腋下常有宽广的紫纹；女病人可有多毛。原发性醛固酮增多症的高血压一般在中等或稍高水平。嗜铬细胞瘤及肾上腺髓质增生的高血压有持续型和阵发型两类，通常收缩压与舒张压均高，阵发性高血压发作时收缩压可骤升至 26. 6kPa(200mmHg) 以上。

（曾　进）

第四章　实验室检查

一、尿液检查

（一）尿标本的收集和储存

尿常规检查最好留清晨第一次尿，因为首次尿较浓，不受运动与饮食影响。也可留随时尿标本。留尿前需清洗外阴及尿道口，包皮过长者应翻开包皮清洗，留中段尿送检。要注意收集容器的清洁，收集的标本应尽快送检。

检测尿液电解质、代谢产物或内分泌水平，常需收集 24 小时尿液。尿液需留于干燥清洁容器内，准确记录总尿量。可将收集尿液的容器加盖置于 4℃ 冰箱内保存。如在室温下储存，需加防腐剂。目前以甲苯和盐酸防腐效果最好。

1. 甲苯：甲苯 10ml 加入尿液内，使其在尿液表面形成保护膜，防止细菌生长繁殖，适于 24 小时尿液总氮、非蛋白氮、尿素氮、肌酐、肌酸、尿酸、氯化物、钾、钠等物质的测定。

2. 盐酸：化学纯盐酸 10ml 加入尿液内，使尿液保持酸性，抑制细菌生长，从而避免尿液变碱，分解腐败。适于 17-羟皮质类固醇、17-酮皮质类固醇、儿茶酚胺和钙等物质的测定。

（二）尿常规检查

一般实验室尿标本的常规检查包括颜色、透明度、酸碱度、比重、蛋白定性、糖定性和沉淀物的镜检。正常尿淡黄色、透明，比重 1.010 ~ 1.030，晨起第一次尿的比重应大于 1.020。除血尿外，利福平、苯妥英钠、酚红等药物均可使尿呈红色。混浊尿可能是血尿、脓尿、乳糜尿或含大量结晶尿。尿液 pH 一般为 6.0(5 ~ 7)。昼夜尿蛋白排出量低于 150mg，蛋白定性为阴性。凡尿蛋白超过 3.5mg/mgCr 或 24 小时超过 1g 者称为蛋白尿，反映肾小球或肾小管损害。目前实验室采用加热醋酸法、硫柳酸法或蛋白试纸法测定，常以+/-号表示：±表示尿中蛋白质含量在0.1g/L以下；+为0.1～0.5g/L；++为0.5～2.0g/L；+++为2.0～5.0g/L；++++在5.0g/L以上。泛影葡胺造影剂、大量尿酸盐、青霉素、阿司匹林等会使蛋白定性法出现假阳性。正常人尿中含极微量的葡萄糖。若尿中含大量维生素C、萘啶酸或对氨柳酸等可引起假阳性。尿的显微镜检查取离心后的尿沉渣检查。正常尿白细胞每高倍视野（HP）为偶见至1～2个，若每高倍视野超过5个为增多，提示存在炎症。正常人尿红细胞数为0～1个/HP，超过3个/HP为增多。尿色正常，出血量常低于尿量的1/1000，为镜下血尿。尿中出现少量尿路上皮细胞，临床意义不大，若大量出现并伴较多的红、白细胞出现，提示泌尿系炎症。正常尿无管型，浓缩酸性尿偶见透明管型，大量出现透明管型偶见于高热或剧烈运动后；颗粒管型、上皮细胞管型、蜡样管型均反映存在肾实质性损伤。肾移植排斥反应时尿路上皮细胞及各种管型增多；肾盂肾炎活动期出现白细胞管型；急性肾炎出现红细胞管型。此外，正常人尿沉渣内还可见到少量结晶体。

（三）尿三杯检查

血尿、脓尿时，可做尿三杯检查初步定位：清洗外阴及尿道后，留最初10～20ml尿于第一杯中，中段尿留30～40ml于第二杯中，终末5～10ml留于第三杯中。若第一杯尿液异常，且程度最重，病变可能在前尿道；第三杯异常且程度最重，病变在膀胱颈或后尿道；三杯均异常，病变在膀胱颈以上。

（四）乳糜尿检查

将尿液加入等量乙醚中，振荡后，取乙醚层液体一滴放于玻片上，加入苏丹Ⅲ染液，镜下观察，如为乳糜尿可见红色脂滴，并可见下层尿液由浊变清。此时应再吸乳糜尿沉渣寻找微丝蚴。

（五）艾迪斯（Addis）计数

留晚8时至翌晨8时尿，加1ml甲醛溶液防腐剂，离心沉淀后，定量计数尿中有形成分。留尿期间不可应用利尿剂和饮水,尿量不应超过800ml,比重不低于1.014。正常人12小时尿透明管型5000个以下,白细胞及上皮细胞10^5个以下,红细胞5×10^4个以下。增多时表示肾实质性损害或炎症。

(六)尿液的细菌学检查

涂片检查:尿标本直接涂片或离心沉淀涂片,火焰固定后,进行革兰染色,必要时行抗酸染色。

培养检查:常采用定量培养以区别是污染还是感染。细菌数大于10^5/ml为感染;小于10^3/ml或有多种细菌生长为污染;细菌数在10^3~10^5/ml者不能排除感染,必要时复查。凡尿液培养为阳性,且细菌数超过10^5/ml的标本,应常规做药物敏感性试验。真菌、衣原体或某些特殊细菌,如淋病奈瑟菌、伤寒沙门菌、结核杆菌及厌氧菌等,需做特殊培养。

(七)尿细胞学检查

要求尿液新鲜,尿量不少于50ml,最好留晨间首次尿的中后段尿液。收集的尿液应及时离心,沉淀物涂片必须在尿液排出后1~2小时内完成。如不能及时涂片,可在尿液中加入1/10尿量的浓甲醛溶液或95%乙醇溶液固定。诊断恶性肿瘤最重要的依据是细胞核的变化,包括核大、核质比例增大,核大小不一,形态不一,数目不一,染色质增多、增粗,核仁增多、增大,核边增厚,出现裸核及病理性有丝分裂。但只有分化较好、较成熟的癌肿才能根据涂片进行分类。

二、血液检查

(一)血清电解质及酸碱指标的测定

1. 血清钾(K^+):正常值为4.1~5.6mmol/L。肾上腺疾病者应同时测24小时尿钾,正常值为51~102mmol。

2. 血清钠(Na^+):正常值为136~146mmol/L。肾上腺疾病者须同时测24小时尿钠,正常值为130~260mmol。

3. 氯化物(Cl^-):血清氯化物正常值为100~106mmol/L。24小时尿氯化物正常值为170~255mmol。

对使用利尿剂、经尿道前列腺电切术及肾功能不全患者应动态监测这三项指标。

4. 血清二氧化碳含量(TCO_2):正常值22～31mmol/L。增高见于呼吸性酸中毒、代谢性碱中毒、肾上腺皮质功能亢进及低血钾;减少见于代谢性酸中毒、呼吸性碱中毒、肾功能衰竭及脱水。

(二) 酶的检查

检测前列腺肿瘤标记物:主要有前列腺特异性抗原(PSA)和前列腺特异性酸性磷酸酶(PAP)。血清酸性磷酸酶(ACP)和碱性磷酸酶(AKP)也常作为前列腺癌诊断和转移的指标。

PSA是极端重要的前列腺癌肿瘤标志物,正常高限值2.5～4.0mg/dl,血清水平高于10mg/dl时可考虑为前列腺癌。切除前列腺癌后PSA可将至"0",因而PSA可用于判断治疗和早期复发。

ACP是前列腺癌初期的可靠标志,前列腺癌(PCa)51%升高,前列腺增生(BPH)9%升高。持续显著升高表明有转移肿瘤出现。

PAP为ACP的一种同工酶,由前列腺上皮细胞分泌。当前列腺病变破坏血-前列腺屏障,血中PAP升高。前列腺癌有63.2%升高,前列腺增生有11.8%升高。

AKP主要存在于骨骼、肝脏和肠黏膜细胞中,血清AKP升高提示前列腺癌骨转移。但许多骨病、骨肿瘤、肝病及白血病等AKP亦升高。

(三) 内分泌检查

测定血浆总皮质醇、血清17-羟皮质类固醇(17-OHCS)、立位及卧位血浆醛固酮、卧位血浆肾素活度(PRA)、血浆血管紧张素Ⅱ(AT-Ⅱ)、血浆儿茶酚胺(CA)等指标,必要时同时测定24小时尿游离皮质醇(UFC)、24小时尿17-羟皮质类固醇(17-OHCS)及17-酮皮质类固醇(17-KS)、24小时尿醛固酮、24小时尿儿茶酚胺(CA)、24小时尿3甲基-4羟基苦杏仁酸(VMA)等,有助于对肾上腺疾病的诊断及高血压的分类。血清β-HCG和甲胎蛋白(AFP)的测定对睾丸肿瘤的诊断、治疗及随访是必不可少的。

血清睾酮及24小时尿睾酮水平的测定有助于确定阳痿或不育症的病因。血清甲状旁腺激素检查有助于确定尿石症和血钙升高患者是否存在甲状旁腺腺瘤。

三、分泌物的检查

（一）尿道分泌物检查

尿道脓性分泌物是化脓性尿道炎的主要表现，分泌物应直接涂片检查和细菌培养。涂片革兰染色，如查到白细胞内革兰阴性双球菌，淋菌性尿道炎的诊断即可确立。做细菌培养的标本应立即接种于巧克力或无菌肉汤培养基中，置37℃二氧化碳培养箱中培养，不能在4℃环境中保存。

（二）前列腺液检查

常用直接涂片和培养为诊断与治疗前列腺炎提供依据。

1. 标本采集：取膝胸位或腰部下弯站立位。直肠指诊食指在直肠前壁触及前列腺，从两侧左右对称向中央沟方向用力按摩，再从前列腺底至尖部按摩3～4次。用手指在会阴部压挤球部尿道，可见前列腺液（EPS）从尿道口滴出，接于洁净载玻片上立即送检。急性前列腺炎或前列腺结核不宜按摩。

2. 直接涂片（常规检查）：正常ESP内卵磷脂小体丰富，可见少量上皮细胞，白细胞数<10个/HP。慢性前列腺炎时白细胞数增多，卵磷脂小体减少。巨噬细胞吞噬多量磷脂体状颗粒称为颗粒细胞，为前列腺炎特有的表现。

3. 培养检查：为避免尿道炎的干扰，应采用四段取样法，即取四个无菌容器分别标上VB_1、VB_2、EPS、VB_3，阴茎头清洁后，留起始尿5～10ml装入VB_1中，留中段尿20～30ml于VB_2中，然后按摩前列腺液装入EPS中，按摩后再留起始段尿5～10ml于VB_3中，四份标本均做培养。VB_1标本为尿道细菌培养，VB_2为膀胱尿细菌培养，EPS是前列腺液细菌培养，VB_3的细菌菌落数应高于VB_1 10倍以上，方表明为细菌性前列腺炎。如3个VB的培养结果均阳性且细菌数基本一致，提示膀胱以上尿路感染。此方法是鉴别细菌与非细菌性前列腺炎最简单、最准确的方法。

四、肾功能检查

测定肾功能的方法很多,泌尿外科临床上常测以下几个指标:

1. 尿比重:是检查肾功能的简单而可重复的方法。随着肾功能减退,肾脏浓缩尿的功能减退。通常以晨尿的比重>1.020作为尿浓缩能力良好的标志。肾功能减退时稀释功能比浓缩功能后受影响。当肾功能进一步损害,尿比重范围逐渐缩小固定在1.010(去蛋白血浆比重),成为等渗尿,提示浓缩稀释功能都丧失。

2. 血清肌酐(Cr):肌酐是骨骼肌中肌酸的最终代谢产物,由肾脏排泄。由于每日肌酐排泄量相当稳定,且血清肌酐水平不受饮食的影响,因而是反映肾脏功能的一项可靠指标。约50%的肾功能丧失后,血清肌酐才升高。

3. 血清尿素氮(BUN):尿素氮是蛋白质分解代谢的最终产物,完全由肾脏排出。血清尿素氮水平与肾小球滤过率密切相关。但尿素氮受饮食中蛋白质摄入量、胃肠道出血、高分解代谢、肝脏代谢能力等肾外因素的影响,因此尿素氮增高判断肾功能不全不如血清肌酐升高特异性强。尿素氮水平显著升高提示约2/3的肾功能丧失。BUN/Cr正常值为10∶1。比值增大见于高分解代谢、肾前性氮质血症、少尿。脱水病人、双侧尿路梗阻或尿外渗病人比值可达20∶1~40∶1。而进行性肝功能不全和体内水分过多的病人,BUN水平和BUN/Cr均低于正常。

(曾　进)

第五章 影像学检查

一、X 线 检 查

（一）尿路平片（KUB）

了解泌尿系有无钙化和结石阴影，肾脏轮廓、大小、位置，腰大肌阴影，骨骼系统如脊柱裂、脊柱侧弯、肿瘤骨转移、脱钙等。侧位片有助于确定不透光阴影的来源。腰大肌阴影消失，提示腹膜后炎症或肾周感染。拍片前需口服泻药或清洁灌肠，以获清晰的影像。

（二）静脉肾盂造影（IVP）

1. 禁忌证：①碘过敏反应阳性者；②妊娠及肾功能严重损害者；③严重心、肝疾病者。

2. 检查前准备：检查前给予轻泻剂以清洁肠道，摄影前 6 小时不饮水、不进食物。拍片前需做碘过敏试验。

碘过敏试验方法：静脉注射泛影葡胺 1ml，观察 15 分钟有无休克、面红、皮疹及其他过敏症状。碘过敏试验阳性者不能施行该检查。目前，对离子型碘造影剂过敏时，可考虑应用非离子型碘造影剂，但价格较贵。

造影前，应常规测定尿素氮值。如提示有肾功能不全，则应慎重考虑或不宜进行或做大剂量静脉肾盂造影。

3. 造影剂应用 76% 泛影葡胺（urografin），常规用量为 20～40ml。一般剂量造影显影不良时，可做大剂量快速注射（双倍剂量）或静脉滴注尿路造影。

（三）逆行性尿路造影

1. 当 IVP 显示肾集合系统结构不清或显影欠清晰，不能作出诊断时，可施行该检查。

2. 准备：检查前晚必要时清洁灌肠，在局麻或腰麻下，先做膀胱镜检查，同时做输尿管插管术，通常只插病侧即可，根据病情需要可插双侧。插管完毕，取出膀胱镜。

3. 造影剂：12.5% 碘化钠溶液，一侧推注约 10ml，肾盂积水者酌情增加。

检查时应严格注意无菌操作。

(四) 经皮肾穿刺造影

适用于上述造影方法失败或有禁忌证而疑为尿路梗阻性病变时。在 B 型超声引导下施行。可同时收集尿液送检。

(五) 膀胱造影

1. 适应证：对疑有膀胱肿瘤、膀胱憩室、前列腺增生症、膀胱输尿管回流及神经性膀胱疾病等患者，可做膀胱造影。

2. 造影剂：6% 碘化钠 100 ~ 200ml。

3. 检查前放置导尿管，并记录导出的尿量。根据病情需要，可同时做膀胱尿道造影。

4. 操作：以注射器将造影剂经导尿管徐徐注入膀胱后，行正、侧位拍片。如果加做空气膀胱造影，则在拍完正、侧位片后，将造影剂排出，注入空气后拍片，对前列腺增生症病例意义较大。若在注入造影剂后让患者解小便，于排尿时进行拍片，称为排尿膀胱造影，对膀胱颈疾病的诊断有帮助。

(六) 尿道造影

1. 适应证：尿道狭窄、憩室或肿瘤等。可自尿道外口直接注入造影剂或放置导尿管后施行。常与膀胱造影同时进行，称为尿道膀胱造影。

2. 禁忌证：尿道炎和刚做尿道检查的尿道狭窄病例，不宜施行。

(七) 肾动脉造影

疑有肾动脉狭窄、肾血管瘤、肾实质肿瘤等疾病，可考虑施行肾动脉造影。目前，均使用股动脉穿刺插管施行肾动脉造影，亦可做选择性肾动脉造影。数字减影血管造影（DSA）可清晰地显示血管影像包括肾实质内 1mm 直径的血管，能精确诊断肾动脉及其分支疾病。具体操作参考放射学专著。

（八）淋巴造影

经足背淋巴管穿刺注入碘油，显示腹股沟、盆腔、腹膜后淋巴管和淋巴结，用以显示肾细胞癌、膀胱癌、阴茎癌、睾丸肿瘤、前列腺癌的淋巴结转移，淋巴系统梗阻及乳糜尿的通路。亦可作为细针穿刺淋巴结活检的提示。该检查目前较少应用。

（九）精道造影

经输精管穿刺、切开或经尿道镜射精管插管造影，用以显示输精管、精囊及射精管。适用于无精症、血精症。

二、B型超声检查

此系无创伤性检查，已用来作为诊断泌尿系疾病的筛选方法。广泛用于诊断、治疗和随访。

对于疑有肾结石、肾积水、肾积脓或尿路梗阻的患者，可做肾区B超检查。对肾上腺肿瘤、肾肿瘤、肾盂肿瘤、膀胱肿瘤、前列腺增生症或肿瘤、睾丸肿瘤等疾患，B超检查可获得正确诊断。对肾移植术后并发症的鉴别、膀胱残余尿测定，能提供正确信息。特殊探头经尿道膀胱B超或经直肠内B超，有助于膀胱、前列腺疾病的诊断和对肿瘤进行分期。彩色多普勒超声仪可确定动、静脉的走向，显示血管内血流情况，为选择肾实质切开部位提供依据，并可诊断睾丸扭转、精索静脉曲张。联合应用彩色多普勒和实时超声显像能显示阴茎动脉及血流速度，海绵体动脉内径、海绵体形态，有助于阴茎勃起障碍病因的确定。

在B型超声引起下，可行穿刺、引流及活检等诊断和治疗。

超声检查能动态观察病情的发展，从而有助于确定治疗时机和措施。由于该检查不影响肾功能，无需造影剂，可用于肾功能衰竭患者。然而，超声检查不能提供细致的解剖结构变化，有时受骨骼、肠道气体等因素的干扰而影响判断。

三、电子计算机 X 线断层扫描(CT)

CT 适用于肾脏疾患如肾实质肿瘤、肾囊肿、肾结石、肾脓肿和肾积水等病变;肾上腺疾病如肾上腺皮质肿瘤、嗜铬细胞瘤、肾上腺皮质增生、肾上腺髓质脂肪瘤等疾病;肾损伤的范围和程度;膀胱前列腺疾患如膀胱肿瘤、前列腺肿瘤及前列腺增生症等疾患;睾丸疾病如睾丸肿瘤的诊断,可提供可靠依据。

四、磁共振成像

磁共振成像(magnetic resonance imaging, MRI)不需要造影剂,无放射损伤。对泌尿、男性生殖系肿瘤的诊断和分期、肾囊肿内容性质的鉴别、肾上腺肿瘤的诊断等,能提供较 CT 更为可靠的依据。

五、放射性核素扫描

放射性核素扫描(radionuclide imaging)可明确肾脏的形态和功能,不能做 X 线造影或肾功能略差保留肾组织手术者,术前必须做功能扫描。肾上腺皮质和髓质核素显像对肾上腺疾病的诊断有价值。骨扫描可显示全身骨骼系统有无肿瘤转移,尤其是对于前列腺癌有无骨转移应首选放射性核素骨扫描。

(曾　进)

第六章　内腔镜检查

一、膀胱镜检查、输尿管插管术

膀胱镜检查

膀胱镜(cystoscopy)检查被视为泌尿系的重要方法,对诊断的帮助很大,但也不无痛苦和危险。因此,不宜滥用膀胱镜检查,应在完成泌尿系统检查后酌情采用。

【禁忌证】

1. 尿道狭窄(外伤、前列腺增生症)。
2. 急性尿道炎和膀胱炎。
3. 膀胱容量小于50ml。
4. 膀胱内有过大的肿瘤。
5. 有严重的全身性疾患,年老体衰者。
6. 膀胱有严重出血(但有时需在出血时进行观察)。

【术前准备】

1. 患者取截石位。
2. 术者可不洗手,只戴无菌手套即可。患者外阴部常规消毒,铺中单及大洞巾。
3. 必要时术前应用少量镇静剂。

【麻醉】

可酌情选用局部麻醉、静脉麻醉、鞍区麻醉或骶管麻醉。一般,局麻以女性患者较为适宜,男性患者可用鞍区麻醉或骶管麻醉。

【注意事项】

1. 尿道是否通畅,如有狭窄,不宜勉强施行,以免造成假道。

2. 检查过程中，如果镜鞘插入不顺利，并有较大量出血应暂时停止操作。

3. 观察膀胱颈部情况，有无前列腺增生症、括约肌肥厚等。

4. 注意膀胱容量、黏膜有无溃疡、出血、肿瘤、憩室结石、异物及其他。

5. 注意输尿管口位置、形状、蠕动情况及有无喷血等。

6. 做靛胭脂排蓝试验时，应仔细观察排蓝时间、间隔及浓度。

小儿可使用小儿膀胱镜。

输尿管插管术

1. 输尿管导管的选择以 F4～5 号为宜。经插管膀胱镜的通道内插入输尿管口。当导管已插放输尿管口，逐渐推进时应注意导管上的刻度，插入 3～5cm 后即可将钢丝架抽出，以免损伤输尿管。插入深度不超过 25cm。应注意有无出血或导管推进受阻的情况。

2. 病情需要时，一侧或两侧导管插入后，分别接取尿液送培养或尿沉渣找抗酸杆菌。有时尿液不能自导管内流出，可改变或移动导管的位置，或以消毒生理盐水冲洗（不超过 5ml）或用空针略为抽吸。

3. 若欲做双侧逆行性肾盂造影，需在输尿管导管上做标记，以便识别左、右侧。

4. 逆行性肾盂造影时，造影剂应缓慢注入，每侧注入量一般不超过 10ml，至腰部胀感为止；肾盂有积水者，可注入较多的造影剂。

此外，可经膀胱镜向输尿管放置双“J”管。

5. 术后处理

（1）注意多饮水促进利尿及观察术后第 1～2 次排尿情况。特别是门诊男性检查患者，对有剧痛或严重血尿者应对症处理。

（2）术后适当服用抗生素 2～3 天，预防感染。

（3）任何泌尿道手术均应在膀胱镜反应过去后施行(2～3天)。

二、尿道镜检查

用以观察尿道内部、膀胱颈部或尿道前列腺部有无瓣膜、肿瘤、结石、憩室、狭窄、炎症等病变。也可通过尿道镜施行某些治疗,如取出异物、结石、电灼、电切等。

检查时,术前准备、患者体位、麻醉和插镜操作及术后处理与膀胱镜基本相同。但有两点应注意:①膀胱冲洗清楚后,膀胱应保持空虚。②检查时冲洗液持续从进水接头内滴入,从膀胱颈部开始逐渐退向尿道外口,边退边观察各段尿道,不宜在尿道内前后进退反复移动。如需重新观察,须重新将尿道镜插入。

三、输尿管肾镜检查

以硬性或软性输尿管肾镜,经尿道、膀胱置入输尿管及肾盂。

【适应证】

1. 造影时肾盂、输尿管有充盈缺损需明确性质者。
2. 输尿管口喷血或找到肿瘤细胞及不明原因的输尿管狭窄或梗阻者。
3. 肾盂或输尿管肿瘤局部非根治性切除术后随诊。
4. 可透X线的阴性结石或钙化阴影与结石的鉴别。
5. 上尿路原位癌。亦可在直视下取石、碎石,切除或电灼肿瘤,取活体组织检查。

【禁忌证】

1. 泌尿系感染急性期。
2. 膀胱挛缩。
3. 尿道狭窄。
4. 有盆腔外伤、手术史,放射治疗史,输尿管固定、扭曲、纤维化。

5. 前列腺增生症。
6. 输尿管口或输尿管狭窄。

具体操作技术参考泌尿外科手术学。

（曾　进）

第七章 尿流动力学检查

尿流动力学(uredynamics)是借助流体力学及电生理学方法研究尿路功能障碍的一门新兴学科。近十年来对下尿路生理学的认识已有很大的进展,尤其是对排尿的解剖生理学、神经药理学等基础方面的深入研究,以及现代电子技术、测量技术的进展,创造了许多诊断和治疗排尿功能障碍的新仪器和新方法,为排尿功能障碍患者的诊断、治疗及疗效评价提供了新的手段。

尿流动力学一般又分为上尿路和下尿路尿流动力学两部分。上尿路尿流动力学主要研究肾盂、肾盏、输尿管尿液的输送过程,下尿路尿流动力学主要研究膀胱尿道储存及排出尿液的过程,目前尿流动力学的发展主要集中在下尿路,并已成为泌尿外科临床中常规检查技术之一。

一、尿流动力学检查概述

(一) 尿流动力学的设备要求

1. 尿流动力学检查床:尿流动力学检查床应可根据需要调整受检者体位。而开展影像尿流动力学检查则还需配备X线或B超机。

2. 尿流动力仪:一般尿流动力学检查仪必须配备尿流率计、2~3个压力传感器(用于检测膀胱压和腹压)、灌注系统、一个牵引器(用于尿道测压)、括约肌肌电图检测功能、显示器及打印机。具有影像尿流动力功能的尿流动力学检查仪须在一般尿流动力仪基础上增加影像组件及其相关的同步影像软件。高级尿流动力仪还具备盆底神经电生理检查功能及生物反馈治疗功能。

3. 尿流动力仪的校准:尿流动力仪各检测通道须进行定期校准以获得准确的检查结果。校准程序是通过比较仪器的检测值与真实值间的差异,由系统完成调整。要求每月校准一次,并使用专用校准登记本记录每次校准的时间、执行校准的人员及各通道的校准情况,以及仪器使用情况。

(1) 校准尿流率计:校准尿流率计之前应将尿流计内的残存液体及异物清除干净,校准过程中灌入液体的速度在 10 ~ 40ml/s 范围为宜,液体应从集尿漏斗侧壁流下,灌入液体量依据仪器要求决定。误差范围应当满足仪器的要求。

(2) 校准压力传感器:内置式压力传感器内嵌在测压管上,校准时采用专门配备的校准器完成校准。外置式压力传感器的校准应严格按照仪器的校准提示进行。需要特别注意在校准前应排尽连接管内的空气。置零和变动连接管位置后应待连接管内液面完全稳定再继续操作。完成校准后应注意比较新校准系数与前次校准系数的差异,如果发现差异过大,则需更换传感器或相关附件。

(3) 校准牵引器速度:校准前应将牵引器置于水平位置,回到起始处,连接好尿道测压管及标准尺,启动牵引器校准。

(4) 校准灌注泵:首先应排掉灌注连接管内的空气,根据当前校准的灌注速度选择不同容量的量筒,比如用 250ml 的量筒量取 200ml 液体的准确性明显高于 500ml 的量筒。如发现超过允许范围,常见原因是泵管老化,应予更换新的泵管后再重新校准。

4. 常用耗材及消毒:尿流动力学检查的常用耗材主要包括灌注液、膀胱尿道测压管、直肠测压管、灌注连接管、压力传感器、肌电图电极。

尿流动力学检查为侵入性检查,应充分保障受检者的安全,耗材消毒按国家卫生部医院感染管理相关规定进行。

(二) 选择尿流动力学检查项目的原则

1. 尿流动力学检查是侵入性检查,应避免滥用检查。对于通过病史、体检及无创辅助检查即能满足诊断、治疗需要的患者无需行尿流动力学检查;对于复杂的下尿路症状、既往治疗效果不佳或准备接受侵入性或不可复性治疗的患者应考虑行尿流动力学检查；神经源性膀胱患者的治疗计划通常依赖于尿流动力学检查结果，此类患者进行治疗前应当有尿流动力学的检查结果作为依据。

2. 不同的尿流动力学检查项目具有一定的针对性，尽量避免选用不能良好反映患者病情的无效检查。在选择检查项目时应当深入了解患者的病史、体征及其他辅助检查，选择具有针对性的检查项目。

（三）分析尿流动力结果应遵循的原则

1. 尿流动力学检查结果只反映尿路的功能状况，即只能对尿路的功能状况作出评估，而完整的临床诊断应在通盘考虑患者的病史、体检结果及其他辅助检查结果的基础上作出。

2. 尿流动力学检查是一种方法学，与其他方法学一样，对部分尿路功能异常能得出确诊性结果，对另一些功能异常可得出参考性结果，而还有些功能异常则不能得出有意义的结果。换言之，未发现异常记录并不排除异常的存在；并非全部的异常记录都有临床意义；要特别强调的是，与患者症状不符的检查结果不可武断作出结论。

二、下尿路尿流动力学检查

下尿路尿流动力学检查方法很多，有单项检查，也有几种方法联合的同步检查。

（一）尿流率测定

1. 尿流率测定（uroflowmetry）的适应证：作为一种简单无创的检查方法，被广泛用于下尿路功能障碍患者的初筛和疗效评价，它多与其他尿流动力学检查项目同步联合测定，如压力-流率测定、压力-流率-尿道括约肌肌电测定等。

2. 参数设置及操作注意

（1）尿流率以 ml/s 为单位表示。

（2）不同机型的尿流率仪对时间轴、流率轴、流量轴的默认设置可能有不同，操作者应非常熟悉改变标准格值大小的步骤，以生成清晰的图形。尿流率分辨率最高为 0.5ml/s，尿量分辨率最高为 10ml。精度超过此值无临床意义。

（3）数值范围：尿流率测量范围为 0～50ml/s，尿量测定范围为 0～1000ml。

3. 尿流率的观察指标：主要包括最大尿流率（Q_{max}）、平均尿流率（Q_{ave}）、排尿量（V_v）、排尿时间（V_t）、尿流时间（图 7-1）。

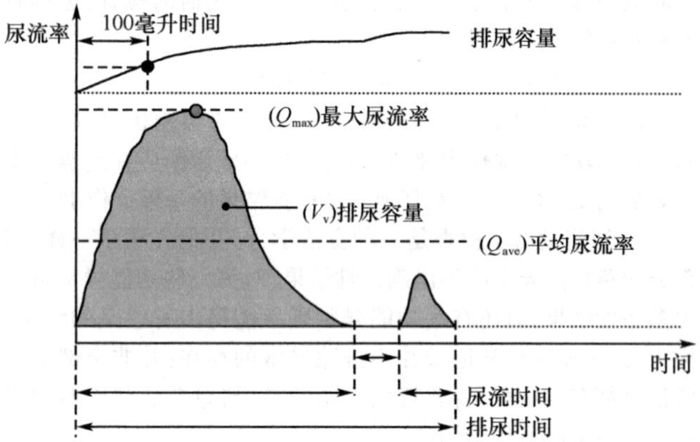

图 7-1 尿流率参数示意图（引自《中华医学会泌尿外科学分会尿流动力学检查指南》）

通常会使用最大尿流率（Q_{max}）结合排尿量（V_v）及残余尿量（VRU）的形式来报告尿流率测定结果，形式为：排尿功能=最大尿流率/排尿量/残余尿量（VOID=Q_{max}/V_v/VRU）。其中 Q_{max} 精确到 1ml/s，容量精确到 10ml。暂时空缺的值以“-”符号代替。

Q_{max} 是最有价值的报告值，为了纠正尿量、年龄、性别等因素对 Q_{max} 的影响，可在报告时使用列线图来校正。

4. 尿流率检查的注意事项

（1）记录 3 天以上的排尿日记以了解患者平常排尿状况。

（2）排尿量在 150～400ml 时测得结果最可靠。

（3）充分尊重受检者的排尿隐私与排尿习惯，检查应在安静、隐蔽的环境中进行，检测程序启动后，医护人员回避。

(4) 排尿体位：男性为站位，女性为坐位。

(5) 采用转盘式尿流率计的，尿线落点应在容器侧壁。称重式尿流率计则应注意在每次检测完成后倒掉集尿杯内液体。

(6) 尿流率曲线持续时间小于 2 秒正负方向的变化应视为认为赝像，需要人工校正，方法是以平均跨度超过 2 秒的光滑曲线加以校正。

(7) 排尿后通过即刻导尿或 B 超进行残余尿测定。

(二) 膀胱充盈期压力测定

1. 膀胱充盈期测压检查(cystometry)的适应证：充盈期膀胱压力容积测定用于评估受检者储尿期膀胱的功能容量、感觉功能、顺应性、稳定性，了解有无急迫性漏尿及逼尿肌漏尿点压力等。可用于膀胱功能障碍性疾病的诊断、鉴别诊断、病因分析、治疗方法的选择以及疗效评估。还可用于膀胱生理、药理、病理生理以及神经生理学研究。

2. 技术参数设置及操作要点

(1) 压力的最大精度为±1cmH$_2$O，流率和容量的最大精度为±5%，压力、流率和容量的检测范围分别为 0～250cmH$_2$O、0～50ml/s 和 0～1000ml。

(2) 通常习惯将曲线显示顺序设为自上而下依次为 P_{abd}、P_{ves}、P_{det} 和 Q，其他数据则通过曲线或数值显示。

(3) 灌注介质为生理盐水。

(4) 灌注液体温度：室温，约 20～22℃，特殊情况也有用冰水或温水行相应诱发实验。

(5) 灌注速度：膀胱灌注速度分为三档，慢(10～20ml/min)、中(50～100ml/min)和快(>100ml/min)。通常采用中速灌注(50～60ml/min)。神经源性膀胱患者及疑有低顺应性膀胱者应低速灌注。快速灌注常用于快速灌注膀胱，如诱发排尿或可能存在的逼尿肌活动过度。

(6) 检查体位：卧位、半卧位、坐位、立位均可。

(7) 膀胱测压管：目前国内多数采用外置传感器，连接外置式传感器的膀胱测压管须柔韧，管壁不能有弹性，导管与导管连接时不能有明显的内径变化。报告显示,8F 以下的膀胱测压管对排尿影响很小,超过 8F 则可明显影响检查结果。如应用内置传感器,应描述导管粗细和传感器类型。

(8) 腹压测压管:腹压测定多采用球囊测压管(5 ~ 12F)。检查前要求受检者排空粪便,对脊髓损伤等重度神经源性膀胱患者,因常伴便秘,检查前应清洁灌肠。测压管插入直肠深度至直肠壶腹,约 10cm,充水量为球囊容积的 10% ~ 20% 。肛门切除患者可经肠瘘口或阴道测定腹压,此时应加大测压管插入深度以利于客观反映腹压变化。

(9) 测压管的固定:膀胱压和腹压测压管置入后应妥善固定,以免在排尿时脱出导致检查中断。猪尾状膀胱测压管具有内固定的作用,不再需要外固定。固定膀胱测压管应以不影响排尿为好,腹压测压管应尽量靠近肛门边缘固定以防止滑脱。

(10) 压力置零:尿流动力学检查中的压力零点是指周围环境的大气压,而压力参照平面为与受检者耻骨联合上缘等高的水平面。外部传感器通过一个三通管分别与测压连接导管和注射器相连,测压连接导管用于连接相应的测压管,注射器用于排除测压管道内气泡。检查测压系统内无气泡及渗漏后,将测压连接导管末端与传感器置于受检者耻骨联合上缘等高水平面后调零,调零后再分别与已插入并充满液体的相对应测压管相接。此时膀胱和直肠内的压力是在大气压下的压力。导管内嵌式传感器(microtip)可直接检测,无需体外置零。

(11) 膀胱静息压:置零之后,连接膀胱测压通道,此时的 P_{ves} 即为膀胱静息压。该值因受检者体位不同而异。平卧位 5 ~ 20cmH_2O,坐位 15 ~ 40cmH_2O,站立位 30 ~ 50cmH_2O。P_{ves} 和 P_{abd} 两个压力几乎一致,因此检查前 P_{det} 为 0 或近似 0。80% 的受检者 Pdet 在 0 ~ 6cmH_2O。

3. 膀胱充盈期测压的参数:主要包括膀胱压(P_{ves})、腹压值(P_{abd})、逼尿肌压(P_{det})、初感尿意容量(FD)、正常尿意容量(ND)、急迫尿意容量(UD)、膀胱最大容量(MCC)、顺应性(ml/H_2O)。

若受检者怀疑存在逼尿肌活动过度,但检查中未发现,可采用诱发试验,如咳嗽,Valsalva 动作,快速灌注等。

若检查过程中发现尿道外口有漏尿现象,应予标记,此为漏尿点压力。

4. 注意要点

(1) 检查前,受检者应排空膀胱以保证膀胱容量的准确性,必要时通过导尿排空膀胱。

(2) 检查中每灌注 50～100ml 或每隔 1 分钟嘱受检者咳嗽以确定膀胱压和腹压传导是否正常。咳嗽时膀胱压和腹压上升幅度应基本一致,如无明显反应或差异过大,表明测压系统传导不良,可能原因有导管脱出、管路中出现气泡、连接处封闭不良、导管受到挤压或弯折、测压管堵塞等。

(3) 检查中若发生逼尿肌不稳定收缩引起自主排尿,将会影响膀胱容量的判断。此时应减慢或暂停灌注,等待曲线恢复基线水平。如出现大量排尿,应采用慢速灌注重新检查。

(4) 检查中怀疑因灌注速度过快引起膀胱顺应性降低时,应暂停灌注,待膀胱压力降低后采用慢速灌注。

(5) 赝像的识别是重要一环。检查中腹压测压管的刺激可使直肠收缩,由于对膀胱压影响很小,可出现 P_{det} 曲线波动,这并非 P_{det} 活动的结果,分析时注意甄别。腹压测压管还可能受肠道粪便阻塞或向下移位导致腹压下降,因膀胱压无明显变化,而出现逼尿肌压异常增高。

(6) 充盈期膀胱测压多与压力-流率联合使用,单独检查可用于脊髓损伤所致神经源性膀胱。

(7) 高位脊髓损伤、病态肥胖或其他严重疾病,检查中要注意自主神经反射的出现,避免意外发生。

(三) 压力流率测定

1. 检查适应证:压力流率测定(pressure/flow studies)用于诊断排尿功能障碍的原因,包括膀胱出口梗阻,逼尿肌收缩力状况,逼尿肌-括约肌协调性。

2. 技术参数及操作要点

(1) 材料及技术参数设置同充盈性膀胱测压,停止灌注后嘱受检者取相应体位排尿,此时应妥善固定膀胱测压管以防止导管被尿流冲出。

(2) 排尿期体位:采用受检者方便排尿的体位,可为坐位或立位,尽量不采用卧位检查。

3. 检查参数

(1) 参数与充盈性膀胱测压相同。

(2) 排尿期主要参数包括最大尿流率、逼尿肌开口压力($P_{det\text{-}open}$)、膀胱开口压力($P_{ves\text{-}open}$)、最大尿流率时逼尿肌压力(P_{det}-Q_{max})、最大逼尿肌压力($P_{det\text{-}max}$)。

(3) 结果判断方法:

1) 推荐使用 ICS 的压力流率图(P/Q 图)判断膀胱出口梗阻。

2) 线性被动尿道阻力关系图(Shäffer 图,LinPURR):采用该图可得出半定量的梗阻严重程度和逼尿肌收缩力,便于临床统计学分析比较。

A. 主要参数:最大尿流率(Q_{max})、逼尿肌开口压力($P_{det\text{-}open}$)、膀胱开口压力($P_{ves\text{-}open}$)、最大尿流率时逼尿肌压力(P_{det}-Q_{max})、最大逼尿肌压力($P_{det\text{-}max}$)。

B. 结果判断方法:该压力图数据主要基于 BPH 引起膀胱出口梗阻的临床资料,因此主要用于 BPH 引起的膀胱出口梗阻的判断。此方法不适用于女性膀胱出口梗阻的判断。

3) A-G 图(Abrams-Griffiths 图):A-G 图是一种膀胱出口梗阻的定性诊断方法,利用 P_{det}-Q_{max} 所在区域位置判断膀胱出口是否梗阻,目前由 ICS 暂定为标准压力流率图。

4. 注意事项

(1) 储尿期注意事项同充盈期膀胱压力容积测定。

(2)应避免在逼尿肌活动过度状态下排尿,否则可能由于盆底肌肉收缩导致逼尿肌压力偏高,而非自主排尿的结果。

(3) 受检者未排尿不一定是逼尿肌无反射,可能因心理因素或不习惯体位影响排尿。

(4) 检查中如发现带管尿流率明显低于自由尿流率,应结合病史及自由尿流率判断。

(5) 压力-流率检查中理想的排尿量应>150ml,否则可能因尿流率过低,导致判断错误。

(6) 阴茎回缩明显或阴囊较大的患者,要尽量使尿流能够直接进入集尿器,防止尿液外溅,影响数据采集。

(7) 高位脊髓损伤、病态肥胖或其他严重疾病,检查中要注意自主神经反射的发生,避免出现意外发生。

(四) 尿道压力图描记

1. 适应证:尿道压力图(urethral pressure profile,UPP)用于评价尿道控尿功能,分为静态尿道压力测定(rest urethral pressure profile, RUPP)、应力性尿道压力测定(stress urethral pressure profile, SUPP)。RUPP 主要用于反映储尿期女性近端尿道和男性后尿道的尿液控制能力,可为各种近端尿道和膀胱颈梗阻的诊断及梗阻定位提供参考。如良性前列腺增生、器质性及功能性膀胱颈梗阻、逼尿肌尿道括约肌协同失调等。SUPP 则主要用于评估女性压力性尿失禁患者应力状态下尿道的尿控能力。当测压管不固定方向时得出的测量结果变异较大,因此要求将测压孔朝向 9 点处。

2. 技术参数设置及操作要点

(1) 不同机型对压力轴及长度轴的刻度大小设置可能有所不同,操作者应当非常熟悉改变标准格值大小的步骤,以生成清晰的图形。压力轴的最大精度为 $1cmH_2O$。

(2) 选择 4 ~ 8F 的测压管均可获得满意的结果,超过 10F 的测压管会减小尿道的扩展性而导致检测结果偏高。推荐使用距顶端 5cm 处有 2 个相对侧孔的测压管。

(3) 检查时测压管插入方法与常规导尿相同,遇到插管困难病例时可嘱患者做排尿动作,则较易插管成功。插管后先排空膀胱,然后注入 50ml 液体,待测压管有液体流出时向外缓慢牵拉,直至无液体流出,再将测压管向膀胱内插入 1cm 即可。注意三通接头必须连接在与侧孔相通的管道上。

(4) 灌注速度在 1 ~ 2ml/min 时可获得理想的尿道压力。

(5) 最常用的牵引速度为 1mm/s。

(6) 尿道压力与检测过程中受检者的膀胱容量以及患者的体位都有关系。做 RUPP 描记时膀胱内液体灌注量不应超过 50ml,SUPP 检测时膀胱内液体灌注量以 200 ~ 250ml 为宜。

患者可取平卧位或坐位，书写报告时，应注明检查时的体位。

(7) SUPP 检测的时候，受检者必须通过反复咳嗽或者 Valsalva 动作增加腹压以模拟应力状态下进行检测。一般每隔 2 秒钟增加腹压一次。

3. 检查参数：RUPP 主要观察指标为最大尿道关闭压、功能尿道长度。此外，男性还可获得前列腺长、膀胱颈压、精阜压等参数。女性可获得控制带长度等参数。

SUPP 主要观察指标为尿道闭合压、压力传导率。

4. 注意事项：尿道压力描记结果有时有较大波动，应分析查找原因，可以重复检查数次，获取平均值。

(五) 括约肌肌电图

1. 适应证：用于确定受检者是否存在尿道肌肉神经支配异常，通常以肛门括约肌综合肌电活动间接反映尿道括约肌收缩活动情况。常与膀胱压力及压力-流率同步进行。

2. 技术参数设置及操作要点

(1) 常用尿流动力学检查仪肌电检查敏感度设置范围为 1～10 000μV，可以在检查及形成报告时调整，以获得最佳图形，一般取 5～50μV。

(2) 仪器接地电极：要求埋地铜芯线。患者接地电极要求紧密附着患者肢体。

(3) 检测电极：分为针刺、表面电极两大类。针状电极信号收集好于表面电极，置入方法为：刺入肛门旁开 1cm 皮肤，深度 2～3cm，但属有创性检查。表面电极简单、方便，临床上应用较多。使用方法：贴片电极贴于备皮清洗后的肛门周围。

3. 检查参数：分别观察在储尿期和排尿期括约肌活动情况，如储尿末期括约肌电位发放频率未见增加，波幅减小，表明括约肌收缩力减弱；而排尿期括约肌肌电不消失甚至加强，则表明逼尿肌-括约肌功能失调。注意排除排尿期由于腹压增加造成的肌电活动增加赝像。

4. 注意事项

(1) 电极安置位置正确。

(2) 妥善固定，避免电极因患者活动而产生较大移动。

(3) 检查中患者身体放松,避免紧张、咳嗽等造成括约肌收缩的情况。

(4) 患者接地电极与皮肤应良好接触。

(5) 避免检查环境内交流电的影响。

(六) 影像尿流动力学检查

1. 适应证:影像尿流动力学检查是指在膀胱测压(充盈期和排尿期)显示和记录尿流动力学参数的同时显示和摄录X线透视或B超的下尿路动态变化图形。主要用于复杂的排尿功能障碍病因判断。如前列腺术后排尿困难及梗阻伴尿失禁、神经源性排尿功能障碍、下尿路梗阻伴肾积水、女性排尿困难、可控尿流改道术后复查。

2. 技术参数设置及操作要点

(1) 材料及技术参数设置同压力-流率测定。

(2) 灌注介质:行X线尿流动力学检查时推荐使用稀释的15%泛影葡胺盐水(在400ml生理盐水中加入100ml 76%的泛影葡胺)。

3. 检查参数:主要包括膀胱压、腹压、尿流率、尿道括约肌肌电图、膀胱尿道形态,有尿失禁者需观察ALPP、DLPP、膀胱输尿管反流情况。

充盈期应了解膀胱的稳定性、膀胱感觉、膀胱顺应性和膀胱容量。排尿期了解逼尿肌有无反射,收缩力大小和最大尿流率时的逼尿肌压(P_{det}-Q_{max})。排尿期膀胱出口是否存在梗阻,是否存在DSD。同步透视影像可判断梗阻的解剖水平,但不是梗阻诊断的依据。

4. 操作要点

(1) 膀胱测压管及腹压管置管技术及指标,括约肌肌电测定,充盈期膀胱测压及流率测定等注意事项同压力-流率测定。

(2) 患者一般取坐位,若想了解膀胱颈和尿道情况,则应取30°~45°的斜坐位。男性也可45°斜立位,神经源性膀胱患者可采用斜卧位检查。

(3) 本着尽量减少医生及患者受照射剂量的原则,采用关键点摄片保存影像资料。常用摄片点包括检查开始时、充盈期膀胱各感觉点、充盈期发生逼尿肌无抑制收缩时、灌注结束、开始排尿时。

(4) 如需了解下尿路梗阻及其梗阻的解剖水平,病人体位为45°斜坐位,在最大尿流率附近进行点拍摄。

(5) 如需了解膀胱输尿管反流与膀胱压力或顺应性的关系,病人体位为正坐位,对充盈期和排尿期进行定期透视监视,尽量在出现反流前后进行点拍摄,以准确了解出现膀胱输尿管反流时的膀胱压力及容量。

(6) 如需了解尿失禁病因,在出现尿失禁时进行点拍摄。

(7) 如需了解膀胱颈控尿功能,可在刚刚出现膀胱颈开放时进行点拍摄,可准确评估膀胱颈控尿的能力。

(8) 了解尿失禁时膀胱颈或尿道膜部是否开放,在行应力性漏尿点压力测定时拍摄。

(9) 排尿期结束后应进行点拍摄以了解残余尿量。

(10) 如患者不能排出尿液则应在逼尿肌收缩力最大时点拍摄。

(11) 如患者仅依靠腹压排尿,应在腹压接近最大时点拍摄,了解腹压升高是否会造成反流等异常。

(12) 可控尿流改道术后患者如为可控尿囊,充盈期定时开机透视观察尿囊形态变化,肠蠕动时摄片了解有无反流,了解流出道有无造影剂充盈,出现尿囊失禁时摄片了解充盈期末有无反流。原位膀胱患者充盈期定时开机透视了解尿囊变化,肠蠕动时摄片了解有无反流和后尿道控尿,排尿期摄片了解下尿路形态。

(13) 每次曝光时间不应超过3秒,检查过程中总的摄片时间不应大于1分钟。

三、上尿路尿流动力学检查

文献报告的检查方法有经肾或输尿管造瘘管的压力测定、经皮肾盂穿刺灌注测压法、经膀胱输尿管插管测压、术中肾盂输尿管穿刺测压、静脉尿路造影时的动态放射学观察等,其中临床较为常用的有：

（一）经皮肾盂穿刺灌注测压法（Whitaker 试验）

采用此方法测量肾盂内压力，诊断有无上尿路梗阻。在透视或超声指引下经皮做肾穿刺，置测压管于肾盂内，同时经尿道插入 12 ~ 14F 导尿管至膀胱，以引流膀胱内液体，用生理盐水或造影剂以恒定速度（一般为 10ml/分）注入肾盂内，直到液体充满上尿路，使注入肾盂及流入膀胱的速度相等时，通过进入肾盂同一管道测定肾盂内压力（肾盂绝对压力），同时经导尿管测定膀胱压力，肾盂绝对压减去膀胱内压力称为相对压力，上尿路无梗阻时肾盂内相对压力不超过 12 ~ 15cmH_2O，此压力越高，说明上尿路梗阻越严重，大于 22cmH_2O，可有进行性肾损害。

（二）上尿路动态放射学检查

常规或大剂量静脉滴注尿路造影时，通过荧光屏对肾盂输尿管在输送尿液过程中的收缩、舒张、蠕动等情况做连续动态观察，可了解疾病的部位及性质。

（杜广辉　周惜才）

第八章　活组织检查

一、肾穿刺活检

肾穿刺活检(renal needle biopsy),是通过穿刺针获取肾组织或细胞标本进行病理诊断的方法。影像学技术的发展,使肾脏病变,特别是肾肿块性质的诊断和鉴别诊断都较容易确立。但对于声像图不典型的肾肿块及内科系统弥漫性肾实质病变(如慢性肾炎、急性肾衰、肾性高血压)等,肾穿刺活检或细针抽吸细胞学检查是非常必要的。

【适应证】

1. 内科弥漫性肾实质病变的鉴别诊断。

2. 影像学特征不典型的肾实质肿块。

3. 肾囊肿不能排除恶性囊肿或怀疑合并肿瘤。

4. 非典型肾囊肿与结核、脓肿、出血、积水、肿瘤中心坏死等液性病变的鉴别诊断。

【禁忌证】

全身出血倾向,凝血功能障碍或怀疑为肾血管瘤者。

【设备】

1. B型超声仪:确定穿刺最佳通路,引导穿刺针进入病变部位。

2. 穿刺探头:专用扫描穿刺探头有中央槽沟式和侧进式。合适的穿刺探头应装有导向仪。也可用普通探头装上导向器引导穿刺针进入穿刺部位。

3. 穿刺针:经皮肾穿刺针,可用14~16G的Tru-Cut活检穿刺针或21G的Sure-Cut穿刺针,前者外径≥1mm,针芯尖端5mm处有长约2cm凹槽,当穿刺针进入穿刺部位时,将针芯推入肿块内,而后固定针芯,推进针鞘,此时针鞘锐利的切割缘切下的组织留于凹槽中，所取组织块较大。后者外径0.8mm，内径0.6mm，针芯、针鞘与抽吸用注射器配套成一体。针芯紧附于注射器针栓上，到穿刺部位后提拉针栓，针芯随之后退，针鞘前端内产生负压，同时推进针鞘，切割缘切下组织被负压吸入针鞘。拔针后推出组织块可供做组织学检查。优点是可取出较长、较完整的组织块。因针细而并发症少。活检枪原理与Sure-Cut相同，到达穿刺部位后按压开关，针鞘以17m/s速度弹出，因速度快，不但切割组织彻底，而且针鞘内负压大，更易取得组织，且穿刺深度可由枪身的控制挡决定，一般有1cm、2cm、3cm三挡。根据病变部位大小及需要，任选一挡。

4. 细针抽吸活检（fine needle aspiration biopsy）针，一般用22～23G细长普通穿刺针，由针鞘、针芯两部分组成。到达穿刺部位后拔出针芯，针鞘接10～20ml注射器，在抽吸注射器产生持续负压的情况下推进针鞘。反复提拉，组织细胞被吸入针鞘，在保持负压情况下退出，将细胞吹到几块玻片上，立即推片，95%乙醇溶液固定，风干，染色镜检。

【术前准备】

一般无需特殊准备。必要时做普鲁卡因皮试及凝血功能检查。

【操作要点】

病人俯卧位肾区垫高或侧卧位。普通探头扫描，大体确定穿刺部位。消毒，用穿刺探头及引导器确定最佳穿刺部位及径路。一般肾中、下部病变可沿第12肋下穿刺。肾上极病变沿第12肋下缘向上斜穿，以免损伤胸膜。但只要超声声像不显示肺的多次反射处，则沿第11肋间或第12肋间穿刺更易操作，不易损伤胸膜。于穿刺点及穿刺通路用1%利多卡因浸润麻醉，固定好穿刺探头，准备进针时嘱病人平静呼吸，然后让病人屏住气不动，迅速将穿刺针沿引导器刺入肾内病变部位。根据不同的穿刺针，按前述方法获取组织块或细胞。依不同需要对组织块进行固定、切片或其他检查。

【并发症及处理】

并发症较少，可出现腰痛，偶有血尿、发热，多为穿刺部位出血引起。可于穿刺后让病人平卧半小时,1～3天内减少活动。较重者可输液止血、抗炎。偶有气胸,一般无症状,可自行吸收。

二、前列腺穿刺活检

前列腺穿刺活检(prostatic needle biopsy),主要用于诊断前列腺肿瘤,分经会阴活检和经直肠活检两种。

【适应证】

1. 前列腺肿块,硬结或不对称性腺体增大,血清PSA强阳性。

2. 确定前列腺肿瘤的组织学类型,以便确定治疗方案。

3. 转移性腺癌,原发灶怀疑为前列腺者。

【禁忌证】

急性前列腺炎、肛周脓肿、凝血功能障碍者禁忌穿刺。

【器械】

1. 穿刺针:Tru(Sure)-Cut穿刺针、活检枪、Silverman针(双翼活检针)。

2. 细胞抽吸活检针:Franzen针。

【术前准备】

肛周及会阴备皮,经直肠活检者术前用1/5000氯己定溶液或0.5%碘伏做低位灌肠。

【操作要点】

(一)经会阴穿刺活检

病人取截石位,消毒会阴及肛周皮肤,于会阴中线肛门上方2cm处用1%利多卡因局部浸润麻醉(也可用全麻或硬膜外麻醉),术者左手食指伸入肛门,穿刺针由肛门上方2cm麻醉部位进针,在食指引导下穿过会阴部软组织直至前列腺活检部位包膜。①Sure-Cut穿刺针:提拉或抽出针芯,针鞘用力、迅速穿入前列腺活检部位。调整把持针鞘的手指与会阴部皮肤的距离,可控制前列腺穿刺深度。必要时可向不同方向穿刺几次,每次都不要退出前列腺包膜。穿刺完毕慢慢退出穿刺针,轻压会阴及前列腺,避免出血。用针芯将所获组织块轻轻推出。②Silverman 针:退出针芯,将双翼活检针插入针鞘,并穿入前列腺活检部位,固定该活检针,再将针鞘向前推进 1 ~2cm,如此便有 1 ~2cm 前列腺组织被双翼活检针夹住,将该活检针旋转 180°,随即连同针鞘一并退出。③活检枪:方法同肾穿刺活检。

三种方法所取组织块用擦镜纸包好,插以大头针,放固定液固定,视不同要求做病理切片或其他检查。

（二）经直肠穿刺活检

经直肠活检可更准确地取得前列腺较小病变部位的标本。与经会阴途径相比,更适用于局麻下操作,通常不需麻醉。截石位消毒肛周皮肤,左手食指插入肛门摸清前列腺活检部位,右手在拟定穿刺部位的直肠壁用碘伏消毒,1% 利多卡因局部浸润麻醉或不需麻醉。穿刺针在食指引导下穿过直肠壁达前列腺包膜,而后步骤同会阴穿刺活检。穿刺针经过直肠壁时常会有不适感。改变穿刺方向时不要将穿刺针退出直肠壁,以免增加感染机会。

（三）经直肠细针抽吸活检

该法不需麻醉,并发症很少,所取细胞标本的固定、染色简便,常在数小时内即出结果。缺点是初学者可能取不到足够的标本,其细胞涂片常需细胞病理学家作出诊断。

病人截石位,肛周及直肠消毒,术者戴无菌手套,涂液状石蜡,左手食指戴上 Franzen 戒指式穿刺针引导器,右手持装有 22G 细长针的 10ml 注射器,将细针插入引导器中,针尖露出戒指外,左手食指伸入直肠内摸清前列腺病变部位后,先将细针刺入包膜下,在抽吸注射器产生持续负压的情况下,再刺入前列腺病变部位,向不同方向穿几次,在保持负压的情况下退针。将细胞垂直吹到几块玻片上,立即推片、固定、风干,瑞氏染色镜检。根据不同需要,所获标本可做多种检查。

【并发症及处理】

1. 感染:经直肠活检可出现一过性菌血症,术前、术后需预防性应用抗生素。主要感染菌为大肠杆菌。细针抽吸活检可不用抗生素。

2. 出血:针刺活检后局部压迫5分钟。

3. 穿入膀胱:拔出针芯后有尿液流出。插上针芯退出重新操作。

4. 尿潴留:针刺活检后偶因前列腺出血、水肿而致尿潴留。严重者导尿。

三、膀胱镜活检

膀胱镜活检(cystoscope biopsy)是通过膀胱镜获取膀胱及后尿道病变(主要是肿瘤及癌前期变)部位的活体组织标本进行检查,以明确诊断,确定细胞分级,估计病变范围,确定治疗方案及预测预后,是一项很重要的诊断手段。

【适应证】

1. 膀胱内性质无法确定的病变。

2. 了解膀胱肿瘤分期、分级以确定治疗方案。

3. 肿瘤或癌前病变经化疗或膀胱灌注后复查。

4. 非细菌性膀胱炎的诊断和鉴别诊断。

【禁忌证】

急性膀胱炎、膀胱挛缩等一切不适于做膀胱镜操作的病症。

【器械】

1. 膀胱镜及活检钳:活检钳为可弯性,操作方便灵活,取材范围广,所取组织较小。

2. 取活体镜:为特制的专用于取活检的器械。为硬性结构,取材有力,所取组织块较大,但取材范围不及活检钳广。

3. 电切设备:对于表浅膀胱肿瘤及黏膜白斑等,可将取活检与切除同时进行。

【操作要点】

1. 膀胱镜检查了解病变部位、范围及个数。

2. 诊断不明的病变取其明显异常部位。

3. 膀胱肿瘤应分别取瘤体及根部组织，并在双侧输尿管开口上方、膀胱颈、后尿道、膀胱顶及三角区取活检。

4. 表浅膀胱肿瘤蒂细，可常规切除（TURBt），并于上述部位分别取活检。

5. 所取标本分别用擦镜纸包好，标明部位，穿一大头针浸入固定液。

【并发症及处理】

活动性出血可用电凝止血。

四、睾丸、附睾活检

睾丸活检（testicular biopsy）主要用于判断其生精功能，这一用途在今后的医学发展中会越来越重要。睾丸肿块可经活检早期诊断，早期治疗。附睾活检（epididymal biopsy）主要用于诊断附睾肿块。

【适应证】

1. 睾丸体积正常，FSH 水平正常或轻度增高的无精症病人。

2. 判断少精症病人生精功能及激素治疗后疗效评价。

3. 精索静脉曲张病人测定睾丸受损程度，预测术后生精功能恢复情况。

4. 青春发育（后）期隐睾固定术，睾丸活检可评价生精功能，并排除恶变。

5. 青少年癌肿病人，睾丸活检了解化疗药物及疾病本身对睾丸生精功能的影响。

6. 结合内分泌检查，确定睾丸功能低下为原发性或继发性。

7. 早期诊断睾丸肿瘤。

8. 高危病人，如一侧睾丸肿瘤病人的对侧睾丸，生殖腺以外组织的原发性生殖细胞肿瘤，以及雌雄间性病人（intersex patients），睾丸活检排除肿瘤。

9. 附睾活检主要用于鉴别慢性附睾炎、附睾结核和肿瘤。

【禁忌证】

急性睾丸炎、附睾炎。双侧睾丸明显小而软，血 FSH 增高明显的无精症病人，一般也无需活检。

【器械】

Sure-Cut 活检针或活检枪、细针抽吸活检针、手术活检器械。

【术前准备】

一般无需特殊准备，术前备皮或不备皮，询问抗生素及麻醉剂过敏史。

【操作要点】

用0.5%碘伏消毒，轻轻牵拉睾丸，于睾丸上极输精管周围注射1~2ml 1%的利多卡因做精索封闭，轻轻按压封闭处，有利于药物扩散。10分钟后活检。左手握住睾丸，拇指与食指固定精索于附睾、睾丸后方。阴囊皮肤绷紧，局部皮下注射1%利多卡因。①开放活检者暴露睾丸白膜后，轻轻挤压睾丸，用锐利尖刀在白膜上切一0.3~0.5cm长切口，沿白膜切下或剪下突出白膜切口的睾丸组织约0.3cm×0.3cm×0.3cm。立即放入Bouin液固定。止血后白膜用4-0肠线缝合。附睾活检则切开睾丸鞘膜，暴露附睾，于病变处切下小块组织。②穿刺活检和细针抽吸活检：精索封闭和局部皮肤麻醉同开放活检，左手握住睾丸，固定精索、附睾于睾丸后，穿刺方向为横行，切忌穿到附睾。于皮肤局麻处用注射器针尖并排刺破皮肤2~3针，活检针沿刺破点穿入到白膜处。而后方法同前列腺活检。Sure-Cut或活检枪所获标本擦镜纸包好后用Bouin液固定12~22小时。细胞抽吸活检所获细胞组织，垂直吹到几片玻片上，立即推片、95%乙醇溶液固定，风干，随即瑞氏染色，镜检。流式细胞仪检查则将细胞吹入磷酸缓冲液或细胞培养液制成单细胞悬液。

【并发症及处理】

1. 出血：穿刺后常规压迫睾丸半小时，观察1~2小时方可让病人离开。

2. 腹股沟痛：为睾丸内出血，白膜内张力增高所致，疼痛沿精索放射。

（陈　忠　李家贵）

第二篇

疾病的诊断和治疗

第九章　泌尿、男性生殖系统先天性畸形

一、肾及输尿管重复畸形

重复肾是指有共同被膜,但有一浅分隔沟,有各自肾盂、输尿管及血管的先天性肾脏畸形。若在某一侧有两条输尿管则为输尿管重复畸形。国内资料表明,此病发病率占泌尿外科住院病人的0.16%~0.7%,女性发病高于男性。

【病因】

在胚胎期,午非管上如同时发出两个输尿管原基,或由一个原基分为两个原基,到胎儿后期即发展成重复肾和重复输尿管。

【病理】

重复肾上肾段的肾盂及输尿管多并发发育不良、功能差或积水甚至感染,不完全性输尿管畸形的输尿管呈Y形,其汇合处可位于输尿管任何部位,常并发输尿管反流。完全性畸形时,两根输尿管分别引流两个肾盂的尿液。

【诊断】

1. 临床表现:一般无明显症状,若重复肾的上半肾有结石,感染时可有腰痛、不适、血尿等情况。若重复输尿管开口位于膀胱内,可无症状;若开口于外阴前庭、阴道等处,患者从小就

有遗尿及异常排尿情况，对此类患者要注意检查有无异位开口。

2. 膀胱镜检查：膀胱镜检可发现膀胱内病侧有两个以上的输尿管开口，诊断即可成立。

3. 特殊检查：IVU 检查有重要诊断价值，大部分病人可由此检查明确诊断，逆行性肾盂造影可清楚显示病变情况，B 超及肾扫描对诊断亦有帮助。

【治疗】

1. 无症状者无需治疗。

2. 有合并症者做上段病肾切除。

3. 有尿失禁者将异常的输尿管移植于膀胱内。

【随诊】

定期复查 IVU、B 超及尿常规和肾功能。

二、先天性肾发育不良

肾未发育，体积小于正常肾的一半以上者。

【病因】

由于胚胎时期血运障碍及肾胚基发育不良所致。

【病理】

肾呈分叶状，为幼稚性状态，肾盂、肾盏畸形，输尿管常闭锁，肾动脉多分支但无主干，患肾位置较低或位于盆腔。肾单位少而小，肾泌尿功能差。单侧发病者对侧肾常代偿性增大，本病可为单侧发病、双侧发病或节段性发病。

【诊断】

1. 双肾发育不良多在早年死亡，如能存活可发生肾性佝偻病或侏儒病。表现为肾功能不全，单侧发病者表现为高血压常伴有视力障碍，节段性发病者罕见，亦表现为高血压症状。

2. B 超提示肾脏缩小，皮质变薄，CT 显示肾实质及肾窦缩小，IVU 可见肾影缩小，不规则，呈分叶状，肾盏短粗，无大盏，小盏呈杵状，肾盂发育不良。肾动脉造影实质内血管纤细，不规律，肾脏缩小，肾血管较细、多支，缺主干。

【鉴别诊断】

主要与萎缩性肾盂肾炎相鉴别，后者多见于成年妇女，有反复泌尿系感染病史。

【治疗】

双肾发育不良者晚期可考虑异体肾移植术，对单肾发育不良及节段性肾发育不良，若对侧肾功能良好，有高血压及肾功能严重受损者，可施行患侧肾切除术。

三、马　蹄　肾

两侧肾的下极或上极在身体中线融合形成蹄铁形。

【病因】

在胚胎早期，两侧肾脏的生肾组织细胞在两脐动脉之间被挤压而融合的结果。

【病理】

蹄铁肾的融合部分大都在下极，构成峡部，峡部为肾实质及结缔组织所构成。其位于腹主动脉及下腔静脉之前及其分叉之稍上方，两肾因受下极融合的制约使之不能进行正常的旋转。

【诊断】

1. 临床上表现为三项症状，即脐部隐痛及包块，胃肠道功能紊乱，泌尿系症状如感染、结石、积水等。

2. 腹部平片可显示峡部阴影或结石，静脉或逆行性肾盂造影对诊断本病有重大意义，可见两肾下极靠拢及肾轴向内下倾斜，输尿管在肾盂及峡部前方，常有肾积水征象，膀胱造影可发现有反流。

3. CT 显示出肾上或下极的融合部，肾门位于前方，B 超及肾放射性核素扫描均有一定诊断价值。

【鉴别诊断】

由于一侧肾功能较差或技术因素未显影，往往将显影侧误诊为肾转位不全，仔细分析病史，辅以其他检查当可避免之。

【治疗】

本病肾功能常无异常，若无合并症，无需特别治疗。手术治疗主要是针对并发症而施行，对肾积水如为输尿管反流者可行输尿管膀胱吻合术，有狭窄者行肾盂成形术。峡部切除对缓解腰部疼痛及消化道症状可能有一定效果，但目前持谨慎态度。对一侧有恶性肿瘤、脓肾、严重积水、严重感染或导致高血压病者，可行经腹病侧蹄铁肾切除加对侧肾位置调整固定术。

【随诊】

定期做 IVU、肾功能或 B 超等检查。

四、多 囊 肾

肾实质中有无数的大小不等的囊肿，肾体积增大，表面呈高低不平的囊性突起，使肾表现为多囊性改变。

【病因】

在胚胎发育期，肾曲细管与肾集合管或肾直细管与肾盏，在全部或部分连接前，肾发育中止，使尿液排泄受到障碍，肾小球和肾细管产生潴留性的囊肿。

【病理】

肾表面为大小不等的囊泡，囊壁与囊壁及肾盂之间互不相通，囊壁内面为立方形上皮细胞覆盖，肾小球呈玻璃样变，肾小动脉管壁硬化，故常有高血压症状。肾功能随年龄增长而逐步减退。

【诊断】

1. 多在 40 岁以上两侧发病，上腹部可发现包块及局部胀痛或胃肠道症状。由于肾功能不良往往出现面部浮肿、头昏、恶心及高血压，还常有贫血、体重下降、血尿等临床表现。

2. 尿常规一般变化不大，部分患者可有蛋白尿及脓细胞，尿渗透压测定可提示肾浓缩功能受损，血肌酐呈进行性升高。

3. B 超表现为肾形增大，肾内无数大小不等囊肿，肾实质回声增强，IVU 显示肾盂、肾盏受压变形，盏颈拉长呈弯曲状，且为双侧性改变，CT 显示双肾增大、分叶状，有较多充满液体的薄壁囊肿，往往可同时发现肝囊肿等。基因间接连锁分析方法有可能在产前或发病前作出诊断。

【鉴别诊断】

本病要与双肾积水、双肾肿瘤、错构瘤相鉴别，B 超、IVU 及 CT 检查有助于鉴别。

【治疗】

目前无有效的治疗方法，一般对饮食及水、电解质摄入不过分强调限制，但要避免腰腹部外伤，防止感染，对早、中期患者可行减压手术，在患者处于肾功能衰竭尿毒症时，做相应的处理及肾移植，对合并结石而又不能自行排出者，可考虑手术治疗，选用恰当的降压药物对控制高血压亦有帮助。

【预后】

本病预后不佳，如早发现、早治疗及对晚期病例采用透析及肾移植术，有望延长生存时间。

【随诊】

定期复查肾功能。

五、输尿管开口囊肿

输尿管开口囊肿指输尿管末端的囊性扩张，为先天性疾病。

【病因】

确切病因不明，一般认为可能为输尿管和尿生殖窦之间的隔膜未被吸收，长期存在，使膀胱黏膜及输尿管部分堵塞，输尿管内压力上升，向膀胱内膨出形成。

【病理】

囊肿表面覆盖膀胱黏膜，内层为输尿管黏膜，而肌层常发生增厚，可妨碍尿流通畅，导致逆流。

【诊断】

1. 临床表现：有反复尿路感染、血尿等情况，常伴有尿路梗阻，甚至肾功能受损。

2. 膀胱镜检查:膀胱镜检查可见囊肿有节律性收缩或充盈。

3. 特殊检查:IVU 常可发现肾及输尿管重复畸形,膀胱内有球形充盈缺损。

【鉴别诊断】

成人主要与前列腺增生症、膀胱肿瘤、膀胱结石等相鉴别,一般来说,通过详细地了解症状及必要的辅助检查,鉴别并无困难。

【治疗】

1. 对单纯性囊肿,成人行内镜囊肿切除,小儿行耻骨上经膀胱囊肿切除。

2. 异位囊肿者应切开膀胱将囊肿全切,同时向下延伸至尿道部分。如为重复肾,则行部分肾切除加所属的全段输尿管。

3. 囊肿切除后出现尿液反流者,要做输尿管膀胱再植术。

【随诊】

术后复查膀胱镜及 IVU。

六、尿道下裂

尿道开口于阴茎腹侧正常尿道口后部,即为尿道下裂(hypospadias)。

【病因】

为常染色体显性遗传疾病,妊娠期应用雌、孕激素可增加发病率,雄激素的缺乏可使尿道沟两侧皱褶发生融合障碍,使尿道腹侧壁缺如,形成下裂。

【病理】

按尿道海绵体发育所到部位,本病分为阴茎头型、阴茎型、阴囊或会阴型。阴茎头型多见,由于尿道口远侧的尿道海绵体不发育,而在腹侧形成纤维索带,造成阴茎下曲,影响排尿和生殖功能。

【诊断】

体检时即可作出诊断。

【鉴别诊断】

主要与两性畸形相鉴别，必要时行性染色体与性激素检测，以及直肠指诊、B超和CT检查，以便鉴别。

【治疗】

1. 阴茎头型除尿道外口狭窄需要扩张者外，一般无需手术。

2. 手术分下曲矫正术及尿道成形术，前者应在学龄前进行，待瘢痕软化后再施行成形术，亦可采用游离膀胱黏膜形成新尿道。本法可一期施行。

【随诊】

定期随访，了解有无尿道外口狭窄及阴茎发育情况，必要时可扩张尿道外口。

七、两性畸形

两性畸形指先天性生殖器官畸形并有第二性征异常的疾病。

【病因】

病因较为复杂，类型繁多，要从遗传角度、类固醇合成及代谢障碍、原始性腺发育等诸方面考虑。

【病理】

分三大类型：真两性畸形、假两性畸形及性染色体畸变。

1. 真两性畸形最为少见，兼有睾丸及卵巢两种组织并具备了男女两性的外生殖器和第二性征，染色体组型60%为XX，XY占20%，其他为嵌合体。外生殖器60%~75%表现为男性，但其中75%呈尿道下裂、隐睾及腹股沟斜疝，在其他呈女性外观的生殖器官中有阴蒂肥大并有子宫。

2. 女性假两性畸形较为常见，性腺为卵巢，但外生殖器有男性化特点，如阴蒂肥大，似尿道下裂，阴唇合并在中线等，性染色质为阴性。

3. 男性假两性畸形性腺为睾丸，外生殖器变化不一，可为男性外形，亦可为女性外形，或难以辨认，性染色体组型为XY，性染色质为阴性。

4. 性染色体畸变见于 Klinefelter 及 Turner 综合征，均由于染色体数目异常所致。前者染色体数目为 47，后者为 45。

【诊断】

1. 检查应注意体型、体态，毛发分布，乳腺发育及外生殖器的检查，有无外生殖器的畸形，如尿道下裂、阴蒂肥大等，有无不发育、无月经、男子乳房发育过度等情况，还应做性染色质、染色体检查。

2. 生化检查方面主要测尿中 17-酮类固醇和孕三醇含量，此外，还应做 H-Y 抗原检查，本方法是确定有无 Y 或含有男性决定基因 Y 碎片的一种较可靠方法。

3. 其他可辅以 X 线造影或 B 超探查，如果仍无法确定两性畸形类型时，则要依赖手术探查和病理学检查。

【治疗】

治疗要考虑性别的选择和内外生殖器重建两方面问题，要结合年龄、社会性别、外生殖器发育情况、家庭与本人意愿，进行综合分析治疗。

1. 手术时机：尽量在学龄前期手术，依外生殖器发育状况、性腺发育优势选择时机手术。

2. 重视患者的社会性别和心理承受力：针对真两性畸形生殖器性别明显方面及心理特点，将外生殖器用手术方法进行纠正，切除与选择性别相反的性腺，对假两性畸形一般采用内分泌治疗，外生殖器按性腺性质加以整形。

八、隐　睾

睾丸未下降至正常阴囊内位置者，称为隐睾（cryptorchism）。

【病因】

胚胎早期睾丸位于膈下平面的腹膜后间隙，随胚胎的发育而逐渐下降，此下降过程受垂体作用和睾丸引带牵引而完成。若垂体功能不足、下降过程中有解剖异常或睾丸引带终止位置不正常者,均可产生隐睾。

【病理】

睾丸不在正常位置,在3岁左右将停止发育,曲精细管的细胞停留于单层细胞,无造精功能。至青春发育期,睾丸虽不发育,但间质细胞仍继续发育,所以其第二性征是完善的。隐睾患者常发生睾丸萎缩、恶性变,易受外伤及引起睾丸扭转和并发腹股沟疝。

【诊断】

1. 体检可见单侧或双侧阴囊内无睾丸,阴囊发育差。多数隐睾可在腹股沟部扪及隐睾,但不能推入阴囊。

2. 检查尿中17-酮类固醇、FSH及血清睾酮有利于寻找病因。

3. B超探测腹膜后和腹股沟区,有时可发现异位的隐睾,并可测定睾丸大小。CT对检查腹内隐睾也可能有帮助。此外,辅助检查还有腹腔镜探查等。

【治疗】

1. 内分泌治疗:使用HCG或LHRH进行治疗,对10个月的小儿可采用LHRH制剂(cryptocur)喷鼻,0.2mg,每日3次。若不成功,可用HCG 1000单位,每周肌内注射2次,共4～5周。

2. 手术治疗:其目的是游离松解精索,修复疝囊及将睾丸固定于阴囊内。手术应在2周岁前进行。对青春期前睾丸萎缩不明显者,也可施行睾丸下降固定术,必要时做自体睾丸移植。对经活检证实有原位癌、睾丸萎缩、成人单侧隐睾而对侧睾丸正常者,可行睾丸切除术。

【随诊】

术后随诊,了解睾丸发育情况。

九、包皮过长和包茎

包皮覆盖阴茎头及尿道外口,尚能上翻者为包皮过长。包茎指包皮口狭小,不能上翻露出阴茎头。

【病因】

小儿的包皮过长是正常的，3 岁左右由于阴茎生长及勃起，包皮内板与阴茎头表面轻度的上皮粘连被吸收，包皮退缩，阴茎头外露。若粘连未被吸收，则形成包皮过长或先天性包茎，后天性包茎多继发于阴茎头包皮炎症，使包皮口形成瘢痕性挛缩。

【病理】

若包茎严重，可引起排尿困难，甚至尿潴留。包皮垢积累时可有阴茎头刺痒感，长期慢性刺激可诱发感染、癌变、白斑病及结石等。

【诊断】

本病诊断并无困难，一般检查即可确定诊断。

【治疗】

包皮过长能上翻者可经常清洗包皮，保持包皮腔内卫生清洁，预防感染。对小儿的包茎可扩大包皮口，将包皮反复上翻并复位，以利阴茎头外露。对成人的包茎则需行包皮环切术。对包皮嵌顿须紧急施行手法复位，必要时做包皮背侧切开。

（杨为民）

第十章 泌尿、男性生殖系统非特异性感染

一、肾盂肾炎

肾盂肾炎(pyelonephritis)是常见病,女性明显多于男性。感染途径有上行性感染和血行感染两种。由于感染途径不同,炎症的首发部位也不一样,但肾实质和肾盂都先后发生炎性病变,故临床上称肾盂肾炎。根据病程可分为急性和慢性两种。

急性肾盂肾炎

急性肾盂肾炎(acute pyelonephritis)是细菌侵犯肾盂和肾间质引起的急性感染性疾病。

【病因】

主要的致病菌是革兰阴性菌,最常见的是大肠杆菌和变形杆菌。其次是克雷伯杆菌,以及革兰阳性球菌中的表皮葡萄球菌、腐败寄生葡萄球菌、金黄色葡萄球菌和D组链球菌(肠球菌)。厌氧菌引起肾盂肾炎罕见。

【病理】

肾脏因炎症水肿而肿大,被膜下可见细小突起的黄色小脓肿,周围可见出血点。在肾脏剖面上,细小的脓肿主要在皮质,局部呈楔形分布,充满脓液的黄色条纹状集合管从皮质开始,经过髓质,终于肾乳头。肾盂肾盏黏膜充血变厚,并有渗出物覆盖。

组织学改变为肾实质特别是皮质的间质和肾小管之间广泛的炎性细胞浸润,主要为多形核白细胞,此外,还有淋巴细胞、浆细胞和嗜酸性细胞。肾髓质、肾盂肾盏黏膜也有类似改

变，但肾小球一般无改变。

【诊断】

1. 常有寒战，中、重度发热，持续腰痛和尿频、尿急、尿痛，还常伴有全身不适、虚脱、恶心、呕吐甚至腹泻。

2. 患侧肾区叩痛。

3. 血白细胞升高，血沉加快，尿中有大量脓细胞，尿培养菌落计数大于10^5cfu/ml。

4. X线检查：腹部平片因肾脏和肾周组织水肿使肾脏轮廓显示不清。无并发症的急性肾盂肾炎IVP检查常无明显变化，病情重者显影延迟或不显影。合并结石和梗阻时有相应表现。

【鉴别诊断】

1. 胰腺炎：因与急性肾盂肾炎疼痛的部位和性质相似，可造成误诊。血淀粉酶升高，尿液检查正常有助于胰腺炎的确诊，并可排除急性肾盂肾炎。

2. 基底部肺炎：因引起肋下疼痛可致误诊。但其呼吸道症状和胸部X线的异常表现可资鉴别。

3. 急腹症：急性阑尾炎、胆囊炎、梅克尔憩室炎等早期的症状和体征相似，但尿液分析和B超等检查有助于鉴别。

4. 急性盆腔炎：体格检查的特征性体征和尿液培养阴性提示急性盆腔炎。

5. 急性肾盂肾炎还需与肾脓肿、肾周脓肿、急性前列腺炎和急性睾丸炎鉴别。

【治疗】

1. 抗菌药物治疗：根据血和尿标本的细菌培养及药敏试验结果选用敏感抗生素。药敏试验之前可先做经验用药，一般选一种氨基苷类加氨苄西林静脉给药，治疗1周后改口服抗生素2周。

2. 一般治疗：卧床休息，多饮水或静脉补液，以保证有足够的体液和尿量。

3. 对症治疗：解痉、止痛、降温等。

4. 症状顽固者应检查有无尿路梗阻存在，并做相应处理。

【疗效标准及预后】

有效的治疗应在48～72小时后使症状明显改善，但应注意1/3的患者在症状消失后仍然有病原菌的潜伏。因此，治疗期间和治疗后必须重复进行多次尿培养，随访半年以上阴性方为治愈。

无尿路梗阻等不利因素存在的急性肾盂肾炎患者，如诊断及时，经适当治疗可迅速痊愈，而不留任何后遗症。有尿路梗阻和高龄等不利因素时预后较差。

慢性肾盂肾炎

慢性肾盂肾炎(chronic pyelonephritis)是肾盂肾间质受致病菌侵袭所致的慢性感染性疾病。通常是由于急性感染期间治疗不当或者不彻底而转入慢性阶段，部分成年患者的慢性肾盂肾炎是幼年时代的肾盂肾炎逐渐演变而来，因为婴幼儿肾脏发育不完善，发生尿路感染时易引起肾瘢痕形成。

【病因】

致病菌与急性肾盂肾炎相同。

【病理】

肾脏萎缩，表面瘢痕形成，凹凸不平，被膜苍白且难以剥离，组织学见肾实质内大量浆细胞和淋巴细胞浸润，肾小管退行性变。部分扩张的肾小管内含蛋白分泌物。

【诊断】

1. 小儿(偶尔成人)患者可出现慢性肾盂肾炎急性发作，此时有发热，无急性发作的患者可能无症状，晚期且累及双侧肾脏时可有高血压、贫血和氮质血症。

2. 除非急性感染发作，否则无特异体征。

3. 化验：无急性发作、无氮质血症时血液检查正常。部分病例可有脓尿和菌尿。明显的蛋白尿意味着病情严重，累及肾小球。

4. X线检查：腹部平片示肾脏缩小，有时有结石。尿路造影的特征性表现有肾盂扩张，肾实质瘢痕萎缩变形，显影延迟或显影不良。

5. 膀胱镜检：活动性感染时有膀胱炎的征象，输尿管开口形状和位置异常提示瓣膜功能不全。输尿管插管分侧收集尿液做细菌培养可确定感染部位。

【鉴别诊断】

在无急性肾盂肾炎发作时，鉴别上尿路和下尿路感染很困难。慢性肾盂肾炎患者在排泄性尿路造影时有典型的肾脏瘢痕，而下尿路感染时肾脏正常。

【治疗】

1. 有慢性肾盂肾炎证据的各个年龄组患者应根据细菌培养和药敏试验结果，选择适当抗生素治疗。如果为重新感染，则需长期连续使用抗生素治疗。

2. 手术治疗：通过手术矫正解剖缺陷，解除梗阻，取出结石。

【疗效标准及预后】

发病年龄、解剖缺陷、肾脏病的严重程度和尿路感染的疗效等决定着慢性肾盂肾炎的预后。但除了治疗不彻底的婴幼儿慢性肾盂肾炎外，一般不会发展到慢性肾功能衰竭。

二、肾周围炎和肾周围脓肿

肾周围炎（perinephritis）是发生于肾包膜与肾周筋膜之间的脂肪组织中的炎症，如感染发展为脓肿，则称为肾周脓肿（perinephric abscess）。在住院病人中，发生率为0.1%～0.4%，占泌尿外科手术的0.2%。以单侧多见，右侧多于左侧，男性较多，年龄常在20～50岁。

【病因】

病原菌可来源于肾脏的感染灶，也可由血行或淋巴播散而来。常见病原菌为葡萄球菌和大肠杆菌。

【病理】

肾周围炎如原发病灶经抗菌药物控制感染后，炎症可消失仅留纤维组织。如炎症继续发展则形成脓肿，并根据脓肿位置不同引起患侧胸膜腔积液、肺基底部炎症、支气管胸膜瘘及膈下脓肿等。

【诊断】

1. 临床表现:肾周围炎起病缓慢,有腰部钝痛和肾区叩痛。脓肿形成时有寒战、高热,患侧腰部和腹部明显叩痛和压痛,腰大肌试验阳性。

2. 血白细胞总数及中性分叶核粒细胞升高,感染如系血行播散,尿中一般无脓细胞和细菌尿。

3. 腹部X线平片显示肾外形不清,肾区密度增加,腰椎凹向患侧,腰大肌阴影模糊。

4. B超和CT对肾周脓肿有定位诊断价值。

【鉴别诊断】

肾周脓肿有时需与急性肾盂肾炎、胸膜炎、膈下脓肿、腹膜炎和腰椎结核所致的腰大肌脓肿等鉴别,B超和CT检查有助于鉴别。

【治疗】

1. 早期肾周围炎未形成脓肿时,及时应用抗生素治疗和局部理疗,炎症可吸收。

2. 脓肿形成后,应做切开引流或B超引导下穿刺置管引流,并配合有效抗菌药物治疗。体温和血白细胞降至正常,引流管无分泌物,B超或CT复查证明脓肿消失,可作为拔除引流管的指征。

3. 肾周脓肿若继发于尿路结石合并的脓肾,或感染的肾积水,患肾功能严重损害,应考虑做肾切除。

【疗效标准及预后】

本病及时治疗预后良好。若延误诊断和治疗,可向上穿破形成膈下脓肿和支气管胸膜瘘,向下沿腰大肌表面蔓延,破入髂腰间隙、腹腔或肠道,死亡率可高达57%。

三、膀 胱 炎

膀胱炎(cystitis)是膀胱黏膜发生的感染,常伴有尿道炎,统称为下尿路感染。

【病因】

细菌多由尿道外口逆行进入膀胱，因此女性多发，病原菌以大肠杆菌和葡萄球菌多见。

【病理】

急性膀胱炎时，黏膜弥漫性充血水肿，呈深红色。黏膜下多发性点状出血或淤血，偶见表浅溃疡，表面有脓液和坏死组织。组织学见黏膜水肿脱落，毛细血管扩张，白细胞浸润。

慢性膀胱炎黏膜苍白，粗糙增厚，组织学见黏膜固有层和肌层有成纤维细胞，小圆形细胞和浆细胞浸润。

【诊断】

1. 急性膀胱炎可突发尿频、尿急、尿痛，可有终末血尿，膀胱区有压痛。慢性膀胱炎有轻度的膀胱刺激症状，但经常反复发作。

2. 尿内有白细胞和红细胞。

3. 尿培养可明确病原菌，并做药物敏感试验。

【鉴别诊断】

1. 急性肾盂肾炎：除膀胱刺激征外，还有寒战、高热和肾区叩痛。

2. 结核性膀胱炎：慢性病程，抗菌药物疗效不佳，尿液中可找到抗酸杆菌，尿路造影显示患侧肾脏有结核病变。

3. 间质性膀胱炎：尿液清晰，无白细胞，无细菌，膀胱充盈时有剧痛。

4. 腺性膀胱炎：靠膀胱镜检和活检鉴别。

【治疗】

1. 急性期应卧床休息，大量饮水。

2. 使用抗菌药物。急性膀胱炎可用单次剂量或 3 日疗程。慢性膀胱炎还需解除梗阻，控制原发病等治疗。

3. 碱化尿液：服用枸橼酸合剂。

4. 使用解痉药物，如颠茄合剂或普鲁苯辛。

【疗效标准及预后】

急性膀胱炎经及时和适当治疗后，都能迅速治愈。慢性膀胱炎如能清除原发病灶，解除梗阻，并对症治疗，大多能获得治愈，但需较长时间，且易复发。

四、前列腺炎

急性细菌性前列腺炎和前列腺脓肿

由细菌引起的前列腺组织的急性炎症称为急性细菌性前列腺炎(acute bacterial prostatitis)，如炎症进一步发展形成脓肿则称为前列腺脓肿(prostatic abscess)。

【病因】

常见致病菌株有大肠杆菌、变形杆菌、克雷伯杆菌及肠杆菌等，感冒、疲劳、酗酒、性欲过度、会阴损伤及痔内注射药物均能诱发急性细菌性前列腺炎和前列腺脓肿。

【病理】

前列腺局部或全部呈显著的炎症反应，腺泡内和四周可见大量的多形核白细胞浸润。基质弥漫性水肿充血，早期可见小脓肿，后期有大脓肿形成。急性前列腺炎常与急性膀胱炎有关，并导致急性尿潴留。

【诊断】

1. 突然发热、寒战、后背及会阴痛，伴有尿频、尿急、尿道灼痛和排尿困难。

2. 直肠指检：前列腺肿胀，触痛明显，腺体坚韧不规则。脓肿形成后，患侧前列腺增大，并有波动感。

3. 前列腺液有大量白细胞或脓细胞以及含脂肪的巨噬细胞，培养有大量细菌生长(但急性期不应做按摩，以免引起菌血症)。

4. 做尿培养可了解致病菌及药敏。

【鉴别诊断】

1. 急性肾盂肾炎：直肠指检时前列腺炎的特征性表现可资鉴别。

2. 急性非特异性肉芽肿性前列腺炎：好发于有严重过敏

史或支气管哮喘者，是全身脉管炎的一种表现，血中嗜酸粒细胞增多。

【治疗】

1. 采用有效的抗菌药物迅速控制炎症，并持续至症状消失后至少1周。

2. 全身支持疗法，补液利尿，退热止痛，卧床休息。

3. 前列腺脓肿时可在局麻下经会阴穿刺抽吸，但常需经尿道或经会阴切开引流。

4. 有急性尿潴留时应做耻骨上穿刺造瘘。

【疗效标准及预后】

症状完全消失1周以上可认为已治愈。本病经及时诊断和正确治疗，预后较好。

慢性前列腺炎

慢性前列腺炎（chronic prostatitis）包括慢性细菌性前列腺炎和无菌性前列腺炎。前者前列腺液内有大量脓细胞，培养有细菌生长，后者又称前列腺痛，培养无细菌生长。

【病因】

细菌性前列腺炎的致病菌以大肠杆菌、变形杆菌、葡萄球菌、链球菌等多见。无菌性前列腺炎病因不明。

【病理】

慢性前列腺炎的组织学无特异性，腺泡内或腺泡周围的基质内可见浆细胞、巨噬细胞和淋巴细胞。

【诊断】

1. 排尿不适，轻度膀胱刺激征，腰骶部疼痛，排尿终末时尿道口有白色分泌物，有时出现血精。

2. 细菌性前列腺炎的前列腺液内有大量脓细胞，镜检每高倍视野超过10个以上，卵磷脂减少或消失。

3. 分段尿和前列腺按摩液细菌培养可区分细菌性和无菌性前列腺炎。

【鉴别诊断】

急性和慢性尿道炎、膀胱炎等可与前列腺炎同时存在或分别发生，分段尿和前列腺按摩液细菌培养可确定炎症部位。

【治疗】

1. 加强身体锻炼，禁忌刺激性食物。

2. 使用前列腺液内浓度较高的药物，如复方新诺明、氧氟沙星、罗红霉素等。

3. 前列腺按摩，每周 1 次，热水坐浴每晚 1 次。

4. 前列腺射频理疗。

5. 中药治疗。

6. 对症状严重、久治无效的病人可行抗生素局部注射治疗。

7. 对伴有神经官能症和不育症病例，应酌情对症处理。

【疗效标准及预后】

细菌性前列腺炎迁延不愈，反复发作，可引起腺体纤维化和后尿道狭窄。

五、睾丸附睾炎

急性附睾炎

急性附睾炎是致病菌侵入附睾所致的急性炎症。

【病因】

急性附睾炎的致病菌多经后尿道侵入，以大肠杆菌和葡萄球菌多见。

【病理】

感染由尾部向头部扩散，附睾肿胀、变硬，附睾切面可见细小脓肿形成。睾丸鞘膜有恶臭的分泌物，并可化脓。组织学表现为一种蜂窝织炎。

【诊断】

1. 突发附睾肿胀、疼痛，有时出现寒战、发热。

2. 附睾触诊有肿大或硬结，压痛明显。

3. 常因并发前列腺炎和精囊炎而反复发作。

4. 化验:血白细胞升高。初段和中段尿细菌培养可检出附睾炎的致病菌。

【鉴别诊断】

附睾结核很少有疼痛、发热,输精管可有串珠样改变。尿液或前列腺液培养可找到结核杆菌。

【治疗】

1. 应用抗菌药物。

2. 托高阴囊可减轻疼痛,早期冰袋冷敷可防止肿胀,晚期热敷可加速炎症吸收。

3. 反复发作,或硬结持续存在引起疼痛者可做附睾切除术。

【预后】

及时诊断和治疗,急性附睾炎可在两周内完全消退,附睾大小和硬度恢复正常需 4 周以上。炎症累及双侧可导致生育能力低下或不育。

慢性附睾炎

慢性附睾炎指急性附睾炎在急性期后经常反复轻度发作,是急性附睾炎不可逆的终末阶段。

【病因】

同急性附睾炎。

【病理】

纤维组织增生使附睾局部或整体变硬,组织学见瘢痕组织,输精管狭窄阻塞。组织中有淋巴细胞和浆细胞浸润。

【诊断】

除轻度发作期有局部不适外,一般无特殊症状,附睾内可触及肿块,有或无触痛,精索增粗。

【鉴别诊断】

同急性附睾炎。

【治疗】

1. 炎症活动期可用抗生素治疗。

2. 必要时可做附睾切除。

【疗效标准及预后】

慢性附睾炎除反复发作和引起不育外，很少有其他后遗症。

睾丸炎

睾丸炎是各种致病因素引起的睾丸炎性病变。可分为特异性睾丸炎和非特异性睾丸炎两类。

【病因】

特异性睾丸炎主要是病毒引起(腮腺炎性睾丸炎)或螺旋体引起(梅毒性睾丸炎)。非特异性睾丸炎的致病菌主要有葡萄球菌、大肠杆菌、肠球菌和变形杆菌等，多由附睾炎蔓延而来。

【病理】

特异性睾丸炎时睾丸高度增大并呈蓝色，切开睾丸时由于间质的反应和水肿，睾丸小管不能挤出，组织学表现为充血、水肿，大量中性粒细胞、淋巴细胞和巨噬细胞浸润。愈合时，睾丸变小，曲细精管严重萎缩，但保留间质细胞。

非特异性睾丸炎时睾丸不同程度充血、肿大，切开时见有小脓肿，组织学见有灶性坏死、组织水肿和中性粒细胞浸润。

【诊断】

1. 局部有睾丸疼痛、肿胀，可触及肿大的睾丸并有压痛。

2. 全身有畏寒、发热及恶心、呕吐。

3. 非特异性睾丸炎时附睾也有肿大、触痛，睾丸、附睾界限不清。腮腺炎性睾丸炎时可触及肿大的腮腺。

【鉴别诊断】

1. 急性附睾炎：早期易与睾丸炎鉴别，后期因睾丸被动充血而易误诊。如有尿道分泌物、脓尿，尿液化验异常，前列腺液培养阳性可认为是急性附睾炎。

2. 精索扭转：发病急骤，附睾于睾丸前方被扪及，且局部疼痛显著，B超可协助诊断。

【治疗】

1. 腮腺炎性睾丸炎：抗菌药物是无效的，可用1%的利多卡因20ml做低位精索封闭，以缓解睾丸肿胀和疼痛，亦有改善睾丸血运、保护睾丸生精功能的作用。

2. 非特异性睾丸炎：用抗菌药物控制感染。

3. 一般治疗：卧床休息，抬高睾丸，早期冷敷，后期热敷，可减轻疼痛不适和肿胀。

【疗效标准及预后】

腮腺炎性睾丸炎如为双侧病变，可引起生精功能不可逆损害，导致不育。急性期一般为1周，两个月后可观察到睾丸萎缩。

（杜广辉）

第十一章　泌尿、男性生殖系统结核

一、肾　结　核

结核杆菌侵入肾脏，首先在双肾皮质毛细血管丛形成病灶，但不产生临床症状，多数病灶由于机体抵抗力的增强而痊愈，此时称为病理性肾结核。如侵入肾脏的结核杆菌数量多，毒力强，机体抵抗力低下，病变进一步侵入肾小管，抵达肾髓质继而肾乳头，到达肾盏、肾盂，产生临床症状，此时称为临床肾结核。

【病因】

病原菌为人型和牛型结核杆菌。由原发结核病灶如肺、骨、关节、淋巴结等经血管播散至泌尿生殖器官，肾脏最先发生，然后蔓延到输尿管、膀胱、前列腺、附睾等处。

【病理】

泌尿系结核的病理变化和其他器官相同，为淋巴细胞浸润，并有上皮细胞及多核巨细胞积聚。病变可纤维化愈合，也可发生干酪样坏死。

肾结核早期为结核结节，可彼此融合，中心干酪样坏死、液化并向肾盏、肾盂破溃形成空洞，还可扩大或发展为多个空洞和肾积脓，使整个肾脏破坏。肾结核病理的另一特点是高度的纤维化，使肾脏皮质缺血萎缩，称为梗阻性肾皮质萎缩。晚期肾结核可发生钙化，这是严重肾结核的标志，先呈斑点状出现于较大脓腔的边缘，而后累及全肾，形成贝壳样钙化。

结核菌可经肾向下尿路蔓延，侵犯输尿管和膀胱的黏膜和肌层，形成溃疡并逐渐发生纤维化，使输尿管增粗、变硬，形成一僵直的索条，最后完全闭锁。膀胱的结核结节最先出现在患侧输尿管开口周围，然后向其他区域扩散，蔓延至三角区并逐步累及全膀胱，结核结节融合形成溃疡，进而引起严重而广泛的纤维化，使膀胱挛缩，容量缩小。膀胱壁的病变可导致健侧输尿管开口狭窄或关闭不全，形成梗阻或反流，引起健侧肾脏积水。尿道结核多发生在男性病人，主要病理变化为尿道黏膜溃疡和纤维瘢痕，可引起严重的排尿困难。

【诊断】

1. 早期有血尿和脓尿，病变蔓延至膀胱，引起结核性膀胱炎，产生尿频、尿急、尿痛等膀胱刺激症状，并可有低热、盗汗、腰痛。晚期可有尿毒症。

2. 尿常规镜检可见红、白细胞。24 小时尿沉渣找抗酸杆菌阳性率较低，应反复检查。尿结核杆菌培养一般需两个月才有结果，对疑难病例有价值。

3. 血沉和肾功能检测。

4. X 线检查：胸片可见肺结核病灶。排泄性尿路造影可见肾盂肾盏破坏，边缘模糊，不规则，部分可见空洞形成。当肾脏病变严重丧失功能时，不能显示出典型的结核破坏性病变。部分病例出现患肾功能严重损害，对侧肾盂积水及挛缩性膀胱。

5. 膀胱镜检：可见黏膜充血、溃疡或结核结节。必要时做逆行性肾盂造影。

【治疗】

（一）肾结核的保守治疗

病变局限，肾外有活动性结核病灶，或晚期肾结核（双侧），均应使用抗结核药物治疗，常用药物有异烟肼 300mg，每日 1 次；利福平 600mg，每日 1 次；吡嗪酰胺 1.0g，每日 1 次；或乙胺丁醇 750mg，每日 1 次。一般选两种或三种药物联合应用，3 ~ 6 个月为一疗程。同时注意休息和加强营养。

（二）肾结核的手术治疗

凡药物治疗 6 ~ 9 个月无效、肾脏破坏严重者，应在药物治疗的配合下行手术治疗。肾切除术前抗结核治疗不应少于 2 周。

1. 肾切除术：一侧肾脏严重破坏或功能完全丧失，而对侧肾功能良好者；患肾广泛钙化，丧失功能，输尿管已闭塞，即所谓“肾自截”；结核肾合并感染形成脓肾，均应切除患肾。

2. 肾部分切除术：局限在肾脏一侧的病灶，长期药物治疗无好转，或有区域性的病变，肾盏颈狭窄引起积水，药物难以控制者。

3. 肾脏病灶清除术：局限性的肾结核空洞，可手术清除干酪样物质和坏死组织。

上述手术的术前、术后均应使用抗结核药物治疗。

（三）肾结核并发症的手术治疗

1. 对侧肾盂积水肾功能较差者，应先行肾造瘘，待肾功能好转后，切除患肾，再处理积水侧输尿管下端的梗阻。

2. 挛缩性膀胱者，应先切除患肾，使用抗结核药物，待膀胱结核病变控制后再做结肠膀胱扩大术。

【疗效标准及预后】

肾结核的治疗应持续1年以上，当症状完全消失，血沉和尿化验正常，泌尿系造影检查病灶稳定或已愈合，全身无其他结核病灶，长期多次尿浓缩查找抗酸杆菌均为阴性，尿培养结核杆菌阴性，方可停药。

肾结核未及时治疗，可经膀胱侵入对侧上尿路，引起双侧肾结核，也可发生对侧肾盂积水和挛缩性膀胱等并发症。

二、男性生殖系统结核

男性生殖系统结核（tuberculosis of the male genital tract）与泌尿系结核关系密切，临床上32%～58%的泌尿系结核合并有男性生殖系统结核。在病理检查时，最常发生结核的部位是前列腺，而临床上最易被发现的是附睾结核。

【病因】

男性生殖系统结核多来源于肾结核，结核杆菌感染膀胱、尿道，再侵入前列腺和输精管，最后引起附睾结核。

【病理】

前列腺的结核病变靠近腺管开口或射精管开口，也可在黏膜下血管附近开始,结核结节融合发展成结核干酪样变和空洞,最后波及整个前列腺和精囊。

附睾结核主要为干酪样变、空洞形成和纤维化。输精管可增粗变硬成串珠状,还可蔓延到睾丸和阴囊。

【诊断】

1. 发病年龄与肾结核相同,多见于20~40岁。

2. 临床上最常见的男性生殖系结核是附睾结核,表现为局限性硬结,输精管出现串珠样改变。结核病灶可形成寒性脓肿并向皮肤溃破形成窦道,合并有前列腺、精囊结核可出现血精。

3. 应进行尿液检查及排泄性尿路造影,了解有无肾结核。

【鉴别诊断】

非特异性慢性附睾炎,通常有急性附睾炎病史,疼痛较明显,附睾肿块不如附睾结核硬和大,不形成窦道,无皮肤粘连和输精管串珠样改变。此外,应与淋菌性附睾炎和阴囊丝虫病等鉴别。

【治疗】

1. 附睾结核早期经抗结核药物治疗常可使结节消退,并不都需要手术切除。

2. 局部干酪坏死严重,侵犯睾丸,病变较大并有脓肿形成或药物治疗后硬结持续存在者应行附睾切除术。

3. 靠近附睾的睾丸被结核侵犯时,可将附睾和部分睾丸切除,但应尽量保留睾丸组织。

【疗效标准及预后】

附睾结核病变可蔓延至对侧,形成双侧附睾结核,导致不育。附睾结核切除后,精囊和前列腺结核多能逐渐愈合。

(杜广辉)

第十二章 泌尿、男性生殖系统寄生虫病

一、泌尿、男性生殖系统丝虫病

【病因】

丝虫病(filariasis)是由丝虫成虫寄生于人体淋巴系统引起的慢性寄生虫病。致病原为班氏吴策丝虫(*Wuchereria bancrofti*)和马来布鲁丝虫(*Brugia malayi*)。主要通过淡色库蚊和中华按蚊传播。

【临床表现】

在泌尿系多表现为乳糜尿或乳糜血尿,在男性生殖系急性期表现为精索炎、附睾睾丸炎、丝虫热等,慢性期多表现为鞘膜积液,肢体、阴囊、阴茎等部位的淋巴水肿及象皮肿。

【检查与诊断】

1. 患者曾有流行区旅居史,反复发作的淋巴炎及乳糜尿、象皮肿表现。

2. 实验室检查:外周血中找到丝虫蚴,即可确诊。

【鉴别诊断】

精索炎、附睾炎应与附睾结核鉴别,后者附睾内的结节不痛。乳糜尿应与腹腔淋巴结核及肿瘤等引起者相鉴别。

【治疗】

(一) 药物治疗

1. 首选1-二乙氨基甲酰-4-甲基哌嗪(海群生,Hetrazan),每天2~3次,每次0.2~0.3g,7天为一疗程。

2. 左旋咪唑:每天2次,每次2~2.5mg/kg,服5天。

3. 呋喃嘧酮:每天2次,每次10mg/kg,服7天。

（二）手术治疗

1. 巨大阴囊象皮肿可行整形术。

2. 鞘膜积液可做鞘膜翻转术。

3. 顽固性乳糜尿可行大隐静脉分支与腹股沟淋巴结吻合术、肾蒂淋巴管剥脱(或结扎)术等。

二、泌尿、男性生殖系统滴虫病

【病因】

滴虫病(trichomoniasis)是由鞭毛原虫即阴道毛滴虫(*Trichomonas vaginalis*)感染所致,主要通过性交直接传染或通过内裤、游泳衣、浴巾、马桶、浴盆等传播。

【临床表现】

本病主要是女性生殖系疾病,但也可感染泌尿、男性生殖系统,如肾脏、膀胱、尿道、前列腺、精囊、包皮囊内,引起相应炎症表现。

【检查与诊断】

分泌物或尿中找到毛滴虫是确诊的依据。

【鉴别诊断】

本病男性患者症状轻微,与泌尿、生殖系其他炎症鉴别依据是在分泌物中找到毛滴虫。

【治疗】

首选甲硝唑(灭滴灵,flagyl)200～400mg,每天 3 次,同时每晚以 200mg 栓剂放入阴道,连服 7 天;男女同治。

三、泌尿、男性生殖系统包虫病

【病因】

包虫病(hydatidosis)又称棘球蚴病或包虫囊肿,是人感染细粒棘球绦虫(犬绦虫)的幼虫(棘球蚴)所致的慢性寄生虫病。细粒棘球绦虫主要寄生于犬、狼等动物小肠内。虫卵随粪便排出体外,当人误食被虫卵污染的食品后,在十二指肠内孵出六钩蚴，经门静脉入肝，发育成成虫，因此肝脏发生率最高，其次是肺，在泌尿生殖系寄生的包虫占1.7%。

【临床表现】

包虫呈占位扩张性生长，早期无明显症状，合并感染后在肾脏可形成肾脓肿，但炎症仅限于包虫囊内，全身症状较轻。但当外囊破裂时，可因进入的腔隙不同出现不同的症状，如破入泌尿道，可引起急性肾绞痛、尿急、尿频、尿痛等膀胱刺激症状；破入腹腔，可引起严重的腹膜炎和过敏性休克；破入后腹膜，可引起髂腰部的炎性症状和肿块。

【检查与诊断】

1. 流行区的旅居史。

2. 触诊：包虫囊肿的典型特征是表面光滑、硬韧，有弹性。

3. 血象：部分病人嗜酸粒细胞增多。

4. 卡索尼试验（囊液抗原皮内试验）阳性率80%～95%。

5. 血清学检查：如酶联免疫吸附试验（ELISA）有诊断价值。

6. 另外，还有X线、超声、CT扫描等。

【鉴别诊断】

在泌尿生殖系，应通过询问病史、免疫学、X线等与肾癌、结石引起的肾绞痛、肾囊肿、肾积水等相鉴别。

【治疗】

（一）药物治疗

1. 甲苯达唑：开始3～4天0.2g/d，以后增至3～4g/d，疗程1个月。

2. 氟化甲苯达唑：2g/d，疗程6～12个月。另外，还有吡喹酮、阿苯达唑等也有一定的疗效。

（二）手术治疗

可行内囊摘除术。

四、泌尿、男性生殖系统阿米巴病

【病因】

阿米巴病（entamebriasis）由溶组织阿米巴（*Entamoeba his-*

tolytica)感染引起的疾病。慢性期病人、恢复期病人及包囊携带者是主要传染源。人误食被包囊污染的水、食品即可能被传染。

【临床表现】

原发病在结肠，表现为痢疾样症状，可经血流引起肝、皮肤、脑等脏器脓肿。泌尿生殖系阿米巴很少见，可因肝脓肿破溃传播到周围，形成肾周围脓肿；穿透肾盂致肾阿米巴病，再随尿下行至膀胱；也可由血液循环或淋巴途径感染泌尿系。症状如同细菌性肾盂肾炎，但尿可呈米汤样或呈果酱样，有时还可有烂鱼肉样腐败组织。阴茎皮肤有时出现表浅溃疡。

【检查与诊断】

1. 分泌物中找到含有红细胞的滋养体。

2. 尿中出现红细胞、白细胞、组织碎屑、滋养体和包囊。

3. 膀胱阿米巴病，可行膀胱镜活检找滋养体。

4. 血清试验以间接血凝、酶联免疫吸附试验敏感性较高，而间接荧光抗体对流免疫电泳、琼脂扩散沉淀有较高的特异性。

【鉴别诊断】

泌尿生殖系阿米巴病应与细菌泌尿系感染鉴别。阴茎阿米巴感染应与阴茎结核和阴茎癌鉴别，在分泌物或组织中找到阿米巴滋养体及血清学试验有助于鉴别。

【治疗】

（一）药物治疗

1. 甲硝唑(灭滴灵)600～800mg，每天3次，共10天。

2. 磷酸氯喹0.5g，每天2次，共2天，以后改为0.25g，每天2次，20天一个疗程，甲硝唑合用疗效更好。

（二）手术治疗

肾阿米巴脓肿或肾周围脓肿必要时需切开引流。

五、泌尿、男性生殖系统血吸虫病

人感染血吸虫后所引起的疾病称为血吸虫病。日本血吸虫病(*Schistosoma japonica*)是我国唯一的一种血吸虫病,其侵犯泌尿生殖系少见,只是有时沉积于睾丸鞘膜、阴囊壁、附睾、精索和阴茎海绵体,引起局部病变。泌尿生殖系的病变主要由埃及血吸虫(*S. haematobium*)引起,病变主要在膀胱,肾及生殖系很少累及,但国内尚未发现埃及血吸虫,故不再赘述。

六、与泌尿外科有关的其他寄生虫病

肺孢子虫病(pneumocystosis),又称卡赖肺孢子虫肺炎,是由卡赖肺孢子虫(*Pneumocystis carinii*)引起的一种感染。卡赖肺孢子虫主要有包囊和滋养体两种状态,广泛分布于哺乳动物。推测传播途径主要通过空气和飞沫经呼吸道传播,宫内感染也有报道。医院工作人员带虫状态可能是院内感染的重要来源,病变绝大多数局限于肺部,系一种间质性肺炎。

弓形虫病(toxoplasmosis)是由专性的细胞内寄生虫弓形属刚地弓形虫(*Toxoplasma gondii*)引起的一种原虫病。该虫生活史中可出现五种不同形态,即滋养体、包囊、裂殖体、配子体和卵囊。在终末宿主猫及猫科动物中进行肠上皮和肠外循环,在中间宿主哺乳动物及鸟内进行肠外循环。当人和动物食入包囊和卵囊后发生初次感染,人和动物吃进任何动物的感染组织或由猫科动物排出的卵囊,生活史即完成。弓形虫沿血液和淋巴循环扩散到全身各器官引起病变,主要侵犯单核吞噬细胞和各种脏器的实质细胞。病变好发部位为中枢神经系统、眼、淋巴结、心、肝和肌肉。

肺孢子虫和弓形虫病均为机会性感染寄生虫病,如先天性免疫缺陷、获得性免疫缺陷、抗癌化疗、免疫抑制剂治疗时。在泌尿外科中主要为肾移植后感染。

(袁晓奕　李家贵)

第十三章　性传播疾病

性传播疾病(sexually transmitted diseases,STD)是以性行为或类似性行为作为主要传播途径的一组传染病,是当今人类感染性疾病的最主要部分。传统的性病包括梅毒、淋病、软下疳、性病淋巴肉芽肿及腹股沟肉芽肿。近年来,性传播疾病包括的范围更广,除上述传统性病外,还包括生殖器疱疹、尖性湿疣、非淋病性尿道炎、滴虫病、阴虱、念珠菌病和艾滋病等。

性传播疾病传染源是病人,病原体多种多样(见表13-1)。主要传播途径有:①性接触传播;②患者的分泌物或生活用具间接或直接传染;③胎传;④输入污染病原菌的血液制品传播;⑤毒品药瘾者共用未消毒的注射器或针头传播。

表13-1　性传播疾病病原体

细菌	病毒	其他
沙眼衣原体	单纯性疱疹病毒	阴道毛滴虫
奈瑟淋病双球菌	乳头状瘤病毒	念珠菌
支原体	巨细胞病毒	阴虱
链球菌	上皮性软疣病毒	
梅毒螺旋体		
杜克雷嗜血杆菌		
肉芽肿性荚膜杆菌		

一、淋　　病

淋病(gonorrhea)是由淋病双球菌引起的急性或慢性泌尿

生殖系黏膜感染的一种接触性传染病，是流行最广泛的一种STD，占性病的70%～80%。

【病因及病理】

本病病原体是淋病双球菌（简称淋球菌），一般急性期存在于多核细胞质内，不进入细胞核；慢性期位于细胞外，革兰染色阴性，普通培养不易生长。人是淋球菌的唯一天然宿主，且对其几乎无免疫力，故可反复感染。

淋球菌对人体黏膜上皮细胞有较强的亲和力，一旦接触侵入后，便迅速生长繁殖引起炎症反应。当淋球菌侵入尿道，先在前尿道生长繁殖，后向上蔓延至后尿道、前列腺、精阜、附睾和睾丸，引起泌尿生殖道急、慢性炎症反应，反复发作可引起尿道纤维化及尿生殖道狭窄。

【诊断】

（一）临床表现

1. 病史：有不洁性交史，与淋病患者共用物品史。

2. 症状和体征：本病潜伏期1～14天，平均3天，最长达2～3周。20%的男性和50%～70%的女性感染淋球菌后可不出现症状。

（1）急性淋病：①急性前尿道炎：感染经过潜伏期后，尿道外口灼热、瘙痒及尿痛，尿液混浊，尿道外口出现稀薄而透明的分泌物，数天后变为黄白色黏稠脓性分泌物，常污染内裤。可有尿频、尿急以至排尿困难。偶有全身症状为寒战、低热及不适等。体检可见尿道外口红肿，包皮湿润，前尿道压痛，挤压尿道有脓液流出。②急性后尿道炎：上述症状1周后可缓解，尿道分泌物变稀薄。60%的病人可发生后尿道炎，表现为膀胱区、会阴坠胀和钝痛以及明显尿频。

（2）慢性淋病：在急性期未彻底治愈，淋球菌隐藏在尿道皱襞和黏膜里，便可形成慢性淋病，尿道口经常有白色分泌物，尿道刺痒，排尿疼痛，严重者可形成尿道狭窄和尿路梗阻。

（3）女性淋病：女性感染淋菌后，一般表现为白带增多，呈脓血性，有恶臭、外阴瘙痒、尿痛及血尿。体检可见尿道外口红肿,挤压时有脓性分泌物流出。

（二）实验室检查

1. 分泌物直接涂片:亚甲蓝染色镜检找淋病双球菌,急性期镜检阳性率可达95%~100% 。

2. 淋球菌培养:慢性淋病、女性生殖道分泌物涂片找到革兰阴性球菌或急性淋病治疗效果不佳者,需做淋球菌培养及药敏试验,常用巧克力色血琼脂培养基。

3. 免疫学检查:取分泌物进行免疫学检查可检测淋球菌酶,另外,抗原和DNA鉴定也有一定的参考价值。

【治疗】

1. 急性淋病的治疗:病人需休息,治疗未完成前绝对禁止性生活,加强个人卫生,大量饮水,忌酒及刺激性食物。药物治疗以青霉素为主,可联合应用磺胺,治疗效果较佳。但淋球菌可产生青霉素酶,因而对青霉素耐药的菌株可采用大剂量普鲁卡因青霉素、四环素、红霉素、多西环素,对产生青霉素酶的菌株,可用大观霉素(淋必治)、阿奇霉素等。

2. 慢性淋病的治疗:抗菌药物治疗同急性淋病的方法,但疗程要延长。尿道狭窄排尿困难的病人可用尿道扩张术,对扩张无效的严重尿道狭窄的病人可行尿道内切开术。

【疗效标准及预后】

1. 经充分有效药物治疗后,患者临床症状和体征全部消失,3~6个月不复发。

2. 停药后3~6个月反复尿检正常,尿道、前列腺或阴道分泌物反复镜检及培养物无淋球菌存在。

二、非淋菌性尿道炎

非淋菌性尿道炎(nongonococcal urethritis,NGU)是由淋球菌以外的多种病原体引起的一种性接触性传染病。本病20世纪70年代以来成为欧美国家最常见的性传染病,比淋病性尿道炎的发病率高两倍。

【病因及发病机制】

1. 沙眼衣原体,占30%~50%,有15种血清型。D~K血清型引起生殖道感染,5%~35%的沙眼衣原体性NGU可合并有淋球菌感染。

2. 解脲支原体占20%~30%。

3. 其他为阴道嗜血杆菌、梭状芽孢杆菌、卡他奈瑟菌、白色念珠菌、疱疹病毒、阴道滴虫等,占10%~20%。

【诊断】

(一)临床表现

1. 病史:有不洁性交史,潜伏期为2~3周。

2. 症状和体征

(1)局部症状:与淋病相似,但症状较轻。大多表现为尿道刺痒伴有尿频、尿急、尿痛及排尿困难。

(2)体征:沿尿道压痛,尿道外口稍红,有少量浆液性或稀薄黏液分泌物,有时仅表现为痂膜封口或内裤污秽。

(二)实验室检查

1. 直接涂片检查:分泌物和晨尿沉渣涂片染色镜检,每高倍视野下多形白细胞多于10个,而淋球菌阴性。

2. 病原体培养:取分泌物或小拭子取出接种培养,可帮助检查沙眼衣原体和解脲支原体。

3. 免疫学检查:用补体结合试验、酶联免疫试验或间接免疫荧光试验检查血清中沙眼衣原体抗体成分。

4. 聚合酶链反应技术(PCR)检查尿道分泌物的衣原体和支原体。

(三)鉴别诊断

NGU与淋病鉴别见表13-2。

表13-2　NGU与淋病鉴别

	NGU	淋病
潜伏期	2~3周	1~14天,平均3天
尿道炎症	轻	重

续表

	NGU	淋病
排尿困难	较轻或无	多见
全身症状	无	偶见
尿道分泌物	少稀薄黏液	多而浓稠
淋球菌	阴性	阳性
组织细胞培养	衣原体或支原体	淋球菌

【治疗】

药物治疗主要采用四环素类抗生素,用法为四环素 0.5g,4 次/天,连服 7 天,然后改为 0.25g,4 次/天,连续 14 天。对四环素无效或孕妇可选用红霉素、多西环素、悉复欢、阿奇霉素及大观霉素等。

【疗效标准及预后】

(一) 疗效标准

1. 临床症状消失 1 周以上,尿道口无分泌物。
2. 尿液澄清,尿沉渣镜检阴性。
3. 尿道或宫颈刮片,支原体阴性。

(二) 预后

本病绝大多数可治愈,若长期未治疗或反复感染可发生急性附睾炎、前列腺炎、尿道狭窄、子宫颈炎、输卵管炎、盆腔炎等。

三、尖锐湿疣

尖锐湿疣(condyloma acuminata)又称性病疣,是由人乳头状瘤病毒感染而引起的外生殖器皮肤黏膜乳头状瘤样良性增生物。好发于青壮年,约占男性性传染病的 9.3%,女性的 5.8%。近年发病有不断增加的趋势。

【病因及发病机制】

尖锐湿疣的病原体为人类乳头状瘤病毒(HPV),是一种

DNA 病毒，主要是其中的Ⅰ、Ⅱ和Ⅵ型致病。该病毒适宜于人体温度及潮湿部位和容易擦伤的皮肤黏膜细胞内（如阴道、包皮内、肛周分泌物）生长繁殖，因此该病好发于外生殖器及肛门附近。本病主要通过性交接触传染。

【诊断】

（一）临床表现

1. 病史：有不洁性交史，潜伏期最短 1 个月，最长 1 年，平均 2～3 个月。

2. 好发部位：本病好发于阴茎头冠状沟、包皮及其内板、系带及尿道口等；女性多发生于阴唇、阴道口、阴道内及宫颈等处。

3. 体征：发病部位偶有痒及刺痛不适，出现淡红色针头大小丘疹，逐渐增大、增多，有的重叠性生长，融合成乳头状、葵花状或鸡冠状，有蒂，呈红色或灰白色，常糜烂、渗液、出血及附有分泌物。

（二）特殊检查

1. 活组织检查：对诊断不能肯定或可疑癌变者取活组织做病理检查。

2. PCR 检查：HPV。

（三）鉴别诊断

本病应与宫颈癌、阴茎癌及扁平湿疣进行鉴别，活组织检查可帮助确认。

【治疗】

（一）药物治疗

1. 较小的损害，外用 25% 足叶草脂酊、2.5%～5% 氟尿嘧啶霜、0.1% 酞酊安霜、苯酚等治疗，但必须注意保护疣周围健康皮肤，外用药量不要过大。

2. 合并感染者，应用抗生素治疗。

3. 免疫疗法，少数反复发作者可用干扰素治疗。

（二）外科治疗

1. 物理疗法：液氮冷冻、电灼、CO_2 激光或微波疗法，适用于中、小程度损害。

2. 较大的湿疣可刮除或手术切除。

（三）对症处理

去除诱因（白带、包皮过长、淋病等），保持局部干燥清洁。

【预后】

本病早期诊治预后较好，极少数可发生癌变。

四、生殖器疱疹

生殖器疱疹（genital herpes，GH）是一种比较常见的性接触传染性疾病。此病在某些地区的发生病率很高，占生殖器溃疡的50%以上。

【病因及发病机制】

生殖器疱疹的病原体为单纯性疱疹病毒Ⅰ、Ⅱ型，其中90%是由疱疹病毒Ⅱ型（HSVⅡ）引起，其余10%由疱疹病毒Ⅰ型（HSVⅠ）引起。HSVⅡ型主要通过性交引起生殖器疱疹，HSVⅠ型病毒主要通过口腔-口唇相吻等方式传播，近年来两型病毒常发生交叉感染。

人是疱疹病毒的唯一宿主，人体感染后病毒可长期在体内存活，当机体抵抗力降低或某些刺激因素使其激活而发病。

【诊断】

（一）临床表现

1. 病史：性交接触后，一般潜伏期为2～24天。

2. 局部症状和体征：主要发生于外阴、尿道和女性子宫颈。少见于咽喉、眼及四肢等处。初起时患处有疼痛、红肿，局部出现一个或数个小而痒的红丘疹，迅速变成小水疱，基底有红斑。数天后水疱变为脓疱，破溃后形成糜烂面，有渗液。继发感染时使疼痛加重，并形成溃疡。溃疡面可结痂而愈，不留瘢痕，约60%又在原处复发。

3. 全身症状：发病前或发病时可有发热、全身不适、头痛、肌痛等全身症状。

（二）实验室检查

1. 病毒包涵体检测：刮取水疱基底标本印片或涂片，染色镜检可找到巨噬细胞及胞核嗜酸性包涵体。电镜检查可见到病毒颗粒。

2. 病毒分离：从组织培养中分离病毒，阳性率为75%～85%。

3. 血清学检查：可用多种方法检测单纯疱疹病毒的血清抗体。

（三）鉴别诊断

本病应与毛囊炎、疖肿、硬下疳、软下疳、生殖器接触性皮炎和生殖器固定性药疹相鉴别。

【治疗】

（一）药物治疗

1. 阿昔洛韦（ACV）是治疗生殖器疱疹唯一有效的药物，用法为口服ACV0.2g，5次/天，连续服用5～10天。病情严重者或原发性生殖器疱疹者可肌内注射或静脉注射。ACV 5～7.5mg/kg，每8小时一次，5～7天为一疗程。

2. 免疫治疗：如左旋咪唑、转移因子、聚肌胞及干扰素等。

3. 继发感染者应选用敏感抗生素治疗。

（二）对症治疗

保持创面清洁干燥。局部疼痛严重者可涂抹止痛软膏和抗病毒软膏。

【预后】

1. 复发：生殖器疱疹愈合后，4～8个月可复发。常在原处或周围发疹，但病程较短，症状也较轻，10～12天可愈合。

2. 并发症：本症可并发无菌性脑膜炎、横断性脊髓炎、盆腔炎综合征、盆腔蜂窝织炎及化脓性淋巴结炎等。

五、软　下　疳

软下疳（chancroid of penis）是由杜克雷嗜血杆菌引起的一种性传播疾病，多发生于热带及亚热带地区，黑人发病率最高。

【病因】

病原体是杜克雷嗜血杆菌，为细短杆菌，存在于巨噬细胞和中性粒细胞内，也可游离在细胞外。本病以性交接触为主要途径，也可自身接种，还可通过污染的衣裤或用品间接传染。

【诊断】

（一）临床表现

1. 病史：有不洁性交史。

2. 症状：红斑或丘疹是软下疳的首发症状，常于性交后数天内发病。男性多发生于阴茎头、包皮、冠状沟或包皮系带处；女性多发生于大、小阴唇及阴蒂。丘疹在 24 小时内变成脓疱，有剧痛，后溃破成软性锯齿状边缘的溃疡。

3. 体征：溃疡较深，底部可不平，基底有较多脓性分泌物和肉芽组织。有的发生腹股沟淋巴结周围炎，甚或形成脓肿，溃破形成“鱼口”状溃疡。

（二）实验室检查

1. 分泌物涂片镜检，溃疡内的分泌物涂片革兰染色可见细短杜克雷嗜血杆菌。

2. 选择性杜克雷嗜血杆菌培养。

3. 暗视野检查螺旋体及梅毒血清学反应均为阴性。

4. 活组织检查可以明确诊断。

（三）鉴别诊断

应与外生殖器其他溃疡病变进行鉴别，包括硬下疳、生殖器疱疹、梅毒、腹股沟肉芽肿、性病性淋巴肉芽肿及药物引起的有关疾病等。

【治疗】

（一）药物治疗

1. SMZco. 1. 0g，每日 2 次，连续 7 ~ 10 天；红霉素 0. 5g 口服，每日 4 次，每 7 天一疗程；头孢曲松（菌必治）0. 5g，单剂肌内注射。阿奇霉素 1. 0g 单剂口服，连续 7 天。

2. 磺胺耐药者，采用单剂阿奇霉素和单剂苄星青霉素合用是目前治疗生殖器溃疡病和软下疳最有效的方法。

（二）对症治疗

用高锰酸钾粉液或其他外用杀菌液浸泡、清洗外阴，注意保持清洁。

【预后】

经适当治疗，预后较好，但亦可引起生殖器官的部分缺损，尿瘘形成，性功能障碍。

六、梅　毒

梅毒（syphilis）是一种严重的慢性全身性性传播疾病，是继淋病、软下疳居第3位的性传播疾病。

【病因】

梅毒病原体为苍白螺旋体，属厌氧微生物，体外培养较困难。梅毒95%以上是通过性交接触传染，接吻、哺乳、输血等均可获得传染机会，也可通过间接接触传染，如污染的衣物、毛巾、剃刀、食具及医疗器械等。经上述途径感染上的梅毒称为获得性梅毒。梅毒亦可胎传，称为先天性梅毒。

【诊断】

（一）临床表现

1. 病史：不洁性交史。

2. 症状和体征：根据梅毒的病程可以分为3期。

（1）一期梅毒：平均2～4周，在螺旋体入侵处出现无痛性溃疡（硬下疳）。硬下疳好发于阴茎冠状沟、阴茎头、大小阴唇及子宫颈等部位。附近淋巴肿大、变硬，穿刺可查见梅毒螺旋体。梅毒血清试验阳性。

（2）二期梅毒：梅毒螺旋体进入血液循环播散至全身，引起皮肤、黏膜、骨骼、内脏、心血管和神经系统等处病变，而以皮肤和黏膜病变为主。表现为斑疹、丘疹、脓疱性梅毒疹和黏膜白斑。丘疹表面有大量螺旋体，传染性强。

（3）三期梅毒：主要因梅毒早期未经治疗或治疗不彻底所致。病程长，达10～30年。皮肤损害有结节性梅毒疹和树胶样肿，此外，可发生严重的心血管和中枢神经系统损害。

（二）实验室检查

1. 下疳基底分泌物和碎屑直接涂片检查苍白螺旋体。适用于一、三期检查。

2. 梅毒血清学检查：有华-康法、ADRL 和 USR 法。出现下疳后 1～3 周，血清学试验可持续阴性。

3. 荧光螺旋体抗体吸附试验及螺旋体血凝试验，敏感性和特异性最高。

（三）鉴别诊断

梅毒应与下列疾病进行鉴别：软下疳、性病性淋巴肉芽肿、腹股沟肉芽肿、疥疮、牛皮癣、扁平苔藓、白斑病、癌肿、单纯疱疹、Queyrat 型增殖性红斑以及所有阴茎病变。

【治疗】

青霉素类药物是治疗梅毒较敏感而有效的抗生素药物。用法为青霉素 80 万单位肌内注射，每日 2 次，连续 10 天。或苄星青霉素 G240 万单位肌内注射每周 1 次，连用 2 次；或四环素、红霉素、阿奇霉毒等。

【预后】

预后较好，复发者少见。

七、艾 滋 病

艾滋病又名获得性免疫缺陷综合征（acquired immune deficiency syndrome，AIDS），是由人类免疫缺陷病毒（HIV-Ⅰ和 HIV-Ⅱ）引起的性传染疾病。该病自发现以来，蔓延迅速，呈几何级数增长。据世界卫生组织最新统计，目前全球艾滋病病毒感染者高达 3000 多万人，仅 1996 年全球就有 310 万人感染上艾滋病病毒，其中儿童 40 万。而 1996 年全球死于艾滋病和与艾滋病相关疾病的人数达 150 万。到 2000 年艾滋病患者突破 4000 万。截至 1997 年 9 月底，我国报告艾滋病病毒抗体阳性者 8277 例，其中艾滋病患者 168 例。

【病因及发病机制】

AIDS 的传染源有艾滋病病人、艾滋病相关征候群者及无症状的带病毒者。病原体为人体免疫缺陷病毒。传播途径为性接触传染、血液及血液制品传染、母婴传染及注射传染。高危人群有同性恋者、静脉药瘾者等。

HIV-Ⅰ和 HIV-Ⅱ由皮肤破口或黏膜进入人体血液，主要侵犯免疫系统，HIV 对辅助性 T 细胞（$CD4^+$）有亲和力，穿入 $CD4^+$后在其内复制、增殖，使 $CD4^+$ 细胞溶解、消失，从而使 $CD4^+$减少，造成人体免疫系统严重障碍。此外，HIV 也是嗜神经性的，可引起神经系统症状。

【诊断】

（一）临床表现

1. 有感染艾滋病病毒的病史。

2. 症状和体征：本病好发于 20～50 岁的青壮年人，男性多于女性。病人感染上艾滋病病毒后 2～5 年有 5%～10% 的人发展成艾滋病。约 25% 出现艾滋病的相关征候群，约 75% 无症状而成为 HIV 携带者。

临床上分为：

（1）急性感染和潜伏期：HIV 感染后 2～6 周突然起病，出现类似单核细胞增多症或感冒样的症状。体检可见全身淋巴结肿大、肝脾肿大，常见荨麻疹样皮疹，持续数天消失。血中 $CD4^+$淋巴细胞无变化，但 $CD4^+/CD8^+$比值降低。第 8～12 周血中出现抗 HIV 抗体，随后进入潜伏期。潜伏期一般为 6 个月到 10 年。此期抗 HIV 抗体阳性，白细胞逐渐减少。$CD4^+$细胞内和体液中有病毒，故此期有感染性，无症状病毒携带者是重要的传染源。

（2）持续性全身淋巴结病期：除腹股沟以外部位有两个以上大于 1cm 的肿大淋巴结，质硬，可移动，无压痛，常对称出现，持续 3 个月以上。10% 的病人可出现艾滋病相关综合征，表现为严重不适、消瘦、持续 1 个月以上的腹泻、发热、盗汗、嗜睡、贫血。病人有脾大、持久性淋巴结病、口腔白斑、脂溢性皮炎、毛囊炎及白色念珠菌感染。此期约有 25% 的病人转为艾滋病。

(3) 艾滋病:①全身各系统组织器官均可出现病变;②全身淋巴结病;③机会性感染和继发性恶性肿瘤。

(二) 实验室检查

1. 细胞免疫缺陷检测:皮肤变态反应消失,$CD4^+$持续减少,$CD4^+/CD8^+$比值小于1。

2. 病毒学检查:采用外周血液,做HIV分离培养、HIV抗原检测、HIV核酸检测及逆转移酶检测。

3. HIV抗体检测:酶联免疫吸附试验是最常用的检测HIV抗体的方法。确证试验有放射免疫沉淀试验和蛋白印迹法。

(三) 鉴别诊断

艾滋病累及全身各个系统。应与原发性、继发性免疫缺陷病、血液病、传染性单核细胞增多症及中枢神经系统病变相鉴别。

【治疗】

1. 迄今尚未找到治疗艾滋病的有效方法。但感染HIV的病人将有机会得到治疗。目前本病的治疗对策是终止HIV的复制繁殖,恢复或重建患者的免疫系统功能,防止发生机会感染和恶性肿瘤。另外,加强对症治疗和支持治疗。

2. 抗HIV治疗:目前临床联合应用叠氯胸苷、二脱氧胞苷(ddc)和沙奎那韦(saquinavir),能显著降低HIV滴度,提高CD_4^+值。另外,新的抗HIV病毒药物正不断发现,非核苷逆转录酶抑制剂和叠氧胸苷联合应用也在试验中。基因治疗试验也在研究中。

【预后和预防】

感染艾滋病后大都在2年内死亡,死亡率可达70%~80%,至今尚无特异性预防疫苗和理想的治疗药物,故预防显得特别重要,关键是做好卫生防疫宣教工作。

(胡志全)

第十四章　泌尿、男性生殖系统损伤

泌尿男生殖系统损伤多见于男性尿道和肾脏，其处理原则与其他脏器损伤相类似，有以下特点：

1. 肾、输尿管、膀胱解剖位置隐蔽，不易受伤，当胸、腹、腰部或骨盆受到严重暴力打击时，应注意是否合并有泌尿系损伤。

2. 泌尿系统损伤主要病理为出血和尿外渗，严重出血可以引起休克，血块可阻塞尿路影响肾功能，血肿和尿外渗可继发感染，晚期可产生尿道狭窄、尿瘘，应尽早确诊，合理治疗，预防严重并发症发生。

一、肾　损　伤

肾脏为腹膜后器官，受到腹肌、椎体、肋骨、前面脏器保护，不易受到损伤，但肾实质脆弱，被膜薄，受暴力打击时会发生破裂。

【病因及病理】

（一）开放性损伤

因刀、枪、弹片贯穿致伤，常伴胸、腹部损伤，伤情重而复杂。

（二）闭合性损伤

闭合性损伤分直接暴力损伤和间接暴力损伤。

1. 直接性损伤：上腹部和腰部、肾区受到外力的打击或腹侧受到挤压，肋骨和横突骨折时骨折片可刺伤肾脏。

2. 间接暴力：由高处跌下，足跟和臀部着地时发生的对冲力，引起肾脏或肾蒂损伤。

闭合性损伤临床上最为多见，可分为下列病理类型：

（1）肾挫伤：肾实质轻微受损，肾被膜、肾盂、肾盏完整，可有被膜下局部淤血或血肿形成。

（2）肾部分损伤：部分肾实质裂伤伴有包膜破裂，致肾周血肿。

（3）肾全层裂伤：实质深度裂伤，外及包膜，内达肾盂肾盏黏膜，常引起广泛肾周血肿、血尿和尿外渗。

（4）肾蒂损伤：肾蒂血管或肾段血管的部分和全部撕裂；也可能因为肾动脉被牵拉，致内膜断裂，形成血栓。

【临床表现】

1. 休克：严重肾实质损伤，常合并有其他脏器损伤，表现有创伤性休克和出血性休克，甚至危及生命。

2. 血尿：可镜下或肉眼血尿，若输尿管、肾盂断裂时可无血尿。

3. 疼痛及腹部包块：疼痛可由肾被膜张力增加引起，亦可由输尿管血块阻塞引起肾绞痛、肾周围血肿和尿外渗使局部肿胀形成肿块，腹肌及腰肌强直。

4. 发热：由血、尿外渗后引起感染所致。

【诊断】

1. 病史：有明显外伤史。

2. 临床症状和体格检查。

3. 特殊检查

（1）动态监测血常规、尿常规及血清肌酐。

（2）X 线检查：KUB、IVP 可了解骨折及肾实质破裂及肾周血肿情况。

（3）B 型超声波：①可初步了解肾实质的伤情；②连续监测腹膜后血肿及尿外渗情况。

（4）CT 检查：为无创伤性检查，可精确了解肾实质及血、尿外渗情况。

（5）肾动脉造影：IVP 不显影，疑有肾蒂损伤可进行肾动脉造影，但应在病情稳定时施行。在肾动脉造影后，可对肾动脉分支行栓塞，以控制出血。

【治疗】

可分为非手术治疗和手术治疗。

（一）非手术治疗

非手术治疗适用于损伤较轻的单纯性肾挫伤或轻度肾裂伤，主要包括：

1. 绝对卧床休息至少两周，严密观察血压、脉搏和呼吸。

2. 密切观察患者的一般和局部情况的变化，必要时输血、输液，补充失血量，碱化尿液。

3. 尿液比色测定：每次排尿标本留置一部分于试管内比色，并注意血红蛋白测定，观察失血程度。

4. 使用抗生素预防与治疗感染。

（二）手术治疗

1. 适应证

(1) 急性大量出血，腰部肿块继续增大，血流动力学不稳定。

(2) Ⅳ、Ⅴ级肾损伤。

(3) 伴有其他脏器损伤出血或有腹膜炎症状。

(4) 肾周围血肿发生感染，药物不能控制。

(5) 开放性肾创伤。

(6) 严重继发性出血。

2. 手术方式的选择

(1) 肾检查一般采用经腹入路，这样有利于肾蒂的控制和腹腔合并伤的处理，注意伤处留置引流。

(2) 肾修补术和肾部分切除术：闭合性肾裂伤较局限，可将创口缝合，肾的一极严重损伤者则施行肾部分切除术，对孤独肾及对侧肾功能不全患者，应多保留肾实质。

(3) 肾切除术：肾损伤严重，无法控制出血，若对侧肾功能良好，可采用肾切除术，以挽救生命。

二、输尿管损伤

输尿管损伤较为罕见，多为医源性损伤，偶见于枪伤或外来暴力损伤，损伤后易被忽略，多延误至出现症状时才被发现。

【病因】

1. 手术损伤，如子宫、直肠手术误伤输尿管。

2. 腔内器械操作损伤，如输尿管镜、腔内弹道碎石损伤输尿管。

3. 贯穿伤，锐器或子弹所致的损伤，常伴有血管和腹部脏器损伤。

【诊断要点】

1. 有损伤史，如盆腔手术损伤输尿管和输尿管内器械操作史。

2. 双侧输尿管被完全结扎，术后即出现无尿症状，易被发现。

3. 单侧输尿管被完全结扎或部分缝扎，术后可无症状或仅有肾区胀痛，此种情况多见于妇科手术后，可形成输尿管阴道瘘。

4. 输尿管被切断或切开未被发现，术后可发生尿外渗、尿瘘、腹胀等。

5. 排泄性尿路造影或逆行性尿路造影，可确定损伤部位及范围。

【治疗要点】

1. 输尿管部分损伤可立即插入双 J 导管，1 ~ 2 周后拔出。

2. 输尿管完全断裂、部分切割或严重夹钳伤，如果新鲜损伤，可立即施行输尿管端端吻合术或输尿管膀胱吻合术。

3. 输尿管被切除一段，缺损较长，当时又无做成形手术条件，可结扎输尿管断端，行肾盂造瘘，3 ~ 6 个月后施行输尿管膀胱壁吻合术或回肠代输尿管术。

4. 输尿管剥脱面积大，血供不佳，可考虑行自体肾移植。

无论采用何种修补方法，都应彻底引流尿外渗。

三、膀 胱 损 伤

膀胱排空时藏在骨盆内，除非骨盆骨折，一般不易受伤，膀胱充盈时可伸展至下腹部，壁薄，易受损伤。

【诊断要点】

1. 有下腹部创伤史、盆腔手术史或膀胱器械检查史。

2. 排尿障碍,病人有排尿感,但常无尿液排出或仅排出少量血尿。

3. 导尿时发现膀胱空虚,仅有极少血尿,应想到膀胱破裂,尿外渗的可能。

4. 膀胱内注水试验,经导尿管注入膀胱一定量的无菌生理盐水(100~150ml),1~2 分钟后随即抽出,若抽出液体量明显多于或少于注入量,提示膀胱有破裂可能。

5. 根据腹膜炎的症状、体征和尿外渗范围鉴别腹膜内型或腹膜外型膀胱破裂。腹膜内型即膀胱向腹膜内穿刺,腹膜外型是腹膜完整,膀胱破裂的部位在腹膜囊外。

6. 骨盆平片和膀胱造影可了解骨盆骨折情况,并可以确定膀胱破裂的类型及范围。

【治疗要点】

1. 处理休克,包括输血、输液等。

2. 确诊有膀胱破裂,腹膜内型膀胱破裂应及早进行手术修补膀胱裂口,腹膜外型膀胱破裂应及时留置导尿并应用抗生素抗感染治疗 7~10 天,4 周后拔除尿管。若期间症状反复或身体状况进一步恶化,可考虑手术修补。

四、尿 道 损 伤

尿道损伤是泌尿系统最常见的损伤,以男性青壮年居多,男性尿道在解剖上以尿生殖膈为界,分为前、后两段,前尿道包括球部和悬垂部,后尿道包括膜部和前列腺部,尿道损伤多发生在球部(前尿道损伤)和膜部(后尿道损伤)。尿道损伤未即时处理或处理不当,可发生严重的并发症和后遗症。

Goldman 分类:

Ⅰ. 后尿道被拉伸但无破裂。

Ⅱ. 后尿道位于尿生殖膈上的部分断裂。

Ⅲ. 损伤同时累及尿生殖膈上下的前后尿道,两者同时出现部分或完全性的断裂。

Ⅳ.膀胱损伤延伸到后尿道。

Ⅳa.后尿道损伤同时伴膀胱底部损伤。

Ⅴ.部分或完全性的前尿道损伤。

前尿道损伤

【病因及病理】

男性前尿道损伤多发生于球部,当骑跨伤时,会阴部压在硬物上,将尿道压在耻骨联合与硬物之间,引起尿道挫伤、裂伤或完全断裂,可引起尿道周围血肿和尿外渗,血、尿外渗使会阴、阴囊、阴茎肿胀。

【诊断】

1. 有典型骑跨伤史,可出现休克。
2. 尿道出血。
3. 排尿困难及尿潴留。
4. 有血、尿外渗至会阴、阴囊、阴茎及下腹壁。

后尿道损伤

【病因及病理】

当暴力(挤压伤)引起骨盆骨折时,尿生殖膈移位,而膜部尿道穿过尿生殖膈,产生剪切样暴力,使薄弱膜部尿道撕裂(断裂),排尿可出现尿外渗,血、尿浸润至膀胱周围。

【诊断】

1. 有骨盆骨折史,X线片显示有骨盆骨折伴尿潴留。
2. 尿道外口无出血性分泌物,会阴部不肿胀,有排尿困难。
3. 肛门直肠检查前列腺明显上移,有柔软浮动感伴压痛。

尿道损伤的治疗

尿道损伤的治疗分全身治疗和局部治疗两方面:

全身治疗:包括防治休克、防治感染及预防损伤并发症如血气胸、腹腔器官损伤、颅脑外伤等。

局部治疗原则：①恢复尿道的连续性，尿道损伤不严重或者在合并伤需要立即开放手术进行的同时可以进行尿道会师术。②耻骨上膀胱造瘘。③预防控制感染，防止尿道狭窄。

（一）球部尿道损伤的治疗

1. 有急性尿潴留而致膀胱过度充胀，可做耻骨上膀胱穿刺术抽尿以防膀胱破裂。放尿时必须缓慢。

2. 轻微尿道损伤会阴部血肿者，在无菌技术下，可轻轻试插14～16F导尿管，留置6～7天，拔管后定期进行尿道扩张术。

3. 尿道损伤较严重者，应立即做耻骨上膀胱造瘘术，并清除会阴部血肿，尿道端端吻合。尿道留置导尿管常于术后48～72小时拔出，10～14天行尿道扩张术。

4. 若患者入院较迟，有明显感染或有尿外渗，应做尿外渗部位多处切开引流及耻骨上膀胱造瘘术，控制感染。待伤口愈合后，再施行二期尿道修补术。

（二）后尿道破裂的防治

1. 后尿道牵引法：以会师法将气囊导尿管从尿道插入膀胱，充胀气囊，并做膀胱造瘘术，术后将气囊导尿管置于躯干成45°角度位置，用0.5kg的重力牵引，利用气囊使尿道近侧断端对合膜部尿道。3天后将重力减半，再过4天后取出重力，继续留置气囊导尿管2～3周，尿道断端可对合愈合。

2. 前列腺固定法：以会师法将气囊导尿管从尿道外口插入膀胱，再经耻骨后膀胱前区，用粗尼龙线或2号铬制肠线和弯针经前列腺尖端，缝线不穿过尿道，再将缝线的两头各穿一长直针，分列于膜部尿道的两旁穿过尿生殖膈从会阴皮肤穿出，将线拉紧使前列腺拉向下方，两头线结扎于小块纱布上作持续牵引，以保持尿道断端的对合和促使愈合。

3. 严重的创伤性尿道损伤二期修复手术应在伤后至少3个月以后进行。

（三）创伤性尿道狭窄的治疗

1. 球部尿道狭窄经会阴切除尿道狭窄段，行尿道对端吻合术，并做耻骨上膀胱造瘘，留置导尿管至少1周。吻合满意，愈合良好者,术后一般不需做长期多次尿道扩张术。

2. 后尿道狭窄切除对端吻合术:操作较困难,应注意彻底切除尿道瘢痕、部分尿生殖膈,游离前列腺尖部尿道,使球部尿道走捷径与前列腺尖部尿道对端吻合,留置导尿管常于术后3~4周拔出,定期行尿道扩张术。

3. 对多次修补失败或者有瘘管的复杂性后尿道狭窄及尿道直肠瘘患者,有时可行经耻骨途径或会阴切开肛门直肠途径行尿道吻合口修补术。

4. 经尿道行尿道内切开术治疗尿道狭窄。

5. 尿道损伤后狭窄的处理时间以伤后3个月以后较为适宜。

五、阴囊损伤

【诊查要点】

1. 阴囊损伤史。

2. 可见到阴囊皮肤撕脱或阴囊部肿胀及皮肤青紫、压痛等征象。睾丸、附睾损伤者,局部均有明显压痛。

3. 阴囊血肿,可穿刺抽到血液。

腹膜外膀胱、后尿道损伤、球部尿道损伤的鉴别诊断要点见表14-1。

表14-1 腹膜外膀胱、后尿道损伤、球部尿道损伤的鉴别诊断要点

临床表现	腹膜外膀胱破裂	后尿道损伤	球部尿道损伤
受伤方式	骨盆骨折	骨盆骨折	会阴骑跨伤
膀胱情况	空虚	充盈、尿潴留	充盈、尿潴留
尿外渗区域	耻骨后间隙	耻骨后间隙	会阴浅袋
导尿	顺利插入膀胱、无尿	于后尿道受阻	于球部尿道受阻
膀胱注水试验	流出水或无流出	出入相等或更多	出入相等或更多
直肠指诊	前壁压痛肿胀	前壁压痛肿胀	正常
前列腺位置	正常	上升	正常
膀胱尿道造影	膀胱破口造影剂外溢	断裂处造影剂外溢	断裂处造影剂外溢

【治疗要点】

1. 单纯闭合性损伤的治疗，包括休息、抬高阴囊、局部冷敷或热敷、止痛等，并应用抗生素预防感染。

2. 阴囊撕裂伤须行扩创止血，应尽量缝合创口及保留睾丸。阴囊皮肤有高度再生力，在短期内可将睾丸覆盖，必要时可做植皮术。

3. 阴囊血肿，一般采取非手术治疗或待严重阴囊血肿或并发化脓者，则需做切开止血及引流术。

4. 伴有睾丸损伤，做手术清除血肿，缝合裂伤的睾丸白膜及阴囊引流，除非睾丸广泛损坏，一般不应将其切除。

（周惜才　杨为民）

第十五章　泌尿系统结石

一、概　　述

尿路结石指发生在泌尿道内的结石，是最常见的泌尿外科疾病之一。我国1977年和1983年两次全国性调查发现尿石症在省、市、自治区级以上医院平均占泌尿外科住院病人的26%，但南北差别较大，南部诸省结石病人占30%以上，北方诸省则在11%以下，中部各省在二者之间。

结石发病多在30～40岁，大多数病人在20～50岁，男女之比约为3∶1，近5年来，我国上尿路结石（肾、输尿管）发病率显著提高，下尿路结石（膀胱、尿道等）日趋少见。结石左右侧没有明显差别，双侧者占10%～20%。

【病因】

尿石症是一种人体病理矿化的疾病，它的病因和尿石的形成过程极为复杂，涉及遗传、环境、结石性质、形成部位、生活习惯、代谢异常，以及其他疾病等多种因素，并常合并肾以及其他部位的矿化。

（一）环境因素

尿石症的多发区位于热带和亚热带，气温湿热、干旱，使体液丢失增加，尿液浓缩。后者导致尿中结石盐过饱和度增高，并引起尿中促进聚合向基质转变，形成大的晶体颗粒以至微结石。日照时间长使人体维生素D的形成增加，最终转变为1，25-$(OH)_2D_3$，促进肠钙的吸收。水质与尿石症的关系尚不清楚。某些特殊职业，如热作业、司机、地质工作者、手术医生等，由于饮水不便和体液消耗多，也易发生尿石症。

（二）个体因素

1. 种族遗传：黑种人尿石症发病率低。许多尿石症患者有家族史。胱氨酸尿症、原发性肾小管酸中毒、原发性黄嘌呤尿、原发性高草酸尿症、特发性高尿钙和特发性高尿草酸等遗传性疾病患者尿石症患病率高。

2. 饮食习惯：不喜欢饮水、营养过剩、好饮浓茶、好食豆制品或动物内脏，以及乳儿无乳汁喂养或乳量不足，过早地加食谷物等，均可使患尿石症概率增加。

3. 疾病：原发性甲状旁腺功能亢进、皮质醇症、长期卧床患者和各种伴有骨脱钙的疾病，如多发性骨髓瘤患者易发生高尿钙症；肠大部分切除或短路影响草酸在肠道与钙结合，引起吸收性高草酸尿症和草酸结石；痛风、放疗和化疗可引起组织破坏吸收和肾功能减退，引起高尿酸尿；结节病时肠道对维生素D的敏感性增加，都可并发结石。

4. 药物：维生素D过量应用可以引起组织钙化和尿石形成；较多应用磺胺类药物可以见到磺胺结石；用乙酰唑胺治疗青光眼可并发磷酸钙结石；应用肾上腺皮质激素治疗可引起骨质萎缩和含钙结石；大量维生素C（约每日5g）可增加尿草酸排泄。

（三）泌尿系统因素

肾损伤和肾钙化、尿路感染、梗阻和异物是结石发生的重要诱因。

【结石的理化性质】

1. 尿结石的化学组成：尿结石由晶体和基质组成，其中晶体成分占绝大部分，最常见的是草酸盐结石，其次是尿酸盐结石，感染时所形成的结石多为磷酸盐结石。基质是所有尿结石共有的成分，是一种黏蛋白复合物，占结石干重的2.5%～9%。草酸盐结石在生理尿pH中形成，尿酸盐、胱氨酸结石在酸性尿中形成；磷酸盐、碳酸盐结石在碱性尿中形成。

上、下尿路结石在成分构成上有明显差别。肾和输尿管结石以磷酸钙为主，而下尿路结石以尿酸盐结石及磷酸盐结石为多。

2. 结石形状多种多样，如鹿角形、星形、索条形、圆形、椭圆形或哑铃形等。只有在肾盂内才能形成鹿角形结石；在输尿管内则呈长条形；在有梗阻的膀胱内，由于尿潴留，已形成的结石又可在腔内不断滚动，故可形成较大的椭圆形结石；当结石嵌于膀胱颈及后尿道之间时，由于膀胱内部分的结石继续增大，日久可形成哑铃状结石。

【尿结石的分类】

1. 按结石所在位置：可分为肾结石、输尿管结石、膀胱结石和尿道结石。肾和输尿管结石又称为上尿路结石，膀胱和尿道结石称为下尿路结石。

2. 按结石的起始原因：可分为原发性结石和继发性结石。原发性结石包括原发性肾结石和原发性膀胱结石。肾结石可下行而引起输尿管结石、膀胱结石和尿道结石。继发性结石主要是由尿路异物、梗阻和泌尿道慢性感染所产生的结石。

3. 按结石的活动性

(1) 代谢活动性结石：具备下列条件者为代谢活动性结石，在过去的1年中有新结石形成，证实原有结石生长和(或)排出尿砂或小结石者。

(2) 代谢非活动性结石：在过去的1年内未出现上述情况或无结石形成的变化。

(3) 外科活动性结石：由于尿路结石引起尿路梗阻、感染以及血尿、疼痛时称为外科活动性结石，这种结石必须针对结石采取一定的措施使结石排出或取出。

4. 按结石化学成分：可分为含钙结石、感染结石、尿酸结石和胱氨酸结石4类。含钙结石成分可为单纯的草酸钙、草酸钙和磷酸钙，以及草酸钙混有少量尿酸；感染结石主要成分是磷酸镁铵和羟磷灰石；尿酸结石成分可为尿酸、尿酸铵或除上述成分外还含有少量的草酸钙；胱氨酸结石可为纯胱氨酸或也可含少量草酸钙成分。

【病理】

结石的病理改变造成尿路梗阻，梗阻部位以上的泌尿道积水，严重时发生高度的肾积水，肾实质萎缩和纤维化。积水的存在还可造成黏膜损伤和溃疡，并常诱发急性和慢性感染。严重感染可形成脓肾。长期存在的积水还可诱发鳞状上皮癌。

【尿石症的诊断原则】

尿石症的诊断除确定患者结石的存在外，还应了解结石的部位、大小、数目及结石对肾脏所造成的影响；结石形成的原因及化学成分、代谢活动性等。

1. 尿石存在的诊断：大部分尿石症病人可以根据典型的肾绞痛、肉眼或镜下血尿，结合X线平片而确诊。有少数病例由于症状不典型或为透X线结石，需要依靠有经验医生的警惕和B超等辅助检查发现此类病人。

2. 尿石并发症的诊断：结石的存在可以引起梗阻、感染，造成肾功能损伤，因而结石诊断最重要的一点是判断肾功能并加以保护。有无感染存在对尿石症的治疗和防治有重要意义。对于长期存在的尿石要警惕并发鳞状上皮癌。

3. 尿石病因的诊断：详细询问病史，了解病人的既往史和家族史，注意病人的饮食习惯和特殊爱好。尿液检查包括尿液常规、尿细菌学培养和尿液晶体检查，血清检查包括钙、氯、肌酐、镁、无机磷、钾、钠和尿酸，必要时查血清甲状旁腺素、维生素D及其产物、降钙素、离子钙及乙醇酸。

【尿石症的防治原则】

1. 取除结石：除个别无症状、无梗阻的小结石外，取出较大结石，可以防止结石对肾脏的损害。

2. 病因治疗：如摘除甲状旁腺瘤，解除梗阻，停服致石药物等。

3. 饮食治疗：这是个人防石最可行的方法，如增加饮水量，根据结石和尿液发现结果调整食谱等。

4. 药物防治

(1) 降低结石盐或酸饱和度的药物：噻嗪类药物降低尿钙和草酸，有肾小管酸中毒时用枸橼酸钾亦可降低尿钙，别嘌呤醇降尿酸，硫醇类药物降胱氨酸，菌石通可降低感染时的尿氨。

(2) 增加抑制作用的药物：如镁、枸橼酸钾、正磷酸盐，还有外源性酸性黏多糖，中药结石通、加味八正散等。

(3) 干扰促进物的药物:如乙酸半胱氨酸、甘氨酸等。

【随诊】

尿路结石复发率高,因此所有明确诊断的病人应积极随访,寻找结石形成原因,并制定预防结石生长或复发的措施。结石形成患者必须评价危险因素,包括代谢性和非代谢性。每天活动量、职业和环境因素可能起一定作用。药物能通过增加尿 pH 或增加钙或磷的排泄促进结石形成。另外,饮食要特别重视钙、钠、动物蛋白、嘌呤和草酸的含量,先天性异常和其他全身性疾病也通常成为结石原因。

对于非手术治疗的患者,要随时观察尿中有无结石排出。发现排出的结石后,应做结石成分分析,指导饮食和药物调整。无论采用何种方式治疗,应定期行 X 线平片和 B 超检查,了解有无结石复发或残留结石大小、数目和形状的变化。排泄性尿路造影和血清电解质、尿素氮和肌酐等检查有助于动态观察肾功能变化。

根据结石成分、代谢状态及流行病学因素决定预防方法。大量饮水及根据结石成分调节饮食,控制泌尿系感染是有效的预防方法。对病因明确的结石患者,如梗阻、异物及原发性甲状旁腺功能亢进等,需手术治疗才能防止结石复发。对尿酸和胱氨酸结石,可药物控制。药物及长期卧床引起的结石,可针对病因进行防治。但对先天性畸形,多囊肾和碲铁形肾等尚无良好对策。

二、上尿路结石

上尿路结石包括肾和输尿管结石。肾结石患者男性多于女性,多在青壮年,21 ~ 50 岁患者占 83.2% 。左右侧发病相似,双侧占 10% 。输尿管结石 90% 以上是在肾内形成而进入输尿管的,男性多于女性,20 ~ 40 岁发病率最高,两侧发病数相等,双侧结石约占 5% 。输尿管结石成分和肾结石一样,但其外形多呈枣核或椭圆形。

【诊断】

（一）临床表现

1. 病史

（1）现病史：对患者主诉应仔细询问，如患者主诉疼痛，应对疼痛的性质、程度、部位、放射情况、发作时间、伴随症状、有无血尿，以及缓解方法等加以详细询问。如有排出结石，除了解排出结石的大小、数目、形状、色泽、硬度外，还应记录排出的时间、次数和结石化学分析结果。

（2）既往史：应记录与尿结石有关的病情经过，当时诊断和治疗效果以及有无并发症，如应了解是否施行过结石手术及手术方法，有无肠切除手术、溃疡病、慢性腹泻、骨折、长期卧床、青光眼等病史。

（3）流行病学史：成人尿路结石应了解职业和劳动条件、周围环境温度。平时饮食习惯如是否喜欢甜食、鱼、肉和家禽类食物以及食量多少。此外，还要注意饮水习惯及喜欢何种饮料等。儿童患者除应了解患儿生长发育、是否食母乳和哺育时间、何时添加辅食及添加何种辅食外，还应了解产妇饮食营养情况及泌乳量多少。

（4）女性患者应仔细询问月经史，分析疼痛与月经周期的关系，此外，亦应记录绝经年龄。

（5）药物史：服用某些药物可以致尿结石，如大量服用维生素C、碱性药物、磺胺药、吡醇羟乙酯等，应详细记录用药开始时间及用药量。

（6）家族史：某些结石患者有阳性家族史，应询问患者家属结石病史，胱氨酸结石、尿石结石及部分特发性高尿钙患者有阳性家族史。

2. 症状：上尿路结石的症状个体差异颇大，症状主要是由结石本身所致的局部刺激、梗阻、继发感染及肾尿液引流阻碍所引起，临床症状可有下列8种表现。

（1）无症状结石患者可以无症状，有的患者肾结石很大，甚至已呈鹿角状，也无疼痛和其他不适。这些患者常常在正常体检时B超发现或做胸部或腹部X线检查，或其他原因做泌尿系统检查时被发现。

(2) 疼痛:这是多数患者的常见症状,肾和输尿管结石可以引起腰部钝痛和肾绞痛。疼痛多数发生在患侧,极少数病人可出现结石患侧无疼痛,而对侧有反射痛,诊断上易发生混淆,应引起注意。①肾区钝痛:肾区钝性疼痛因症状轻微常不引起重视,这种钝痛常固定于患侧脊肋角或肾区部位,暗示可能存在尿路梗阻病变。②肾绞痛:肾绞痛又称输尿管绞痛,常可由肾结石和输尿管结石引起肾盂或输尿管平滑肌痉挛或管腔急性部分梗阻所致。表现为突然发作的脊肋角区剧烈疼痛,呈刀割样。发作时病人常辗转不安,屈腿压腹,呻吟不止。疼痛常起始于一侧脊肋角或上腹部,常放射至患侧下腹部、腹股沟及股内侧。疼痛发作时患者面色苍白、全身冷汗、脉搏快速微弱甚至血压下降,体温正常或稍高,常伴有恶心、呕吐和腹胀。肾绞痛发作时间短者数分钟,长者达数小时,一旦痉挛或梗阻解除,绞痛症状可自行缓解。绞痛症状缓解后患者常呈精疲力竭极度虚弱状态,并常有多尿。

(3) 血尿:血尿是肾和输尿管结石的另一常见症状,血尿可为肉眼血尿或镜下血尿。在肾绞痛发作后患者的尿液中常可找到不同数量的红细胞。有时在肾绞痛发作后的第一次排出的尿液中未见到红细胞,而在第二次排出的尿液中找到红细胞,这可能是由于输尿管的剧烈痉挛,上尿路的尿液尚未排入膀胱,故第一次尿标本未见红细胞。无血尿病例约占20%。

(4) 感染引起的症状:有时尿结石仅表现为急性或慢性感染,如寒战、发热、腰痛、尿频、尿急和脓尿等,此时应仔细检查感染原因,方不致误诊。

(5) 部分患者可自行排出砂石或结石。

(6) 急性尿闭:这是少见但极为严重的上尿路结石的并发症,这也可能是某些尿结石患者的首发症状。完全性尿路梗阻时可产生这种症状。可能有下列几种情况引起完全尿路梗阻:两侧上尿路完全被结石梗阻,孤立肾或唯一有功能的上尿路梗阻,一侧上尿路被结石梗阻而另一侧正常肾脏发生反射性尿闭。

(7) 膀胱刺激症状:近膀胱的输尿管下段结石和膀胱结石常有这种症状,后者除膀胱刺激症状外常伴有排尿困难和尿线中断,而前者常先有多次肾绞痛病史,当结石下行至输尿管下段时出现尿急、尿频和尿痛症状,除非有并发感染,尿液白细胞增多在这种情况是不明显的。

(8) 肾功能不全症状:一侧肾和输尿管结石的梗阻,可引起一侧肾积水和进行性肾功能减退,如双侧肾和输尿管结石或孤立肾的上尿路结石引起梗阻,最终将可能发展为尿毒症。

3. 体征:上尿路结石局部体征主要有肾区叩击痛和脊肋角压痛。伴有肾区积水时,在肾区可扪及包块,包块随肾盂积水的大小而异。当伴有炎症时,肾活动受限,且压痛、叩击痛明显。在腹部一般扪不到输尿管结石,但当结石位于输尿管下段近膀胱时,男性可经直肠指诊,已婚妇女可经阴道指检时扪到。

当伴有肾功能不全时可出现各种不同程度的氮质血症表现,如贫血、水肿、血压升高及代谢性酸中毒的表现。由痛风、原发性甲状旁腺功能亢进引起的结石有原发病全身表现。

(二) 实验室检查

1. 尿液检查:蛋白微量,有多量红细胞、白细胞和结晶。尿结晶检查对判断某些类型结石有特殊意义,常见的有草酸钙、磷酸钙和尿酸结晶。

2. 尿培养:继发感染者有细菌生长。

3. 其他:对于双肾复发性结石,可通过血清钙、磷及 24 小时尿钙、磷测定排除甲状旁腺功能亢进,必要时做钙负荷试验、快速输钙试验和肾小管磷回收试验。血清尿酸的测定有助于排除尿酸结石。血清电解质、二氧化碳结合力、尿素氮和肌酐的测定对肾功能的评估有重要作用。

(三) 结石成分分析

当获得患者自行排出或以前手术取出的结石时,应做结石成分分析,以明确结石类型,这对尿石症的诊断和防治均有重要意义。

肉眼观察,草酸钙或草酸钙磷酸钙混合石表面呈桑葚样,或为星状突起,多被血染成褐色,质较硬;磷酸镁铵磷酸钙混合石呈白色,表面粗糙,常为鹿角形,质较脆;尿酸结石表面光滑或粗糙,呈黄色或褐色;胱氨酸结石表面光滑为黄蜡样,质地坚硬。必要时,应做结石化学定性分析。

(四) 特殊检查

1. X线检查:95%以上的病人腹部平片(KUB)肾区显示结石阴影,在侧位片上,其与腰椎重叠或在椎体前缘2cm以内,形态可为圆形、卵圆形、桑葚形或鹿角形。结石各种成分在X线片上的致密度从高到低为:草酸→磷酸钙→磷酸镁铵→胱氨酸→尿酸,结石附近的骨皮质致密度约相似于磷酸钙的致密度。

排泄性尿路造影(IVP),可以了解肾盏、肾盂形态及肾功能状态,有助于判定肾内(外)肾盂类型、肾盂输尿管连接部狭窄、多囊肾碲铁形肾、海绵肾及肾积水等。IVP到目前为止对尿路结石病人来说仍是最有效、最有价值的基本检查方法。做这种检查之前应先做KUB及检查肾功能。泌尿系结石患者如果不常规先摄X线平片,而直接做泌尿系造影,则结石阴影可能被造影剂遮盖而遗漏结石的诊断。输尿管结石梗阻患者在造影片上可见肾或输尿管周围造影剂外渗的影像,其原因是梗阻后引起的腔道内压力升高所致。输尿管结石梗阻患者在造影片上可见肾或输尿管周围造影剂外渗的影像,其原因是梗阻后引起的腔道内压力升高所致。对轻度肾功能不全病例采用双倍剂量或大剂量及延缓造影,常有助于尿路更好地显影。

经膀胱镜输尿管插管逆行造影不作为常规检查,但经KUB及IVP不能确诊、高度怀疑的上尿路结石,尤其是透X线结石,经膀胱镜输尿管插管逆行造影是最佳检查手段。

2. B超:B超检查有助于对囊性、占位性、积水、结石等病变的鉴别诊断,特别是对X线不显影的尿酸结石意义更大。B超应与其他检查方法配合应用。

3. 放射性核素扫描及肾图:放射性核素扫描不仅可显示结石,而且也能确定肾功能损害的程度,肾图提示有无梗阻。

4. CT:CT目前为诊断泌尿系结石的常用检查手段,而对X线检查阴性结石或者怀疑合并肾肿瘤者有重要的诊断价值,它同样有助于结石或血块的鉴别。

5. 肾动脉造影:仅个别病人需要做肾动脉造影检查。如先天性蹄铁形肾或融合肾并发结石拟行手术取石时,肾动脉造影可显示畸形动脉,有助于拟定手术方案。

6. MRI:结石在磁共振扫描不能成像,故不宜用于结石病的诊断。

（五）鉴别诊断

1. 急性胆绞痛:表现为突然发作的右上腹疼痛,易于与右侧肾绞痛相混淆。但有右上腹局限性压痛、反跳痛及腹肌紧张,可触及肿大的胆囊,墨菲征阳性;尿液常规检查无异常发现。

2. 急性阑尾炎:表现为右下腹疼痛,须与肾绞痛时下腹部的放射性疼痛相鉴别。但可伴发热,压痛部位局限,右下腹麦氏点压痛、反跳痛及肌紧张,罗符辛征阳性;尿液检查一般无异常发现;尿路平片无结石影像;放射性核素肾图和肾超声检查也无结石征象。

3. 肾盂肾炎:可表现为腰痛及血尿症状。但多见于女性,无发作性疼痛或活动后疼痛加重的病史。尿液检查可以发现多量蛋白、脓细胞及管型。尿路平片肾区无结石影像;超声检查无强回声光点及声影。

4. 肾结核:可表现为血尿及病肾钙化灶。但有明显的膀胱刺激症状,多为终末血尿;尿路平片上钙化影像分布于肾实质,呈不规则斑块状,密度不均匀。

5. 肾、输尿管癌:表现为腰痛、血尿,尿路平片亦可出现钙化影像,有时与本病相混淆。但为无痛性肉眼血尿,常混有血块。尿路平片上钙化局限于肿瘤区,呈大小不等的斑点状或螺旋状。IVP 示肾盂、肾盏或输尿管受压、变形、易位或缺失,或者肾脏不显影。

6. 海绵肾:尿路平片可出现钙化影像,但其为多发的小结石,位于锥体囊性扩张的乳头管和集合管内,呈簇状或放射状排列。IVP 可见肾小盏周围多发梭形小囊,呈葡萄串样排列,病变多为双侧。

7. 腹腔内淋巴结钙化:钙化一般为多发、散在,且靠近脊柱,很少局限于肾区,其密度不均匀,呈斑点状。IVP 肾盂、肾盏形态正常,侧位片位于肾区阴影之外。

8. 肾盂血块:在 IVP 肾盂表现不规则的充盈缺损。可在 2~3 周后复查,充盈缺损可以缩小或消失。

9. 卵巢破裂:多发生在生育期年龄,突然发生下腹部剧痛,应注意与输尿管结石鉴别。该病多在月经前发病,突然发生剧痛,短时间后呈持续性坠痛。由于内出血,有休克症状。检查下腹部,有轻度触痛,重者触痛明显且有反跳痛。尿液检查多正常,泌尿系平片可帮助鉴别诊断。

10. 宫外孕:宫外孕多为输卵管妊娠破裂。有突然下腹部剧痛。但宫外孕有闭经史及失血症状,下腹部有腹膜刺激征,妇科检查有相应体征。尿液检查及泌尿系平片可帮助鉴别诊断。

【治疗】

上尿路结石治疗的主要目的是解除梗阻,保护肾脏功能,排出结石并防止其复发。大多数结石是全身代谢紊乱的表现,因此取出或排出结石后,应进行结石成分分析,寻找结石病因,根据每个病人的具体情况,制订治疗方案。

(一) 保守治疗

适用于结石直径小于 0.6cm,光滑,无尿路梗阻及感染,肾功能正常,多发或复发性的小结石。

1. 一般治疗:大量饮水可以降低尿内形成结石无机盐的浓度,减少沉淀成石的机会,也有利于感染的引流。应保持每日尿量在 2000~3000ml 或以上。适当运动,改变睡觉姿势,可促进小结石排出。根据结石成分,合理调整饮食,避免过多食用含结石成分的食物。结石伴发感染时,根据细菌培养及药物敏感试验合理选用抗菌药物。

在肾绞痛发作时应首先解除痛苦。剧烈的肾绞痛、腹胀、恶心及呕吐,在输液、局部热敷、注射解痉止痛药物后可缓解;采用的药物有解痉剂,如颠茄合剂 10ml 每天 3 次、654-2 10mg 静脉滴注、黄体酮 20mg 肌内注射、吲哚美辛(消炎痛)25mg 每天3次或硝苯地平(心痛定)10mg每天3次,疼痛剧烈者可用止痛栓塞肛,或布桂嗪(强痛定)2ml肌内注射,如症状无好转,每4小时可重复一次。对麻醉类药物如哌替啶、吗啡宜慎用。

2. 病因治疗:未解除病因的上尿量结石,无论采取何种方式取出或排出结石,复发率与随诊期成正比,因此寻找结石的病因及其治疗是极重要的。如原发性甲状旁腺功能亢进患者,应先治疗甲状旁腺病变;尿酸结石患者应控制高尿酸尿及可能存在的高尿酸血症;感染性结石,无论在手术或体外冲击波碎石治疗后,均应长期使用尿培养生长细菌敏感的抗生素,以控制感染的扩散。

3. 药物治疗:对某些类型的结石甚至可以达到消石的目的。如由原发性高尿钙引起的含钙结石,服用氢氯噻嗪(双氢克尿噻),防止结石复发有效率90%;尿酸结石患者可口服枸橼酸钾等药物碱化尿液,服用别嘌呤醇降低尿酸含量;胱氨酸结石患者除碱化尿液外,服用D青霉胺可降低尿内的胱氨酸水平;而感染性结石则需要服用氯化铵酸化尿液。

4. 中医中药治疗:对0.6cm以下的结石,无明显梗阻、感染、出血的并发症,可用中医中药治疗。中草药对排石的治疗原则是清热利湿和通淋消石,药物的主要作用是利尿、消炎,增强输尿管蠕动,降低输尿管平滑肌张力(解痉),有利于结石的排出。同时可用针灸、运动和叩打(适用于肾结石)等疗法。

(二)体外冲击波碎石(ESWL)

直径小于2cm的肾输尿管结石,均可行ESWL治疗。但有心脏疾患、全身出血性疾患、结石以下尿路存在器质性梗阻病变和尿路有急性感染者,不宜采用ESWL治疗。治疗前要做血、尿常规,肝、肾功能和出凝血时间检查,同时拍摄KUB和IVP,以了解结石的部位、大小及数目,以及结石造成尿路梗阻的程度及肾功能状况,若疑有结石以下尿路有梗阻,则需行膀胱镜检、输尿管逆行插管造影。ESWL的并发症有血尿、绞痛、发热、皮肤损伤、肾周围血肿等,因此ESWL术后应鼓励患者多饮水,止血、抗感染治疗,促进结石排出等。术后3、7天拍腹部平片,观察结石排出情况,了解碎石治疗后有无残余结石及结石的部位、大小、密度以及是否形成石街等，如结石长期不能排出要及时处理。远期随访内容包括有无结石复发、肾功能和血压变化等。

（三）手术治疗

1. 非开放手术治疗

（1）经皮肾镜取石或碎石术：经皮肾镜取石适用于肾盂、肾盏、上段输尿管结石（输尿管上段 L_4 椎体以上），乃至肾盏憩室内的结石均可取出。对再次手术、残余结石及有活跃性代谢疾病时尤为适宜。目前 PCNL 技术发展较为完善，已逐步成为上尿路结石治疗的金标准。

（2）输尿管肾镜取石或碎石术：采用此法对位于输尿管中、下段的结石易于取出，位于输尿管上段的结石在操作中易使之推入肾盂而导致取石失败。对结石以下尿路有器质性梗阻病变者，特别是前列腺增生患者、全身性出血性疾患及尿路有急性炎症者不宜采用此法。

（3）输尿管软镜取石或碎石术：采用此法对于输尿管、肾脏结石都可进行治疗。缺点是价格昂贵，对肾下盏结石处理困难。

（4）腹腔镜输尿管、肾盂切开取石：相对应用较少，只有少数情况如腹腔镜行其他手术的同时，顺带取石。

2. 开放手术

（1）适应证

1）ESWL、URS 和（或）PCNL 作为肾结石治疗方式存在禁忌证。

2）ESWL、PCNL、URS 手术治疗失败，或上述治疗方式出现并发症需开放手术处理。

3）存在同时需要开放手术处理的疾病，例如肾内集合系统解剖异常、漏斗部狭窄、肾盂输尿管交界处梗阻或狭窄、肾脏下垂伴旋转不良等。

（2）手术方式

1）单纯性肾盂或肾窦内肾盂切开取石术。

2）肾盂肾实质联合切开取石术。

3）无萎缩性肾实质切开取石术。

4）放射状肾实质切开取石术。

5）肾脏部分切除和全切除术。

（3）上尿路复合结石的手术治疗原则：①双侧肾结石，根据结石情况和肾功能决定。原则上应尽可能保留肾脏。一般先处理伴有梗阻的一侧，在梗阻侧肾脏无结石或经过一段时间的恢复后再开始治疗对侧肾结石。若肾功能极坏，梗阻严重，全身情况差，宜先行经皮肾造瘘，待情况改善后再处理结石。②双侧上尿路结石或孤立肾上尿路结石梗阻引起急性完全性梗阻无尿时，在明确诊断后，若全身情况允许，应及时施行手术；若病情严重不能胜任手术，可试行输尿管插管，若能通过结石，可留置导管引流；亦可行经皮肾造瘘，待病情好转后再手术。③双侧肾及输尿管结石，先处理发生急性梗阻的一侧；总肾功能尚好但分侧肾功能较差时，先处理损害较重的一侧；总肾功能及分侧肾功能均差时，应先处理损害较轻的一侧。双侧结石合并肾功能不全及双侧肾脏损害均较严重时，宜双侧同时手术或一侧手术取石，另一侧肾穿刺造瘘引流尿液，使双侧梗阻都能得到解除，以尽可能地使肾功能得到改善。④肾结石及同侧输尿管结石，先治疗输尿管结石，待输尿管结石梗阻解除后再处理肾结石。如输尿管结石小，且为不全梗阻，ESWL 粉碎顺利及肾结石又不大时也可同时处理。⑤一侧输尿管结石，对侧肾结石，先处理输尿管结石。⑥双侧输尿管结石，先处理梗阻严重侧；条件允许，可同时取出双侧结石。

【疗效标准及预后】

疗效标准：去除泌尿系结石，防止结石复发和感染，保护肾功能。

预后取决于结石复发的预防：①手术应彻底清除所有结石碎片，避免复发。②梗阻因素去除与否。③感染因素控制与否。④原发病的治疗，如甲旁亢及其腺瘤摘除与否。⑤ESWL 所致“石街”处理妥否。此外，养成大量饮水习惯和调整饮食结构亦是预防结石复发不可忽视的因素。

三、下尿路结石

下尿路结石包括膀胱和尿道结石，近年来发病率有减少趋势。

膀胱结石

在经济发达的地区膀胱结石常见于一些高龄的患者；在一些经济不发达的地区则多见于儿童，且男性多于女性，与低蛋白及磷酸盐饮食有关。气候炎热、腹泻脱水亦有助于膀胱结石的形成。除某些地方性膀胱结石主要成分是尿酸盐外，继发性膀胱结石是多种因素的结果，男性与泌尿系梗阻和反复的尿路感染有关。前列腺增生、尿道狭窄所导致的尿路梗阻，神经源性膀胱功能阻碍所引起的尿路感染，长期留置导尿管，因尿液潴留，组织脱落和尿钙的沉积物等均易产生结石。也有一部分膀胱结石来自于肾脏和输尿管。膀胱结石的组成取决于尿液的 pH 和尿液的成石因素。

【诊断】

1. 临床表现

(1) 症状：膀胱结石的症状是排尿困难、血尿和排尿疼痛。结石在膀胱内活动时，则排尿困难的症状时轻时重，有时排尿至中途因结石堵塞尿道内口而突然中断，必须改变体位，如卧床后才能继续排出，结石较大者这种症状更为显著。小儿患者常用手搓拉阴茎，哭闹叫喊，表现极为痛苦，可伴有直肠脱出。结石对膀胱黏膜的刺激及其引起的膀胱炎使病人的排尿次数频繁，同时因造成黏膜损伤和溃疡，可以发生血尿，最初常表现为终末血尿。

膀胱结石几乎均引起继发感染，患者有脓尿，感染严重时原有的症状都加重。但极少数梗阻可引起输尿管、肾积水或引起肾盂肾炎，以致肾功能减退。长期膀胱刺激可引起膀胱鳞状上皮癌等严重并发症。有时有排砂石史。

(2) 体征：膀胱结石的阳性体征较少，体格检查时，很少发现局部异常。排空膀胱后，行直肠或阴道和耻骨上双合诊检查可触及结石。

2. 实验室检查：尿液常规检查尿中有红细胞和白细胞、结石晶体。

3. 特殊检查

(1) X线检查：膀胱区平片能看到不透光的结石阴影。由于膀胱结石也可来自于上泌尿系统，在膀胱内逐渐增大，因此X线检查时，平片应包括肾、输尿管和膀胱。

(2) B超检查：可以探到结石，并能明确结石的大小、数目和形状。

(3) 金属尿道探杆检查：探杆可碰到结石并有碰撞声。

(4) 膀胱镜检查：在膀胱镜下能直接看到结石的大小和数目，还可以了解有无膀胱憩室、前列腺增生和其他病变。确定结石的诊断后均需寻找其发生原因，如先天性病变、前列腺增生、尿道狭窄、神经性膀胱功能障碍、憩室及各种异物等。

4. 鉴别诊断

(1) 膀胱异物：有膀胱异物置入的病史。但多掩盖病史，需仔细询问。膀胱镜检查是主要鉴别手段，可以直接看到异物的性质、形状和大小。膀胱区平片对不透光的异物有鉴别诊断价值。

(2) 前列腺增生：前列腺增生发生于老年人，排尿困难的病史长，逐渐加重，开始尿线细而无力。渐成滴沥以致发生尿潴留。不似膀胱结石那样突然尿中断，排尿时剧痛。膀胱区平片没有不透光的阴影。膀胱造影见膀胱颈部有负影向膀胱内突入，膀胱颈抬高。直肠指诊可触及增大的前列腺体，中央沟消失。

(3) 后尿道瓣膜：常见于小儿，可有排尿困难。膀胱区平片无不透光阴影。但排尿期尿道造影，见瓣膜以上尿道扩张、增长，瓣膜以下尿道正常。尿道镜检查，可在后尿道看到瓣膜，呈活瓣样隔膜，多位于前壁。膀胱镜检查膀胱内无结石。

(4) 尿道结石：尿道结石常嵌顿于后尿道和舟状窝，后者可以触到。用金属探杆可以碰到结石，并有碰撞感。尿道前后位及斜位片可以看到不透光阴影，呈圆形或卵圆形，一般如花生米大小。

【治疗】

膀胱结石的治疗原则是取出结石和消除形成结石的病因。具体治疗方法随结石的大小和伴随的疾病有所不同，目前采用的方法有机械碎石（非窥视下碎石和窥视下碎石）、液电碎石、气压弹道碎石及耻骨上膀胱切开取石术。尽管体外冲击波碎石也能治疗膀胱结石，但一般不主张用这种方法治疗。

1. 机械碎石术：方法有两种，即非窥视下碎石和窥视下碎石。前者能适用于较大结石，但需有正确的操作方法才能成功，目前因此法易造成严重并发症，已被废弃。后者碎石在窥视下进行，只适用于较小的结石。下列情况不宜行机械碎石术：年龄小不能放入碎石器械；结石坚硬且直径超过 2 ~ 2.5cm；膀胱容量太小；膀胱憩室内结石；膀胱出口有梗阻性病变如前列腺增生、膀胱颈纤维化等；严重泌尿系感染或一般情况极差不能经受手术操作者。

2. 经膀胱镜碎石术（液电、超声、激光气压碎石术）：适应证及禁忌证同机械碎石术，但疗效优于后者。

3. 耻骨上膀胱切开取石术：对于较大而坚硬的膀胱结石，或膀胱结石合并膀胱病变以及膀胱出口梗阻性病变如膀胱憩室结石、前列腺增生等，宜行开放性手术治疗，在取石的同时治疗梗阻性病变。对于直径在 2cm 以下的单发或多发膀胱结石，合并前列腺增生或膀胱颈纤维化的患者，可先在窥视下碎石，用 Ellik 冲洗器洗出碎石，然后做经尿道前列腺切除术或膀胱颈切开术。

4. 其他疗法：婴幼儿只要有足够的乳制品喂养，就可以预防膀胱结石的发生。此外，预防和治疗尿道狭窄等梗阻性疾病可以防止结石形成。在膀胱手术时不能用不吸收的缝线穿入膀胱壁；长期带有膀胱造瘘管或导尿管的患者，应定期更换造瘘管或导尿管，避免异物长期滞留于膀胱腔内，成为结石核心。

尿道结石

尿道结石较为少见，且大多数发生在男性。在膀胱结石的多发地区尿道结石也相对多见。多数尿道结石是膀胱结石或上尿路结石排出过程中经过尿道时被阻或停留于尿道前列腺部、球部、阴茎部以及舟状窝或外尿道口处。少数患者的尿道结石则在尿道狭窄部近端或在尿道憩室内形成。

【诊断】

1. 临床表现

(1) 症状：尿道结石的主要症状是疼痛、尿流梗阻和感染症状。疼痛一般为钝痛，但也可以是锐利的，并常可放射至阴茎头。前尿道结石的疼痛常局限于结石嵌顿处，后尿道结石疼痛常放射至会阴或肛门。尿流由于结石梗阻而变细，病人常能指明尿流受阻部位。对阴茎部尿道结石，病人常能扪及，并主诉在排尿时结石梗阻部尿道近侧隆起伴有胀痛。结石嵌顿于尿道、梗阻严重以及伴有梗阻时，可引起严重症状，如剧痛、急性尿潴留、尿外渗、会阴部脓肿及尿道瘘等。偶尔见到嵌顿于后尿道的结石可引起急性附睾炎症状，如发热、附睾肿大和疼痛。

(2) 体征：查体时位于尿道口及舟状窝的结石肉眼常能见到或扪及结石，前尿道结石都能触及，后尿道结石可经直肠指诊时扪到。用金属探条探查尿道时能感到触及结石和摩擦音。

2. 实验室检查：同膀胱结石结果。

3. 特殊检查：X线平片可见不透光结石影。需做泌尿系平片和造影片，了解泌尿系全面情况，并有助于了解结石来源。病人若无上尿路结石或膀胱结石，则应做尿道造影以发现有无尿道狭窄和尿道憩室情况。尿道镜检查可确诊尿道结石的存在。

4. 鉴别诊断

(1) 尿道狭窄：尿道狭窄往往无肾绞痛史及尿砂石史，而有其原发病因，如损伤、炎症或先天性、医源性等原因，其排尿困难非突发性。尿道探查可于狭窄部位受阻。X 线平片无结石阴影,尿道造影可显示狭窄段。

(2) 非特异性尿道炎:无肾绞痛史及尿砂石史,无急性排尿困难,尿道扪诊不能触及硬结,X 线检查无结石阴影。

(3) 尿道痉挛:无尿砂史及尿频、尿急等症状,不能扪及尿道硬结,尿道探查探子可正常通过,X 线检查无异常,用镇静剂后症状可缓解。

(4) 尿道异物:有明确病因,X 线检查可见尿道内充盈缺损,或异物阴影。尿道镜检查可见异物。

【治疗】

男性尿道结石视结石的大小、位置和尿道有无原发病变而采取不同的治疗方法,原则上前尿道结石可经尿道取出结石,后尿道结石则将其推入膀胱后按膀胱结石处理。继发于尿道病变的结石在去除结石的同时应治疗尿道原发病变。对结石引起的急性尿潴留、尿外渗、会阴脓肿及尿道瘘时,应先做耻骨上膀胱穿刺造瘘引流尿液,待一般情况改善和局部炎症消退后再根据具体情况处理。

(李家贵　陈　忠)

第十六章　泌尿、男性生殖系统肿瘤

一、肾　肿　瘤

肾 细 胞 癌

肾细胞癌(renal cell carcinoma, RCC)简称肾癌,为发生在肾脏实质的恶性肿瘤。肿瘤多起源于近曲小管(透明细胞癌和乳头状癌),而嫌色细胞癌和集合管癌则可能来源于肾单位的远端结构。左、右肾及双肾可同时发生。多见于中老年病人。

【病因】

病因尚不清楚。吸烟是肾癌唯一公认的环境因素,有家族发病倾向,常见的家族性类型是 von Hippel-Lindau 综合征。

【病理】

绝大多数 RCC 瘤体呈圆形或椭圆形外观,为假包膜所包裹。质地较硬,多为实质性,10%~25% 可出现囊性变。切面呈黄色、黄褐色或者棕色,可见坏死或出血灶散在分布,有时可见钙化灶。传统上,RCC 的细胞类型有透明细胞癌、颗粒细胞癌、管状乳头状细胞癌和肉瘤样癌。现在新的分类方法将颗粒细胞癌归入其他类型,而且增加了嫌色细胞癌这一新的细胞类型,同时还确认肉瘤样癌不是一种独立的肿瘤类型。肾癌大多数为透明细胞癌,也可同时有颗粒细胞癌或主要以颗粒细胞为主。典型的透明细胞呈圆形或多角形,胞质丰富、浅染、透明,甚至为空泡,核小有规则。颗粒细胞的胞质为毛玻璃状,均匀;细胞和核大小不一,巨细胞和分裂象较多见。乳头状肾细胞癌是第二常见的病理类型,占 10%~15%。

【诊断】

1. 临床表现:早期可无任何症状,晚期典型症状为肉眼血尿、腰痛及腹部肿块(三联征)。

(1) 血尿:最常见的症状,多为间歇、无痛、全程性肉眼血尿。

(2) 肿块:肿块坚硬,表面光滑,无明显触痛。

(3) 疼痛:肾区多有钝痛,如血尿较严重,凝集成块堵塞输尿管,可发生绞痛。

(4) 发热:部分病人有持续性低热,或有间隙性突然升高,多示预后不良。

(5) 贫血:继发出血及晚期恶病质引起。

(6) 精索静脉曲张:肿瘤侵入肾门区压迫精索内静脉所致,多见于右侧。

(7) 胃肠道症状:食欲不振、恶心、呕吐。

2. 实验室检查

(1) 尿及血中癌细胞检查:阳性率不高。

(2) 癌胚抗原:持续升高表示已有转移。

3. 特殊检查

(1) 超声波检查:最常用且经济无创的检查方法。可发现肾肿瘤及其大小、部位、范围、与周围组织及器官的关系,以及局部有无淋巴结转移。

(2) 静脉及逆行性肾盂造影:可发现患肾一个或数个肾盏受压变形,肾盂可有充盈缺损或变形。同时可观察对侧肾的形态及功能。

(3) 计算机 X 线体层摄影(CT):目前肾癌最重要的诊断方法。可了解肿瘤大小、部位、范围,肝脏、腹主动脉旁、腹腔、盆腔等有无转移,准确度极高,能清楚地显示 0.5cm 以上的肾实质内肿块。

(4) MRI:可十分清楚地显示肾实质性肿瘤,对肾癌的诊断准确率高达 90% 。对直径小于 3cm 的肿瘤,其敏感性不如 CT,但显示肿瘤侵犯的范围尤其对于肾静脉和下腔静脉癌栓要优于 CT。可用于肾肿瘤的术前分期和术后随访。

(5) 放射性核素检查：对于脏器功能的了解有重要价值，对不能做X线造影者，对肾功能较差或行保留肾组织手术者或需排除骨转移者，均需做此项检查。

(6) 肾动脉造影：对恶性肾肿瘤的正确诊断可达92%～95%，表现为病理血管池、肿瘤染色、侧支血管及血管中断现象。决定手术前，可行肾动脉栓塞术，以减少术中出血。

【鉴别诊断】

最主要为与肾囊肿相鉴别，尤其是囊肿恶性变，CT扫描可与肾血管平滑肌脂肪瘤相鉴别。肾癌与肾腺瘤和肾嗜酸细胞瘤难以鉴别。与黄色肉芽肿性肾盂肾炎的影像学相似，常需手术摘除病理确诊。

【诊断标准】

1. 临床症状明显。

2. 体检发现肾实质性肿块。

3. 病理学诊断确诊。

【治疗】

肾癌对放、化疗均不敏感，根治性肾切除术是标准治疗方案。

1. 根治性肾切除：切除患肾及大部分输尿管、肾周筋膜、脂肪、淋巴结及肾上腺，开放或者腹腔镜手术都是可选方式。

2. 保留肾单位的手术：对于4cm以内的小肾癌、双侧肾癌、孤立肾癌或者对侧肾功能不全者可以考虑保留肾单位的肾癌切除术，比如肾部分切除术或肾肿瘤剜除术。

3. 放射治疗：放疗作用不肯定，不能改变肾癌患者的生存率，对转移及局部复发没有明显作用。放射剂量为5000cGy/5～6周。

4. 化学治疗：疗效较差。以前常用UFT(优福定)600mg/d，分3次口服，总量30～40g为1个疗程。现在有学者将5-Fu与干扰素或者白细胞介素结合应用，疗效较前为好。

5. 激素治疗：曾经认为肾癌对激素有明显的依赖性，但现在研究发现不能证明激素如黄体酮等可以治疗肾癌。

6. 免疫治疗：肾癌是一种能诱发宿主产生免疫功能的肿

瘤,患者体内存在细胞免疫和体液免疫,使用增加机体免疫功能的药物对肿瘤的发展有一定的抑制作用。常用药物包括干扰素、白细胞介素2或联合用药。以自体肿瘤疫苗为基础的治疗方案尚未证实有明确疗效。

7. 生物靶向治疗:近年来逐渐兴起的治疗方式,其中舒尼替尼和索拉非尼已经在临床应用于转移性肾癌的治疗。

【疗效标准及预后】

1. 标准:肿瘤及转移病灶彻底切除,临床症状改善,存活期延长。

2. 预后:非手术者3年生存率不足5%,5年生存率在2%以下;手术治疗后5年生存率可达30%~50%,10年生存率为20%左右。

【随访】

肾癌的随访方案为,在手术后第1年内每3个月复查1次。除全身体检外,应做血常规,肾、肝功能,血AKO,尿常规,胸片,B超等检查。如发现复发,应做腹部CT、MRI及放射性核素骨扫描。若1年内无复发,可逐渐延长随访时间,如第2年可半年复查1次,第3~5年复查1次。一般来讲,术后的随访应当是终身的。

肾盂肿瘤

由肾盂黏膜发生的上皮性肿瘤,包括移行细胞乳头状瘤、移行细胞乳头状癌、鳞状上皮细胞癌及腺癌。可单发或多发及有多中心性发生的特点。可同时或先后伴发输尿管、膀胱或对侧肾盂肿瘤。多见于40~60岁的成人,儿童少见。

【病理】

1. 乳头状瘤:局限于黏膜,无黏膜下浸润。一般带蒂,瘤体较小,仅为数毫米,呈乳头状或绒毛乳头状突起。由纤细的分支状结缔组织毛细血管束被覆良好的移行上皮构成,为良性肿瘤。

2. 乳头状癌:来源于肾盂黏膜移行上皮的恶性肿瘤,是肾盂癌最常见的组织学类型。肿瘤呈乳头状或菜花状。镜下见肿瘤以纤细的纤维血管束为核心，呈分支状排列，外被覆未分化的多形性移行上皮。

3. 鳞状上皮细胞癌：肿瘤扁平隆起，质地硬实，常在肾盂内扩展形成溃疡，多伴有钙化及感染。

4. 腺癌：由高柱状、分泌黏液的细胞形成腺泡状结构，腺泡周围有增生的平滑肌。

【诊断】

1. 临床表现

(1) 血尿：为间歇、无痛性全程血尿。

(2) 疼痛：出血多时血块堵塞输尿管可产生肾绞痛。

(3) 肿大：除可扪及并发的积水肾外，难以触及肾盂肿瘤包块。

2. 特殊检查

(1) 静脉或逆行性肾盂、输尿管造影，可见肾盂充盈缺损。

(2) 超声波检查：可发现肾盂内肿瘤，表现为肾实质回声分离，内为低回声区，可显示肿瘤表面形态。

(3) 肾动脉造影：可发现肿瘤血管变化，动脉分支缺失、肿瘤血管细小，肾实质侵犯时肾实质期呈不规则密度减低区。

(4) 膀胱镜检查：可观察到患侧输尿管口喷出血尿，并除外膀胱肿瘤及尿道肿瘤。

(5) 尿脱落细胞检查：阳性率为 40% ~ 60%，但需反复多次检查。

【鉴别诊断】

1. 肾盂内充盈缺损的鉴别：肾细胞侵入肾盂与肾盂肿瘤侵犯肾实质的肾盂内占位性病变，采用 B 超及 IVU 很难鉴别。CT 及其增强，根据密度的对比，可以明确诊断。选择性肾动脉造影可根据其肿瘤阴影的强度及肿瘤血管湖的情况得以鉴别。

2. 阴性结石：肾盂内阴性结石所致的充盈缺损，边缘较肾盂肿瘤光滑，呈圆形或卵圆形，复查时结石可因转移或结石排除而阴影消失。B 超可见结石下伴声影。若结石与肿瘤同时存在，则需手术方能确诊。

3. 肾盂内血块:血块的 B 超检查变化较大,复查时可见其声影变形或位置改变,甚至消失。血块的 CT 值为 60 ~ 70Hu,增强后不强化,而肾盂肿瘤的 CT 值为 30 ~ 60Hu,增强后被强化。

4. 其他

(1) 结核:临床表现有膀胱刺激征、酸性无菌性脓尿、尿内有抗酸杆菌。

(2) 炎性疾病:临床表现有膀胱刺激征,尿液检查有炎性细胞。

【诊断标准】

1. 临床表现有间歇性、无痛性全程肉眼血尿。

2. IVU、B 超、CT、MRI 发现肾盂内占位性病变。

3. 尿脱落细胞检查发现肿瘤细胞。

【治疗】

手术切除为肾盂肿瘤的主要治疗方法,标准手术方式为根治性手术。切除的范围包括肾脏、肾周脂肪囊、同侧肾上腺、输尿管全段及膀胱袖套状切除。是否做区域性淋巴结清扫尚有争议。

有浸润的高级别肿瘤,可在术后辅助放、化疗,以提高生存率。

【疗效标准及预后】

1. 标准:患侧及有关器官及组织全部切除、临床症状改善、存活期延长。

2. 预后:肾盂肿瘤的预后与手术方式有关。根治性手术 5 年存活率为 84%,非根治性手术为 51%。40% 可发生膀胱肿瘤。另外,肾盂肿瘤的预后与细胞分化程度、病理分期有密切关系,G1 级 5 年存活率为 75%,G2 为 55%,G3 为 27%。鳞状上皮细胞癌和腺癌预后不良,5 年存活率为 0。

【随访】

应定期体检,每 3 个月做尿脱落细胞检查。另外,应做胸片及膀胱镜检,并按膀胱肿瘤治疗原则定期行膀胱灌注化疗药物及应用免疫抑制剂治疗预防复发。1 年后可适当延长复查时间及膀胱灌注次数,一般来讲,随访观察应是终身的。

肾良性肿瘤

肾血管平滑肌脂肪瘤

肾血管平滑肌脂肪瘤(amgiomyolipoma)亦称错构瘤,起源于肾间质细胞,过去认为是少见的良性肿瘤,但随着影像学的发展,临床上已很常见。极少数有恶变可能,80%为40岁左右女性。

【病因】

病因尚不清楚。

【病理】

肿瘤是圆形或卵圆形,向四周扩张性生长。病理切片可见血管、脂肪及平滑肌。

【诊断】

早期常无症状,多在体检时偶然发现。肿瘤过大时可有腰痛或腹部慢性胀痛、钝痛或隐痛,偶有绞痛以及血尿,腹部偶可扪及包块。B超检查肿块为强回声、边界清晰、后方无声影。CT检查可见瘤体界限清楚、包膜完整、瘤体密度不均,CT值为负值,即脂肪组织的特点,一般情况下容易与肾癌鉴别。肾动脉造影可见有不规则的肿瘤血管,多数为小动脉瘤,无动、静脉瘘,多中心和双侧病变。

【鉴别诊断】

主要与肾癌鉴别。KUB及IVU征象与肾癌无区别。B超、CT、MRI及肾动脉造影可以从形态学上相鉴别。

【诊断标准】

(1) 体检、B超、CT等发现肿物。

(2) 病理切片检查可见血管、脂肪及平滑肌等组织。

【治疗】

肿瘤小于4cm或双肾均有肿瘤时,采用严密观察下的保守治疗,肿瘤大于4cm,可考虑选择性肾动脉栓塞术、肿瘤剜出术或部分肾切除术,一般不宜行肾切除术。如瘤体较大或伴有严重出血者应行肾切除。另外，术前不能排除恶性病变者，术中应行快速冰冻切片，若证实已有恶性病变者，应行根治性肾切除术。

【疗效标准及预后】

肿瘤切除、肾功能正常、无复发者，预后良好。

【随访】

该肿瘤虽属良性肿瘤，但可侵犯多器官、组织，因此，不论手术与否，均应长期随访观察，其中B超检查最为常用。

肾血管瘤

肾血管瘤为起源于血管内皮或淋巴管的先天性血管畸形，多为单侧、多发。

【病因】

先天性血管畸形。

【病理】

位于肾髓质黏膜下，瘤体小的如针尖，大的直径可达10cm以上。镜下血管内皮不规则，内腔大小不一，管壁由成纤维细胞和血管母细胞组成。

【诊断】

多无临床症状，于体检中偶然发现，有时表现有间歇性无痛性肉眼血尿。肾动脉造影、B超及CT有助于诊断。肾动脉造影的特征为：动脉后期可呈局限性扭曲成团，异常走向的输出静脉提早充盈。

【鉴别诊断】

需与肾癌、肾盂癌鉴别，临床上也应与创伤、手术、穿刺肿瘤引起的动静脉瘘相鉴别，鉴别方法以肾动脉造影的特征最为直接及可靠。

【诊断标准】

检查发现肾脏占位性病变、肾动脉造影较小者可保守观察治疗；若有出血而不严重者，可考虑应用止血药物，或者试行逆行输尿管插管用1%硝酸银或去甲肾上腺素溶液冲洗肾盂。对不能排除恶性肿瘤或保守治疗无效、肿瘤较大或出血较严重者，可考虑肾部分切除或肾切除，也可考虑行选择性血管栓塞术。

【疗效标准及预后】

出血停止，肿块切除，无肾功能损害，无复发。预后良好。

【随访】 择期B超检查有无复发。

二、输尿管肿瘤

输尿管肿瘤(ureter tumor)少见，分原发性及继发性两种。一般认为肿瘤必须侵犯输尿管壁或紧贴输尿管周围的淋巴和组织存在肿瘤才能诊断为输尿管肿瘤。邻近器官肿瘤对输尿管的浸润不属输尿管肿瘤的范围，肿瘤为多中心性发生，多发生于50～70岁的病人。95%为单侧发生，左右发病率无差别。

【病因】

病因尚未明了，一般认为能引起肾盂肿瘤、膀胱肿瘤的致癌物质，均可引起输尿管肿瘤，可能与亲和于移行上皮的致癌物质有关。

【病理】

输尿管良性肿瘤少见。移行上皮细胞癌占93%，鳞癌、腺癌少见。移行上皮细胞癌呈绒毛乳头状，肿瘤细胞核浓染，核分裂，50%～73%的移行细胞癌发生在输尿管下1/3的位置，有多发倾向。鳞癌一般认为与黏膜上皮鳞状化生有关，常伴有结石或者尿路感染。

【诊断】

1. 临床表现：主要症状为血尿及腰痛，偶尔可触及肿块。

(1) 血尿：最为常见，多为肉眼血尿，常呈间歇性反复出现，有时尿中可见条索状血块。

(2) 疼痛：为腰区钝痛或绞痛。

(3) 肿块：多为输尿管梗阻，可发生肾积水而扪及包块。临床上肿瘤本身难以扪及。

2. 实验室检查：尿脱落细胞检查诊断正确率为60%～70%，应用流式细胞仪(FCM)可以敏感地发现肿瘤细胞，但不能确定肿瘤部位。近年来，尿脱落细胞荧光原位杂交（FISH）检测有效地提高了阳性率，临床上逐渐得到广泛应用。

3. 特殊检查

（1）膀胱镜检：21% 的输尿管肿瘤病人同时合并有膀胱肿瘤，膀胱镜检常可发现患侧输尿管口喷血及观察膀胱内有无肿瘤。

（2）静脉或逆行肾盂输尿管造影：80% 的病人可发现输尿管充盈缺损、输尿管扩张及肾积水。充盈缺损不规则，病变处输尿管轮廓消失，肿瘤上方呈杯状扩张。

（3）逆行刷洗活检：用输尿管刷在肿瘤可疑部位刷洗，将冲洗液沉渣和刷毛黏附组织进行病理检查，诊断率可达 90%。

（4）B 超检查：直接发现输尿管肿瘤较困难。

（5）CT 扫描：早期小肿瘤难以发现，对于直径大于 1cm、T3～T4 期输尿管肿瘤，约 80% 的病例可以确诊并了解肿瘤浸润的范围。

（6）输尿管镜检：输尿管镜可直接到达肿瘤部位，观察肿瘤的形态、大小和取活检，86%～92% 的病例可以确诊。

4. 手术探查：由于术前诊断困难，往往需手术探查，术中取组织快速病理切片，以明确肿瘤性质及进一步确定手术方案。

【鉴别诊断】

1. 结石：阴性结石位于输尿管可见到充盈缺损，也可产生输尿管及尿内细胞异型性改变，因此易误诊。B 超可见结石伴有声影，CT 平扫有助于鉴别结石和肿瘤。

2. 输尿管息肉：也可见到充盈缺损，但息肉的充盈缺损呈边缘光滑长条状，其病程长，尿脱落细胞检查阴性。

3. 血块：也可见到充盈缺损，但血块可在数日后排出或吸收，复查 IVU 充盈缺损可消失或变形。

【诊断标准】

1. 明显的间歇性肉眼血尿伴条索状血块。

2. 尿脱落细胞中发现肿瘤细胞。

3. 影像学检查发现输尿管充盈缺损。

4. 病理证实为肿瘤。

【治疗】

传统的基本治疗方法是根治性肾输尿管全切术，切除范围包括：患侧肾脏、全段输尿管以及输尿管在膀胱的开口。是否行区域性淋巴结清扫尚有争议。对于低级别低分期的原发性输尿管肿瘤，可行经输尿管镜电灼或切除术，也可行保留器官的开放性手术如输尿管节段切除再吻合或输尿管膀胱吻合。对于孤立肾或者双肾病变，有时候只能采取保守手术以尽可能保留原有功能。

原发性输尿管肿瘤化学治疗或放射治疗效果均不理想，但术后辅以化疗可提高5年生存率。

【疗效标准及预后】

1. 疗效：肿瘤切除，临床症状消失，对侧肾功能代偿完全（根治术后），生存期延长。

2. 预后：原发性输尿管肿瘤术后生存率与TNM分期和肿瘤细胞分化的程度相关。术后5年生存率为67%，有转移者生存率低于3年。

【随访】

由于输尿管肿瘤复发率较高，且有肿瘤种植及多中心性病灶的特点，术后随访同膀胱肿瘤，应定期做膀胱镜检及IVU等检查。

三、膀 胱 肿 瘤

膀胱肿瘤（bladder tumor）是泌尿系统最常见的肿瘤之一，可发生于膀胱的各层组织。按组织发生学分为上皮性和非上皮性两大类，其中95%以上为上皮性肿瘤，包括乳头状瘤、尿路上皮细胞癌、鳞状上皮细胞癌及腺癌，其中尿路上皮细胞癌占90%以上。好发年龄为40～60岁。多为单发，部分为多发，呈多中心性发生。可先后或同时伴有肾盂、输尿管、尿道肿瘤。非上皮性肿瘤起源于膀胱间叶组织，良性非上皮性肿瘤有膀胱平滑肌瘤、膀胱血管瘤、膀胱嗜铬细胞瘤、膀胱畸胎瘤、膀胱神经纤维瘤、膀胱横纹肌瘤等。恶性非上皮性肿瘤有膀胱平滑肌肉瘤、膀胱横纹肌肉瘤、膀胱血管肉瘤、膀胱恶性淋巴瘤、膀胱黑色素瘤等。

【病因】

目前病因尚不清楚，可能与下列因素有关。

1. 职业及化学物质：染料、橡胶、皮革、塑料、油漆、农药等工业的产业工人，接触过多的化工日用品及其原料。

2. 吸烟：统计学上发现吸烟者发生膀胱癌较不吸烟者多4倍以上，但吸烟导致膀胱的特异性致癌物至今尚不清楚。

3. 药物：某些药物如止痛剂非那西丁用量过大可诱发肾盂癌或膀胱尿路上皮细胞癌。

4. 慢性炎症：膀胱黏膜局部慢性刺激，膀胱壁长期慢性刺激，如慢性膀胱炎、结石、长期异物存留等，可诱发鳞状上皮细胞癌。其他机制尚不清楚。

5. 其他：咖啡、茶叶、甜味剂、病毒等与膀胱癌发生有关。

【病理】

1. 乳头状瘤：肉眼观呈红色，形如蕈状或乳头状，有细长的蒂，表面被覆正常尿路上皮，肿瘤细胞位于正常细胞下，分化良好。

2. 尿路上皮细胞癌：肉眼观呈粉红色或灰色，可单发或多发，蒂细长。可呈结节或团块状，乳头短且融合，蒂粗短、基广。也可无蒂，仅表现为局部隆起、境界不清，瘤体表面可坏死形成溃疡而覆有绿色脓苔或钙盐沉渣，呈浸润性生长。

3. 鳞状上皮细胞癌：又称角化性癌、棘细胞癌。镜下可见单个或斑片状的角化细胞。

4. 腺癌：又称膀胱黏液癌，呈广基、质地坚硬的山丘状肿块，表面可有溃疡、钙化，并附有坏死物或有分泌黏液的杯状细胞和卵形细胞，常产生黏液蛋白。

5. 膀胱平滑肌瘤：肿瘤由分化良好的平滑肌细胞构成。

6. 膀胱血管瘤：常见的病理类型为海绵状血管瘤、毛细血管瘤及静脉血管瘤，镜下呈网团状血管结构。

7. 膀胱嗜铬细胞瘤：局部有完整尿路黏膜覆盖下的结节、外压性包块或向腔内生长的肿瘤组织。病检可发现嗜铬细胞。

8. 膀胱畸胎瘤：由三胚层组织构成的混合瘤，以卵巢和睾丸多见。

9. 膀胱神经纤维瘤：起源于膀胱壁的神经纤维组织，镜下分为硬性及软性瘤，前者以纤维组织为主，后者细胞较丰富，可发生黏液变性。

10. 膀胱横纹肌瘤：瘤体内有丰富的横纹肌成分。

11. 膀胱平滑肌肉瘤：肿瘤细胞呈束状编织排列，有异型核或核分裂象，偶可见平滑肌过度增生现象。

12. 膀胱横纹肌肉瘤：表面常被覆尿路上皮，上皮下有数层与表面平行排列的未分化间叶细胞。

13. 膀胱血管瘤：毛细血管内皮细胞呈乳头状突起、增生，血管通道扩张。

14. 膀胱癌肉瘤：含有恶性间质成分和上皮成分。间质成分通常是软骨肉瘤或骨肉瘤，上皮成分可以是尿路上皮细胞癌、鳞状上皮细胞癌或腺癌。

15. 膀胱恶性淋巴瘤：起源于黏膜下层淋巴滤泡。肿瘤为表面有正常黏膜覆盖的半球状隆起，也可有坏死或白苔附着。

16. 膀胱恶性黑色素瘤：镜下可见黑色素细胞。

【诊断】

（一）临床表现

1. 血尿：85%以上的病人有典型的间歇性、无痛性肉眼血尿，多为全程血尿，偶伴有血块，少数病人为初始血尿。有的为镜下血尿。

2. 膀胱刺激征：如肿瘤发生坏死、感染，或肿瘤发生在膀胱三角区及膀胱颈附近时，则排尿刺激症状可较早出现。另外也提示肿瘤为多灶性原位癌或浸润性膀胱癌可能。

3. 异常排尿：肿瘤过大或肿瘤发生在膀胱颈部或出血形成血块，可以发生排尿困难，排尿中断甚至尿潴留。肿瘤坏死脱落，尿中可发现“腐肉”样物排出。若尿中发现黏液，可能为腺癌。

（二）实验室检查

1. 尿脱落细胞检查：其阳性率与肿瘤分化程度密切相关，

可出现较多的阴性和假阳性结果，价值有限。

2. 流式细胞仪：可快速定量分析尿内肿瘤细胞的 DNA 含量或倍体类型，估计肿瘤的分级、分期及预后，但也可出现假阳性。

3. 荧光原位杂交（FISH）：收集尿液中脱落细胞，通过荧光探针特异性结合肿瘤细胞，研究发现对有肉眼血尿的患者采用该方法检测尿路上皮癌，特异性高达 99% 以上，灵敏度约 60%，其中假阴性主要出现在低级别尿路上皮癌患者。

（三）特殊检查

1. 膀胱镜及肿瘤组织活检：膀胱镜检查是目前诊断膀胱肿瘤最重要的手段，可以明确肿瘤的存在与否，肿瘤的形态、大小、部位、活动度、数目等，以及初步判断肿瘤的良、恶性。活检在膀胱肿瘤的诊断中有特殊作用，可以明确肿瘤的性质、恶性程度、浸润深度及局部扩散范围。窄带光成像（NBI）技术通过光色过滤，使黏膜表层的毛细血管表现为深棕色和绿色，可以增强膀胱肿瘤和正常膀胱黏膜的对比度，从而提高膀胱肿瘤的诊断率。

2. 影像学诊断：①IVU：可了解上尿路是否同时合并有肿瘤，当膀胱肿瘤直径大于 1cm 时，膀胱内可见充盈缺损；②超声检查：超声显像可检出直径 0.5cm 以上的肿瘤，对肿瘤的浸润深度也能作出可靠的判断；③CT 扫描：可估计肿瘤的部位、大小及浸润深度，判断有无盆腔或腹主动脉旁淋巴结肿大，肝、肺等脏器有无转移；④MRI：能提供盆腔和腹部准确的解剖图像，可判断膀胱壁炎症，也可判断膀胱肿瘤的大小、范围、浸润深度、淋巴结及远处脏器转移。

【鉴别诊断】

血尿为膀胱肿瘤的主要症状，其鉴别诊断主要是血尿的鉴别。膀胱肿瘤血尿可能伴有膀胱刺激症状或影响排尿，血尿在排尿的开始或终末时有加重，可能伴有血块或“腐肉”。肾、输尿管肿瘤无膀胱刺激症状，排尿无影响，血尿全程均匀，可能伴有血丝，无“腐肉”。B 超、CT、MRI、IVU 也有助于鉴别。

能引起血尿的泌尿系其他疾病还有：

1. 非特异性膀胱炎：多发生于已婚妇女，尿频、尿急、尿痛症状较重，血尿多在膀胱刺激症状后发生。

2. 泌尿系结核：尿频时间较长，尿量少，尿中有结核杆菌，膀胱内有肉芽肿，可通过活检与膀胱肿瘤鉴别。

3. 腺性膀胱炎：为癌前病变，活检可以与膀胱肿瘤鉴别。

4. 尿石症：血尿较重，发作时常伴有绞痛。

5. 前列腺增生：血尿为一过性，间歇期长，尚有其他排尿异常症状。

6. 前列腺癌：经 B 超、CT、MRI、可以鉴别。

7. 其他：如肾炎、出血性疾病、药物反应等均有不同的症状及病史可以鉴别。

【诊断标准】

1. 临床出现无痛性、间歇性的肉眼血尿，有时伴有血块及“腐肉”。

2. B 超、CT、MRI、IVU 证实膀胱内占位性病变。

3. 膀胱镜检及活检证实。

【治疗】

原则上非肌层浸润性膀胱肿瘤行保留膀胱手术，肌层浸润性膀胱癌行全膀胱切除+尿流改道术。

1. 非肌层浸润性膀胱肿瘤可采用：①经尿道膀胱肿瘤电切术（TURBT）；②激光烧灼；③光动力学治疗；④膀胱部分切除；⑤术后膀胱灌注治疗，包括灌注免疫治疗和灌注化疗。灌注免疫治疗包括卡介苗（BCG）或 A 群链球菌制剂；灌注化疗包括表柔比星、吡柔比星或丝裂霉素等。

2. 肌层浸润性膀胱癌可采用：①根治性膀胱全切除术+尿流改道术，对不能耐受或不愿接受全膀胱切除术的患者，可考虑行保留膀胱的综合治疗；②全身化疗：静脉化疗常用顺铂、阿霉素、甲氨蝶呤等联合用药，动脉化疗常用顺铂、阿霉素注入安置在皮下的埋藏注射器定时行动脉内灌注；③放射治疗：并发症多，目前已不采用。

【疗效标准及预后】

1. 标准：肿瘤切除，全身情况改善，存活期延长。

2. 预后

(1) 浅表性膀胱肿瘤：复发率高，其预后与肿瘤的浸润程度及 TNM 分期有关。无论采用何种方法治疗，其复发率平均为 45%～70%。

(2) 浸润性膀胱尿路上皮癌：患者行根治性膀胱切除术后 5 年总生存率为 54.5%～68%，10 年总生存率约为 66%。患者行保留膀胱的综合治疗 5 年总生存率为 45%～73%，10 年总生存率为 29%～49%。

(3) 非上皮性恶性膀胱肿瘤：预后极差，多在术后 2～3 年内死亡。

(4) 非上皮性良性膀胱肿瘤：预后良好。

【随访】

膀胱肿瘤复发率较高，因此定期随访十分重要。随访主要内容包括膀胱镜检+组织活检、IVU 及尿脱落细胞学检查等，必要时行 B 超、CT、MRI、骨放射性核素扫描复查。其中膀胱镜检查最为重要。随访时间依次为：第 1 年：1 次/3 个月；第 2 年：1 次/4 个月；第 3～5 年：1 次/6 个月；5 年以后：1 次/年。若发现肿瘤复发，治疗后应重新按上述方案随访。

四、尿道肿瘤

尿道肿瘤(urethra tumor)过去较少见，随着人均寿命延长，身体其他部位恶性肿瘤后的常规期生存及性疾病的传播，尿道肿瘤日益增多。尿道肿瘤包括良性肿瘤与恶性肿瘤、上皮性肿瘤与非上皮性肿瘤、原发性与继发性肿瘤。尿道肿瘤主要为上皮源性肿瘤，绝大多数为原发性。

男性尿道肿瘤中，良性肿瘤有血管瘤、囊肿、息肉、平滑肌瘤、乳头状瘤、尖锐湿疣。恶性肿瘤有黑色素瘤、肉瘤、转移癌。

女性尿道肿瘤中，良性肿瘤有肉阜、息肉、平滑肌瘤、乳头状瘤、尖锐湿疣。恶性肿瘤有鳞状上皮细胞癌、移行上皮细胞癌、腺癌、黑色素瘤、肉瘤、未分化肿瘤、转移癌。尿道癌是泌尿系统中女性患病率高于男性的唯一恶性肿瘤。

【病因】

病因尚不清楚。原发性尿道癌的病因可能与下列因素有关:尿道狭窄或扩张、人类乳头瘤病毒(HPV)、良性肿瘤恶变、慢性尿道刺激及炎症。继发性尿道肿瘤的病因可能为膀胱癌、前列腺癌、直肠腺癌、女阴癌、阴茎癌的转移所致。

【病理】

(一) 良性肿瘤

1. 乳头状瘤:肉眼观呈淡红色、乳头状突起、有细长蒂、末端分支,表面覆盖移行上皮。

2. 平滑肌瘤:主要由平滑肌束或平滑肌和纤维组织混合而成。

3. 尿道纤维瘤:组织学表现为纤维组织。

4. 纤维息肉:外观类似于乳头状瘤,但末端无分支。

5. 尿道腺瘤性息肉:息肉内含有前列腺腺泡、曲张的毛细血管及纤维组织,表面覆盖为方形、柱形或移行上皮细胞。

6. 尿道囊肿:可发生于尿道各部,直径仅数毫米,表面光滑,壁薄透明,含黄色液体。

7. 尿道尖锐湿疣:呈乳头状,针尖形,淡红色,质地柔软。显微镜下可见棘细胞层增生及不全角化、毛细血管充血、炎性细胞浸润。

(二) 恶性肿瘤

1. 移行性上皮细胞癌:发生在近端尿道 1/3 处,病理变化与膀胱移行性上皮细胞癌相同。

2. 鳞状上皮细胞癌:起源于尿道鳞状上皮细胞或鳞状化生。镜下可见少量角化球形成。

3. 腺癌:起源于尿道腺、尿道旁管及其腺体,也可从柱状或移行上皮细胞化生而来。镜下可见腺体结构。

4. 尿道肉瘤:病理类型同膀胱肉瘤。

5. 尿道黑色素瘤:镜下可见黑色素细胞。

【诊断】

1. 临床表现:早期常无症状,易被忽略。一旦有症状,则出现排尿困难,尿线分叉,尿线细、呈滴沥状,甚至发生尿潴留。常有从尿道溢出污染、血性、恶臭分泌物或尿道出血。局部检查有时可见尿道口糜烂、溃疡、领状环形硬块或瘘管。阴茎、阴道、直肠指诊可扪及肿块。

2. 实验室检查:尿道分泌物、尿液沉渣、尿道冲洗或刷取物行细胞学检查或 FCM-DNA 检查可发现尿道肿瘤细胞。

3. 特殊检查

(1) 尿道膀胱镜检查加活组织病检,是本病最主要的检查,直视下可以发现肿物,取活组织检查可以明确诊断。

(2) 排尿期膀胱尿道造影可见充盈缺损。

(3) B 超、CT、MRI 有助于了解盆腔淋巴结是否肿大,膀胱、前列腺等是否伴发肿瘤。

【诊断标准】

1. 明显的临床症状,如尿频、尿急、尿痛、排尿困难、尿道带有血性污秽物溢出,局部扪及肿块。

2. 尿道膀胱镜发现肿物,可经病理检查证实。

3. B 超、CT、MRI 等检查可除外其他器官肿瘤。

【鉴别诊断】

应除外前列腺增生症、前列腺癌、尿道狭窄、尿道息肉及其他非上皮性肿瘤。临床诊断尿道肉阜的病例中,实际上有 20% 的病人为尿道癌。

【治疗】

目前尚无统一方案,仍以手术治疗为主,辅以化疗、放疗、生物因子及中医中药治疗。

1. 手术:良性肿瘤及 Ta ~ 1N0M0 期原发性尿道癌可考虑经尿道电切、激光、冷冻、也可考虑局部肿瘤切除或尿道部分切除再吻合术。T2 ~ T4 期尿道癌应行全尿道切除术,同时切阴茎、阴道、阴唇、子宫等。如发现腹股沟淋巴结肿大,应在外科手术的同时行单侧或双侧腹股沟淋巴结清扫。

2. 放疗:放疗效果为尿道远端好于尿道近端,女性好于男性,鳞状上皮细胞癌好于腺癌。恶性非上皮性肿瘤放疗效果差。

3. 化疗：单纯全身化疗可用于 T2～4M2 期患者，常用长春新碱、顺铂、阿霉素等。也可在放疗时期以 5-Fu、丝裂霉素等药物，在术后尿道内灌注 BCG，但疗效不肯定。

【疗效标准及预后】

1. 疗效：肿瘤切除、存活期延长。

2. 预后：良性肿瘤疗效良好，恶性上皮性尿道癌预后差。女性尿道癌 5 年生存率为 60%，远段或阴茎部尿道癌 5 年生存率为 43%～50%，尿道球、膜部或近段尿道癌 5 年生存率仅 8%。继发性尿道癌比原发性尿道癌预后更差。恶性非上皮性尿道癌中肉瘤类，除淋巴肉瘤外，其余生存时间均不足 1 年，恶性尿道黑色素瘤 5 年生存率为 15%，但也有生存 8 年以上病例。

【随诊】

随诊方案同膀胱肿瘤。

五、前列腺癌

前列腺癌（prostate carcinoma）为发生在前列腺腺泡、腺管上的恶性肿瘤，多发生在前列腺外周带，约 3% 的病例可同时发生在外周及中心带。前列腺癌发病率具有明显的地理和种族差异。在美国和欧洲，前列腺癌是成年男性发病率最高的恶性肿瘤。亚洲前列腺癌发病率远低于欧美国家，但近年来随着人们生活方式的改变和诊断水平的提高，我国前列腺癌发病率明显上升。前列腺癌患者主要是老年男性，新诊断患者中位年龄为 72 岁，高峰年龄为 75～79 岁。在美国，年龄小于 40 岁的个体患前列腺癌的可能性很低，40～59 岁年龄段患病率增至 2.2%，60～79 岁年龄段患病率增至 13.7%。

【病因】

病因尚不完全清楚，可能与下列因素有关：

1. 地理差异和种族因素：美国、欧洲发病率较高，亚洲发病率较低。美国黑人发病率明显高于白人，非洲黑人很少发生前列腺癌。

2. 遗传因素:直系亲属中,前列腺癌发病率较非直系亲属为高。

3. 饮食因素:过多热量、脂肪、动物蛋白摄入,易患前列腺癌。亚洲人发病率低而移居美国的亚洲人发病率较高。

4. 内分泌失调:与性激素失调有关。

5. 前列腺增生:可与前列腺癌同时发生,但没有因果关系。

6. 其他:与淋病、病毒或衣原体感染、慢性前列腺炎、环境污染等有关。

【诊断】

1. 临床表现:早期无症状,病情发展后可出现下列症状。

(1) 下尿路梗阻:表现为尿频、尿急、排尿困难,且尿程短而快。

(2) 血尿:血尿不常见,一旦出现,应考虑为前列腺导管癌或尿路上皮癌。

(3) 直肠阻塞现象:肿块向直肠突出或侵犯直肠,可引起排便困难。

(4) 转移症状:肿瘤转移可引起会阴部疼痛或坐骨神经放射性痛及骨转移后的相应症状。

(5) 其他:下肢浮肿、淋巴结肿大、肝肿大、贫血等。

2. 检查

(1) 直肠指诊:指诊表现为腺体增大,可扪及高低不平、大小不一的坚硬结节,中央沟消失,诊断符合率可达70%~80%。

(2) 前列腺特异性抗原(PSA)检查:作为单一检测指标,较直肠指诊和经直肠前列腺B超具有更高的敏感性,大大提高了前列腺癌早期发现、早期治疗的概率。在我国,PSA≤4.0ng/ml为正常。对45岁以上的住院男性患者推荐查血PSA。

(3) 经直肠前列腺B超(TRUS):在TRUS上典型的前列腺癌征象为外周带的低回声结节,且通过超声可初步判断肿瘤的体积大小。但TRUS对前列腺癌诊断的特异性和灵敏度均较低,目前TRUS最主要的作用是引导进行前列腺的系统性穿刺活检。

(4) 前列腺系统性穿刺活检:前列腺系统性穿刺活检是诊

断前列腺癌最可靠的检查。推荐经直肠B超引导下的前列腺系统性穿刺活检，除特殊情况不建议随机穿刺。

(5) MRI：MRI检查可以显示前列腺包膜的完整性、是否侵犯精囊及前列腺周围组织，还能显示淋巴结转移及骨转移病灶，对前列腺癌临床分期有重要参考价值。怀疑前列腺癌的推荐行MRI检查。

(6) CT扫描：可发现癌肿部位、大小、侵犯范围及显示盆腔淋巴结、肝、肺、脊柱等处的转移情况。

(7) 全身核素骨显像检查(ECT)：一旦前列腺癌诊断成立，推荐进行全身核素骨显像检查，对发现前列腺癌骨转移有重要参考价值，敏感性较高，但特异性较差。

【鉴别诊断】

需与前列腺癌相鉴别的有前列腺增生(尤其是结节性前列腺增生)、前列腺囊肿、脓肿、前列腺肉瘤、结核等。结合病史、临床症状，经各项物理检查、活检及肿瘤标记物测定可以鉴别。

【诊断标准】

1. 明显的临床症状，如排尿困难、血尿及转移引起的症状。
2. 肿瘤标记物证实。
3. 经直肠指诊、B超、CT、MRI等发现肿块。
4. 前列腺系统性穿刺活检后病理证实。

【危险因素评估】

在前列腺癌的病理分级方面，推荐采用Gleason评分系统。前列腺癌组织分为主要分级区和次要分级区，每区的Gleason分值为1～5分，Gleason评分是把主要分级区和次要分级区的Gleason分值相加，形成癌组织分级常数。

根据血清PSA、Gleason评分和临床分期将前列腺癌分为低、中、高危三个等级，以便指导治疗和预后评估。评估如下(三个因素分级取级别最高的为准)(表16-1)：

【治疗】

主要有手术治疗、内分泌治疗、化学治疗、放射治疗、免疫治疗等，具体方案应根据全身情况、肿瘤TNM分级而定。

表 16-1　前列腺癌等级评估

	低危	中危	高危
PSA(ng/ml)	<10	10～20	>20
Gleason 评分	≤6	7	≥8
临床分期	≤T2a	T2b	≥T2c

1. 手术治疗

(1) 根治性前列腺切除术,手术范围包括前列腺腺体、前列腺包膜、精囊等。

(2) 盆腔淋巴结清扫术及扩大盆腔淋巴结清扫术。切除前列腺后,清扫双侧髂总血管远端、髂内外血管主干及闭孔淋巴结,扩大清扫术还包括髂总血管周围、骶骨前方和两侧的淋巴结。

(3) 经尿道电切术,仅能暂缓梗阻症状。

2. 内分泌治疗

(1) 药物:①雌激素类药物己烯雌酚:3～5mg/d,维持量1～3mg/d。②抗雄激素药物有,非类固醇类包括比卡鲁胺、氟他胺;类固醇类包括黄体酮、醋酸氯羟基孕酮、氟他胺(缓退瘤)等。③促性腺释放激素类药物(GnRH-A),多选用亮丙瑞林、戈舍瑞林、曲普瑞林等,每月皮下注射一次。

(2) 去势手术:切除双睾丸以除去体内雄性激素的来源。

3. 化学治疗:前列腺癌为"化疗抗拒肿瘤",化疗仅仅只能作为晚期前列腺癌的辅助治疗。

(1) 多西他赛,$75mg/m^2$,每 3 周 1 次,静脉用药,加用泼尼松 5mg,2 次/日。

(2) 雌莫司汀,280mg/d,分两次口服。

(3) 米托蒽醌,$12mg/m^2$,每 3 周 1 次,静脉用药,可同时联用泼尼松治疗。

4. 放射治疗:疗效较好,肿瘤可明显缩小,症状明显减轻,但并发症较多。放射治疗方法主要有内放射治疗及外放射治疗,体内照射用^{125}I钛囊,总量为$(28\sim100)\times10^4$ Bq,体外照射,先行盆腔45Gy照射，后前列腺区照射，总量达60～70Gy。

5. 冷冻治疗：局部降温至-150℃，可使大多数T3期前列腺癌的肿瘤生长得到控制。

6. 免疫治疗：可用于清除其他方法治疗后残存的极微量的癌肿组织。常用药物为β干扰素，200IU/d，连续5次。

【疗效标准及预后】

1. 标准

(1) 临床症状改善。

(2) 存活期延长。

2. 预后：早期前列腺癌自然病程较长，患者可长期存活。晚期激素非依赖型前列腺癌缺乏有效的治疗方法，预后较差。

【随访】

应定期随访，动态观察肿瘤变化，随访方案见表16-2。

表16-2　前列腺癌患者随访方案

体格检查	检查时间(月)			
	1年	2年	3～年	5年以后
实验室检查(血、尿常规、肝、肾功能、PSA、PAP)	3	6	12	12
超声检查				
胸片、骨同位素扫描	每年检查一次和PSA增高时			

六、睾丸肿瘤

睾丸肿瘤可分为原发性肿瘤和继发性肿瘤。在原发性肿瘤中95%为生殖细胞肿瘤(精原细胞瘤或非精原细胞瘤)，其余为非生殖细胞肿瘤(睾丸间质细胞、支持细胞、性腺胚胎细胞瘤等)，原发性睾丸肿瘤占绝大多数。

睾丸生殖细胞瘤

睾丸生殖细胞瘤为常见的发生在睾丸的恶性肿瘤。左、右均可发生或同时发生，20～39岁为发病年龄高峰。占睾丸肿瘤的95%。

【病因】

病因尚不清楚，可能与睾丸外伤、内分泌障碍、遗传、睾丸下降不全（隐睾）、局部温度升高等因素有关。包括精原细胞瘤、胚胎癌、畸胎瘤、绒毛膜上皮癌。

【病理】

1. 精原细胞瘤：病理切片中肿瘤细胞一致，为大圆形或多角形，胞膜清楚，胞质透明，核大、球形，居中，胞质浓染，瘤细胞排列成巢状分散排列。

2. 胚胎癌：镜下组织结构复杂多变，完全不分化细胞呈片状排列，细胞质色淡，呈颗粒状；染色质较淡，核圆形或卵圆形，核分裂象明显。

3. 畸胎瘤：根据分化程度可分为三型。

（1）成熟型：镜下可见到正常形态的细胞、组织和器官，可含有软骨、胰腺、肝、肠、骨骼、平滑肌、横纹肌、神经及各种结缔组织。

（2）未成熟型：瘤细胞核大、染色深、分裂活跃，形态明显异形。

（3）恶性型：除含有分化良好及分化不良组织外，还有胚胎癌样组织或灶性恶性上皮组织及间叶组织。

4. 绒毛膜上皮癌：镜下见全体滋养细胞，大而形态不规则。

【诊断】

1. 临床表现：询问病史时应对存在睾丸肿瘤发病因素者高度注意。睾丸生殖细胞肿瘤发病的危险因素包括：隐睾、曾经患过睾丸肿瘤、有家族史、真两性畸形、男性不育、外伤或感染造成睾丸萎缩、母亲妊娠期曾用外源性雌激素。有睾丸沉重感及（或）出现急性睾丸炎、附睾炎的症状，部分病人可有内分泌失调症状，如男性乳房增大。体检注意阴囊内或腹股沟部有肿块，且一侧睾丸缺如，有无锁骨上淋巴结肿大，下肢有无一侧或两侧水肿（髂静脉、腔静脉受压或栓塞所致），若有水肿，则体检时应小心，以防止栓子脱落引起栓塞。

2. 实验室检查:肿瘤标记物:①亚单位绒毛膜促性腺激素(β-HCG):非精原细胞瘤15%增高,绒毛膜上皮癌100%增高,胚胎癌73%增高。②血清甲胎蛋白(AFP):卵黄囊肿瘤和胚胎瘤AFP增高者占70%~90%,绒毛膜上皮癌和精原细胞瘤AFP正常。③乳酸脱氢酶(LDH):特异性较低,可作为临床分期参考及晚期精原细胞瘤的监视。④胎盘碱性磷酸酶(PALP):95%精原细胞瘤PALP增高。

3. 特殊检查

(1) B超检查:正确率可达97%,可直接而准确地测定睾丸的大小、形态及有无转移。

(2) 放射学检查:①胸部X线检查排除肺、纵隔转移。②IVU除外泌尿系及肾脏功能情况。③CT及MRI检查腹膜后、盆腔及其他器官有无转移。④PET检查。

【鉴别诊断】

1. 附睾结核:有结核病史,肿块偏小,主要侵犯附睾尾部,常有输精管串珠状结节。

2. 鞘膜积液或精液囊肿:透光试验及B超可以鉴别。

3. 睾丸炎或附睾炎:发病急,多伴有发热及明显压痛,抗炎后可缓解。

【诊断标准】

1. 临床症状:阴囊或腹股沟肿块,睾丸呈实质性沉重感,抗炎后不消失。

2. B超:发现肿块及其位置、大小、范围。

3. 肿瘤标记物提示。

【治疗】

根据睾丸肿瘤的临床分期及组织类型而制订治疗方案。

1. 手术:首先应经腹股沟途径行根治性睾丸切除,根据病理检查以及影像学资料,决定是否施行腹膜后淋巴结清扫。腹膜后淋巴清扫的适应证为:

(1) Ⅰ期非精原细胞瘤。

(2) Ⅱ期A、B非精原细胞瘤。

(3) ⅡC、Ⅲ期精原细胞瘤或非精原细胞瘤,先行化疗,待肿块缩小再行手术。

(4) N1、N2 未分化精原细胞瘤。

2. 化疗:采用顺铂、长春新碱、博来霉素及依托泊苷(VP-16),常联合用药。

3. 放疗:精原细胞瘤对放疗高度敏感,剂量为3~4周内照射25~30Gy。非精原细胞瘤对放射线不敏感,疗效差。

【疗效标准及预后】

1. 疗效标准:肿瘤及相应淋巴结清扫,存活期延长。

2. 预后:精原细胞瘤5年生存率为40%~94%,非精原细胞瘤5年生存率为40%~98%。

【随访】

随访时间和方法见表16-3。

表16-3 睾丸肿瘤患者随诊时间和方法

检查项目	检查期限(月)		
	1~2年	3~5年	6~10年
全身体检	3	6	12
实验室检查(ALP、LDH、肝功能、肾功能、AFP、β-HCG)	3	6	12
胸片	3	6	12
B超	3	6	12
CT	6	12	12
骨放射性核素扫描	6	2	12

睾丸非生殖细胞肿瘤

睾丸非生殖细胞瘤少见,主要有间质细胞瘤及支持细胞瘤、性腺胚胎细胞瘤、睾丸网状腺癌、睾丸类癌等。

【病理】

1. 间质细胞瘤:肿瘤色黄、表面光滑,镜下见肿瘤由间质细胞构成,多角,核大而圆,有核仁,胞质内含Reniks结晶(嗜酸性棒状结晶)。

2. 支持细胞癌:肿瘤色黄或灰白,常有囊性变。镜下主要为上皮小管与间质,也可混有生殖细胞瘤成分。

3. 性腺胚胎细胞癌:肿瘤大小不一,黄色或灰色。镜下可见间质细胞、支持细胞及生殖细胞。

4. 睾丸网状癌:病灶位于睾丸纵隔的睾丸网内。镜下表现为多发性囊性乳头状腺癌。

5. 睾丸类癌:肿瘤呈圆形或卵圆形,黄褐色。肿瘤细胞较小,核小而圆、核仁细小,分裂象少见,具有嗜银性特点。

【诊断】、【鉴别诊断】、【诊断标准】及【治疗】

均与睾丸生殖细胞癌相同。

【疗效标准及预后】

1. 标准:肿瘤及相应淋巴结切除,存活期延长。

2. 预后

(1) 间质细胞瘤:预后差,多于2年内死亡。

(2) 支持细胞癌:预后尚可。

(3) 性腺胚胎细胞癌:预后较良好。

(4) 睾丸网状腺癌:预后差,多于1年内死亡。

(5) 睾丸类癌:单纯性类癌预后尚可,继发性或有转移者预后差。

【随访】

随访方案同睾丸生殖细胞瘤。

七、附 睾 肿 瘤

附睾肿瘤(epididymis tumors)临床比较少见,绝大多数为原发性,占男性生殖肿瘤的2.5%,其中80%为良性肿瘤,如附睾间皮瘤、平滑肌瘤、浆液性囊腺瘤、横纹肌肉瘤、淋巴肉瘤。可发生于任何年龄,左右侧均可发生。易被误诊。

【病因】

病因及组织发生学尚不清楚,可发生于间皮-午非管、苗勒管的残余组织、胚胎组织、附睾固有组织及一般组织。

【病理】

（一）附睾良性肿瘤

1. 附睾间皮瘤：肿瘤无包膜，肿瘤细胞呈圆形或立方形的实性细胞索排列，胞质呈嗜酸性，常有空泡。

2. 附睾平滑肌瘤：肿瘤有包膜，常与睾丸粘连，肿瘤组织中平滑肌纤维排列方向不规则，纤维束间可见玻璃样结缔组织。

3. 附睾浆液性囊腺瘤：肿瘤呈壁薄单房囊性肿块，囊肿上皮为立方或柱状上皮，常伴有纤毛，细胞核稍大，染色深。

（二）附睾恶性肿瘤

1. 附睾黏液性瘤：病理变化为在浆液性囊腺瘤的基础上恶变。

2. 附睾平滑肌肉瘤：分未分化及分化良好两类，前者肿瘤细胞小，呈圆形。胞质少，核圆，大小一致，核仁、核膜不清楚；后者肿瘤细胞呈梭形，胞质丰富，边界清楚，色粉红，可见平行的肌原纤维。

3. 附睾横纹肌肉瘤：肿瘤细胞呈多形性，胞质丰富，嗜伊红染色，巨核细胞较多，核分裂多见，间质少，胶原纤维多。

4. 附睾淋巴肉瘤：镜下淋巴细胞密集，大小相似，胞质不明显，核圆，核分裂象多。

【诊断】

1. 临床症状：不明显，常偶然发现。

2. 查体：可扪及肿块，良性肿瘤多发生于附睾尾部，一般直径在2cm左右，肿瘤呈圆形，表面光滑，境界清楚，实质感，无压痛。恶性肿瘤外形常不规则，且与周围组织粘连。

3. 病理诊断为主要诊治手段。

【鉴别诊断】

需鉴别的疾病为附睾结核，非特异性炎症、精液囊肿等，主要靠病理检查。

【诊断标准】

1. 临床扪及肿块。

2. 病理切片或细胞学检查。

【治疗】

1. 良性肿瘤：以早期切除肿瘤或附睾为主。

2. 恶性肿瘤：应行根治性睾丸切除，包括切断精索，同侧睾丸及附睾一并切除，并行腹膜后淋巴结清扫术，术前或术后酌情辅以放疗或化疗。

【疗效标准及预后】

1. 标准

(1) 良性肿瘤：切除肿块或附睾，无复发。

(2) 恶性肿瘤：根治性睾丸切除加腹膜后淋巴结清扫，存活期延长。

2. 预后

(1) 良性肿瘤：预后良好。

(2) 恶性肿瘤：预后不良，多在2年内死亡。

【随访】

随访方案同睾丸良、恶性肿瘤。

八、阴茎肿瘤

阴茎肿瘤(penile tumors)为发生在阴茎的常见肿瘤。良性肿瘤有乳头状瘤、尖锐湿疣、巨大尖锐湿疣(又称癌样乳头状瘤)、凯腊增殖性红斑、阴茎角、黏膜白斑。恶性肿瘤有阴茎癌、基底细胞癌、黑色素瘤、肉瘤、Paget病、转移性肿瘤等，其中阴茎癌占阴茎肿瘤的90%~97%。

【病因】

良性阴茎肿瘤中除尖锐湿疣的病因为人类乳头瘤病毒(属性传播疾病)感染所致外，其余阴茎肿瘤原因尚不清楚，但与包茎、包皮过长、包皮垢刺激有关。

【病理】

(一) 良性肿瘤

1. 乳头状瘤：乳头表面有尖刺状物，棘细胞形成细而长的上皮脚及细小分支，结缔组织少，有空泡形成。

2. 尖锐湿疣:表皮过度角化,角化不全,上皮呈乳头状增生,网钉向下增厚、延长,上皮细胞呈空泡样改变,细胞体积增大、核浓缩、核周有透亮晕。

3. 巨大尖锐湿疣:角质层和棘细胞层明显增厚,网钉下延加深,鳞状上皮分化良好,无退行性变,网钉周围有炎性细胞集带包绕。

4. 凯腊增殖性红斑:细胞表皮不规则肥厚,网钉延长伸入真皮层,增生细胞呈异形性,有空泡形成,核染色深或多核。

5. 阴茎角:上皮细胞广泛肥大角质化。

6. 黏膜白斑:表皮细胞过度角化,不规则增生,网钉延长,真皮层水肿,淋巴细胞浸润。

(二) 恶性肿瘤

1. 阴茎癌:①乳头状癌:浸润表浅,分化程度高,恶性程度较低。癌细胞大多呈多边形,异型性较轻,癌巢呈不规则乳头状或团块状。②浸润性癌:浸润程度深,分化程度低,甚至未分化,恶性程度高。癌细胞异型性明显,癌巢呈不规则条索状或团块状。

2. 阴茎基底细胞癌:表面内基底细胞呈融浆状团块,边缘呈栅栏状排列,可有角质样囊肿。

3. 阴茎恶性黑色素瘤:为肉瘤样肿瘤,基底部黑色素浸润。

4. 阴茎肉瘤:类似肉芽组织,可见间质细胞、淋巴细胞、组织细胞浸润,可见较多的纤维组织。

5. 阴茎 Paget 病:可见典型的 Paget 细胞。

6. 阴茎转移肿瘤:可见相应转移细胞。

【诊断】

1. 临床表现:局部发现肿块,有分泌物或溃疡形成,伴疼痛、腹股沟淋巴结肿大、低热及贫血等症状。

2. 检查:主要依靠病理学诊断。

【鉴别诊断】

主要为鉴别阴茎肿瘤的良性及类型、分化程度,以便决定治疗方案。鉴别方法依据病理学检查。

【诊断标准】

1. 临床发现局部肿块。

2. 病理学检查证实。

【治疗】

1. 良性肿瘤：局部切除，电灼、冷冻或激光治疗，包皮过长者应同时切除包皮。

2. 恶性肿瘤：施行根治性阴茎切除，加腹股沟淋巴结或盆腔淋巴结清扫为主。术前、术后辅以放疗或化疗治疗。

【疗效标准及预后】

1. 标准：肿瘤切除，存活期延长。

2. 预后

(1) 良性肿瘤预后良好。

(2) 恶性肿瘤：①阴茎癌局限者 5 年生存率达 70%~100%，有转移者 5 年生存率仅 20%。②阴茎基底细胞癌预后好，可长期存活。③阴茎恶性黑色素瘤和阴茎肉瘤恶性程度高，多在数月内死亡。④阴茎 Paget 病预后尚好。

【随访】

应定期复查，一旦发现肿块，必须取材活检。

(周四维　管　维)

第十七章　泌尿系统梗阻性疾病

一、概　　论

泌尿系统梗阻性疾病(disease of urinary system obstruction)是泌尿外科的常见病。泌尿系统自肾小管开始直到尿道外口均由管道组成。在正常情况下,尿液经肾小管到达肾乳头后必须毫无阻碍地由上至下排出体外。尿液的排泄自集合系统的近端开始,该处有起搏细胞,使输尿管开始蠕动,向下传送尿液,通过输尿管膀胱连接部而进入膀胱。输尿管膀胱连接部有抗反流的作用,以防止排尿时尿液逆流。膀胱储存尿液,排尿时逼尿肌收缩,膀胱内压增高,而尿道内口及膀胱颈部内外括约肌松弛,使尿液能顺利排出。整个过程是统一、协调的。任何部位发生梗阻或功能失调,将引起梗阻以上部分压力增大,最终影响肾功能。

【病因及分类】

由于尿路的解剖及生理特点,引起梗阻的原因很多。根据梗阻的性质可分为机械梗阻及功能性梗阻两大类。机械性梗阻可为尿路管腔病变、管壁病变或尿路外病变引起；功能性梗阻则是指尿路本身无机械性梗阻,而是由于神经、肌肉功能障碍引起。如肾盂输尿管交界处梗阻多是因肌肉功能异常引起,而神经源性膀胱则是因神经功能障碍所致。

根据梗阻的部位可分为上尿路梗阻及下尿路梗阻。输尿管膀胱开口以上的梗阻为上尿路梗阻,膀胱及其以下的梗阻为下尿路梗阻,二者的病情变化也各有特点。

表 17-1 是按解剖部位结合病因学进行的分类。临床上不同疾病的发病率与年龄相关。在小孩及少年以先天性疾患多见,而青壮年中结石常见,前列腺增生则在老年人中占首位。

表 17-1　尿路梗阻的部位与原因

	肾脏	输尿管	膀胱及尿道
先天性	多囊肾	狭窄	后尿道瓣膜
	肾囊肿	输尿管膨出	包茎
	肾盂输尿管连接部梗阻	异位肾	尿道狭窄
	肾盂旁囊肿	输尿管膀胱反流	尿道下裂及上裂
		输尿管瓣膜	女性外阴部畸形
		腔静脉后输尿管	
肿瘤性	Wilms 瘤	原发性输尿管肿瘤	膀胱癌
	肾细胞癌	转移癌	前列腺癌
	肾盂移行细胞癌	盆腔肿瘤	尿道癌
	多发髓样瘤		阴茎癌
炎症性	结核病	结核病	前列腺炎
	包虫病	输尿管炎	尿道旁脓肿
代谢性	结石	结石	结石
其他	肾乳头坏死	腹后壁纤维化	前列腺增生
	肾损伤	主动脉瘤	神经源性膀胱
	肾动脉瘤	淋巴囊肿	膀胱憩室
		损伤	
		妊娠	
		子宫内膜异位症	
		尿性囊肿	

引自：吴阶平. 1993. 泌尿外科. 济南：山东科学技术出版社，275

【病理】

1. 肾脏：尿路梗阻中，肾脏的病理发展过程变异较大。一般梗阻越严重，离肾越近，时间越长则病变越明显。梗阻后肾脏将经历充血期、血管收缩期及血流量下降期。梗阻初期，肾脏水肿，重量增加，肾脏呈青紫色，镜检可见近、远曲肾小管扩张，伴有细胞萎缩、坏死。4 周后累及肾实质，皮、髓质均变薄。6 ~8 周后仅留下一薄层肾组织，主要为结缔组织及透明性变的肾小球。

2. 输尿管：梗阻以上部位的输尿管扩张，肌细胞增生、肥大，继之胶原纤维及弹力纤维增多，使肌肉的传导及蠕动减退。

3. 膀胱：代偿期膀胱层变厚，同时有胶原纤维沉积，肌肉束突出成小梁，小室，并可形成憩室。失代偿后，膀胱残余尿增多，肌肉收缩力减弱，并出现膀胱输尿管反流。

4. 尿道：梗阻上方的尿道扩张，尿道壁变薄，并可形成憩室。

【临床表现】

1. 疼痛与肿物：上尿路梗阻引起疼痛是因肾包膜受压引起的，其轻重取决于肾内压力增长的速度，而与肾积水程度无明显相关。如结石引起的急性梗阻疼痛明显，而慢性部分梗阻，积水虽重却无疼痛。肾积水、尿潴留时均可触及肿物。

2. 肾功能减退：慢性梗阻性疾病可直至引起肾功能衰竭仍不被发现；突然出现的急性肾功能衰竭也应考虑梗阻的可能。

3. 反复尿路感染：尤其是下尿路梗阻者，易合并感染，且不易治愈，易复发。

4. 膀胱以下梗阻时可有尿频、排尿困难、尿后滴沥等。神经源性膀胱可有充溢性尿失禁等症状。

5. 高血压：少数病人由于肾脏的急性梗阻引起肾素增多而引起高血压；双侧积水患者则由于水、钠潴留，亦可引起高血压。

【诊断】

1. 病史与体检：应仔细询问病史，了解患者有无上述症状以及外伤、糖尿病、神经系统疾病史，体检注意腰腹部及耻骨上区有无肿块。男性患者注意包皮、尿道口、前列腺。女性则应行盆腔检查，有条件应行尿流动力学检查。

2. 超声波检查：是诊断尿路梗阻的首选方法，快速简便，可清楚显示扩张部位及积水情况，亦可发现 X 线片不能发现的阴性结石。但有一定的假阳性结果。

3. 腹部 X 线平片及静脉肾盂造影（IVP）：是诊断尿路梗阻的常用方法，如梗阻严重，肾小球滤过率低，可能显影不良。此时可采用大剂量延迟摄影，亦可采用利尿剂静脉肾盂造影。

4. 逆行性肾盂造影：上尿路梗阻，肾功能差，IVP 失败者可采用经膀胱镜输尿管插管逆行造影。但有造成逆行感染的可能。

5. 肾盂穿刺造影：用于 IVP 不显影或不满意者，在 B 超引导下行肾盂穿刺，注入造影剂行顺行造影。

6. 膀胱尿道造影：可经尿道或膀胱造瘘管将造影剂注入膀胱，排尿时摄片，了解膀胱、尿道情况，以及有无输尿管反流。

7. 放射性核素检查，可作为肾脏的功能检查。

8. CT 与 MRI：一般不需要，多在病因诊断困难时采用，尤其对肿瘤诊断较准确。

【治疗】

不同的病因采取的治疗方法也不同，但总的原则是解除梗阻，保护肾功能。

二、特发性肾积水

特发性肾积水（special hydronephrosis）是指由于肾盂输尿管连接部的梗阻引起的肾积水。

【病因】

梗阻的部位在肾盂输尿管连接部，与先天发育有关，儿童多见。常见原因有：①连接部位肌肉结构异常，中断了正常蠕动的传送；②异位血管或纤维索带压迫；③管腔内膜性粘连；④高位肾盂输尿管开口；⑤连接部狭窄。

【病理】

电子显微镜可发现连接部肌肉结构的异常，表现为肌细胞间大量胶原组织增生、沉积及纤维组织浸润，使细胞相互分离，细胞间的连续传导遭到破坏，从而影响了肌肉的正常收缩功能。

【诊断】

1. 临床表现：特发性肾积水本身症状并不明显，大多直到出现腹部肿块或体检时发现。多无疼痛症状，但在急性发作时可出现肾绞痛。积水肾过度膨胀时，可有腹部钝痛。少数病人在偶然情况下，如外伤后出现血尿，或其他合并症如感染时被发现。在晚期双肾积水时可有肾功能衰竭的表现。

2. 检查与诊断：诊断时除询问病史，全面体检外，可首选 B 超检查。此方法简单方便，无损伤，对积水量、肾脏皮质厚度的探测均较准确。可用于估计肾功能，并能初步与肾囊肿、肾肿瘤相鉴别。另外，静脉肾盂造影在积水严重者可能显影不佳，此时可采用逆行造影或穿刺造影以明确梗阻部位。利尿性肾图是近几年来较受重视的方法，对判断肾功能损害程度，是否需要手术治疗，均有帮助。

3. 鉴别诊断：在鉴别诊断中除排除其他引起肾积水的疾病外，应主要与多囊肾相鉴别。二者皆呈多囊腔，B 超鉴别较困难。静脉肾盂造影、逆行造影或肾穿刺造影对鉴别很有帮助。

【治疗】

如诊断明确，对成年人的肾积水应早期手术，合理地应用整形手术，纠正肾盂输尿管连接部异常，争取肾功能恢复。肾积水严重，功能破坏大，而对侧肾功能正常者，可行肾切除。

对小儿手术时机选择很重要。曾有人在出生不到 2 个月行手术治疗，效果良好。但目前一般认为肾盂输尿管连接处的功能于出生后 3 ~ 6 个月才趋于成熟，故主张在 3 ~ 6 个月后再进行手术，2 岁以上手术的患儿肾功能很难完全恢复。

肾盂输尿管连接处整形手术的原则是应将所有遭到破坏的肌细胞切除，手术效果与肌细胞的切除是否彻底有关。术中应注意保护血液循环，成形术后肾盂应成漏斗形，输尿管开口于肾盂的下端。

手术方式除传统的开放手术外，近年来腹腔镜下肾盂成形术发展很快,有可能取代开放手术成为新的金标准。

【预后】

预后与手术时机有关。出生后 6 个月内手术者肾功能恢复良好,1 岁手术者亦可较好恢复,2 岁以上者肾功能很难完全恢复。成年人术后肾功能只能维持术前状况,不可能恢复。

三、腹膜后纤维化

腹膜后纤维化(retroperitoneal fibrosis)指由于不同病因引起的腹膜后的炎性反应与纤维化,可压迫腹膜后的脏器如输尿管、腔静脉等而引起相应症状。

【病因】

腹膜后纤维化可分为原发性与继发性两种,大多数原因不明,可能的病因有:

1. 药物:本病与长期服用麦角衍生物如麦角酸二乙胺等有关,发生率约 1% 。甲基多巴、安非他明等亦可引起。

2. 许多疾病可引起腹膜后炎性反应与纤维化,如多次腹部手术、伴有出血的过敏性紫癜,伴上行淋巴管炎的下肢炎性疾病、淋病、结核病等。

3. 其他:如放射治疗等。

【病理】

肉眼所见为扁平、坚实的灰白色纤维斑块与腹膜后致密粘连,输尿管、腹主动脉下段、下腔静脉均被纤维组织包绕。镜下见其表现为一种亚急性、非特异性、具有不同程度的纤维、脂肪组织炎症反应,以纤维组织为主要成分,伴多核白细胞、淋巴细胞、单核细胞浸润。某些部位纤维组织内有特别致密的胶原纤维束。

【诊断】

本病男略多于女,好发年龄为 50~60 岁。

1. 症状:本病症状与病程有密切关系。约 90% 的病人早期有典型疼痛,表现为两侧下腹部钝痛,有时可放射至外阴部。病变后期纤维细胞收缩,压迫腹膜后血管和其他器官,引起相应症状。如输尿管受压引起梗阻,可导致肾积水、肾功能损害。下腔静脉受压则有下肢水肿、静脉曲张等表现。

2. 体征:体检时下腹部及腰部常有压痛,腹膜后纤维斑块一般不易摸到。可伴有高血压。

3. 实验室检查:无特异性改变,可有血流加快、贫血、白细胞计数升高等。肾功能受损时,血尿素氮及血肌酐可升高。

4. 诊断要点及鉴别诊断:腹膜后纤维化的诊断主要依靠病史及X线检查,尤其是静脉肾盂造影。典型的静脉肾盂造影有三大征象:①不同程度的肾盂输尿管积水及输尿管扭曲,通常为双侧性;②外来性输尿管压迫征象,输尿管变细呈棱状,直至成僵直性狭窄,一般长3~6cm,位置在第3或4腰椎,狭窄段管壁仍光滑;③该段输尿管向正中移位。如为肿瘤压迫所致,输尿管一般向外或内侧移位。如静脉肾盂造影不能显影,应行逆行造影。

膀胱镜检查膀胱内无病变,一般5F或6F输尿管导管插管并无困难,仅少数病例不能通过梗阻处。

B超与CT对诊断亦有帮助,并可与淋巴瘤、腹膜后转移癌等相鉴别。

如有血管受累表现,可行腔静脉造影或腹主动脉造影。

【治疗】

腹膜后纤维化最重要的并发症是输尿管梗阻与肾功能损害,治疗方案应根据肾功能状况决定。

如病人正在服用麦角衍生物,应立即停药,皮质激素对治疗有一定帮助。上尿路引流(输尿管导管、双J管)有利于术前改善肾功能,纠正水、电解质平衡紊乱。

手术探查、输尿管松解是本病的主要治疗方法,手术目的是解除梗阻,改善肾功能。由于本病多系双侧病变,故即使单侧肾功能损害很严重也不能贸然行肾切除。输尿管松解后为防止再压迫可采用以下两种方法:①转移到腹腔内,使输尿管腹膜化;②将输尿管向侧方移位,在输尿管与纤维组织之间填入腹膜后脂肪或用大网膜脂肪将其包裹。如输尿管本身亦有狭窄,可考虑松解后切除狭窄段行吻合术,如狭窄段严重而广泛,可行回肠代输尿管或自体肾移植术。手术可开放进行,也可在腹腔镜下进行。

四、前列腺增生症

前列腺增生症(benign hypertrophy of prostate)是老年男性的常见病,其发病率随年龄递增。国外一组尸检结果40岁以上的男性中80%有前列腺增生;80岁以上者95.5%有前列腺增生。国内尚无大宗尸检的资料,但根据前列腺增生病人占泌尿外科住院病人的比例,可以看出,随着我国人均寿命的延长,前列腺增生症的发病数也明显增加。

【病因及发病机制】

有关前列腺增生症的发病机制的研究很多,但病因至今尚不完全明确。

由于功能性睾丸的存在是前列腺增生症发病的必要条件,故其发病应与雄性激素有关。双氢睾酮学说即是建立在此基础上的最受重视的假说。研究发现增生的前列腺中双氢睾酮含量比正常前列腺中高3~4倍,去势家犬给予双氢睾酮后可引起前列腺增生。此学说认为睾酮并不直接作用于前列腺,而是在前列腺细胞中经过5α还原酶的作用转化为双氢睾酮,与特殊受体连接形成复合物而进入细胞核,再与核受体连接并与染色质结合而影响RNA和DNA的产生,从而引起前列腺增生。但近年的一些研究并不完全支持这种学说,表明前列腺增生的发病原因可能是多方面的。

另有研究发现,联合应用雄激素与雌激素的犬前列腺增生的速度及发病率远高于单用雄激素组,且前列腺中雄激素受体的量也远高于单用雄激素组,表明雌激素可能与雄激素有协同作用。

催乳素也可能与前列腺增生有关。试验表明催乳素可促进大鼠前列腺细胞吸收并利用雄激素,从而协同刺激前列腺的增生。

近年来由前列腺细胞中分离出一种前列腺生长因子,可引起前列腺纤维基质结节增生，这可能为前列腺增生病因的研究提供新的线索。

【病理】

McNeal 将前列腺分为周边区、中央区与移行区。前列腺增生主要发生于移行区与尿管周围区域，将腺体其余部分压迫形成所谓外科包膜。肉眼观增生结节切面苍白，其间有小梁交织，镜下可见增生结节内的腺泡由表层分泌细胞和基底层细胞覆盖，并可见新的或陈旧性梗死病变。有时有经腺管上行感染的蜂窝织炎、腺管阻塞引起的分泌物潴留，局灶性非典型增生、上皮化生等。超微结构则与正常前列腺无显著差别。

前列腺增生后引起膀胱出口梗阻，导致一系列的病理改变。先是膀胱受累，输尿管间嵴向两侧延伸，三角区后方及后外方出现小梁、小室。膀胱逼尿肌先为代偿性肥厚，如梗阻长期未能解除，逼尿肌失代偿，膀胱壁变薄，无张力而扩大，输尿管壁段可能缩短而出现反流，致肾积水及肾功能损害。

【临床表现】

1. 尿频：尿频为最早期表现，先表现为夜间尿频，随之出现白天也尿频。而在后期膀胱逼尿肌失代偿后残余尿增多，有效容量减少，使尿频更为严重。

2. 排尿困难：渐进性排尿困难为此病最显著的特点。表现为排尿起始延缓，尿线细，射程不远，尿流中断，尿后滴沥等。此症状并不完全取决于前列腺体积的大小，也与增生部位有明显关系。除此之外，还有包膜与膀胱颈、腺体内平滑肌收缩与张力增加的动力性因素。

3. 血尿：前列腺黏膜上毛细血管充血及小血管扩张，并受到增大腺体的牵拉，膀胱收缩时可破裂出血。

4. 泌尿系感染：下尿路梗阻易致感染，尤其是长期尿潴留感染机会更大。

5. 肾功能损害：这是较晚期的症状。

【检查与诊断】

1. 直肠指诊：直肠指诊是简单而重要的诊断方法。检查时应注意前列腺的大小、质地，表面是否光滑，有无结节，有无压痛,中央沟是否消失等。临床可按以下标准初步分度。

Ⅰ°增生:腺体达正常2倍,估重20~25g。

Ⅱ°增生:腺体为正常2~3倍,中央沟可能消失,估重25~50g。

Ⅲ°增生:腺体为正常3~4倍,指诊刚能触及前列腺底部,中央沟消失,估重50~75g。

Ⅳ°增生:腺体超过正常4倍,手指不能触及前列腺底部,估重为75g以上。

但对以中叶增生为主者可能诊断不准确。

2. 超声波检查:有经直肠与经腹部超声两种方法,其中又以经直肠超声最准确,测出前列腺的三径线后,可按以下公式计算前列腺重量:

前列腺体积(cm^3)= 0.52×[三径线(cm)之乘积]

将体积乘以比重1.05(g/cm^3),即为前列腺重量(g)。

B超除测定大小外,还可测定残余尿并根据声像图排除前列腺癌等可能。

3. 尿流动力学检查及残余尿测定:主要测定指标为最大尿流率、平均尿流率、排尿时间与尿量。其中最大尿流率为最重要的诊断指标,对50岁以上男性来说,最大尿流率为15ml/s即为正常。残余尿量达50~60ml即提示膀胱逼尿肌已处于早期失代偿状态。

4. 膀胱镜检查:对有血尿者或指诊前列腺大小与症状不符者适用于此检查。可明确出血部位,明确有否中叶增生,并了解膀胱内是否合并其他病变。

5. X线泌尿系造影:单纯前列腺增生病人此检查价值不大,多用来排除上尿路梗阻及有无膀胱输尿管反流。

6. CT与磁共振检查:对前列腺增生症的诊断无特殊价值。

【鉴别诊断】

此病在诊断中应与膀胱颈梗阻及神经源性膀胱功能障碍相鉴别。前列腺指诊、尿流动力学检查、膀胱镜检查有助于鉴别。

1. 膀胱颈挛缩:指诊前列腺增生不明显,而症状较重,膀胱镜可见膀胱颈后唇抬高,后尿道与膀胱三角区收缩变短。此病可合并前列腺增生,治疗时应同时处理。

2. 神经源性膀胱功能障碍:本病患者亦可有类似的症状,但指诊前列腺可不大,有神经系统疾病病史,如脑、脊髓及周围神经病变或有糖尿病史等。神经科有关检查可提供诊断的线索,有条件者可行尿流动力学检查及尿道括约肌功能检测。

另外,还需与前列腺癌、前列腺结核等疾病相鉴别。

【治疗】

(一) 药物治疗

1. α受体阻滞剂:增生的前列腺体、包膜和膀胱颈部富含α_1受体而几无α_2受体和β受体,交感神经兴奋可使上述组织中的平滑肌收缩,压迫尿道,引起梗阻。目前认为前列腺增生所致膀胱出口梗阻由两个因素组成,即前列腺肥大的机械性因素和平滑肌张力增加的动力性因素,故α受体对改善前列腺增生引起的排尿困难确有一定作用。

(1) 酚苄明:此为非选择性α受体阻滞剂,临床应用效果明显,但有晕眩、直立性低血压等副作用。常用剂量为每日5~10mg,多的可用至10mg,每日2次。

(2) 哌唑嗪:此为选择性α受体阻滞性,副作用少,常用剂量为2mg,每日2次口服。

(3) 特拉唑嗪(高特灵):亦为选择性α_1受体阻滞剂,副作用小,见效快。常用剂量为1~2mg,睡前服用。根据病情亦可加大剂量。

2. 抗雄激素药物

(1) 孕酮类药物:用药期间可使前列腺体积缩小,改善症状,但停药后可再度增生,长期应用有性欲减退、女性化等副作用。常用的有:①甲基氯地孕酮,50mg,每日1次;②甲羟孕酮,20mg,每日2次。

(2) 5α还原酶抑制剂:通过抑制5α还原酶使双氢睾酮水平下降,从而引起前列腺体积缩小。目前常用的是保列治(finasteride),5mg,每日1次口服。需长期用药,停药后前列腺又可增大。由于不影响睾酮水平,副作用少。

(3) 其他：如促性腺激素释放激素类似物及缓退瘤(flutamide)等亦有一定治疗效果，但因副作用如性欲减退、女性化等较严重，现已少用。

(二) 手术治疗

手术仍是目前治疗前列腺增生症的重要方法。一般可将手术适应证归纳为：①虽经药物治疗病情继续发展，尿流动力学无明显改善或残余尿在60ml以上；②症状较重，影响日常生活和工作；③多次发作急性尿潴留，尿路感染，肉眼血尿或并发膀胱结石；④已引起上尿路梗阻和肾功能损害。

术前应先改善肾功能，控制尿路感染。

常用的手术方法有耻骨上经膀胱前列腺切除术、耻骨后前列腺切除术、经会阴前列腺切除术以及经尿道前列腺切除术(TURP)，各有优、缺点及适应证，可根据病人情况选择合适的手术方法。其中经尿道前列腺切除术(TURP)对病人打击小，恢复快，是目前应用最为广泛的方法。尤其是近年来，经尿道前列腺激光切除和汽化术创伤小，恢复更快，更容易掌握，是以后的发展趋势。

对感染明显、肾功能损害严重以及心肺功能障碍、凝血机制差、不能耐受麻醉手术的病人，可行暂时性或永久性耻骨上膀胱造瘘。

(三) 其他治疗

1. 前列腺扩张疗法：常用的有气囊扩张及机械扩张法。操作简单、损伤小，近期有一定效果，但远期效果不明显，现已少用。

2. 前列腺支架：目前常用的支架有钛镍记忆合金支架和不锈钢支架。可在X线监视、B超引导或内镜直视下将其置入前列腺部尿道，适用于高龄不能耐受手术的病人。

3. 射频治疗和微波治疗：此方法是利用射频和微波的热效应，使局部前列腺坏死、脱落，并破坏膀胱颈、前列腺包膜内的α受体，从而达到改善梗阻症状的目的。可经直肠或经尿道进行。

五、膀胱颈梗阻

膀胱颈梗阻(obstruction of bladder neck)是指由于机械性或功能性原因,导致膀胱颈口缩窄或开放受限,从而发生排尿困难等梗阻症状。

【病因】

本病病因可分为先天性与后天性两类。

1. 先天性:据研究可能是由于胚胎时期发育障碍导致膀胱颈部括约肌增生肥厚;另有研究认为,除上述因素外,尚有神经支配失调即排尿时颈部括约肌不松弛从而产生功能性梗阻。

2. 后天性:①由于长期慢性炎症,使膀胱颈部增生肥厚,妨碍颈部平滑肌的收缩与舒张;②由于长期慢性炎症导致膀胱颈部纤维样变,引起膀胱颈挛缩;③中老年女性由于激素平衡失调而引起尿道周围腺体增生,导致膀胱颈梗阻;④继发于前列腺切除术或经尿道前列腺电切术后。

【病理】

膀胱颈梗阻的病理改变有以下几种:

1. 肌纤维增生肥大。

2. 膀胱颈部平滑肌组织被弹性纤维组织所代替,即发生纤维样变。

3. 部分病例镜下表现为腺体增生。

4. 膀胱颈部黏膜下炎性浸润、水肿、增厚,并有较大比例的鳞状上皮化生。

【诊断】

1. 临床表现:膀胱颈梗阻的主要症状是渐进性排尿困难,早期表现为排尿延迟、尿流变细、尿频、夜尿增多。后期出现残余尿、尿潴留、充溢性尿失禁等。晚期可导致膀胱输尿管反流、肾积水、肾功能不全等。

2. 检查与诊断要点

(1) 膀胱镜检查:膀胱镜检查是最主要和最直观的诊断方法。主要表现有:①膀胱颈部突起,后唇升高隆起;②内括约肌呈环状狭窄，将膀胱与尿道明显分开；③膀胱颈收缩，开放运动减弱或消失；④膀胱内可见小梁、陷窝、输尿管间嵴隆起等慢性尿道梗阻性病变。

(2) 排尿期膀胱尿道造影：可见膀胱颈开放迟缓或开放不全，颈口狭窄及膀胱小梁、憩室等表现。

(3) B超：主要用于测定残余尿并了解有无肾积水等，对病变本身无诊断价值。

(4) 尿流动力学检查：在梗阻早期，逼尿肌代偿性肥厚，膀胱内压高于正常。失代偿期膀胱内压则降至正常或低于正常，最大尿流率及平均尿流率均降低。

3. 鉴别诊断：本病应与引起排尿困难的其他疾病如前列腺增生症、尿道狭窄、后尿道瓣膜、先天性精阜肥大、神经源性膀胱等相鉴别。根据体检、尿道膀胱镜检、膀胱尿道造影以及尿流动力学检查多能明确诊断。

【治疗】

1. 一般治疗：对合并尿路感染者，应在充分引流尿液的同时，选用有效抗生素控制感染。有肾功能损害者也应进一步治疗待肾功能恢复或稳定后再进一步治疗。

2. 尿道扩张术：梗阻程度轻，无合并症的患者可行尿道扩张术。

3. 膀胱颈楔形切除术或Y-V成形术。

4. 经尿道膀胱颈部电切术：切断环形括约肌缩窄环，使梗阻得以解除，术后效果较好。

（郭小林　庄乾元）

第十八章 男性性功能障碍

一般男性性功能包括性欲、阴茎正常勃起、性交、射精、情欲高潮等几个重要步骤。在完成这一系列极为复杂的生理过程中，需要有健全的神经系统、血管循环系统、内分泌系统和发育良好的生殖器官，以及还要有健康的精神、心理状态协同作用。如果其中任何一个环节发生问题，都会影响到性生活的正常完成，也称为性功能障碍，常导致男性不育和家庭不和谐。临床上最多见为阴茎勃起功能障碍，亦称阳痿(impotence)以及射精功能障碍，包括早泄(premature ejaculation)、不射精(not ejaculation)和逆行射精(retrograde ejaculation)。

【病因】

引起性功能障碍的原因很多，但总的可归纳为两大类，一类为精神心理性功能障碍；另一类为器质性功能障碍。过去认为性功能障碍80%～90%为精神心理障碍所致，但近几年随研究的深入发展，发现器质性病变呈上升趋势，超过了15%～40%。还可见有的患者为多种器质性病变。

（一）精神心理因素

由于每个人的性格特点各异，生活环境、社会经历、心理状态也不同，可对个人产生不同影响。但精神紧张、忧虑的心理因素几乎在所有的性功能障碍患者身上均有不同程度的表现，被视为产生性功能障碍的原发因素。过重的心理压力，影响中枢神经递质的释放，交感神经的兴奋和内分泌激素的调节失衡，家庭夫妇感情不和睦，疲劳、健康不佳，性生活环境不理想等，都将导致性功能障碍发生。

（二）器质性因素

1. 生殖器官先天性畸形，如小阴茎、阴茎弯曲、尿道上裂、尿道下裂，阴茎阴囊移位等。

2. 手术或外伤，如前列腺切除术、直肠癌根治术、脊柱骨折、截瘫、骨盆骨折、阴茎或尿道损伤等。

3. 内分泌疾病，如糖尿病，原发性性腺功能不全，甲状腺、肾上腺、脑垂体功能异常等。

4. 吸烟、酗酒等不良嗜好。

5. 抗高血压类、心脏病类、利尿类、抗精神病的镇静剂类、抗雄激素类或抗组胺类等药物。

此外，有些先天性因素、精阜炎性肿大、尿道狭窄、手术创伤或支配神经的损伤等，可引起逆行射精。

【分类】

（一）勃起功能障碍（defective erection）

从临床表现可分为阴茎勃起功能障碍（阳痿）和阴茎异常勃起（priapism）。

1. 如果性生活从未产生过阴茎满意勃起，不能进行正常性交者为原发性阳痿。原来性生活正常，以后因各种原因导致阳痿为继发性阳痿。阴茎在任何时候和条件下，从未发生过勃起者为完全性阳痿，在某些场合能正常勃起，而在另外环境下不能正常勃起者为境遇性阳痿。

2. 阴茎在无性欲及无性刺激情况下，发生持续的痛性勃起，海绵体明显充盈，张力大，呈软木状，而阴茎头尿道海绵体萎软，为阴茎异常勃起。

（二）射精功能异常（defective ejaculation）

一般将射精功能异常分为早泄、不射精、逆行射精三类。但也可按病因学分为精神性射精障碍和器质性射精障碍，或再细分为精神性、神经源性、内分泌性、先天性射精功能障碍等多种分类法。

【诊断】

（一）病史

1. 阳痿患者应详细了解发病原因、病程经过、严重程度、既往史、其他病史、服药治疗情况。配偶的基本情况、感情变化、性生活史及生育史等。

2. 早泄患者必须要考虑男女双方性欲反应、生育能力、性交频度、性活动能力等综合因素。只有在性交刚开始就已射精属于早泄。

3. 不射精患者应是在正常性刺激下,长时间性交而不发生射精和性高潮,才可诊断。

（二）体格检查

全面了解患者的营养状况、发育及健康情况、重要脏器功能情况。重点检查性腺和第二性征的发育情况。

（三）实验室检查

1. 血、尿常规,肝、肾功能,血糖等基本检查。

2. 可疑者还应检查甲状腺功能或葡萄糖耐量试验。

3. 性激素水平测定:FSH、LH、PRL、T、E_2、DHT 等。

4. 临床上有时较难鉴别病因属精神心理性还是内分泌性阳痿,可采用丙酸睾酮 200 ~ 300mg,每 3 周注射 1 次的试验性治疗,几个疗程后减量或停药。如果很快丧失性交能力为内分泌性阳痿,若继续保持正常性功能则为心理性阳痿。

5. 必要时还应做染色体检查。

（四）特殊检查

1. 夜间阴茎勃起试验(NPT):正常男性睡眠中,阴茎发生勃起 2 ~ 4 次,每次持续 25 ~ 35 秒,并伴有眼球快速运动。随年龄的增加,总的勃起时间逐渐减少,而且睡眠的质量直接影响其结果。这种试验通过监测阴茎的夜间变化,可排除心理因素的干扰,较客观地分析发病原因。缺点是只能监测阴茎勃起胀大的程度,不能监测其勃起硬度。

2. 阴茎勃起硬度检查

(1) 邮票试验。

(2) 断裂式测试带。

(3) 阴茎勃起记录仪。

3. 阴茎血流检查——化学假体试验:将血管活性药物直接注入阴茎海绵体内,诱发勃起,从诱发勃起的时间、硬度、勃起角度、持续时间来观察判断阴茎的血流供应和静脉回流情况。必要时可重复试验。

（1）罂粟碱 30mg+酚妥拉明 0.5 ~ 1mg。

（2）前列腺素 E_1 20 ~ 40μg。

（3）罂粟碱 30 ~ 60mg。

4. 阴茎、肱动脉血压指数测定（PBI）：用 Doppler 超声听诊器，分别测肱动脉和阴茎背动脉收缩压。阴茎背动脉收缩压与肱动脉收缩压比值为阴茎动脉血压指数（PBI），PBI>0.75 为正常；<0.6 为阴茎供血不足；若在 0.6 ~ 0.75 可能为供血不足。

5. 阴茎海绵体造影：适用化学假体试验中阴茎能正常勃起，但维持勃起时间短，怀疑有静脉漏者。先用化学假体诱发阴茎勃起后，迅速注入海绵体内 30% 泛影葡胺 30 ~ 60ml，立即摄阴茎正、侧位 X 线片。如阴茎不能充分勃起，其造影结果误差较大。

6. 阴部内动脉血管造影：阴部内动脉为阴茎主要血液供应血管，除非怀疑为动脉供血不足所致的阳痿，一般不考虑采用。

7. 神经系统检查：神经系统病变会导致阳痿，其发病率为器质性阳痿的 10% ~ 15%。目前的检查仅能对感觉神经和运动神经进行监测。

（1）球海绵体肌反射潜伏时间测定：正常值为 27 ~ 42 毫秒，平均 35.5 毫秒。测定阴茎头部的刺激冲动传入骶髓中枢后，再传至球海绵体肌和其他会阴部肌肉而引起收缩的时间。

（2）躯体感觉诱发电位测定：测定阴茎头部的刺激冲动传入大脑中枢神经系统的速度。第 1 反应波，为感觉神经传入速度，平均为 12.4 毫秒；第 2 反应波，为从刺激到大脑中枢的传导速度，平均为 40.9 毫秒；两波间为中枢间传导速度，平均为 28.5 毫秒。

（3）自主神经功能，尚无直接检查方法，仅通过膀胱测压、膀胱容量、尿流率等检查来间接了解，评价其神经功能。

【治疗】

治疗中应首先采用精神心理分析和行为疗法，再依据各种病因进行物理、药物及手术等综合性治疗。

（一）精神心理治疗

详细了解病人的发病原因及经过，进行综合性心理精神分析，去除精神心理压力，加强性知识、性保健的学习。夫妇间加强感情交流，鼓励采用性幻想，加强精神刺激。

（二）行为治疗

因引起性功能障碍的精神抑制是后天获得的，所以通过学习和训练，利用正常的性感受、性反应能力去调节改造精神心理抑制和性功能障碍，使其得以恢复正常。

现多采用性感集中训练法（Masters-Johnson 法），治疗成功率可达 70%。即有计划地刺激性敏感区，延长勃起时间，恢复正常性交能力。

（三）PDE5 抑制剂

PDE5 抑制剂可抑制阴茎海绵体平滑肌细胞内的 5 型磷酸二酯酶，引起平滑肌的松弛，保持海绵体扩张，产生勃起。

西地那非（万艾可）：50 ~ 100mg 口服，口服后 30 ~ 60 分钟起效，持续可达 12 小时。他达那非（希爱力）：10 ~ 20mg 口服，药效可持续 36 小时。

伐地那非（艾力达）：10 ~ 20mg 口服。

（四）阴茎海绵体血管活性药物注射治疗

适用各种原因导致的阳痿，可在医院治疗，亦可患者自行注射。常用罂粟碱、酚妥拉明、前列腺素 E_1 等药物，可单独使用，也可联合用药。一般情况下，每月不超过 10 次注射。须防止海绵体纤维化或瘢痕化的发生。

（五）非激素类药物治疗

育亨宾又称萎必治，为 α_2-肾上腺素能受体阻滞剂，可使阴茎血管扩张，静脉回流减少。每次 5.4mg，每日 3 次，共用 4 ~ 6 周。

硝酸甘油贴膜为平滑肌松弛剂，局部涂搽或贴敷后，经皮肤吸收,使海绵体内血管扩张,血流增加,阴茎勃起增强。

溴隐亭为多巴胺受体激动剂,可使PRL降至正常,提高睾酮水平并恢复性能力。从2.5mg每天1次开始,逐渐增加至2.5mg,每天3次。

（六）内分泌治疗

1. 继发性性腺功能低下

(1) 绒毛膜促性腺激素(HCG)1000～2000U,每周2次,肌内注射,8周为1个疗程。必要时可重复2～3个疗程。

(2) 促性腺激素释放激素(LHRH)100～200μg,每日肌内注射1次,共4～6周。

2. 原发性性腺功能低下

(1) 甲基睾酮每天10～30mg,每天2～3次,用4～6周。

(2) 丙酸睾酮每次25～50mg,肌内注射,每日或隔日1次,用2～4周。

(3) 长效庚酸睾酮250mg,每2～4周肌内注射1次。

(4) 十一酸睾酮起始量40mg,每天3～4次,连服2周后改用维持量40mg,每天1～3次。

（七）血管性阳痿的治疗

1. 动脉性阳痿需借助手术治疗,手术方式的选择依血管情况而决定。通常有腹壁下动脉与阴茎背动脉吻合术、腹壁下动脉与阴茎海绵体吻合术、阴茎背动脉与海绵体吻合术、大隐静脉搭桥、股动脉与阴茎海绵体吻合术等。其术后成功率差异甚大。并发症有阴茎肿胀、出血、动脉栓塞、阴茎异常勃起、海绵体纤维化等。

2. 静脉性阳痿常需行阴茎背深静脉结扎或切除术、阴茎海绵体脚静脉结扎术、腹壁下动脉与阴茎背深静脉吻合术、阴茎海绵体与尿道海绵体分离术及静脉栓塞和白膜导血管缝扎术等。并发症有阴茎肿胀、出血,偶有阴茎异常勃起等。静脉性阳痿手术治疗的远期效果不理想。

（八）负压吸引助勃装置

用特制罩套在阴茎上,抽吸成负压时,阴茎充血胀大,被动勃起。在阴茎根部置橡皮弹力圈,限制阴茎静脉回流,去除装置,可性交。但患者可感到射精后精液不能排出体外,淤积在近端尿道而引起不适感。

（九）阴茎假体

对任何治疗无效的阳痿患者可置入阴茎海绵体内假体。正确选择假体是减少术后并发症的关键,发现选材不当要及时更换,否则假体过短,使阴茎头不能上抬,影响性交。过长会使阴茎背侧弓状抬高,发生疼痛、溃疡,甚至穿出阴茎头。

（十）早泄的治疗

1. 除精神、行为治疗外,药物治疗常在阴茎头表面涂搽低浓度麻醉剂,如地卡因、达克罗宁等,性交前使用。

2. 酚苄明为α-肾上腺素能阻滞剂10mg,每天2~3次口服。减低对射精功能作用的副交感神经的刺激,使输精管、精囊、射精管不能有效产生收缩将精液泄入后尿道内,使性交时间延长。

3. 性交时使用单层或双层避孕套,以阻隔和降低摩擦刺激,提高刺激阈,达到延迟射精等。

（十一）不射精的治疗

1. 解除心理因素。

2. 电动按摩治疗,5分钟后可诱发射精。

3. 麻黄碱50mg,性交前1小时口服。可兴奋中枢神经系统,增强肌肉收缩力,提高射精能力。左旋多巴0.25g,每日3次。

4. 音频或超短波理疗,每天1次,每次20~30分钟,10~15次为1个疗程。

（十二）逆行射精的治疗

1. 定期尿道扩张适用于尿道狭窄者。

2. 膀胱颈重建术适用于各种原因的膀胱颈关闭不全,轻者可用硝酸银烧灼膀胱颈和后尿道,重者行膀胱颈内括约肌成形术。

3. 膀胱颈完整者可用药物治疗

(1) 溴苯那敏 8mg,每天 2 次。

(2) 苯丙醇胺 15～30mg,每天 2 次。

(3) 辛内弗林 60mg,性交前 1 小时口服。

4. 收集精液人工授精:对要求生育者,可在射精后立即收集尿液,将尿内精子进行处理后做人工授精治疗。

(陈志强)

第十九章　男性不育症

男性不育症(male infertility)系指性生活正常,同居两年以上,未采用任何避孕措施,由于男方原因造成女方不孕者。据国外资料统计,大约15%的已婚夫妇不能生育,不育因素20%完全归因于男性,约30%与夫妇双方有关,故约50%的不育因素与男性有关。

【病因】

任何影响精子发生、成熟、排出、获能或受精的因素都可导致男性不育。

(一)生殖器官先天性发育异常

1. 阴茎先天性发育异常:如先天性阴茎发育不良、小阴茎或异位阴茎等。

2. 尿道先天性发育异常:如尿道下裂、尿道上裂等。

3. 睾丸先天性发育异常:如无睾、睾丸发育不全、隐睾等。

4. 附睾先天性发育异常:如附睾缺如、附睾睾丸分离等。

5. 其他先天性发育异常:如先天性输精管梗阻或缺如、精囊发育不全或缺如、前列腺发育不良或憩室等。

(二)遗传性疾病

1. 性染色体异常:多伴有内分泌异常,如:①Klinefelter综合征,又称先天性睾丸发育不全或原发性小睾丸症或曲细精管发育不全;②XYY综合征,又称YY综合征或超雄综合征;③Noonan综合征,又称男性Turner综合征;④46,XX男性综合征,又称为性逆转综合征等。

2. 常染色体异常:包括D-D易位、环状染色体异常、倒转易位等。

3. 遗传性酶缺陷:如先天性雄激素合成酶缺陷等。

（三）内分泌疾病

1. 下丘脑-垂体-睾丸轴疾病

（1）下丘脑-垂体疾病：为继发性性腺功能减退症，或称为低促性腺激素性性腺功能减退症。

其中先天性下丘脑-垂体疾病主要包括：①Kallmann 综合征，又称性幼稚-嗅觉丧失综合征；②Laurence-Moon-Biedl 综合征，又称性幼稚-色素性视网膜炎-多指（趾）畸形综合征；③Prader-Willi 综合征，又称性幼稚-肌张力低下综合征；④Fröhlich 综合征，又称肥胖性生殖无能综合征或 Babinski-Fröhlich 综合征或 Leaunois-Cleret 综合征等；⑤选择性 LH 缺陷症，又称生育无睾综合征或能生育阉人综合征；⑥选择性 FSH 缺陷症；⑦血红蛋白沉着症等。

后天性下丘脑-垂体损害：肿瘤、炎症、创伤、放射损伤、系统性疾病以及药物等均可影响下丘脑-垂体的功能而导致不育。

（2）睾丸疾病：为原发性性腺功能减退症，或称为高促性腺激素性性腺功能减退症。

其中先天性疾病主要包括：①Klinefelter 综合征；②XYY 综合征；③Noonan 综合征；④46，XX 男性综合征；⑤肌强直性营养不良；⑥唯支持细胞综合征；⑦隐睾；⑧无睾症，又称青春期前去势综合征或睾丸消失综合征；⑨睾丸间质细胞发育不良和不发育等。

后天性睾丸异常包括睾丸的某些后天性异常，如炎症（如腮腺炎合并病毒性睾丸炎等）、创伤或扭转、放射损伤、系统性疾病（如慢性肾衰尿毒症、肝硬化和镰状细胞性贫血等）以及影响生精的药物（如多种抗癌药、类固醇药物、单胺氧化酶抑制剂、棉酚等），均可影响睾丸功能，而导致不育。

2. 雄激素合成和作用异常

（1）雄激素合成异常：先天性雄激素合成酶缺乏，主要包括：①类固醇激素合成急性调节蛋白（StAR）缺乏；②胆固醇侧链裂解酶（P450scc）缺乏；③3β-羟类固醇脱氢酶（3β-HSD）缺乏；④17α-羟化酶/17，20-碳链裂解酶（P450c17/CYP17）缺乏；

⑤17β-羟类固醇脱氢酶(17β-HSD)缺乏等。

抑制睾酮合成的药物,主要有:①干扰类固醇激素合成的药物,如氨鲁米特、螺内酯、大麻等;②酮康唑;③酒精等。

(2) 雄激素作用异常

1) 5α-还原酶缺乏:又称家族性不完全性男性假两性畸形Ⅱ型。

2) 雄激素受体异常,包括:①完全性睾丸女性化,又称为完全型雄激素不敏感综合征,为完全男性假两性畸形;②不完全性睾丸女性化;③Reifenstein 综合征;④男性不育综合征等。

3. 引起不育的其他内分泌疾病,主要有:①高催乳素血症;②甲状腺疾病,如甲状腺功能亢进或减退等;③肾上腺疾病,主要有先天性肾上腺皮质增生和 Cushing 综合征;④糖尿病等。

(四) 生殖系感染

如腮腺炎合并睾丸炎、双侧附睾结核、淋菌性附睾炎、慢性前列腺炎等引起生精障碍或输精管道梗阻。

(五) 性功能障碍

如勃起功能障碍(ED)、早泄、逆行射精和不射精等。

(六) 免疫因素

1. 血-睾屏障的破坏:临床上,如:①输精管结扎术;②输精管吻合术;③精子肉芽肿;④单侧或双侧,先天或后天的输精管梗阻;⑤睾丸活检;⑥生殖道损伤;⑦隐睾症;⑧生殖道感染;⑨精索静脉曲张等可破坏血-睾屏障而诱发抗精子抗体(AsAb)形成,从而导致免疫性不育。

2. 免疫抑制功能障碍:如:①某些不育患者外周血T辅助/诱导(Th/Ti)亚群升高,而T抑制/细胞毒(Ts/Tc)亚群降低;②精液中抗补体物质的活性明显下降;③精浆免疫抑制活性物质的含量或抑制活性降低或缺乏等。

3. 遗传及其他因素:许多患者找不到 AsAb 形成的原因,有人发现 AsAb 的形成与 HLA A-28 抗原有关。

(七) 精索静脉曲张

精索静脉曲张可引起阴囊局部温度升高,影响生育功能,另外，还与静脉压升高导致睾丸灌流不足、肾源性毒性物质反流等因素有关。

（八）理化因素

吸烟、酗酒、吸毒、放射线、温热、环境毒物等。

（九）其他因素

如纤毛不动综合征、Young 综合征、囊性纤维化等。

【诊断】

（一）详细询问病史

详细询问与不育有关的职业、生活习惯、既往史（包括发育情况、手术、疾病、药物、既往对不育症的各项检查和治疗史等）、婚姻史、性生活史、家族史以及配偶的生育史等。

（二）体格检查

全身体检，重点检查第二性征、神经系统和生殖系统，如体型、乳房、嗅觉、会阴部感觉、外生殖器等。

（三）实验室检查

1. 精液分析

（1）WHO 精液标本变量正常参考值：见表 19-1。

表 19-1　《WHO 人类精液检查和处理实验室手册》（第 5 版）精液变量

参数	正常参考值
精液量	≥1.5ml
pH	≥7.2
精子密度	$\geq 15\times10^6$/ml
精子总数	$\geq 39\times10^6$/1 次射精
前向运动	≥32%
存活率	≥58%
形态（正常精子）	≥4%
白细胞	$<1\times10^6$/ml
MAR 试验（附着粒上的活动精子）	<50%

续表

参数	正常参考值
免疫珠试验(附着珠上的活动精子)	<50%
精浆锌	≥2. 4μmol/1 次射精
精浆柠檬酸	≥13μmol/1 次射精
精浆果糖	≥13μmol/1 次射精
精浆中性葡萄糖苷酶	≥20mU/1 次射精

(2) 精液变量术语：根据上述参考诊断标准，①无精液症是指射精时无精液射出(或逆行射精)；②无精子症是指射出的精液中无精子；③少精子症是指精子密度小于 15×10^6/ml；④弱精子症是指向前运动的精子小于 32%；⑤畸形精子症是指形态正常的精子小于 4%。其中少精子症、弱精子症、畸精子症三者可单独、二者或三者同时出现，称少弱精子症或少弱畸精子症。

2. 精子功能试验：主要包括①精液-宫颈黏液交叉试验；②性交后试验(PCT)；③人精子-去透明带仓鼠卵穿透试验(SPA)；④人类卵细胞透明带反应试验；⑤人类精子低渗肿胀试验等。

3. 精液生化测定：通过测定精浆果糖、中性葡萄糖苷酶等指标，可辅助鉴别梗阻性无精子症和非梗阻性无精子症，结果见表 19-1。

4. 细胞遗传学检查：包括染色体核型分析、Y 染色体微缺失筛查等。

5. 内分泌检查

(1) 生殖内分泌激素测定及结果分析

1) 静态试验：可采用放射免疫测定法测定血清 PRL、LH、FSH、T、DHT、E_2、孕酮(P)等。结果分析见表 19-2。

2) 兴奋试验：①GnRH 兴奋试验，包括单次静脉推注法和脉冲式给药法，可用来检查垂体的储备功能；②HCG 兴奋试验，可观察 T 的储备能力；③氯米芬兴奋试验，对决定下丘脑-垂体-

睾丸轴的完整性有价值，但难以区别下丘脑与垂体二者的病变。

表 19-2　男性生殖内分泌激素异常的结果分析

LH	FSH	T	疾病名称
降低	降低	降低	Kallmann 综合征
			Laurence-Moon-Biedl 综合征
			Prader-Willi 综合征
			Fröhlich 综合征
			垂体肿瘤和影响垂体功能的其他肿瘤（如颅咽管瘤、垂体嫌色细胞瘤）
			高催乳素血症
升高	升高	降低	Klinefelter 综合征
			Noonan 综合征
			46,XX 男性综合征
			肌强直性营养不良
			隐睾
			无睾症
			睾丸炎
			睾丸外伤、放射线损伤、化疗作用
			服用某些药物如酮康唑等
			雄激素合成异常
正常或升高	升高或正常	正常或升高	5α-还原酶缺乏 雄激素受体异常
正常	降低	正常	选择性 FSH 缺陷症
正常	升高	正常	唯支持细胞综合征
			垂体 FSH 腺瘤
降低	正常	降低	选择性 LH 缺陷症

(2) 其他内分泌疾病检查:疑甲状腺疾病、肾上腺疾病及糖尿病引起的不育症时,还须行甲状腺功能、肾上腺功能测定或糖尿病的有关检查。

6. 免疫学检查

(1) 抗精子抗体检测:主要测定血清和精浆内的 AsAb。

1) 凝集反应:①直接凝集反应,包括明胶凝集试验(GAT)试验、玻片凝集试验(TSAT)、组织配型板凝集试验(TAT)、玻片凝集和毛细管凝集试验等。②间接凝集反应,包括被动血凝试验、Coombs 试验、混合抗球蛋白反应(MAR)、免疫珠试验(IBT)等。

2) 补体依赖试验:①精子制动试验(SIT);②精子细胞毒试验等。

3) 免疫荧光法:常用间接免疫荧光法。

4) 酶标记免疫法:①酶联免疫吸附测定法(ELISA);②固相酶染色法(SESA)等。

5) 放射免疫分析(RIA):①固相放射免疫结合测定法(RIBA);②^{125}I 标记兔抗人球蛋白的双抗体法,分直接法和间接法。

6) 免疫印迹法(immunoblotting):可检出用精子凝集试验无法测出的抗精子的多肽抗体。

目前测定方法较多,但 WHO 推荐使用免疫珠试验或混合抗球蛋白反应(MAR)试验等诊断免疫性不育。

(2) 细胞免疫功能检测:白细胞移动抑制试验、白细胞黏附抑制试验、淋巴细胞转化试验、外周血白细胞促凝血活性测定及花环试验(包括 T 花环试验和活性花环试验)。

(3) 精浆免疫抑制活性物质的检测:抗补体法、单向免疫扩散法、间接免疫荧光法及固相酶联免疫测定法。

(四) 微生物学检查

合并前列腺炎、精囊炎、附睾炎、输精管炎的病原学检查,也可检测精液中白细胞及进行细菌培养等。

(五) 影像学检查

如阴囊超声检查、经直肠前列腺及精囊超声检查等。头颅

CT 和 MRI 用以排除垂体肿瘤和颅内占位性病变。

（六）睾丸活组织检查

睾丸活组织检查能直接判断精子发生障碍的程度。

【治疗】

（一）非手术治疗

1. 内分泌激素治疗

（1）促性腺激素释放激素（GnRH）及其类似物：丘脑下因素致低促性腺性性腺功能低下症、特发性正常性腺功能或正常雄激素水平的少精症患者均可适用。

1）促性腺激素释放激素（GnRH）：从猪或羊下丘脑中提取，昂贵。每天注射 500μg，连用 30～80 天。Kallmann 综合征患者的不育可采用微泵进行 GnRH 脉冲治疗。

2）GnRH 类似物（GnRH-a）：目前临床上常用的 GnRH-a 有：①滴鼻制剂 Nafarelin 和 Buserelin 等；②肌内注射制剂 D-6-色氨酸-LHRH、Triptorelin（Diphereline）等；③短效皮下注射制剂 Triptorelin（Decapeptyl）、Leuprolide（Lupron）和 Buserelin 等；④长效皮下注射制剂 Goserelin（Zoladex）、Leuprolide（Enantone）等。

（2）人促性腺激素药物

1）人绒毛膜促性腺激素（HCG）：主要用于低促性腺激素性性腺功能减退症、特发性男性不育症、肾衰引起的男性不育症和精索静脉曲张结扎术后等。一般每次肌内注射 1500～3000U，每周 2 次，连用数周至数月不等。

2）人绝经期促性腺激素（HMG）：适应证同 HCG，另外对选择性 FSH 缺陷症有一定疗效。一般每次肌内注射 50～100U，每周 2 次，连用数周至数月不等。

3）HCG 和 HMG 联合应用：HMG 单独应用者较为少见，常与 HCG 合用，特别是在青春期前发生的低促性腺激素性性腺功能减退症。一般先每周肌内注射 HCG 4000～5000U，4～6 周后再加用 HMG 150U，每周 2 次肌内注射，要达到生精功能的良好恢复，需 3～18 个月。再停用 HMG，改用 HCG 维持。

（3）雄激素类药物：雄激素替代治疗适用于某些原发性性

腺功能减退症如 Klinefeter 综合征、先天性或获得性双侧睾丸缺失等，可用雄激素替代治疗，主要是促进男性化发育及获得性功能，但较难达到生育目的。可采用长效睾酮制剂做皮下埋藏或口服十一酸睾酮。

（4）抗雌激素类药物

1）氯米芬：可刺激丘脑下部释放 GnRH，GnRH 作用于垂体，使 LH 和 FSH 的分泌增加，促进精子发生。用于治疗选择性 FSH 缺陷症、特发性不育症和精索静脉曲张手术后生精功能未见恢复者等。用法有两种，一种是连续法，即每日口服 50mg，连服 3 个月，如果有效可继续服用；另一种是循环法，即每日口服 25mg，连服 25 日，休息 5 日为 1 个疗程，一般需连用 6 个疗程或更长。

2）他莫昔芬：主要用于精子数低于 20×10^6/ml 以及血 FSH 水平降低的少精子症治疗。常用剂量为每日口服 20mg，至少要连服 6 个月，如果精液质量有改善，治疗还可持续到 2 年。

2. 免疫性不育症的治疗

（1）肾上腺皮质激素的应用

1）低剂量持续疗法：泼尼松每天 15mg，分 3 次口服，连续服用 3～12 个月。

2）大剂量间歇疗法：甲泼尼龙每天口服 96mg，分 3 次口服，每月连服 3 天、5 天、7 天。如采用 5 天疗法，一般抗体滴度明显降低出现于 3 周后，因此应于月经周期的第 21～28 天服药。

3）周期疗法：于配偶月经的第 1～10 天，采用泼尼松龙每天 40～80mg。

4）隔周递减疗法：地塞米松，每天 2mg，连服 3 天；每天 1mg，连服 2 天；每天 0.5mg，连服 2 天。

（2）精液体外处理：包括精液洗涤、IgA1 蛋白酶消化、糜蛋白酶/半乳糖和抗独特型抗体去除精子表面 AsAb。

（3）中医中药治疗：可用中药三棱、莪术、穿山甲、皂角等进行活血化淤、破气利水等综合辨证施治，或活血化淤的桃红四物汤加减治疗。

3. 生殖道感染的治疗:前列腺炎、精囊炎、附睾炎、输精管炎等生殖道感染应采用抗生素积极治疗。

4. 性功能障碍的治疗:参见有关章节。

5. 其他疾病的治疗

(1) 高催乳素血症治疗:溴隐亭每晚服用1.25~2.5mg,2~3天后增加至2.5mg,每日2次,多数每日剂量达到7.5mg即有效,有时需增至每日10mg。

(2) 甲状腺疾病、肾上腺疾病和糖尿病:应采取相应的治疗。

(3) 药物引起者停止有关药物的摄入,酒精性肝硬化者停止酒精的摄入。

6. 其他治疗

(1) 补充营养精子的物质:如补充维生素A、维生素E、维生素C、锌、核苷酸、精氨酸和谷氨酸等。

(2) 激肽释放胰蛋白酶:可用于治疗原发性精子减少症、精子活动力和活动度低的不育患者。每日600IU口服,或每次40IU,肌内注射,每周3次。

(3) 左卡尼汀:临床上已广泛用于治疗特发性不育,可在一定程度上提高精子活力。

(4) 精液不液化的治疗:可口服乙酰半胱氨酸或氮-环己基-氮-甲基氯化物,使精液变稀;也可性交后将α-淀粉酶栓塞入阴道。

(二) 手术治疗

1. 矫正外生殖器异常:如尿道下裂、尿道上裂、尿道狭窄等的手术矫正。

2. 精索静脉曲张治疗:可采用精索静脉高位结扎术、精索静脉分流术或精索静脉栓塞术等方法治疗,目前推荐应用显微镜下精索静脉结扎术,于术中保留动脉和淋巴管。

3. 隐睾的治疗:宜在2岁前行隐睾下降固定术。

4. 梗阻性无精症的治疗:根据梗阻的不同部位可采用不同的方法,如输精管吻合术、输精管附睾吻合术、经尿道射精管切开术等。

5. 其他疾病的手术治疗：如垂体肿瘤行肿瘤切除术。

（三）辅助生殖技术应用

1. 夫精人工授精（AIH）：主要用于精液正常但射精困难或射精障碍、轻度少弱精子症、免疫性不育等患者。对于精液轻度异常、免疫性不育、逆行射精等患者，可先在体外对精子做适当处理后再行人工授精。

2. 供精人工授精（AID）：对于无法治疗的严重少精子症、无精子症、有家族性遗传病史者、多次AIH失败者，如女方生育力正常，且夫妇双方均自愿接受供者精液人工授精时，则可采用此法治疗。

3. 卵胞质内单精子注射（ICSI）：适用于梗阻性无精子症、严重少弱畸精子症等精液质量异常者。可通过如经皮附睾穿刺取精术（PESA）、睾丸抽吸取精术（TESA）、显微附睾穿刺取精术（MESA）和显微睾丸切开取精术（Micro-TESE）等手术方法获取附睾或睾丸织内的精子。随着显微外科的发展，部分非梗阻性无精子症患者也可以通过睾丸切开显微取精获取睾丸中的精子，进行ICSI而生育自己的后代。

（刘继红　王　涛）

第二十章 男性计划生育

计划生育(regulation of fertility)是我国的基本国策,近年来对通过女性调控生育的方法的研究取得了很大的进展,而男性节育方法的研究和应用远远落后于女性方面。在我国应用最广泛的是输精管绝育术,该术效果确切,但可复性差,且输精管阻断可引起附睾淤积、精子肉芽肿等并发症。理想的节育方法应该对生理影响小,有可复性,无副作用,无后遗症,还需方法简单,使用方便,效果确切,易为人们接受。

生育的基本条件是精子与卵子会合受精。根据男性生理规律,可选择的节育途径有:①干扰男性生殖活动的激素调节;②干扰睾丸的精子生成;③干扰附睾中的精子成熟;④干扰附属性腺的正常功能;⑤干扰精子输出;⑥干扰射精过程;⑦阻止精卵相遇;⑧直接杀死精子;⑨造成对精子的主动免疫或被动免疫以引起不育等。从节育手段来说可借手术与非手术两大途径采取避孕措施,后者包括药物、物理、化学及免疫等方法。

一、药 物 避 孕

男性生殖功能包括精子发生,精子成熟,精子排放及精子获能等一系列复杂的生理过程。应该说,其任何一个环节受到干扰,均可达到节育的目的。但多数药物仍处于临床试验甚至动物试验阶段。

(一) 干扰生殖激素平衡的药物

1. 雄激素:有代表性的药物为庚酸睾酮(TE),属长效睾酮酯类,兼有抑制促性腺激素分泌与补充外源性雄激素的作用,通过增加雄激素水平而抑制睾丸的精子发生。1985 年,WHO

确认长效睾酮庚酸酯为雄激素避孕的首选药物。临床试验发现，每周肌内注射200mg，10周后50%达到无精子。平均出现无精时间为(120±40)天，停止用药物后平均3.7个月无精状态开始恢复，平均6.7个月后精子数目恢复正常，无明显副作用。目前正研究长效的TE皮下埋植法等，以减少注射次数。

2. 孕激素：由于单用副作用较大，多与TE合用。常用方案为TE及甲羟孕酮醋酸酯(DMPA)各200mg/月，肌内注射。

3. 促性腺激素释放激素(GnRH)类似物：已进行的研究表明，其对人类男性具有肯定的抗生育作用，也有较好的可逆性。

4. 抑制素：其作用机制是通过垂体抑制FSH的分泌。动物实验表明，它与睾酮合用可产生明显的生精阻滞。

（二）直接抑制精子发生的药物

1. 棉酚：其作用机制是通过损伤精子细胞和精母细胞，导致严重的精子缺乏而致不育，是目前研究较广泛的男用节育药。其用法为每天20mg，连服75天可达节育标准，然后改维持剂量，50mg，每周1次，总的有效率可达98.48%。但由于以下两点不足，不能继续在临床广泛推广：①约10%的无精者是不可逆的；②有较严重副作用，其中以低血钾症最常见，低钾肌无力的发生率为0.75%。

2. 双二氯乙酰双胺类：为抗阿米巴药，可使后期精子细胞变形。

3. 3-吲唑羧酸类：为杀血吸虫药物，研究较多的有氯苄吲唑酸(ionidamine)及苄吲唑酸(tolnidamine)，作用机制可能是影响生殖细胞的能量代谢。

（三）抑制附睾中精子成熟的药物

这类药物包括醋酸环甲氯地孕酮、雄激素结合蛋白抑制剂、氯代甘油、抑氮磺胺吡啶等，均处于实验研究阶段。

（四）影响精子活力的药物

这类药物目前研究较多的是植物药雷公藤与昆明山海棠，二者为同属植物。其有效成分尚难以确定。动物实验发现雄性大鼠喂服雷公藤多苷后，附睾精子停止活动。

二、输精管绝育术

输精管绝育术(vas deferens operation for infertility)是指用手术途径切断、结扎输精管,或用电器、化学等方法闭塞输精管,或在管外加压闭合输精管,造成精道阻断的一种节育措施。

输精管结扎术

这是最经典的输精管绝育术。

【适应证】

已婚男子为实行计划生育,经夫妇双方同意,除以下情况外均可施行手术:

1. 出血性疾病、精神病、严重神经衰弱、性功能障碍者是绝对禁忌。

2. 高血压、心脏病、糖尿病、贫血、肝功能不良等全身性疾病者为相对禁忌。

3. 泌尿生殖道急慢性感染、阴囊皮肤急慢性炎症或其他有碍手术的皮肤疾病者,应待治愈后再行手术。

【手术方式】

输精管结扎手术术式很多,我国不同地区常用的方法有以下5种:

1. 直视钳穿法输精管结扎术。
2. 钳穿法输精管结扎术。
3. 针头固定小切口法输精管结扎术。
4. 穿线法输精管结扎。
5. 针挑法输精管结扎。

【术后注意事项】

1. 术后观察2小时,检查局部有无出血等异常。

2. 术后保持伤口干燥,1周内避免重体力劳动与剧烈运动。

3. 术后如出现伤口出血、阴囊肿大、皮肤青紫逐渐扩大等,应及时就诊。

4. 术后2周内避免性生活，如术中未做精囊灌注，应坚持避孕20次排精。

【节育效果】

输精管结扎术是节育效果最好的方法之一。综观文献，失败率多低于1%。我国调查65 656例，总失败率为1.62%。

【并发症及处理】

常见的并发症有出血、感染、痛性结节、附睾淤积等。较特殊的是后面两种。

1. 痛性结节：病理基础是精子漏出所致的精子肉芽肿，发生于术后6个月内，并可向腹股沟、下腹部放射。治疗可采用局部封闭或手术切除。术中应注意将输精管分离干净，单独结扎，并防止用力过大，割裂输精管。

2. 附睾淤积：结扎术后附睾和近睾端输精管都要比术前膨大，若术后6个月以上局部仍有胀痛，并有附睾肿大及压痛，应视为附睾淤积症。治疗上可采用阴囊托减轻下坠，也可采用理疗，改善局部血液循环，以利于附睾管的重吸收。

输精管化学绝育术

化学绝育是指向输精管内注射化学制剂，造成管腔机械性阻塞，或引起局部无菌性炎症，致管腔闭锁以阻止精子通过。其适应证与禁忌证同输精管结扎术。黏堵剂采用纯苯酚25g加入2-氰基丙烯酸正丁酯(504)75g配成。固定输精管后采用专门的穿刺针与注射针注入黏堵剂0.045ml，约20秒钟后药液即可凝固。由于注射器的空隙，实际注入量为0.025ml。为判断黏堵是否成功，可在注射药液前先分别向两侧注入亚甲蓝及果红，根据术后排尿颜色判断成功与否。此法在我国已使用逾90万例，节育结果肯定，无任何与健康有关的事故报道。

输精管节育装置

近年来，为克服输精管结扎术不可逆的缺点，特殊的输精管节育装置的研究受到人们的重视,期望开发出植入简便,取出后即可恢复通畅的节育装置。

1. 管外装置:通过外部压力阻断输精管,曾用过的有钽夹、银夹等。

2. 管内装置:均位于管腔内,一种是塞子,可采用无刺激性的材料制成;另一种是瓣膜,可通过开放或关闭控制精子流动。

由于植入困难,不能完全阻断输精管以及可复性肯定等问题,使可复性节育;装置的临床应用受到限制,需进一步的研究。

三、其他男性避孕法

(一) 避孕套

避孕套是最早采用的避孕措施之一,方法简便,无副作用,尤其是近年随着艾滋病的蔓延,采用避孕套更受到人们的欢迎。

避孕套采用乳胶薄膜制成,有大、中、小三种规格,使用前应吹气检查有无破损,每次性交前就应戴上,以免射精前随分泌物排出的少量精子使女方受孕。射精后应在阴茎尚未完全软缩前按住套上口与阴茎一起拔出,以免精子外溢或套子滑脱。据统计,在有经验者采用避孕套成功率达 95% 左右,失败原因多是因为使用不当造成。

(二) 体外排精避孕法

体外排精避孕法是指射精前将阴茎拔出阴道,将精液排出体外。方法虽简便,但由于射精前有少量精子随分泌物排出,故仍有受孕可能,一般仅在无避孕工具时临时使用。

(三) 会阴部尿道压迫法避孕

此方法是指在射精前用手指强力压迫会阴部尿道,阻止精液自尿道排出,从而达到避孕目的。实际上射精前已有少量精子排出,且压迫位置不当,仍有精液排出,故效果不佳。而反流入膀胱的精子可引起膀胱刺激症状,故不提倡使用。

(四) 外用杀精子药物避孕

此类药物有多种,置于女性阴道中,直接杀死排出的精子,从而达到避孕目的。近年研究进展较大。

(五) 免疫避孕

免疫途径避孕是将与生殖过程有关的抗原成分制成疫苗,用于人体后诱导受者产生相应的免疫反应,从而达到节制生育的目的。近年来研究较多的有:①GnRH 疫苗;②FSH 疫苗;③抗 HCG 疫苗。

(六) 物理方法

物理方法包括微波、超声、红外线等物理因子,使睾丸温度升高,干扰精子生成,仍在研究中。

(庄乾元　郭小林)

第二十一章　肾上腺外科

一、皮质醇增多症

皮质醇增多症(hypercortisolism),即皮质醇症,为机体长期暴露于异常增高糖皮质激素而引起的一组症候群,主要包括向心性肥胖、高血压、面部多血症、紫纹、痤疮等,多因丘脑、垂体、肾上腺病变,极少是肺支气管、胸腺等部位的良恶性肿瘤导致肾上腺皮质长期分泌过量皮质醇而引起。此病又称库欣综合征(Cushing's syndrome),因美国神经外科医生 Harvey Cushing 于 1912 年首先描述此病,故以其名命名。

【病因及病理】

按病因,皮质醇增多症可分为外源性(医源性)和内源性,外源性最常见。内源性皮质醇症又分为促肾上腺皮质激素(ACTH)依赖性和 ATCH 非依赖性两大类(表 21-1)。在 ATCH 依赖性中,又分垂体性皮质醇症即库欣病和异位 ATCH 综合征,表现为双侧肾上腺皮质弥漫性增生或结节样增生;在 ATCH 非依赖性中,主要包括肾上腺皮质腺瘤和腺癌。良性的腺瘤一般比较小,单个,大多数直径在 2 ~4cm,重量 10 ~40g,两侧肾上腺的发生率大致相同。肾上腺皮质癌比较大,重量一般都超过 100g。

表 21-1　库欣综合征内源性病因分类

分类	百分比(%)	女：男
ACTH 依赖性		
库欣病	70	3.5：1
垂体 ATCH 瘤		
垂体 ATCH 细胞增生		

续表

分类	百分比(%)	女：男
鞍内神经节细胞瘤		
异位 ATCH 综合征	10	1：1
小细胞肺癌		
胸腺癌		
支气管类癌		
胰岛细胞癌		
甲状腺髓样癌		
ACTH 非依赖性		
肾上腺皮质腺瘤	10	4：1
肾上腺皮质腺癌	5	1：1
原发性肾上腺皮质增生		
大结节性肾上腺增生	<2	1：1
原发性色素结节性肾上腺病	<2	1：1
纤维性骨营养不良综合征	<2	1：1
假性皮质醇症		
精神抑郁	<1	
乙醇性依赖	<1	

【诊断】

皮质醇症的诊断分两步：先确定是否存在皮质醇症，然后确定是哪一种病因引起的皮质醇症。典型的皮质醇症的临床表现是其诊断的重要线索，定位诊断主要依赖于影像学检查。检查开始前应首先排除医源性库欣综合征。

（一）临床表现

本病多见于女性，可发生于任何年龄，小至婴儿，大至 70 岁以上，多在 15～30 岁。主要表现为向心性肥胖，满月脸，颈短而粗,肩背丰满,腹部肥硕,腹、股、臀部出现紫纹;疲倦、衰弱,肌肉萎缩;高血压、浮肿;性征改变,痤疮,月经减少或停经,性欲减退,阳痿;骨质疏松;多血质,葡萄糖耐量降低或出现糖尿病,免疫力低下,易发生消化性溃疡。

(二) 实验室检查

1. 定性诊断方法:可选用下述四种方法之一定性诊断,如选用前两种方法应至少测定两次,如为加速诊断,可联合应用。

(1) 尿游离皮质醇:如临床表现符合库欣综合征,24 小时尿游离皮质醇大于正常值上限 5 倍可确诊。

(2) 深夜血浆或唾液皮质醇:深夜血浆皮质醇应大于 50nmol/L(1.8μg/dl),如小于则可排除库欣综合征;深夜唾液皮质醇大于 4nmol/L。

(3) 过夜 1mg 小剂量地塞米松抑制试验:血皮质醇大于 50nmol/L。

(4) 48 小时 2mg 小剂量地塞米松抑制试验:如果尿游离皮质醇在正常值上限 4 倍左右,推荐用此方法辅助诊断。

2. 病因分型诊断

(1) 血浆 ACTH:2 次 ACTH 小于 1.1pmol/L(5pg/ml),提示 ACTH 非依赖性,持续大于 3.3pmol/L 提示 ACTH 依赖性。

(2) 大剂量地塞米松抑制试验:80%~90% 库欣病患者可以被抑制;肾上腺皮质肿瘤和除支气管类癌外的异位 ACTH 均不被抑制。

(三) 特殊检查

1. X 线:骨骼系统有明显的骨质疏松,有的还可有病理性骨折。

2. 超声:B 型超声对肾上腺腺瘤的诊断率有 80% 左右,但难以判断肾上腺是否增生。

3. CT 或 MRI:CT 对肾上腺肿瘤的诊断率很高;蝶鞍部的冠状位 CT 扫描可发现较大的垂体肿瘤,但对垂体微腺瘤(直径一般为 3~5mm)确诊率低,用高分辨率 CT 行 2mm 薄层造影剂增强扫描,并加矢状重建,微腺瘤的发现率约为 50%,垂体磁共振成像(MRI)对其的发现率可提高到 90% 以上。

【鉴别诊断】

大剂量地塞米松抑制试验是目前皮质醇增多症病因鉴别诊断的主要手段,可靠性达80%。血ATCH及其相关肽N-POMC测定对于ATCH依赖性和非依赖性的鉴别有近于100%的可靠性。对于血ATCH/N-POMC水平低于正常,大剂量地塞米松抑制试验不被抑制者,必须经肾上腺CT检查是否有肿瘤。肾上腺腺瘤和腺癌的鉴别一般不难。腺癌体积大,在CT上有特殊表现。ATCH依赖性皮质醇症的两种病因鉴别很困难。异位ATCH分泌引起的皮质醇症,有些肿瘤很小,发展很慢,有典型的皮质醇症症状,但很难发现肿瘤。

【治疗】

病因不同,皮质醇症的治疗方法差别很大,正确的病因诊断是治疗成功的先决条件。一般包括手术治疗、放疗及药物治疗。

(一)库欣病

1. 垂体瘤切除手术:药物试验提示为ATCH依赖性皮质醇症,CT扫描显示垂体腺瘤者,宜行经鼻蝶窦垂体瘤摘除术。长期完全缓解率50%~60%,复发率20%,但垂体激素缺乏发生率可达50%。

2. 垂体放射治疗:垂体放疗对垂体性皮质醇症是一种辅助治疗。以前在肾上腺大部切除术后一般加以放疗。现在在垂体手术后疗效不理想而病人不愿做第二次垂体手术者,可考虑做垂体放疗。缓解率达83%。

3. 双侧肾上腺全切除术:目前作为治疗ACTH依赖性库欣病的最后手段,术后症状可立即获得缓解,但问题不少,如术后需终身补充肾上腺皮质激素。用于垂体瘤术后复发或者放疗及药物治疗失败者,或者要求妊娠者。

4. 药物治疗:是一种辅助治疗,用于术前准备或其他治疗效果不佳时。

常用药物:氨鲁米特(aminoglutethamide)0.75~1.0g/d,分3~4次口服。

密妥坦(mitotane)6～10g/d,分3次口服。

甲吡酮(metyrapone)1.0g/d,分2～3次口服。

酮康唑(ketoconazole)0.8～1.2g/d,分2～3次口服。

(二) 肾上腺肿瘤

1. 肾上腺腺瘤:诊断明确,行肾上腺腺瘤摘除术的治愈率可达100%,术中和术后12个月内需补充肾上腺皮质激素。

2. 肾上腺皮质癌:手术治疗为主,可辅以上述药物治疗和局部放疗。

(三) 异位ATCH综合征

手术切除肿瘤是首选方法,再加局部放疗。当异位ATCH分泌瘤无法找到或无法切除而高皮质醇血症威胁病人生命时,可用上述药物治疗或考虑做双侧肾上腺全切除。

【预后】

皮质醇增多症若不及时治疗,常因病情逐渐加重,出现全身衰竭、感染、心血管并发症或严重消化道出血而死亡。经有效治疗恢复正常后标准化死亡率接近正常人群,未恢复正常者标准化死亡率是正常人群的3.8～5.0倍。垂体腺瘤或肾上腺皮质腺瘤经外科手术摘除后,皮质醇增多症的症状和体征在2～12个月内逐渐消退,但高血压及糖耐量异常有时不能完全恢复。5年生存率肾上腺皮质腺瘤为90%,异位ACTH综合征为51%,皮质癌为10%～23%。

二、原发性醛固酮增多症

原发性醛固酮增多症(primary aldosteronism,PA)是由于肾上腺皮质发生病变,从而自主分泌过多的醛固酮,导致水钠潴留、血容量增多、肾素-血管紧张素系统受抑制,继而出现以高血压、低血钾、肌无力、夜尿多为主要临床表现的一种综合征,又称为Conn综合征。发病年龄高峰在30～60岁。女性比男性多2～3倍。常以高血压为主要表现就诊。高血压患者中PA占0.5%～16%,在顽固性高血压患者中可达17%～20%。

【病因】

病因不明，可能与遗传相关。根据分泌醛固酮的病因或病理改变可分为以下几种亚型。

1. 肾上腺皮质腺瘤(APA)：症状典型，醛固酮分泌不受肾素血管紧张素Ⅱ影响，占总体的40%～50%。

2. 特发性醛固酮增多症(IHA)：双侧球状带增生，症状不典型，占总体的50%～60%。

3. 原发性肾上腺皮质增生(PAH)：症状典型，为原发性醛固酮增多症表现，所占比例约1%。

4. 皮质腺癌(APC)：肾上腺醛固酮癌罕见，不到1%。

5. 家族性醛固酮增多症(FH)：所占比例不到1%。Ⅰ型为糖皮质激素可抑制的原发性醛固酮增多症(GRA)，为常染色体显性遗传病；Ⅱ型为糖皮质激素不可抑止的原发性醛固酮增多症，病因不明。

6. 肾上腺外分泌醛固酮的肿瘤：罕见。可发生于肾脏内的肾上腺残余或畸胎瘤。

【病理】

本病的病理改变主要在肾上腺及肾脏。

（一）肾上腺

1. 肾上腺皮质腺瘤：腺瘤常为单个，一般瘤体较小，直径多在1～2cm，很少超过3cm；重量多为3～5g，超过10g者少见。瘤体呈圆形或卵圆形，包膜完整，外观及切面均呈金黄色。腺瘤同侧及对侧的肾上腺组织一般呈轻度萎缩的病理改变。镜检肿瘤细胞主要由大透明细胞构成。

2. 肾上腺皮质增生：多为双侧肾上腺增生，也可以是单侧增生，增生的肾上腺体积增大，但有6%体积可正常，肾上腺表面略有高低不平，或呈颗粒状。切面见肾上腺皮质增厚，厚度在0.15cm以上，有时可见散在的金黄色结节。镜下见大量透明细胞增生，大多为球状带弥漫性增生。

3. 肾上腺皮质癌：体积较腺瘤大，可超过6cm。镜下癌细胞有时与腺瘤不易区别。

（二）肾脏

肾脏的病理变化为长期失钾所致，近曲小管、远曲小管变性，严重者出现小管坏死；肾小球呈玻璃样变，周围纤维化，引起肾功能障碍。常继发肾盂肾炎。

【诊断】

原发性醛固酮增多症的诊断分三部分，第一是筛选诊断，第二是确定诊断，第三是鉴别原发性醛固酮增多症的各类亚型，以选择治疗方法。

（一）临床表现和筛查试验

病史长，早期症状轻微。高血压是其最主要和最先出现的症状，一般在中等或稍高的水平，呈良性高血压。其他常见症状有肌无力、周期性麻痹、多尿、夜尿、烦渴。好发尿路感染。心电图有低钾表现。

临床上有以下情况时要考虑筛查：

1. 儿童、青少年患有高血压。

2. 高血压经治疗后效果不明显者。

3. 高血压伴有自发性低血钾或容易促发低血钾者。

4. 高血压患者出现周期性肌无力或麻痹，在麻痹发作以后仍有低血钾或心电图有低血钾表现者。

5. 原发性醛固酮增多症患者一级亲属高血压者。

筛查首选血浆醛固酮肾素活性比值（ARR），应标准化试验条件，如直立体位、纠正低钾血症、排除药物影响（螺内酯试验前建议停用至少6周，β受体阻滞剂、血管紧张素转化酶抑制剂等其他有影响药物停用两周），ARR>40提示原发性醛固酮增多症。

（二）实验室检查

1. 血钾：研究发现，仅9%～37%的原发性醛固酮增多症患者表现为低钾血症，早期患者血钾多正常。而肾上腺皮质腺瘤患者约50%血钾水平低于3.5mmol/L。

2. 尿钾：通常饮食条件下，血钾低，<3.5mmol/L，但24小时尿钾>25mmol/L，提示尿路失钾，为本病特征。

3. 血气分析：碱血症

4. 定性诊断试验：可选用高盐饮食负荷试验、氟氢可的松抑制试验、生理盐水滴注试验或卡托普利抑制试验中的任一种确诊，四种试验敏感性和特异性均在 90% 以上。前三种摄钠试验禁用于重度高血压或者充血性心力衰竭者。

（三）影像学检查

1. B 超：无创，可检出直径 1cm 以上的肿瘤，但较小者和增生型难以明确。可用于筛查。

2. CT 平扫加增强：推荐作为首选定位检查。可检出直径 >5mm 的肿瘤，APA 多小于 1～2cm，而皮脂腺癌多大于 3～4cm，对单侧原发性醛固酮增多症敏感性和特异性分别为 78% 和 75%，CT 不能区分结节样增生的特发性醛固酮增多症。

3. MRI 分辨率低于 CT，不适于做 CT 者可选用。

4. 肾上腺静脉取血（AVS）：为分侧定位原发性醛固酮增多症的金标准，并发症发生率小于 2.5%。费用高且有创，仅推荐于原发性醛固酮增多症确诊、拟行手术治疗但 CT 显示为“正常”肾上腺。

（四）鉴别诊断

高血压伴有低血钾，考虑本症时，需与下列疾病进行鉴别。

1. 原发性高血压病人服用失钾利尿剂或伴慢性腹泻而失钾，可根据病史鉴别。

2. 继发性醛固酮增多症：肾源性高血压如急进性（又称恶性）高血压，肾动脉狭窄性高血压伴低血钾者，一般血压比原发性醛固酮增多症更高，发展更快，常伴有明显视网膜损害。

3. 肾上腺其他盐皮质激素分泌过多而引起的高血压与低血钾，包括：①皮质醇增多症，尤其腺瘤或异位 ATCH 综合征所致者可伴有明显低血钾，临床症状可作鉴别；②先天性肾上腺皮质增生症中，11-羟化酶和 17-羟化酶缺陷者都有高血压和低血钾。但前者在女性引起男性化，于男性引起性早熟；后者雌、雄激素，皮质醇均降低，女性性发育不全，男性呈假两性畸形。

4. Liddle 综合征：又称假性醛固酮增多症，由肾小管上皮细胞膜钠通道蛋白异常引起，临床表现中除醛固酮低外，其他与原发性醛固酮增多症几乎一致。

【治疗】

原发性醛固酮增多症的治疗有手术治疗和药物治疗两种方式。

(一) 药物治疗

药物治疗的适应证为：

1. 术前准备。

2. 特发性肾上腺皮质增生。

3. 拒绝手术或对手术有禁忌的腺瘤型原发性醛固酮增多症。

4. 皮质癌。

5. 糖皮质激素可控制的原发性醛固酮增多症。

常用药物：螺内酯(aldactone),120～480mg/d,分3～4次口服。

阿米洛利(amiloride),15～30mg/d,分3次口服。

其他药物如甲巯丙脯酸、硝苯地平、赛庚啶等。

(二) 手术治疗

指征：肾上腺皮质腺瘤、单侧肾上腺增生、肾上腺皮质癌或异位肿瘤、不能耐受长期药物治疗者。

1. 术前准备：纠正高血压、低钾血症。肾功能不全者,应注意螺内酯减量。

2. 手术方式：肾上腺皮质腺瘤首选腹腔镜,尽可能保留肾上腺组织。疑多发性肾上腺皮质腺瘤,推荐行患侧肾上腺全切术。单侧肾上腺皮质增生推荐分泌醛固酮优势侧腹腔镜肾上腺全切。特发性醛固酮增多症和GRA患者只有因无法耐受药物副作用时才考虑手术切除醛固酮分泌较多或者体积较大侧的肾上腺,但是切除后高血压治愈率仅19%。

3. 术后处理：术后第1天停钾盐、螺内酯和降压药物,如血压波动,则加用或调整药物。术后最初几周推荐钠盐丰富的饮食,以免对侧肾上腺被长期抑制、醛固酮分泌不足导致高钾血症。术后短期内复查ARR并评估血压,术后3个月后可行氟氢可的松抑制试验了解原发性醛固酮增多症是否治愈,随访两年以上，一年两次。

【疗效标准及预后】

腺瘤所致原发性醛固酮增多症和单侧肾上腺增生者，术后100%的患者电解质紊乱可获纠正，血压改善，35%~60%高血压治愈，80%的患者于1个月内血压正常。双侧肾上腺增生患者术后低血钾大多可被纠正，但高血压下降往往不满意，目前此类患者多不做手术。服用螺内酯等药物的特发性高醛固酮血症患者中87%的患者有改善。长期药物治疗者应长期随访。此外，合并有原发性高血压的原发性醛固酮增多症患者术后高血压缓解不明显。

三、嗜铬细胞瘤

起源于嗜铬细胞的肿瘤传统上统称为嗜铬细胞瘤(pheochromocytoma)，现在倾向于将起源于肾上腺髓质嗜铬细胞的肿瘤称为嗜铬细胞瘤，起源于肾上腺外副神经节系统嗜铬细胞的肿瘤称为副神经节瘤(paraganglioma)。嗜铬细胞来源的肿瘤可合成、存贮和分解代谢儿茶酚胺并引起相应的临床症状，临床上常表现为高血压，甚至发生高血压危象。约有10%的嗜铬细胞瘤为多发性，同时累及双侧肾上腺或肾上腺外组织。嗜铬细胞瘤中约5%为恶性，可生长很大并发生转移。

【病因】

目前发病原因尚不清楚，但与神经外胚层细胞的发育生长有直接关系。神经外胚层细胞可残留于肾上腺髓质和肾上腺外副神经节，并分化成交感神经细胞和嗜铬细胞，然后可以发生相应的肿瘤。还可能与遗传有关，近年研究表明，约30%的患者有家族遗传背景，并已明确多种致病基因。

【病理】

嗜铬细胞瘤/副神经节瘤可分为良性和恶性，嗜铬细胞瘤90%以上为良性，而恶性副神经节瘤发生率可达30%~40%。肿瘤呈圆形或卵圆形，表面光滑，有完整的包膜。切面呈棕黄色，血管丰富，间质很少，常有出血。肿瘤细胞较大，为不规则多角形,胞质中颗粒较多,与正常肾上腺髓质细胞相似。细胞可被铬盐染色,因此称为嗜铬细胞瘤。恶性嗜铬细胞瘤可转移到淋巴结、肝、肺、骨等器官。约5%的病例同时有多发性皮下神经纤维瘤。嗜铬细胞瘤/副神经节瘤一般分泌大量去甲肾上腺素和少量肾上腺素。

【诊断】

(一) 临床表现

嗜铬细胞瘤/副神经节瘤的临床症状常不典型和多变,主要病状为高血压和代谢的改变。常见症状有:

1. 高血压:发生率为80%~90%,其中持续性和发作性高血压各占约50%。可伴有典型的头痛、心悸、多汗"三联征"。

2. 心脏表现:严重的心律失常如期前收缩、阵发性心动过速及室颤等。局灶性心肌坏死,为心肌收缩带坏死,类似心肌梗死。

3. 基础代谢增高,患者可有发热、消瘦、甲状腺功能亢进表现,糖耐量降低,伴有血糖增高的发生率约40%。

(二) 实验室检查

对有典型的发作性高血压和性质不明的腹部包块患者,诊断比较容易。对怀疑患嗜铬细胞瘤的患者需做下述检查:

1. 24小时尿儿茶酚胺测定:目前定性诊断的主要生化检查手段。敏感性84%,特异性81%,假阴性率14%。结果阴性而临床高度怀疑者可重复测定,但阴性不能排除诊断。

2. 血浆甲氧基肾上腺素类物质测定:包括甲氧基肾上腺素和甲氧基去甲肾上腺素,为儿茶酚胺中间代谢产物。敏感性97%以上,特异度82%~96%,假阴性率仅1.4%。结果阴性几乎能有效排除嗜铬细胞瘤/副神经节瘤。

3. 24小时尿3甲氧基-4羟基苦杏仁酸(VMA)测定:VMA是儿茶酚胺的终末代谢产物,敏感性46%~67%,假阴性率41%,但特异度达95%。

(三) 特殊检查

1. B超:敏感性低,但无创、费用低,可作为初步筛查,阳性率达 89% ~ 90% 。对肾上腺区肿瘤的诊断较准确,但对髓质增生、微腺瘤、肾上腺外肿瘤的诊断欠准确。

2. CT 扫描或 MRI 检查:CT 平扫加增强可发现肾上腺 0.5cm 和肾上腺外 1.0cm 以上的肿瘤,敏感性高且价格适中,可作为首选。MRI 敏感性与 CT 相似,可用于 CT 造影剂过敏者、妊娠妇女和儿童。

3. ^{131}I-MIBG 闪烁扫描:用于嗜铬细胞瘤的显像,既能定位,也能定性,特异、灵敏、安全,准确率在 90% 以上。MIBG 做全身扫描,能早期发现尚无临床症状的肾上腺髓质增生及微小的肾上腺嗜铬细胞瘤,发现肾上腺外肿瘤的功能优于 CT,也能发现恶性肿瘤的转移灶。但有 4% ~ 10% 的假阴性,多见于恶性或无功能的嗜铬细胞瘤。

【鉴别诊断】

嗜铬细胞瘤主要与下列各种疾病相鉴别。

1. 各种原因引起的高血压:包括急进型高血压、肾动脉狭窄及闭塞、原发性醛固酮增多症、更年期高血压等。对阵发性发作的高血压,苄胺唑啉试验、儿茶酚胺及 VMA 测定有助于鉴别。

2. 甲状腺功能亢进:可有血压升高、体重减轻、多汗及代谢亢进表现,酷似嗜铬细胞瘤。但高血压程度不及嗜铬细胞瘤,而且以收缩压升高为主,血清蛋白结合碘和甲状腺吸碘试验明显异常有助于鉴别。

3. 肾上腺髓质增生症:本病少见,患者临床表现与生化检查酷似嗜铬细胞瘤,而定位诊断的各项检查无肿瘤可见,唯^{131}I-MIBG 闪烁扫描有助于鉴别。确诊依赖于术后病理检查。

4. 肾上腺素能亢进综合征、糖尿病、神经母细胞瘤等。

【治疗】

(一) 药物治疗

药物治疗适用于有严重并发症不能耐受手术者、恶性肿瘤已发生转移者或术前准备控制高血压者。

1. α-肾上腺素能受体阻滞剂:①酚苄明:初始剂量 5 ~ 10mg,每日 2 次,根据血压调整剂量,每 2 ~ 3 日递增 10 ~

20mg,并相应增加服药次数,直至血压控制和阵发性发作消失后改维持量。②哌唑嗪:开始口服 0.5mg,以后视病情逐渐加量,可达每6小时1.5～2.5mg。

2. 钙离子通道阻滞剂:疗效与α-受体阻滞剂相当,但不会引起直立性低血压。单用α-受体阻滞剂血压控制不满意或者患者不耐受时,可联合应用或者替代α-受体阻滞剂。

3. β-受体阻滞剂:对于儿茶酚胺或者α-受体阻滞剂介导的心动过速或室上性心律失常可加用β-受体阻滞剂,使心率<90次/分。但必须在应用α-受体阻滞剂2～3日后使用,因单用β-受体阻滞剂可阻断肾上腺素兴奋β_2受体扩张血管的作用而诱发高血压危象等,故最好选择选择性β_1-受体阻滞剂。

（二）手术治疗

手术切除是嗜铬细胞瘤最有效的治疗方法。但术前应做好充分准备,术中有效控制血压。

1. 术前准备:推荐至少10～14天,术前准备目标:①控制血压达正常范围;②心率不超过90次/分;③血细胞比容在0.45左右;④充分扩容。

2. 手术方式:嗜铬细胞瘤首选腹腔镜手术,尤其是肿瘤小于6cm时,与开放手术相比,腔镜手术术中儿茶酚胺释放少、血压波动幅度小、创伤小、术后恢复快。与经腹途径相比,经腹膜后途径术后恢复更快。应尽可能保留肾上腺,特别是双侧、家族性或具有遗传背景者。巨大嗜铬细胞瘤、恶性、副神经节瘤及多发需探查者可考虑开放手术。对于恶性嗜铬细胞瘤/副神经节瘤首选手术,手术不能延长生存,但有助控制高血压等症状,如无法手术或多发转移,可应用放射性核素治疗。

3. 术后随访:因病理难于鉴定良、恶性,主要依据其临床是否出现转移,故应加强术后随访,术后2周复查血、尿生化指标,判断肿瘤是否残留、有无转移。散发病例单侧肾上腺切除者每年随访1次,至少连续10年。对于巨大肿瘤、副神经节瘤和遗传性嗜铬细胞瘤/副神经节瘤每年随访1～2次,终生随访。

【疗效标准及预后】

嗜铬细胞瘤的预后与年龄、良恶性、有无家族史及治疗早晚等有关,绝大多数患者可被成功地切除肿瘤而治愈,但若不及时诊断、治疗,最终多可致死。和遗传有关的常见于双侧性和肾上腺外的肿瘤,对预后带来不利影响。良性肿瘤经切除后,多数患者血压很快降至正常,但血浆和尿中儿茶酚胺及其代谢产物可能数天至1个月内仍较高。20%~30%的患者因持久高血压引起心血管并发症而不能完全恢复,但可用常规抗高血压药物控制。良性肿瘤5年生存率为96%以上,而恶性肿瘤仅为44%。

四、肾上腺皮质癌

肾上腺皮质癌(adrenal cortical carcinoma,ACC)是一种罕见疾病,年发病率(1~2)/100万人。发病年龄呈小于5岁和50岁左右两个高峰。癌变可以发生在肾上腺三层皮质中的任何一层,引起相应的类固醇增高,如雄激素、雌激素、糖皮质激素或盐皮质激素的增高,从而引起相应的临床综合征。也有许多肾上腺皮质癌表现为无功能的疾病变化,故其表现的症状显然只与原发肿块或其转移病灶有关。

【病因】

绝大多数肾上腺皮质癌为散发性,病因不明,极少数与家族性遗传相关,因染色体17p13的TP53或11P15的IGF-2、H19、P57基因突变引起。亦有报道称单侧或先天性肾上腺皮质增生可发生恶变。

【病理】

肾上腺皮质癌有功能性和非功能性之分,以功能性者多见,占50%~90%。瘤体一般较大,直径常为7~20cm,有的更大。表面不规则或呈结节状,包膜常与邻近器官粘连。切面呈黄色,质软脆,常见出血、坏死及囊性变。镜下瘤细胞多有恶性特征,也有的分化较好,与腺瘤不易区别。

皮质癌生长迅速,可直接播散,易侵入肾上腺静脉、下腔静脉及淋巴管,故转移至局部及主动脉旁淋巴结常见。远距离血路播散可至肺及其他脏器,骨转移不常见。

【诊断】

(一) 临床表现

临床症状缺乏特异性。肾上腺皮质的恶性肿块一般较大,直径多在7cm以上。对于体检触及较大肿块且同时伴有类固醇激素增高的表现,如出现库欣综合征、肾上腺生殖异常症、女性男性化、性早熟、男性女性化、电解质异常、高血压等,应怀疑肾上腺皮质癌的可能。非功能性肾上腺皮质癌起病隐匿,主要表现为腹部肿块、腹部胀痛、恶心、低热、消瘦等。

(二) 实验室检查

尿17羟类固醇和17酮类固醇水平增高,地塞米松抑制试验常呈阴性。

(三) 特殊检查

1. CT平扫加增强:首选检查。

2. MRI:用于造影剂过敏或妊娠者,诊断肾上腺皮质癌和伴发的腔静脉癌栓有较理想的效果。

3. 动脉造影和静脉造影:是鉴别肾上腺肿块的重要方法,对摘除肿瘤的手术路径选择有一定的帮助。

(四) 鉴别诊断

肾上腺皮质癌需与下列肾上腺疾病相鉴别:

1. 神经节病。

2. 神经母细胞瘤。

3. 嗜铬细胞瘤(良性和恶性)。

4. 肾上腺囊肿。

5. 肾上腺出血。

6. 肾上腺皮质瘤。

7. 髓性脂肪瘤。

8. 转移瘤。

【治疗】

（一）手术治疗

对于肾上腺皮质癌，一经诊断即应考虑手术治疗，即使有浸润或转移的癌也不应轻易放弃手术切除机会。手术包括彻底切除和姑息切除，彻底切除应包括其周围脂肪组织、可疑肿瘤受侵区及淋巴结、受累器官。肾静脉或下腔静脉瘤栓不是根治切除的禁忌。少数情况下可能只需行肾上腺肿块切除，但多数情况肾上腺皮质癌较大，推荐开放手术，腹腔镜手术可根据患者病情选择，但术后复发率高(40%)。

（二）放疗

当病变切除不彻底时，放疗有时可产生一定的疗效。

（三）药物治疗

1. 米托坦(mitotane)：该药能使原发瘤及转移瘤的瘤体缩小，适用于晚期肿瘤或术后残留者，开始剂量为2g/d，逐渐增加至每日4～6g，最大剂量可加至8～10g。

2. 氨鲁米特(aminoglutethimide)：该药可抑制皮质激素的合成，主要用于皮质癌伴有肾上腺皮质功能亢进的病人。每日剂量为0.75～2g。

3. 美替拉酮(metyrapone)：能抑制肾上腺皮质激素的合成。剂量为250～500mg/6h。

【预后】

诊断时已有远处转移者，大部分生存时间不超过1年。手术切除的Ⅰ～Ⅲ期患者5年生存率约为30%。较小的年龄、出现症状半年内确诊、肿瘤质量小于100g是对预后有利的因素。

五、神经母细胞瘤

神经母细胞瘤(neuroblastoma)是起源于肾上腺髓质和交感神经节神经嵴细胞的恶性肿瘤，是儿童最常见的颅外实体瘤，约占儿童恶性肿瘤的1/10，新生儿恶性肿瘤的1/5～1/2。神经母细胞瘤发病率为1/10 000，可发生于肾上腺、盆腔和交感神经链的任何部位,其中75%发生于腹膜后,50%在肾上腺,25%在交感神经节。89%以上患者发病年龄在5岁之内,平均诊断年龄为19个月。

【病因】

病因不清,与遗传和环境因素相关。患者有大量染色体异常,包括染色体缺失、移位等,其中超过25%的患者存在1号染色体短臂缺失。家族性神经母细胞瘤呈常染色体显性遗传,目前发现致病基因可能位于染色体16p12—13部位。

【病理】

肿瘤常为多发,表面不光滑,多叶,有包膜,实质性,软硬中等。切面为灰黄色或淡红色,常有出血坏死,早期可侵入周围组织,边界不清。镜下可见神经母细胞瘤细胞密集如同淋巴样组织,未分化的原始神经母细胞巢,肿瘤细胞胞质少,核大深染,细胞排成玫瑰状,中间有条状浅着色的神经原纤维。按肿瘤侵犯程度,可分为Ⅰ、Ⅱ、Ⅲ、Ⅳ期。

【诊断】

(一)临床表现

神经母细胞瘤临床表现变化多样,主要取决于肿瘤位置和是否出现转移。患儿可表现为如贫血、发热、易激惹等,但往往缺乏特异性。大多数患儿有腹痛或可触及的深而固定的腹部包块,但是70%的患者诊断时已存在转移,故表现出转移症状,如骨或关节疼痛、眼眶瘀斑、咳嗽或呼吸困难。还有的患者存在副瘤综合征,如因儿茶酚胺释放过多引起的阵发性高血压、头痛等类似嗜铬细胞瘤的症状。

(二)实验室检查

90%~95%的患者尿内儿茶酚胺代谢产物VMA(3-甲氧基4-羟基扁桃酸)或HVA(同香草酸)增高,可进行24小时尿和单次尿HVA、VMA、肌酐测定。亦可作为肿瘤复发的检测指标。

(三)特殊检查

1. X线检查:骨骼片可见溶骨性变化;静脉尿路造影可见肾受压向外下或外上移位,病变区有分散钙化点。

2. 超声:鉴别囊性抑或实质性肿瘤。

3. CT 或 MRI:对显示原发与复发肿瘤敏感,亦可估计不能切除的肿瘤经化疗或放疗后的疗效。MRI 可用于评估椎管内肿瘤以及肿瘤与大血管的关系。

4. 放射性核素骨扫描:证实有无骨转移。

5. 骨髓活检:疑患神经母细胞瘤的小儿术前骨髓抽吸或活检进行骨髓检查,可了解肿瘤是否侵犯髓腔。

(四) 鉴别诊断

术前 CT 发现瘤内钙化和(或)血管包埋征有助于与 Wilms 瘤相鉴别。

【治疗】

(一) 手术治疗

手术的目的是为了明确诊断、对肿瘤进行分期、切除局限肿瘤并提供用于生物学检查的组织。Ⅰ、Ⅱ和Ⅳ-S 期肿瘤予以手术切除,但不应为了根治性手术而切除正常器官如肾脏。Ⅲ、Ⅳ期肿瘤较安全的治疗是首次化疗后进行手术切除。

(二) 化疗与放疗

肿瘤转移扩散无法手术和肿瘤术后残余可应用放疗和化疗。

(三) 生物治疗

研究发现,13-顺式维 A 酸用于细胞毒治疗的进展期患儿可显著降低复发率,用于移植或化疗后的患儿可提高 5 年总生存期。

【预后】

年龄、疾病分期、肿瘤发生部位、分化程度和生物学变异决定预后。0 ~ 11 个月生存率 74% ,12 ~ 23 个月为 26% ,2 岁以上才确诊者生存率仅为 12% 。肿瘤能够完全切除的Ⅰ期患者生存率几乎 100% ;Ⅱ期患者即使肿瘤为完全切除,生存率也很高;Ⅳ-S 期指原发肿瘤小但是伴有肝脏、皮肤和骨髓转移,但是影像学无骨转移证据的患者,术后生存率可达到 80% ~ 88% 。颈部、纵隔、盆腔肿瘤较之发生于腹部者预后要好,后腹膜肿瘤常直接扩散,不能彻底切除。此外,诊断时 N-myc 基因扩增与肿瘤快速进展相关,是一项重要的独立不良预后指标。

六、肾上腺囊肿

肾上腺囊肿少见,在临床上常常是隐匿的,绝大多数是做其他器官 B 超或 CT 等检查时偶然发现,占偶然发现的肾上腺病变的 1%~5%。此病可发生于任何年龄,以 30~50 岁多见。女性多于男性,为 3∶1。囊肿多为单发,左侧较右侧多见。肾上腺囊肿可与多囊肾、Klipple-Trenaunay-Weber 综合征和 Beckwith-Wiedemann 综合征相关。

【病因】

单纯性肾上腺囊肿(真性囊肿)少见,为微小囊肿或腺泡逐渐发展而成。发育异常的血管内皮或淋巴管内皮细胞可形成内皮性囊肿。胚胎发育异常也可引起胚胎性囊肿。包虫病流行地区,包虫感染是引起肾上腺寄生虫性囊肿的主要原因。另外,肾上腺实质性肿块(肿瘤、梗死灶等)的坏死、机化也是肾上腺囊性变的重要原因。在小儿,感染、难产、新生儿呼吸窘迫以及凝血功能障碍,可引起肾上腺出血,而手术创伤、血管栓塞是成人肾上腺出血的主要原因,血肿机化后形成囊肿。

【病理】

肾上腺囊肿在病理上一般分为四类:①内皮性囊肿:最常见,包括肾上腺淋巴囊肿、囊状淋巴管瘤和囊状血管瘤。②假性囊肿:也较常见,多数来源于肾上腺内血肿机化和肾上腺良恶性肿瘤的内部坏死。囊壁由纤维结缔组织构成,缺乏内皮或上皮细胞。③上皮性囊肿:囊肿内壁衬以腺上皮细胞,包括胚胎性囊肿、肾上腺囊腺瘤、真性腺上皮囊肿。④寄生虫性囊肿:以包虫囊肿为多见。

囊肿多为单侧,单房,少数为双侧,双房或多房。大小从几毫米到数十厘米,假性囊肿可发展很大,囊液最多者可达 11L。

囊液为草黄色,黏稠,混浊,多因其中含有胆固醇结晶及蛋白碎片所致,并非感染。肾上腺囊肿绝大多数为良性,但有研究报道在手术切除者中恶性囊肿比例为7%。

【诊断】

(一)临床表现

肾上腺囊肿的临床症状取决于囊肿的大小。小的囊肿可无任何症状和体征。较大的肾上腺囊肿,压迫周围器官或引起移位,从而出现上腹部、侧腹部不确定的疼痛、恶心、呕吐、上腹闷胀及上腹部可触及的表面光滑的圆形肿块。

(二)常用检查

1. B超:可以较好地判定肿块的大小和是否为囊性。

2. CT检查:一般认为,CT较B超能更好地判断囊肿的器官来源及与周围器官的关系,是确诊肾上腺囊肿最有效的方法。

3. 静脉肾盂造影(IVP):IVP主要用来鉴别囊肿的器官来源。尤其是较大的右侧肾上腺囊肿,B超、CT不能排除肾囊肿时,IVP可准确地判别是否为肾囊肿,同时也可了解肾脏功能。

4. 囊肿穿刺细胞学检查及穿刺造影:这一方法具有诊断和治疗作用。

5. 腹部X线拍片(KUB):KUB可显示肾脏上方肾上腺区的阴影,约半数可见到囊壁有弧形钙化灶,为肾上腺囊肿的特征。

6. 动脉造影检查

(三)鉴别诊断

1. 囊肿良、恶性的鉴别:KUB片显示肾上腺软组织肿块上出现斑点状钙化。动脉造影有新生血管,囊壁较厚、不规则,囊壁或囊内出现混合回声,血沉增高,穿刺细胞学检查找到恶性肿瘤细胞等,都应怀疑为恶性肿瘤。

2. 肾上腺神经母细胞瘤与出血性囊肿:肾上腺神经母细胞瘤是婴儿最常见的恶性肿瘤,其内出血或坏死可发生囊肿,B超检查的影像与肾上腺新鲜出血性囊块相似,但血肿在连续超声检测中会出现体积缩小,囊性变,而囊性神经母细胞瘤则体积不会缩小。这一特征具有重要的鉴别意义。另外,尿儿茶酚胺代谢产物 VMA、HVA 水平也是重要因素。

3. 腹膜后囊性肿块:种类很多,如肾、肠道的囊性肿块、肾积水、重复胃肠道、重复输尿管、肾囊性畸胎瘤、胆总管囊肿等,都应与肾上腺囊肿相鉴别。

【治疗】

(一) 保守治疗

对于体积小、均一水样密度、意外发现的无症状薄壁肾上腺囊肿,可用 B 超或 CT 定期监测其变化。囊肿较稳定,不增大,可以不予处理。较大的(直径>3cm)或在随访中发现增大的单纯性囊肿,可在 B 超或 CT 引导下行经皮囊肿穿刺抽液。

(二) 手术治疗

密度不均一、厚壁的大囊肿,假性囊肿保守治疗失败以及寄生虫性囊肿,功能性囊肿及肿瘤源性囊肿应手术切除。手术常经腹或腰部切口,偶尔也可经胸腹联合切口,有条件的可选择腹腔镜肾上腺囊肿摘除术。

【预后】

绝大多数肾上腺囊肿预后很好,部分新生儿肾上腺囊肿可自行消退。肿瘤源性囊肿的预后取决于肿瘤本身的生物学特性及诊断、治疗是否及时。一般新生儿或产前确诊又及时手术切除的肿瘤源性囊肿预后较好。

七、肾上腺髓性脂肪瘤

肾上腺髓性脂肪瘤(adrenal myelolipoma)是一种发生于肾上腺的无功能良性肿瘤,临床上少见,基于尸检结果,估计发病率不到 0.1%。随着现代影像技术的发展及例行保健体检的逐步普及,生前本病检出率越来越高。发病年龄多在 40~60 岁,男女间和左右两侧无明显差异。肿瘤大部分为单侧,双侧罕见。

肾上腺髓性脂肪瘤在临床上的重要意义有:①肿瘤生长较大时可推移挤压邻近组织器官,产生压迫症状,需手术治疗。②体检发现小的“肾上腺偶发瘤”时,如能明确为肾上腺髓性脂肪瘤,则可随访观察,避免不必要的根治性手术、放疗或化疗。

【病因及病理】

肾上腺髓性脂肪瘤的发病原因和发病机制至今仍未明确。关于其病因,可归结为三种假设:

1. 分化成熟的肾上腺上皮细胞的变形。
2. 皮质间质细胞的化生。
3. 胚胎发育时分化成熟造血组织形成的迷走瘤。

在病理上,肾上腺髓性脂肪瘤绝大多数发生于肾上腺髓质,有报道约15%发生于肾上腺之外的组织。肿瘤大者直径可大于20cm,小者仅表现为镜下小病灶。组织学上主要由脂肪组织和骨髓造血细胞构成。一种外观为橘黄色,其主要由脂肪组织构成,伴有少量灶性分布的造血组织,大多数为红细胞;另一种为棕黄色,主要为丰富的骨髓造血组织分布在脂肪组织中。肿瘤周围有少量的肾上腺皮质。瘤体内可有出血、坏死,偶尔还有脂肪液化、囊性变和钙化。

【诊断】

(一)临床表现

肾上腺髓性脂肪瘤在早期阶段绝大多数无症状,往往是在做例行体检或因为其他的疾病检查时被偶然发现。有症状者多为巨大肿瘤,主要表现为腹部不适、腹痛、腰背疼痛、肿块或症状不典型。据认为,其发病可能与肥胖、高血压及其他一些慢性病有关。极少数病例可由于肿瘤破裂出血至腹膜后产生休克,或表现为急腹症。

(二)检查

CT或MRI:大多数病例多可通过CT精确诊断,肾上腺病变区域出现巨大脂肪影是肾上腺髓性脂肪瘤的特点。边界清晰、比例不一的成熟脂肪组织密度与较高的髓样密度相间,超过25%的患者存在钙化,很大比例患者存在出血区域。MRI可清晰显示脂肪成分。

（三）鉴别诊断

当肾上腺髓性脂肪瘤内有大量骨髓组织、出血、钙化或肿瘤较大，与肾脏相连时，与其他肿瘤难以鉴别，如肾血管平滑肌脂肪瘤和腹膜后脂肪肉瘤等。此时需要联合上述多种检查，尤其是B超、CT、MRI，可以了解肿瘤的边界，肿瘤的密度及与周围脏器的关系。对于可疑病例，有时需采用细针穿刺活检或手术探查。

【治疗】

肾上腺髓性脂肪瘤为一良性肿瘤，绝大多数无任何症状，属偶然检查发现，因此，对其治疗仍有不同看法，目前得到认可的治疗原则是：

1. 对偶然发现的无临床症状的小肿瘤，可以暂时观察，定期复查。

2. 对于已有临床症状或肿瘤较大者，应行手术切除肿瘤。

3. 肾上腺髓性脂肪瘤的手术治疗仅限于肿瘤的单纯切除，无需行根治性切除和淋巴结清扫术，更无需切除邻近肾脏。

【预后】

本病系良性肿瘤，无癌变报道。自然病程发展缓慢，甚至有的肿瘤可自行减小，一般预后良好。肿瘤长大后挤压邻近器官，可产生相应的临床症状。少数病例因肿瘤巨大，发生突然的破裂大出血，以致危及患者生命。

八、艾迪生病

艾迪生(addison)病是指各种原因引起肾上腺皮质激素分泌不足所致，表现为恶心、衰弱无力、色素沉着、贫血、低血压、神经系统障碍以及由于失钠、失水等产生的代谢紊乱。发病率为(39～60)/100万人。此病多见于成年人，以中青年发病为主。

【病因及病理】

根据其病因，Addison病分为以下两类。

（一）原发性 Addison 病

原发性 Addison 病较少见，由于下列原因破坏双侧肾上腺的 90% 以上，肾上腺皮质失去其代偿能力。

1. 感染性肾上腺炎：在发展中国家，最常见的为结核分枝杆菌感染。

2. 自身免疫性肾上腺炎：该病可单发，亦可为自身免疫性多内分泌腺综合征的表现之一。是西方国家原发性 Addison 病最常见的病因。自身免疫反应使两侧肾上腺皮质受损，纤维化。病变主要存在于皮质，髓质较少侵犯，切片可见淋巴细胞、浆细胞与单核细胞浸润。

3. 其他病因：恶性肿瘤转移、白血病浸润、双侧肾上腺梗阻出血、双侧肾上腺切除、放疗、使用肾上腺酶系抑制药等。

（二）继发性 Addison 病

因垂体或者下丘脑病变引起。肿瘤、放射、自身免疫病以及垂体卒中（希恩综合征）引起垂体前叶受损致 ATCH 下降到一定程度而导致本病。极少是遗传性垂体分泌 ATCH 不足。因下丘脑病变引起者极罕见。另外，使用氨鲁米特、密妥坦等治疗药物也可引起本病。

【诊断】

（一）临床表现

原发性 Addison 病表现为醛固酮和皮质醇分泌不足的全身各系统的症状、体征。对于有乏力、食欲减退、恶心、呕吐、体重减轻、血压降低、心界缩小、心音低钝，尤其是伴皮肤黏膜色素沉着者，需考虑本病的可能。在感染、创伤、劳累、脱水等应激情况下可发生肾上腺危象。继发性 Addison 病患者不存在盐皮质激素缺乏，故主要表现为糖皮质激素缺乏为主的症状、体征。

（二）实验室检查

1. 电解质测定：多数病人存在电解质紊乱，低血氯、高血钾、低血糖等，血钠/钾比值小于 30∶1。

2. 24 小时尿 17-酮类固醇及 17-羟类固醇：低于 5mg，则本病诊断可成立；5 ~ 10mg 为可疑。一般而言，17-羟类固醇较17-酮类固醇诊断价值高。

3. 血尿皮质醇测定:24小时尿皮质醇低于28nmol有诊断意义;血皮质醇浓度正常值上午8时为(442±276)nmol/L,下午3时为(221±166)nmol/L,低于此值亦有诊断意义。

4. 血浆基础ATCH测定:原发性肾上腺皮质功能减退者明显增高,超过250pg/ml,常介于400~2000pg/ml(正常人低于80pg/ml),而继发性肾上腺皮质功能减退者,在血浆皮质醇降低的条件下,ATCH浓度也甚低。

5. 自身抗体测定:大部分自身免疫性肾上腺炎引起的Addison病患者血浆中可检测到抗-21羟化酶抗体。

6. 功能测定

(1) ATCH刺激试验:最具诊断价值,并可鉴别原发性及继发性病变。

(2) 单纯水及皮质水试验。

(三) 特殊检查

病因诊断可依赖B超、CT、MRI等影像学手段在肾上腺区、肾、肺等处发现结核或钙化进行推论。

(四) 鉴别诊断

本病要与神经官能症、甲状腺功能亢进、生理性色素沉着、慢性肝病及Nelson综合征相鉴别。

【治疗】

原则上应预防危象发生,纠正代谢紊乱,进行激素替代及病因治疗。

(一) 一般治疗

避免过度劳累,防止感染、温度剧变等外界刺激。饮食上应吃含糖、蛋白质及维生素丰富的食物,食盐的摄入量应充分。

(二) 病因治疗

有活动性结核者应积极给予系统的抗结核治疗,如系自身免疫者,应检查是否有其他腺体功能减退,如存在,需做相应治疗。

(三) 替代治疗

一般以糖皮质激素为主,长期应用。常用药物有皮质醇,每日口服6.25~25mg,一般不超过37.5mg。早晨应用每日总剂量的1/2或2/3,剩余剂量分1~2次于日间服用,以模拟体内激素周期释放。有头晕、乏力、血压偏低者,需加服盐皮质激素。虽尚存争议,但目前仍主张对存在手术等应激情况的患者,提前加大药量。

(四) 抢救危象

此危象危及生命,应积极抢救。主要为静脉输注糖皮质激素,补充盐水、葡萄糖及治疗存在的某种应激。

(五) 外科治疗

肾上腺移植。

【预后】

使用皮质激素及抗结核药后,病人寿命明显延长,部分病人可用很小维持量治疗即可。关键是早期诊断,防止合并症,积极采取相应的治疗措施。

(叶章群　王少刚)

第二十二章　急性肾功能衰竭

肾排泄功能在数小时至数周内迅速减退，血尿素氮以及血肌酐持续升高，肌酐清除率下降低于正常的一半时，引起水、电解质失调以及氮质血症，称为急性肾功能衰竭(ARF)。尿量突然减少是 ARF 出现的一个信号。成人 24 小时尿总量少于 400ml，称为少尿。成人 24 小时尿总量少于 100ml，称为无尿(尿闭)。在某些病例，24 小时尿总量超过 800ml，而血尿素氮、肌酐呈进行性升高，称为非少尿型 ARF。ARF 的病理改变是肾小管急性坏死。

【病因】

(一) 肾前性

常见的病因有大出血、休克、脱水等。

(二) 肾后性

常见的病因有双侧输尿管结石、孤独肾输尿管结石、双侧输尿管损伤、晚期盆腔肿瘤压迫双侧输尿管等，解除梗阻后肾功能可恢复。临床上，双侧输尿管结石、双侧输尿管损伤是形成无尿的主要原因。

(三) 肾性

1. 肾缺血的病症：大出血所致的出血性休克、感染性休克、血清过敏反应等。

2. 肾中毒的物质

(1) 药品：氨基苷类抗菌药物，庆大霉素、卡那霉素等。此外，X 线造影剂过敏反应、磺胺等。

(2) 化学物质：四氯化碳、砷。

(3) 某些重金属盐类：铋、汞、铅等。

(4) 生物性霉素：蛇毒和蕈素等。

3. 肾缺血和肾中毒：广泛烧伤、挤压综合征、感染性休克、误输异型血所致的溶血反应等，既有肾缺血的因素，同时也常常伴有毒性代谢产物损害肾小管的因素。

临床所见，约 60% 的 ARF 患者的发病与创伤和外科手术有关，40% 由内科疾病引起，1%～2% 发生于产妇。

【发病机制】

（一）少尿或无尿期

1. 肾小球滤过率降低：肾缺血后肾小球毛细血管内皮渗透性能力减退，因此，当收缩压下降到 8kPa(60mmHg) 以下，肾小球滤过基本停止，在血压恢复正常后仍然无尿。同时，体液中的代谢介质如儿茶酚胺、5-羧色胺、血管紧张素等，使肾血管反应性收缩，导致入球小动脉痉挛，造成肾小球滤过率降低。

肾缺血或肾中毒导致肾小管损害，管袢和远曲小管因缺氧，对钠的重吸收减少，致密斑附近的远曲小管内钠浓度增高而产生钠潴留，刺激肾小球旁结构释放肾素，血管紧张素浓度增高，通过血管紧张素系统的作用，使入球小动脉痉挛。

2. 肾再灌注后氧自由基引起的肾损害：肾缺血再灌注后，可以产生大量超氧阴离子。肾缺血时，催化还原酶Ⅱ与再灌注后的氧反应而产生的超氧阴离子再转化为氧自由基，如过氧化氢(H_2O_2)、氢氧根离子(OH^-)，使肾小管上皮细胞内膜发生脂质过氧化，导致细胞功能障碍，甚至细胞死亡。肾再灌注后氧自由基引起的肾损害多见于缺血性以及肾毒性 ARF。

3. 肾细胞损伤后代谢障碍性钙内流：肾缺血后细胞缺氧，导致细胞膜的供能障碍，转运功能紊乱，引起细胞内钙离子不断增加，钙离子大量蓄积，其结果导致细胞死亡。

4. 肾小管机械性梗阻：误输异型血溶血后产生的血红蛋白，挤压伤后产生的肌红蛋白，形成色素管型，并可引起弥散性血管内凝血(DIC)，纤维蛋白溶解，导致肾小管堵塞。

（二）多尿期

如果能渡过少尿或多尿阶段，病因去除后，损害的肾小管上皮细胞可以修复和再生。尿量可以逐渐恢复，24 小时尿总量可超过 1000ml；尿量多者，每 24 小时尿总量可达 3000～4000ml 或更多，说明患者已进入 ARF 的多尿阶段。

在多尿期应注意纠正水、电解质平衡紊乱，否则又会发生水和电解质失调，引起缺水、低钠、低钾、低镁和低钙血症。

【临床表现】

（一）少尿或无尿期

1. 水、电解质和酸碱平衡失调

（1）水中毒：少尿或无尿期，如果不严格限制水、钠的摄入，再加上体内本身能量代谢产物产生的内生水，一般每24小时为300ml。在上述情况下，可能超过450～500ml，致使体内水分大量蓄积，从而导致水中毒，引起脑水肿、肺水肿、心力衰竭，出现与此相关的临床表现。

（2）高钾血症：正常情况下，90%的K^+是经肾脏从尿液中排泄。少尿或无尿后，K^+的排泄受阻，血钾可迅速高达危险水平。高钾血症是少尿或无尿期主要的电解质紊乱，是危险性较大的生化改变，可在起病后1～2天内出现，是ARF少尿期、无尿期早期的主要死亡原因。

高钾血症的临床症状有时不明显，定时测定血钾以及做心电图检查。如果不及时纠正高钾血症，可出现心律失常甚至心搏骤停而突然死亡。因此，必须提高警惕。一般，当血钾升高至6～6.5mmol/L，即可出现心跳缓慢，如果不做紧急处理，则有心跳骤停的可能。

（3）高镁血症：ARF时，血钾与血镁呈平行改变。因此，高钾血症必然伴有高镁血症。当血镁升高至3mmol/L，心电图表现为QT间期延长；临床表现为神经症状，如肌张力减弱、昏迷等。

（4）高磷血症、低钙血症：代谢过程中产生的磷，因ARF使原来60%～80%自尿液排出的磷，在体内蓄积、增高，而使大量磷向肠道排泄。若与钙结合成不溶解的磷酸钙，将影响钙的吸收，从而出现低钙血症。血钙过低可产生低钙性肌抽搐，可加重高血钾对心肌的毒性作用。

（5）低钠血症和低氯血症：低钠血症常常伴有低氯血症。

（6）代谢性酸中毒：临床出现代谢性酸中毒的症状，严重者血压下降、心律失常甚至心搏骤停。

2. 代谢产物积聚：蛋白质的代谢产物不能经肾脏排泄，含氮物质积聚在血中，称为氮质血症。在氮质血症发展的同时，血内酚、胍等毒性物质亦增加，形成尿毒症。临床上出现恶心、呕吐、头痛、烦躁、倦怠无力，严重者可出现意识模糊甚至昏迷等尿毒症的症状。

3. 出血倾向：常常表现为皮下、口腔黏膜、齿龈以及消化道出血，可同时伴有 DIC 的病理改变。出血的结果，尤其是消化道出血，可使血钾和非蛋白氮进一步升高。

（二）多尿期

每日尿量可超过 1000ml 或每日尿量增加速度为原尿量的 50%～100%，尿量多者，每 24 小时尿总量可达 3000～4000ml 或更多，说明患者已进入 ARF 的多尿期阶段。多尿期历时约数日至 2 周。

一般，多尿期分为两个阶段，早期多尿阶段和后期多尿阶段：①早期多尿阶段在多尿期开始的 1 周内，仍属少尿期的继续，尿毒症的症状并未改善，甚至有进一步恶化的可能，此为早期多尿阶段；②当血尿素氮开始下降时，病情好转，表明进入后期多尿阶段。

需要强调的是，多尿期阶段，由于肾功能未完全恢复，仍有一定的危险性，不能掉以轻心。不能忽视的问题，概括起来有两点：①患者仍然处于氮质血症以及水、电解质紊乱状态；②患者全身虚弱，容易并发感染。

临床所见，大约 25% 的病例死亡于多尿期处理不当。

多尿期后，一般患者需要数月才能够恢复正常。

【诊断】

（一）病史和体格检查

1. 有无各种引起急性肾小管坏死的原因，例如严重烧伤、创伤性休克、感染性休克、误输异型血等。

2. 有无肾前性因素，例如体液或血容量降低、充血性心力衰竭、严重肝病等。

3. 有无肾后性因素，例如盆腔内肿块、盆腔手术史、有无排石史。

（二）尿液检查

1. 尿量：留置导尿管，严格地准确记录24小时尿量或每小时尿量，记录24小时出入水量。

2. 尿呈酸性，尿比重稳定在1.010～1.014。

（三）肾功能指标

1. 尿液中尿素值下降：常常少于180mmol/24h。

2. 尿钠升高：ARF，尿钠升高，尿钠的含量在175～350mmol/24h。

3. 尿渗透压：ARF，尿渗透压常<400mmol/L，肾前性ARF或肾小球肾炎，常>500mmol/L。

4. 血尿素氮、肌酐升高

（1）血尿素氮每日升高3.8～9.4mmol/L，表明有进行性ARF或高分解现象。

（2）进一步测定血肌酐、尿肌酐比率（Pcr/Ucr），ARF<20。

（3）肾衰指数（RFI）：ARF时，RFI>1；肾前性因素<1。

（四）电解质检测

测定血清钾、钠、氯、钙等电解质的水平，分析电解质失调的情况，并测定二氧化碳结合力或pH。

（五）其他检查

1. 鉴别肾后性肾功能衰竭的存在，可用B超探测有无肾积水；KUB、逆行性尿路造影，可了解肾影是否增大，有无钙化影、结石阴影以及有无梗阻性病变。

2. 必要时做肾穿刺活组织检查，有利于了解肾脏病变的性质和严重程度，并可与其他病理变化引起的ARF进行鉴别。

3. 补液试验：有助于对ARF少尿期与血容量不足引起的少尿进行鉴别，有心、肺功能不全者不宜进行补液试验。应用5%葡萄糖盐水250～500ml，根据患者的全身情况，于30～60分钟内静脉滴入，然后观察患者的尿量以及实验室各项检查。

【预防】

（一）预防肾缺血

1. 任何严重创伤、休克、输血反应、大出血的患者都应警惕

ARF 的发生。

2. 有肾缺血因素，例如缺水、低血压、创伤的患者，有少尿的表现时，不应限制补液。可先做补液试验，在有条件的医院，必要时测定中心静脉压以估计血容量，作为制定输液量和速度的依据。

因此，对有肾前性因素，有少尿表现时，应及时纠正血容量的不足，防止肾脏由功能性损害转变为器质性损害。例如，输血防止出血性休克，补液纠正严重脱水，有效的抗生素控制感染等。一定要根据不同的因素所致的不同病理生理变化，采取不同的措施，这是预防 ARF 的首要任务。

（二）创伤或大手术前充分纠正水、电解质失调

术前扩充血容量，一般于术前 2～3 天每日补充氯化钠 10g，尤其是嗜铬细胞瘤术前准备。术中及时补充失血。术后出现少尿的患者，静脉应用呋塞米（速尿）20～80mg，以保护肾功能。

（三）误输异型血后的措施

1. 纠正低血压。

2. 保持肾小管通畅，静脉应用 20% 甘露醇 100ml。

3. 碱化尿液，防止血红蛋白在肾小管内形成管型，静脉应用 5% 碳酸氢钠。

（四）休克所致的 ARF

1. 不宜应用收缩肾血管的升压药，如去甲肾上腺素等。

2. 应使用扩张血管的升压药，如多巴胺。

3. 出现弥散性血管内凝血，应及时应用肝素治疗。

【治疗】

（一）少尿、无尿期的治疗

1. 控制入水量

(1) 严格记录 24 小时出入水量。

(2) 每日测定血电解质。

(3) 计算补液量，原则是“量出为入，宁少勿多”。补液过多，可引起肺水肿、脑水肿。当日的补液量按照出入平衡的原

则计算：每日补液=显性失水+非显性失水-内生水。

2. 营养：低蛋白、高热量、高维生素饮食或液体补充，每日热量至少 1200～1500kcal。

3. 应用蛋白合成激素：目的在于减少蛋白分解，应用苯丙酸诺龙或丙酸睾酮 25mg，每日肌内注射。

4. 抗感染：ARF 患者除了原有的感染灶外，有可能并发肺部感染以及尿路感染。ARF 时，抗生素的半衰期延长数倍至 10 多倍，容易对肾脏产生毒性反应。因此，应合理使用抗生素，选择高效或对肾脏损害较小的抗生素，如青霉素、氨苄西林、头孢呋辛等，其用量为常用量的 1/2～1/3，避免应用含钾制剂。

5. 电解质失调的处理

（1）高钾血症：①体表有创面者，应彻底清创，减少创面坏死组织和感染所造成的高血钾；②禁止摄入含钾食物，禁用含钾类药物，不输库血；③对高钾血症患者，应密切观察血钾上升的情况。如果血钾超过 5.5mmol/L，应迅速纠正。

处理高钾血症的措施包括：①给予 5% 碳酸氢钠 100～200ml/次，纠正酸中毒，静脉注射或静脉滴注，用阳离子钠拮抗阳离子钾；②应用葡萄糖和胰岛素，使 K^+ 进入细胞内而降低血钾：20% 葡萄糖 200ml+胰岛素（3～5g ∶ 1U），缓慢静脉滴注；③应用葡萄糖酸钙：2 0% 葡萄糖 40ml+10% 葡萄糖酸钙 20ml，缓慢静脉注射；④血液透析可快速降低血钾，是最有效的措施。

（2）低钠血症：给予 5% 碳酸氢钠。

（3）代谢性酸中毒：二氧化碳结合力降至 30% 容积时，按公式计算静脉给予 5% 碳酸氢钠。

（4）低钙血症：20% 葡萄糖 40ml+10% 葡萄糖酸钙 20ml，缓慢静脉注射，每日 2～3 次。

（二）多尿期的治疗

1. 纠正水、电解质紊乱：补液量相当于每天排出量的 1/3～1/2 为宜，切勿补液过多，以免影响积存体内的水分回收。补充电解质按照每天的电解质测定结果来确定补给量。一般每天补给氯化钠 5～10g，氯化钾 3～6g。

2. 控制感染。

3. 增进营养。

4. 预防合并症，例如防治肺部感染、尿路感染和消化道出血等。

5. 必要时继续做血液透析。

（曾　进）

第二十三章　女性泌尿系统疾病

一、女性尿道疾病

尿道口炎

女性尿道口炎较常见,常由外阴部细菌感染或阴道滴虫感染所引起,也可继发于尿路感染。反复发生可引起尿道外口狭窄。

【病因】

病原体大多为非特性感染性细菌,如大肠杆菌、葡萄球菌,此外,淋球菌、滴虫也可引起。

【发病机制】

女性由于解剖及生理特点,尿路感染发病率较高。继发于膀胱及上尿路感染者,多先并发尿道炎,随后出现尿道口炎。邻近器官组织炎症如妇科炎症可累及尿道外口而出现炎症。此外,尿道本身疾病如尿道肉阜、尿道黏膜脱垂,擦伤后亦可发生尿道口炎。

【诊断】

1. 临床表现

(1) 尿道口有烧灼样疼痛,活动及排尿时尤为明显。

(2) 急性期尿道口常有分泌物,呈浆液性或血性。淋病性尿道口炎则为脓性分泌物。

(3) 尿道口及其周围红肿、压痛、有脓性分泌物,严重时发生黏膜糜烂。慢性者有肉芽组织增生及纤维变性。

(4) 检查邻近组织器官有无炎症,以寻找诱发尿道口炎的病灶。

2. 实验室检查

(1) 中段尿培养及尿三杯试验可判断有无膀胱及上尿路感染。

(2) 对尿道口分泌物及阴道分泌物进行细菌培养及涂片染色检查,或分泌物滴虫检查,可确定病原体。

【治疗】

1. 药物治疗:症状明显或病原体确定者,选用有效的抗菌药物治疗。治疗诱发尿道口炎的病灶,如尿路感染及妇科炎症。常用的药物有诺氟沙星、SMZco. 、环丙沙星、替硝唑等。

2. 对症治疗:用金霉素、四环素或其他抗生素油膏涂敷于尿道口;用高锰酸钾液冲洗外阴及尿道外口。局部疼痛明显者可涂 1% 的地卡因软膏。

尿 道 炎

女性尿道炎较常见,可分为急性和慢性两种,常可引起上尿路感染。

【病因及病理】

引起女性尿道炎的病原体有肠道细菌(大肠杆菌、变形杆菌、粪链球菌等)、淋球菌、结核杆菌、阴道滴虫及支原体。它们通过上行性和下行性感染而致病。

急性尿道炎时尿道黏膜有明显充血、水肿,严重时黏膜可发生糜烂及溃疡,有大量分泌物。慢性尿道炎时尿道黏膜仅轻度充血、水肿,分泌物少,但黏膜可增生肥厚,可形成假性息肉,尿道周围腺体有慢性炎症,最后可致尿道口狭窄,尿道管腔缩窄。

【诊断】

1. 急性尿道炎

(1) 临床表现:①多数患者有淋病双球菌病史及感染诱因。②尿频、尿急和尿道疼痛,有初始脓尿及血尿。③压迫尿道有脓性分泌物流出。

(2) 实验室检查:①尿三杯试验:第一杯内有脓细胞及红细胞,第二、三杯基本正常。②尿道分泌物涂片革兰染色检查及细菌培养,可找到病原体。

2. 慢性尿道炎

(1) 临床表现:①有急性尿道炎的病史。②持续性或反复发作性尿频、尿急及排尿困难。③阴道指检,有后尿道增厚感和触痛。

(2) 实验室检查:①尿常规和中段尿培养大多正常。但慢性非特异性尿道炎,初始尿培养细菌量明显比中段尿培养多。②尿道分泌物及子宫颈分泌物涂片革兰染色,若发现革兰阴性双球菌,可确定为慢性淋病尿道炎。③滴虫性尿道炎尿中可找到滴虫。

(3) 特殊检查:尿道镜检查可见尿道黏膜充血、水肿,或有肉芽增生及纤维性变。膀胱镜检查可发现膀胱三角区呈炎症改变。

【治疗】

1. 急性尿道炎

(1) 药物治疗:尽早应用合适的抗生素或化学药物,它们的选用应根据致病病原体及其药敏程度而定。主要有头孢菌类、喹诺酮类及氨基糖苷类等,必要时可同时服用替硝唑。

(2) 对症治疗:用解痉药物可减轻疼痛,如口服普鲁苯辛,15mg,3 次/天。同时多饮水,增加尿量,以达到冲洗及引流的作用。

2. 慢性尿道炎

(1) 药物治疗:根据致病的病原体,选用合适的抗菌药物。

(2) 定期尿道扩张,每周 1 次,逐渐增大探条号。

(3) 热水坐浴,促进局部血液循环,有利于炎症的消散和吸收。

(4) 定期局部应用消毒剂。

尿道肉阜

尿道肉阜(caruncle of the urethra)又称尿道肉芽肿或血管

性息肉,是发生于女性尿道口部的良性红色脆性血管形肿物,是女性常见的尿道疾病,多发生于20～60岁。

【病因及发病机制】

目前认为疾病可能与下列因素有关:①雌激素严重降低。②外阴部慢性炎症或慢性刺激。③尿道梗阻或长期过度用力排尿致局部黏膜下静脉曲张。由于上述原因,引起尿道口周围上皮发生慢性增生变化,而形成尿道肉阜。

【病理】

尿道肉阜一般较小,多位于尿道口6点钟处,也可累及尿道四周呈环状,极少数发生于尿道内。尿道肉阜呈基底较宽、质软、表现光滑、色暗红的息肉样增生物。其组织成分为上皮、血管及炎性肉芽。

【诊断】

1. 临床表现

(1) 多见于20～60岁女性。

(2) 症状:少数病人可无自觉症状,大多数表现为尿道口疼痛和出血。尿道口出现烧灼样痛,排尿、活动、衣裤摩擦、性交时疼痛及出血加重。

(3) 体征:尿道口下部有脆性肿瘤样组织,鲜红色,一般0.5～1cm,有的呈环状环绕尿道口,可带蒂或呈基底较广的息肉样,有触痛,易出血。

2. 诊断要点:一般根据临床表现可明确诊断,但须经病理检查来确定。

3. 鉴别诊断:应与尿道癌、老年性阴道炎、尿道静脉栓等相鉴别。

【治疗】

1. 药物治疗:局部应用雌激素膏有较好的治疗效果,合并有老年性阴道炎的患者同时应用雌激素阴道栓。合并感染者可用1∶1000高锰酸钾液坐浴等,局部避免机械性刺激。

2. 手术治疗:适用于药物治疗效果不好的患者。小的或有蒂的用电凝、冷冻或激光切除。较大者或环状肉阜宜用手术将肿物及其基底部组织彻底切除，切下组织做病理学检查。

【疗效标准及预后】

手术切除后一般能痊愈，极少数病人可能复发。疗效标准：①治愈：肉阜消平，尿道口光滑，症状消失。②好转：肉阜缩小1/2以上，症状明显减轻。③无效：肉阜大小无变化，症状无改善。

尿道黏膜脱垂

尿道黏膜脱垂亦称尿道黏膜外翻，是指尿道黏膜及黏膜下组织脱出并外翻于尿道口之外，是较少见的女性尿道疾病。多发生5～13岁女性儿童及下运动神经元受损的瘫痪病人。

【病因及发病机制】

病因尚不确定。可能与先天性或后天损伤引起尿道周围支持组织缺陷，绝经期妇女雌激素不足，膀胱尿道压力不均衡及膀胱内压力过高等因素有关。腹内压增加，如咳嗽、便秘、大哭、癫痫发作及尿路感染等是其诱因。

【病因】

女性尿道短、管腔宽大，向下垂直，若周围组织缺陷，尿道各肌层间连接不良，在腹压增加时，膀胱压力亦增高，使远端尿道黏膜部分或环状翻出于尿道口外，形成尿道黏膜脱垂。脱垂的黏膜可发生充血、水肿，血管栓塞，甚至完全坏死，亦可继发感染，出现糜烂或溃疡。

【诊断】

1. 临床表现

(1) 可有尿频、尿急及排尿疼痛等尿路刺激症状。

(2) 尿道外口可见红色略紫的肿块，大小不等，表面湿润光滑，质软，一般无胀痛。若脱垂黏膜发生嵌顿时，肿块可呈暗红色或青紫色，甚至坏死或合并感染，发生糜烂及溃疡，触之易出血。

(3) 导尿管可从肿块中央插入尿道。

2. 鉴别诊断：本病应与输尿管囊肿及膀胱横纹肌肉瘤相

鉴别。

【诊疗】

1. 非手术治疗：有急性感染时，先应用抗菌药物，局部湿热敷及热水坐浴等。

2. 手术治疗：如脱垂的黏膜嵌顿于尿道口而不能回纳至正常解剖位置，或反复发生尿道黏膜脱垂，可采用环状切除术，此外，也可采用电灼或冷冻治疗。术后留置导尿管5～7天。

【预后】

尿道黏膜脱垂经过及时恰当的治疗，多可取得满意的疗效。手术复位容易复发。

女性尿道综合征

女性尿道综合征是指有下尿路刺激症状，而无明显膀胱、尿道器质性病变及菌尿的一组症候群的总称，并非一种疾病。本病任何年龄均可发生，发病率很高，多见于已婚中青年女性。

【病因及发病机制】

病因假说很多，尚有不少争议，可能与下列因素有关：

1. 感染：如尿道旁腺炎、尿道周围炎等，但并不是尿道综合征的直接原因。

2. 尿道梗阻：如膀胱颈梗阻、尿道远端周围组织纤维化或括约肌痉挛所致尿道远端缩窄。

3. 尿道外口解剖异常：如处女膜尿道融合、处女膜伞、小阴唇融合等，使阴道分泌物易于进入尿道或使尿道梗阻，容易诱发尿道综合征。

4. 神经功能异常：损伤、感染、X线照射等引起尿道内纤维组织增生而使神经发生异常反射。另外，尿道外括约肌痉挛是尿道综合征的病因。

5. 心理因素：紧张、焦虑、多疑及内向等心理状态是疾病的易患因素。

6. 与坏的排尿习惯、生育、年龄、局部刺激及损伤等亦可能有关。

【诊断】

1. 临床表现

(1) 尿频、尿急、排尿困难等尿路刺激症状。

(2) 尿道疼痛,耻骨上疼痛、腰痛、性交困难等。

(3) 有的可无任何体征,常见的有尿道压痛、尿道硬结、黏膜水肿、萎缩、尿道分泌物、尿道息肉、三角区颗粒状增生、尿道处女膜融合及处女膜伞等。

2. 实验室检查:尿常规和尿培养可确定有无尿路感染存在。

3. 特殊检查

(1) 排泄性尿路造影:可了解泌尿系情况,排除结核、肿瘤、结石及膀胱憩室等疾病。

(2) 膀胱尿道镜检查:了解膀胱尿道有无感染、肿瘤及间质性膀胱炎等。

(3) 尿流动力学检查:表现为不稳定膀胱、膀胱无力、远端尿道缩窄、膀胱颈梗阻或尿道压增高等,其中远端尿道缩窄最常见,而不稳定膀胱常是其症状迁延的病理基础。这对病因分析及诊断和治疗有较大的意义。

4. 鉴别诊断:尿道综合征的诊断,只有排除了其他可以引起尿路刺激症状的疾病后才能确定为尿道综合征。所以应与尿路感染、间质性膀胱炎、泌尿系结核、膀胱结石、异物、尿道憩室、囊肿及息肉等进行鉴别。

【治疗】

由于尿道综合征的病因,病理及诊断没有统一的认识,所以其治疗方法也是多种多样的。

1. 外科治疗

(1) 尿道扩张术:每周 1 次,尿道扩张至 F30 以上。同时热水坐浴及短期口服抗生素。

(2) 尿道松解术:尿道阴道膈远端 1/2 弹力组织增加是尿道综合征的病因,通过手术去除尿道阴道的组织索,可降低尿道阻力。

(3) 尿道切开术:此法成功率不稳定。

(4) 尿道口处女膜变异手术:包括尿道口阴道口间距延长、处女膜伞切除术、小阴唇分离术等。

(5) 根据患者的情况,还可酌情做肉阜切除、尿道憩室切除术等。

2. 药物治疗

(1) 依据细菌学检查,短期口服应用敏感的抗生素。

(2) 绝经期雌激素水平低下者,可口服雌激素或阴道应用雌激素栓。

(3) 局部注射氟羟泼尼松龙,可干扰胶原纤维形成,减少瘢痕形成。

3. 对症治疗

(1) 多饮水,稀释尿液,减少刺激性,或口服碳酸氢钠以碱化尿液,减轻刺激症状。

(2) 去除诱因,保持外阴清洁卫生。

(3) 普鲁苯辛 15~30mg,每日 3 次,或泌尿灵黄酮哌酯盐酸盐 0.2g,每日 3 次,可减轻尿路刺激症状。给予镇静剂可减轻患者精神症状。

(4) 尿道灌注 2% 利多卡因 20ml+醋酸氢化可的松 125mg+新霉素 0.5g+液状石蜡至 100ml 混合液,有消炎止痛缓解症状的作用。

4. 心理治疗及生物反馈治疗:心理因素在尿道综合征的发病中起一定的作用,让病人充分认识病情,积极参与治疗,控制排尿,逐渐延长排尿间隔时间,重建正常排尿功能。另外,膀胱训练加尿流动力学指导下药物治疗,证明是治疗尿道综合征的简单有效方法。

【预后】

依据临床病史及体征可作出诊断,但治疗较困难,效果多不满意。本病不会产生严重后果。

尿道憩室

尿道憩室(diverticulum of urethra)是尿道周围有囊腔并与

尿道相通。此病并不多见。30～40 岁的女性发病率最高。

【病因】

女性尿道憩室可分为先天性和后天性两种。先天性憩室多为中肾导管未闭与尿道穿通而形成。后天性憩室则为尿道腺、尿道旁腺感染扩张、梗阻和产伤所致尿道损伤，极少数由癌肿、膀胱炎引起。

【病理】

可分为真性憩室和假性憩室。前者有完整的肌层，以先天性居多；后者无肌层，以后天性居多。憩室位于尿道的中 1/3 及外 1/3 处，居尿道后壁或侧壁。内壁覆盖鳞状上皮或移行上皮细胞。憩室可为单房、多发，或一房数口，大小不一。憩室口很小，憩室内常易并发感染、结石，造成上行感染，成为尿路感染的原因。

【诊断】

1. 临床表现

(1) 少数病人可无任何症状。

(2) 50% 病人表现为慢性反复性尿频、尿急、尿痛、尿失禁或排尿困难。有反复尿路感染史。巨大憩室可出现血尿、性交疼痛及性交困难。

(3) 阴道前壁可扪及触痛性的软性肿块，按压肿块后有脓液自尿道口流出而肿块缩小。憩室伴有结石者，可扪及结石，并发癌肿时，则肿块坚硬。

2. 实验室检查：尿常规及尿培养检查明确有否尿路感染及指导临床用药。

3. 特殊检查

(1) 尿道镜检查：确定诊断。按摩憩室时镜下观察，可见脓液自憩室口外流。

(2) 尿道造影：用改良双腔双球导尿管可将尿道两端的内外口均堵塞，然后注入造影剂可清楚地显示憩室。

4. 诊断要点

(1) 根据症状和体征。

(2) 尿道镜检查。

(3) 尿道造影。

【治疗】

可经阴道前壁行憩室切除术。

【预后】

手术治疗后,如未损伤尿道外括约肌,则预后良好。少数病人可并发尿道阴道瘘。

尿道狭窄

女性尿道狭窄是先天或后天性原因所致尿道管腔任何部位的异常狭小,使尿道阻力增加而产生的排尿障碍性疾病。女性尿道狭窄比男性少。可分为功能性和机械性两大类,而以功能狭窄多见。它可为先天性但多为后天性。

【病因及发病机制】

1. 先天性尿道狭窄是由于胚胎期穴肛膜尿道外口部分未完全消退所致,多引起尿道外口狭窄。

2. 后天性原因很多,如反复尿路感染、长期留置导尿管、尿道损伤、产伤及难产等。

【诊断】

1. 临床表现

(1) 有尿道部感染、外伤、产伤及肿瘤病史。

(2) 排尿困难。早期表现为排尿开始费力、踌躇、尿流变慢,继发尿道感染时有尿频、尿急、尿痛、夜尿等症状。严重的可出现脓尿及血尿。

(3) 尿道口狭窄时可见尿道口变小,尿线变细。

2. 特殊检查

(1) 逆行尿道造影或排泄性膀胱尿道造影可以明确狭窄部分和程度。

(2) 尿道镜检查可见狭窄部位。

3. 诊断要点

(1) 根据病史、症状和体征。

(2) 尿道造影检查。

(3) 导尿及尿道探条检查受阻。

(4) 尿道镜检查。

【治疗】

1. 药物治疗：在外科治疗前、后均需用抗生素治疗，预防和控制感染。

2. 外科治疗

(1) 尿道扩张术：定期反复扩张尿道，每周 1 次，逐渐扩大探条至 F30。

(2) 尿道外口狭窄，可在局麻下行尿道外口切开术。

(3) 狭窄较局限，尿道扩张术治疗效果不明显者可行尿道内切开术。

(4) 尿道内口处即近膀胱颈部的尿道狭窄，可行该处的内镜下电切除术。

(5) 尿道成形术，适用于严重尿道狭窄而经各种治疗方法无效。

原发性女性尿道癌

原发性女性尿道癌（primary carcinoma of the female urethra）较少见。女性发病明显多于男性。好发于中年以上的妇女。

【病因】

病因不明确。可能与尿道的慢性刺激及泌尿生殖系感染有关。

【病理】

女性尿道癌以鳞癌为主，移行细胞癌次之，腺癌最少见。它可分为远侧尿道癌和近侧尿道癌。前者系指尿道口至尿道前 1/3 部位的癌肿，多为鳞状细胞癌，常向腹股沟部转移。后者为近侧 2/3 的尿道癌症，多为移行上皮细胞癌，常向盆腔、闭孔、髂外淋巴结转移。

【诊断】

1. 临床表现

(1) 中老年女性出现尿道口血性分泌物、出血，常污染内裤。

(2) 尿频、尿急、尿痛及排尿困难。

(3) 尿道肿块呈菜花状,表面糜烂,有脓性或血性分泌物,伴感染时有恶臭味。肿瘤发生浸润,则阴道前壁与尿道完全固定,局部变硬。

(4) 晚期尿道癌可穿破阴道,形成尿道阴道瘘。

(5) 当肿瘤浸润至膀胱,或盆腔淋巴结有转移时,阴道检查、阴道双合诊检查可能触到膀胱有包块或盆腔肿块存在。

2. 特殊检查

(1) X 线检查:排尿性膀胱尿道造影可以发现尿道内腔缺损及有占位病变。

(2) CT 及 MRI 检查有助于了解盆腔淋巴结有无转移。

(3) 细胞学检查,晨尿行尿脱落细胞学检查有助于诊断。

(4) 活组织检查是最可靠的诊断手段。凡尿道口肿物,均应行活组织检查或切除后送病理检查。

(5) 内镜检查可确定病变的范围,肿瘤是否侵犯膀胱,并可进行活组织检查及病检。

3. 鉴别诊断

(1) 应与女性尿道口疾病相鉴别,如尿道肉阜、息肉、憩室及尿道黏膜脱垂等。

(2) 应与黏膜下肿瘤相鉴别,如平滑肌瘤、肉瘤等。

【治疗】

1. 手术治疗

(1) 经尿道电切术:适用于孤立的原位癌和黏膜下癌。

(2) 尿道部分切除术:对于远侧 1/3 段的肿瘤,尤其是早期鳞癌可行尿道部分切除术,必要时施行腹股沟淋巴结清扫术。

(3) 全尿道切除术:适用于近端尿道癌尚无转移,或远端尿道癌已侵犯尿道 1/3。

(4) 根治性切除术:对于尿道部分切除术后复发的病人,尿道近 2/3 段肿瘤,浸润全尿道或膀胱颈者,活检证实为低分化腺癌者必须行根治性切除术。手术范围包括全尿道、阴道前壁、阴道前庭，必要时子宫、卵巢也一并切除，可采用保留膀胱前壁肌瓣代尿道术。若癌肿侵犯膀胱，则根治术也应切除膀胱。

(5) 腹股沟淋巴结清扫术：适用于腹股沟淋巴结有转移者。

(6) 晚期肿瘤可行单纯尿流改道术。

2. 放射治疗：单纯放射性治疗或配合手术进行。

3. 化学治疗：用以辅助手术和放疗的作用。常用阿霉素、顺铂、甲氨蝶呤等。

【预后】

远侧尿道鳞状细胞癌预后较好，疗效较高。腺癌及移行上皮细胞癌疗效较差。

二、女性尿瘘

尿瘘是指泌尿系统与其他系统或器官之间有异常通道，主要为泌尿生殖瘘。

【病因】

1. 先天性发育异常。

2. 后天性尿瘘可能与损伤、感染或肿瘤有关。

【分类】

按解剖位置可分为尿道阴道瘘、膀胱阴道瘘、膀胱尿道阴道瘘、膀胱宫颈阴道瘘、输尿管阴道瘘及尿瘘合并直肠损伤。

【诊断】

(一) 临床表现

1. 漏尿：尿液不断经阴道流出。

2. 尿性湿疹：由于尿液长期浸渍而使会阴部及肛周皮肤红肿、增厚，有时有丘疹或浅表溃疡，外阴瘙痒和灼痛。

3. 月经失调：10%～15% 的患者有长期闭经或月经稀少。

4. 有的病人可并发阴道结石。

(二) 特殊检查

1. 妇科检查：阴道内镜、双合诊和三合诊检查，了解阴道、宫颈情况，子宫大小、位置及活动度。同时注意瘘孔大小、位置和周围瘢痕的程度，有无炎症。用金属导尿管或子宫探针探查尿道，了解尿道长度，有无闭锁、狭窄、断裂等。

2. 亚甲蓝注入膀胱试验，可以鉴别膀胱阴道瘘还是输尿管阴道瘘以及寻找极小的膀胱阴道瘘。

3. 由静脉注射靛胭脂 5ml，5 ~ 7 分钟后见蓝色液体由瘘孔溢出，适用于先天性输尿管口异位或输尿管瘘者。

4. 膀胱镜检查可了解膀胱容量，有无炎症、结石、憩室等，可了解瘘孔数目、大小、位置，瘘孔与输尿管口、尿道内口的关系。

5. 静脉肾盂造影及放射性核素肾图可了解上尿路情况，确定输尿管瘘的位置及了解肾功能。

【鉴别诊断】

应与压力性尿失禁、充盈性尿失禁及结核性膀胱挛缩相鉴别。

【治疗】

原则上尽可能将瘘孔修补，达到解剖和生理功能的恢复。术前要明确诊断，排除结核、肿瘤等禁忌证。手术途径以阴道为主，防止感染，争取手术一次成功。不要轻易选择尿路改道手术。损伤引起者，应于损伤 3 个月后进行修补术。一般手术选择是根据尿瘘发生的原因、大小、位置以及阴道的情况，有单纯尿瘘修补术、尿道对端吻合术、膀胱颈尿道阴道瘘修补术和尿道重建术等。

三、女性压力性尿失禁

压力性尿失禁是指当腹压突然增加时（如咳嗽、大笑、喷嚏、跳跃、提取重物等），尿液不自主地自尿道口逸出。如果偶有此现象，不能视为病态，只有尿失禁频繁发作，才是病理现象。此病是成年妇女常见疾病，发病率为 14% ~ 30%。经产妇发病率最高，其次为绝经期，青少年少见。

【病因】

1. 尿道发生闭合功能不全，如分娩后及会阴部或阴道尿道手术后使盆底支持组织松弛,盆底薄弱,正常的尿道膀胱解剖结构被破坏,引起压力性尿失禁。

2. 泌尿生殖系脱垂、膨出,如膀胱膨出、子宫脱垂。

3. 医源性闭合肌损伤。

【发病机制】

1. 尿道阻力降低,与尿道长度和张力有关。尿道阻力越低,尿失禁越严重。

2. 盆底肌肉松弛,使膀胱颈及近段尿道下移至腹压范围以外时,腹压只作用到膀胱而不能作用到膀胱颈及近段尿道,膀胱颈呈开放状态而发生尿失禁。

3. 尿道膀胱后角消失。正常尿道与膀胱底部的后角应为90°～110°,尿道倾斜角在15°～30°。压力性尿失禁者,尿道膀胱后角消失,尿道倾斜角增大。

【诊断】

(一) 临床表现

1. 详细收集病史,包括:①询问分娩生育史,阴道手术、尿道手术及外伤史。②泌尿生殖系统感染病史。③诱发尿失禁的因素。④注意平卧、站立或增加腹压时尿失禁的程度,以便确定治疗。

2. 症状:在腹压突出增加时(咳嗽、喷嚏、大笑等)有尿液不随意流出。

3. 体格检查

(1) 妇科检查:注意尿瘘的位置、大小、瘘口周围的瘢痕等。

(2) 诱发试验:患者取截石位,嘱病人用力咳嗽使腹压骤增,即可见尿道口有尿液喷出,而患者并无排尿感,当停止加压动作后,流尿随即停止,即为阳性。

(3) 膀胱颈抬举试验:患者取截石位,检查者用右手食指及中指放入阴道,向前上将膀胱颈抬举到耻骨联合后方,令患者增加腹压,如喷尿消失即为阳性。

(4) 棉签试验:患者取截石位,向尿道内放入一根棉签深约4cm,此时棉签与水平线所成角度为-5°～+10°,让患者向下屏气增加腹压，观察该角度的变化。如尿道支持组织严重削弱，下垂明显，角度增加大于45°。

（二）实验室检查

实验室检查包括尿常规、尿培养、尿道分泌物涂片检查、阴道细胞学检查以及血糖。

（三）特殊检查

1. X线检查：在斜位下行排尿性膀胱尿道造影。压力性尿失禁表现为尿道膀胱后角消失，膀胱颈下降，腹压增加时膀胱颈呈开放状态。

2. 超声检查：可以测定膀胱颈的位置和膨出情况，同时测定残余尿量。

3. 尿流动力学检查：膀胱测压可排除不稳定膀胱和无张力性膀胱，并可以判断压力性尿失禁的程度。轻度者膀胱内压力为 5.9 ~ 7.8kPa，中度者为 2.5 ~ 5.9kPa，重度者小于1.96kPa。

4. 尿道长度测定：一般用气囊导尿管测定，压力性尿失禁尿道长度常小于3cm。

5. 漏尿点压力（LPP）测定：方法是将测压管放入膀胱并充盈膀胱，记录发生尿道漏尿时的膀胱内压力即为漏尿点压力。一般Ⅲ型严重失禁者低于0.588kPa。

6. 远端尿道括约肌肌电图可确定括约肌有无损害。

【鉴别诊断】

压力性尿失禁应与膀胱炎、尿道阴道瘘、输尿管阴道瘘、尿道憩室、膀胱结核所致挛缩膀胱以及神经源性膀胱功能失调等发生的尿失禁相鉴别。

【治疗】

（一）非手术治疗

适用于轻度尿失禁。

1. 加强盆底肌肉锻炼：肛提肌主动收缩练习，每日3回，每回10~30次。

2. 针刺或电刺激治疗。

3. 药物治疗：①抑制逼尿肌收的药物，如普鲁苯辛 15～30mg，3～4 次/日；黄酮哌酯 100～200mg，每日 3～4 次。②增加尿道阻力的药物，如麻黄碱 25～50mg，4 次/日，普萘洛尔（心得安）10～20mg，每日 3 次，对绝经后或雌激素水平低下的患者，可局部用雌激素膏或口服己烯雌酚 1～2mg，每日 3 次。

（二）手术治疗

手术治疗适用于中度或重度压力性尿失禁。常用方法有耻骨上膀胱尿道悬吊术、阴道前壁修补术、筋膜悬吊术、尿道膀胱悬吊术及内镜膀胱颈悬吊术。此外，还有尿道黏膜下注射术及人工尿道括约肌置入术。

【预后】

手术成功率为 80%～85%，手术失败者大多为Ⅲ型和严重失禁者。

（杜广辉）

第二十四章　神经源性膀胱尿道功能障碍

神经源性膀胱尿道功能障碍是一类由于神经系统病变导致膀胱尿道功能障碍所产生的一系列下尿路症状及并发症的疾病总称。这类问题临床上常见但较难处理，近些年来，随着尿流动力学、神经药理学等方面的发展，对下尿路神经功能障碍的概念、神经组织损害程度及部位都有较深入的了解。

【疾病定义】

正常膀胱和尿道能借助于完整神经系统支配，神经源性膀胱尿道功能障碍是指中枢或周围神经部分或完全损害时所引起的膀胱和尿道储尿或排尿功能的障碍，此种损害可能是在膀胱本身，也可能在尿道括约肌，或者二者均具有。

【病因】

按神经系统三个部位进行叙述。

（一）大脑疾患

1. 脑血管疾病如脑血栓或脑血管破裂。

2. 帕金森病，有排尿起始困难，尿意急迫感。

3. 脑肿瘤，位于大脑前叶的任何原发性或转移性肿瘤均可影响到膀胱功能。

4. 多发性神经硬化症。

5. 阿尔茨海默病（老年性痴呆），此类患者常丧失对排尿的判断和对排尿反射的控制。

（二）脊髓病变

1. 脊髓损伤，由外伤引起脊椎骨折与脱位，损伤后立即出现损伤平面以下感觉运动障碍，膀胱功能完全丧失，出现尿潴留。

2. 脊髓血管病变。

3. 脊髓肿瘤，脊髓神经受压迫后出现相应部位瘫痪和尿潴留。

4. 椎管狭窄，由于年龄增加，椎间盘退行性改变，造成椎间隙狭窄、塌陷，对局部脊髓产生压迫，出现尿潴留。

5. 脊髓痨，由脊髓痨引起膀胱功能障碍，目前已不常见。

（三）周围神经病变

1. 自主神经病变，最常见是糖尿病引起，其他有感染性原因、中毒原因及血管病变，可出现尿潴留。排尿困难或充盈性尿失禁。

2. 带状疱疹，是一种病毒感染性疾病，侵犯到腰骶神经根的神经节时可发生尿频和尿潴留。

3. 骶骨发育不全，伴脊髓膜膨出，可出现马尾损害症状，但有逼尿肌无反射。

4. 外科手术引起的周围神经损害如直肠癌根治术、子宫癌根治术，术后可出现排尿功能障碍。

【神经源性膀胱尿道功能障碍的分类】

神经源性膀胱的分类方法很多，也是最复杂和概念最混淆的一种疾病，如鲍斯(Bors)及考默(Commarr)将其分为运动神经元损害、感觉神经元损害及混合性损害三大类，杰庞(Cibbon)将其分为骶上脊髓损害、骶髓损害及混合性损害，拉彼德斯(Laoiedes)分为无抑制性神经源性膀胱、反射性神经源性膀胱、自主性神经源性膀胱、感觉麻痹神经源性膀胱、运动麻痹神经源性膀胱。这些分类方案根据神经病变的部位或逼尿肌功能的特点来分类，各有侧重，但都没有考虑到逼尿肌、尿道平滑肌和骨骼肌括约肌间的动态关系，合理的分类方案应指出疾病部位、变化程度，也能估计临床变化，有利于指导临床，便于制订治疗方案。克兰恩(Krane)根据尿道括约肌功能和逼尿肌协调功能关系提出分类方案：

1. 逼尿肌反射亢进包括：①括约肌协调正常；②外括约肌协同失常；③内括约肌协同失常。

2. 逼尿肌无反射包括：①括约肌协调正常；②外括约肌痉挛；③外括约肌去神经；④内括约肌痉挛。

神经源性膀胱临床症状及严重程度并不总是与神经系统病变的严重程度相一致,因此不能单纯根据神经系统原发病变的类型和程度来臆断膀胱尿道功能障碍的类型。ICS 基于尿流动力学检查结果的下尿路功能障碍分类系统是目前普遍认可和高度推荐采用的分类系统(表 24-1)。

表 24-1 ICS 下尿路功能障碍分类

储尿期	排尿期
膀胱功能	膀胱功能
逼尿肌活动性(detrusor activity)	逼尿肌收缩性
正常或稳定(normal detrusor function)	正常(normal)
过度活动(detrusor overactivity)	低下(underactive)
特发性(idiopathic)	无收缩(acontractile)
神经源性(neurogenic)	
膀胱感觉(bladder sensation)	尿道功能
正常(normal)	正常(normal)
增强或过度敏感(increased or hypersensitive)	梗阻(obstruction)
减弱或感觉低下(reduced or hyposensitive)	过度活动(urethral overactivity)
缺失(absent)	机械梗阻(mechanical obstruction)
非特异性(non-specific)	
膀胱容量	
正常(normal)	
高(high)	
低(low)	
顺应性	
正常(normal)	

续表

储尿期	排尿期
高(high)	
低(high)	
尿道功能	
正常(normal)	
不全(incompetent)	

【神经源性膀胱尿道功能障碍的检查与诊断】

(一) 神经泌尿外科病史和症状

1. 病史

(1) 遗传性及先天性疾病史:如脊柱裂、脊髓脊膜膨出等发育异常疾病。

(2) 代谢性疾病史:如糖尿病史,是否合并糖尿病周围神经病变、糖尿病视网膜病变等并发症。

(3) 神经系统疾病史:如带状疱疹、吉兰-巴雷综合征、多发性硬化症、阿尔茨海默病、帕金森病、脑血管意外、颅内肿瘤、脊柱脊髓外伤、腰椎间盘突出症等病史。

(4) 外伤史:应详细询问受伤(尤其是脊髓损伤)的时间、部位、方式,伤后排尿情况及处理方式等。

(5) 既往治疗史:特别是用药史、相关手术史等。

(6) 生活方式及生活质量的调查:了解吸烟、饮酒、药物成瘾等情况,评估下尿路功能障碍对生活质量的干扰程度等。

(7) 尿路感染史:感染发生的频率、治疗方法及疗效等。

(8) 女性还应询问月经及婚育史。

2. 症状

(1) 泌尿生殖系统症状

1) 下尿路症状:包括储尿期症状、排尿期症状和排尿后症状。

2) 膀胱感觉异常:如有无异常的膀胱充盈感及尿意等。

3）泌尿系管理方式的调查：如腹压排尿、叩击排尿、挤压排尿、自行漏尿、间歇导尿、长期留置尿管、留置膀胱造瘘管等。

4）性功能障碍症状：男性注意是否存在勃起功能障碍、性高潮异常、射精异常等，女性注意是否存在性欲减退、性交困难等。

5）其他：如腰痛、盆底疼痛、血尿、脓尿等。

（2）肠道症状：肛门直肠症状如直肠感觉异常、里急后重感等；排便症状如便秘、排便失禁等。

（3）神经系统症状：包括神经系统原发病起始期、进展期及治疗后的症状，注意肢体感觉运动障碍、肢体痉挛、自主神经反射亢进等症状。

（4）其他症状：如发热等。

（二）体格检查与实验室检查

1. 神经系统检查

（1）神经反射检查：包括膝腱反射、跟腱反射、提睾肌反射、肛门反射、球海绵体肌反射、各种病理反射（Hoffmann 征和 Babinski 征）等。

（2）脊髓损伤患者应检查躯体感觉平面、运动平面、脊髓损伤平面，以及上下肢感觉运动功能和上下肢关键肌的肌力、肌张力。

（3）会阴部/鞍区及肛诊检查：明确双侧 S_2 ~ S_5 节段神经支配的完整性。

2. 实验室检查

（1）尿常规和尿培养检查。

（2）尿生化检查：血清 BUN、Cr 及电解质，主要了解上尿路是否损害及损害程度。

（三）特殊检查

1. 膀胱尿道镜检查：主要用于膀胱器质性病变如膀胱肿瘤、结石等。

2. 尿流动力学检查：在神经源性膀胱患者中是极重要的检查方法，通过检查可了解膀胱逼尿肌和括约肌功能变化情况，对神经源性膀胱作出正确分类并提供有效治疗措施。应当先行排尿日记、自由尿流率、残余尿测定等无创检查项目，然后再进行充盈期膀胱测压、排尿期压力流率测定、尿道压力描记、肌电图检查、神经电生理检查、影像尿动力学检查等有创检查项目。

【鉴定诊断】

有明确的神经系统损伤或疾患病史，伴有排尿功能障碍，神经源性膀胱诊断并不困难，但需与膀胱炎、间质性膀胱炎、前列腺增生引起膀胱颈梗阻及其他原因引起的尿失禁相鉴别。

【神经源性膀胱尿道功能障碍的治疗】

（一）治疗的目标与原则

1. 神经源性膀胱治疗目标包括首要和次要目标

（1）首要目标为保护上尿路功能（保护肾脏功能），确保储尿期和排尿期膀胱压力处于安全范围内。

（2）次要目标为恢复/部分恢复下尿路功能，提高控尿/排尿能力，减少残余尿量，预防泌尿系感染，提高患者生活质量。

治疗后继发的残余尿量增多问题可以由间歇导尿解决。

2. 神经源性膀胱的治疗原则

（1）首先要积极治疗原发病，在原发的神经系统病变未稳定以前应以保守治疗为主。

（2）选择治疗方式应遵循逐渐从无创、微创，再到有创的原则。

（3）单纯依据病史、症状和体征、神经系统损害的程度和水平不能明确尿路功能状态，影像尿动力学检查对于治疗方案的确定和治疗方式的选择具有重要意义。制订治疗方案时应结合患者个体情况。

（4）神经源性膀胱的病情具有临床进展性，因此治疗后的定期随访应伴随终生。

（二）治疗方案

可分为非手术治疗和手术治疗两大类。

1. 非手术治疗

（1）手法辅助排尿：手法辅助排尿可能导致膀胱压力超过

安全范围,该类方法存在诱发或加重上尿路损害的潜在风险。特殊情况下对于部分病情稳定,已经接受尿道括约肌切断术、BTX-A 尿道括约肌注射术等降低膀胱出口阻力治疗的患者,经过影像尿动力学检查排除潜在的诱发或加重上尿路损害的风险后,可以选择手法辅助排尿,应用期间必须长期严密随访。

(2) 康复训练

1) 行为训练:行为训练主要包括定时排尿和提示性排尿,行为训练常常作为其他治疗方法的辅助,具有协同作用。

2) 盆底肌功能训练:盆底肌功能训练主要包括 Kegels 训练和阴道锥训练。对于不完全去神经化的神经源性尿失禁及神经源性逼尿肌过度活动患者,使用该类方法可以增强盆底与括约肌力量。

3) 盆底电刺激:对于盆底肌及尿道括约肌不完全去神经化的患者,可考虑使用经阴道或肛门电极进行盆底电刺激。盆底电刺激结合生物反馈治疗可以在增加盆底肌肉觉醒性的同时使肌肉被动收缩。

4) 生物反馈:推荐应用肌电图生物反馈指导训练盆底肌,能够加强肌肉收缩后放松的效率和盆底肌张力,巩固盆底肌训练的效果。

(3) 口服药物

1) 治疗神经源性逼尿肌过度活动的药物:M 受体阻断剂是治疗神经源性逼尿肌过度活动的一线药物。该类药物在减少神经源性逼尿肌过度活动的同时,也会降低逼尿肌收缩力,导致残余尿量增加,因此部分患者需要加用间歇导尿。索利那新、托特罗定、奥昔布宁、盐酸曲司氯铵、盐酸丙哌维林对于治疗神经源性逼尿肌过度活动具有肯定疗效,但均显示出不同程度的口干等副作用;黄酮哌酯对于治疗神经源性逼尿肌过度活动无效。

2) 治疗逼尿肌收缩无力的药物:对于无膀胱出口梗阻的逼尿肌无反射患者可选择使用氯贝胆碱,对于存在逼尿肌-括约肌协同失调的患者则不推荐使用。目前尚无有效的药物能够治疗逼尿肌收缩无力,间歇导尿仍是治疗逼尿肌无反射的首选方法。

3）降低膀胱出口阻力的药物：α-受体阻滞剂可以降低膀胱出口阻力，显著降低逼尿肌漏尿点压力，副作用较少。

4）增加膀胱出口阻力的药物：目前尚无有效药物能够治疗神经源性尿道括约肌功能不全。

（4）导尿治疗

1）间歇导尿：是协助膀胱排空的金标准。间歇导尿包括无菌间歇导尿和清洁间歇导尿（CIC）。推荐使用12～14Fr的导管，导尿频率4～6次/天，导尿时膀胱容量小于400ml。间歇导尿的患者推荐每年至少随访一次。

2）留置导尿和膀胱造瘘：原发神经系统疾病急性期时短期留置导尿是安全的。长期留置导尿或膀胱造瘘均有较多并发症。成人留置导尿推荐使用12～16F全硅胶或硅化处理的尿管。对留置导尿或膀胱造瘘超过10年、严重肉眼血尿、慢性顽固性泌尿系感染的患者每年例行膀胱镜检查进行膀胱癌筛查。

（5）外部集尿器：阴茎套和外部集尿器适用于男性尿失禁患者，应定期检查佩戴外部集尿器后是否能够低压排空膀胱，是否有残余尿。

（6）腔内药物灌注治疗：可选择用于腔内灌注的抗胆碱能药物有托特罗定、奥昔布宁等。辣椒素和RTX（resiniferatoxin）均为C纤维阻滞剂，对辣椒素失效者仍可使用RTX。

（7）神经电刺激

1）膀胱腔内电刺激：适应证为神经源性膀胱感觉减退合并收缩力低下的患者，常用刺激参数为脉冲幅度10mA、周期2ms、频率20Hz，每天刺激90分钟，为期1周。

2）胫神经电刺激：目前尚无确凿的证据证明胫神经电刺激对神经源性膀胱患者有稳定的长期效果，因此临床不推荐常规使用。

2. 手术疗法：神经源性膀胱外科疗法并不太理想，仅有部分适合外科处理，其理想的治疗效果应达到：①不用导尿管引流尿液；②膀胱功能处于平衡状态，残余尿小于125ml；③无持续性膀胱、输尿管反流存在；④膀胱有足够容量。神经源性膀胱的手术治疗方法分为治疗储尿功能障碍的术式、治疗排尿功能障碍的术式、同时治疗储尿和排尿功能障碍的术式和尿流改道术式四大类。重建储尿功能可以通过扩大膀胱容量和(或)增加尿道控尿能力两条途径实现，重建排尿功能可以通过增加膀胱收缩力和(或)降低尿道阻力两条途径实现。需要特别指出的是，鉴于神经源性膀胱的病因、病理生理机制、临床症状及病程演进的复杂性和多样性，治疗的首要目标是保护上尿路功能而不是单纯提高控尿和(或)排尿能力，因此在选择任何手术治疗方法之前都应与患者充分沟通，将患者的治疗期望值控制在合理的范围以内。

(1) 扩大膀胱容量的术式：施行该类术式的目的在于扩大膀胱容量、抑制逼尿肌过度活动、改善膀胱壁顺应性，为膀胱在生理安全的压力范围内储尿创造条件，从而降低上尿路损害的风险。术式的选择要遵循循序渐进的原则。

1) A 型肉毒毒素膀胱壁注射术：A 型肉毒毒素(botulinum toxin A，BTX-A)是肉毒杆菌在繁殖中分泌的神经毒素。

适应证：保守治疗无效但膀胱壁尚未纤维化的成人逼尿肌过度活动患者。对于同时合并肌萎缩侧索硬化症或重症肌无力的患者、怀孕及哺乳期妇女、过敏性体质者以及对本品过敏者禁用 BTX-A 治疗。使用 BTX-A 期间禁用氨基糖苷类抗生素。

用于治疗成人神经源性逼尿肌过度活动的剂量为 200 ~ 300IU，部分 BTX-A 药品规格不同需要相应调整剂量。大多数患者术后需配合间歇导尿，术后疗效平均维持 6 ~ 9 个月。成人接受 BTX-A 膀胱壁注射后罕见不良反应发生。曾个案报道的并发症有注射后一过性全身肌无力、过敏反应、流感样症状等。本药品需按相关规定严格管理。

2) 自体膀胱扩大术(逼尿肌切除术)：适应证包括经过 M 受体阻断剂等药物或 BTX-A 注射治疗无效的神经源性逼尿肌过度活动患者，术前膀胱测压容量成人不应低于 300ml 或同年龄正常膀胱容量的 70%，术后大多数患者须配合间歇导尿。

一般术后1~2年膀胱容量可以达到稳定状态,在膀胱容量未达到稳定状态前可配合应用抗胆碱能制剂。术后效果不佳的患者仍可接受肠道膀胱扩大术。主要并发症有膀胱穿孔、保留的膀胱黏膜缺血纤维化等。

3) 肠道膀胱扩大术:适应证包括严重逼尿肌过度活动、逼尿肌严重纤维化或膀胱挛缩、膀胱顺应性极差、合并膀胱输尿管反流或壁段输尿管狭窄的患者。术前应常规行影像尿动力检查评估膀胱以及膀胱出口的情况,术前还要明确上尿路形态及积水扩张程度、判断分侧肾功能。肾功能不全的患者接受肠道膀胱扩大术前应充分引流尿路以期降低血Cr水平,严重肾功能不全的患者应慎用该术式。禁忌证有合并Crohn病或溃疡性结肠炎等肠道炎症性疾病、既往因接受盆腔放疗或腹部手术导致的严重腹腔粘连等。

当合并膀胱输尿管反流时,是否需要同期行输尿管抗反流再植目前存在争议。本指南推荐对于程度严重的膀胱输尿管反流[高等级反流和(或)低压反流]在实施肠道膀胱扩大术时同期行输尿管抗反流再植术。

肠道膀胱扩大术长期疗效确切,术后患者须配合间歇导尿。主要并发症有肠道分泌黏液阻塞尿路、尿路感染、结石形成、肠梗阻、肠道功能紊乱、电解质紊乱、储尿囊破裂、储尿囊恶变等。高度推荐对术后患者进行终身随访。

(2) 增加尿道控尿能力的术式:任何增加尿道控尿能力的术式都会相应地增加排尿阻力,因此这类术式对于神经源性膀胱的主要适应证为因尿道括约肌功能缺陷导致的尿失禁。在实施该类手术前应通过影像尿动力学检查明确膀胱的容量、稳定性、顺应性、收缩能力,以及是否存在膀胱输尿管反流、肾积水等上尿路损害。

1) 填充剂注射术:适应证为尿道固有括约肌功能缺陷,但逼尿肌功能正常的患者,通过注射增加尿道封闭作用,提高控尿能力。

该术式应用于儿童神经源性尿失禁患者的近期有效率为30%~80%,远期有效率为30%~40%,儿童可选择使用。目前缺乏填充剂注射治疗成人神经源性尿失禁的大宗报道,因此不推荐该术式应用于成人神经源性尿失禁患者。

2）尿道吊带术:神经源性膀胱中应用的指征为尿道闭合功能不全的患者。术前膀胱的容量、稳定性、顺应性良好或可以控制,术后排尿问题可以通过间歇导尿解决。

吊带材料可选用自体筋膜以及合成材料。该术式在女性神经源性尿失禁患者中的成功率高于男性。主要并发症有吊带断裂或松弛、吊带过度压迫导致尿道侵蚀、感染等。

3）人工尿道括约肌植入术:适应证为尿道括约肌去神经支配导致的神经源性括约肌功能不全。术后总体控尿率在70%~95%,人工尿道括约肌装置翻修率在16%~60%,装置取出率在19%~41%。主要远期并发症包括人工尿道括约肌装置机械故障、感染、尿道萎缩、侵蚀等。

（3）增加膀胱收缩力的术式

1）骶神经前根刺激术:骶神经前根刺激术(sacral anterior root stimulation,SARS)通过在 S_2 ~ S_4 骶神经前根植入 Brindley 刺激器,电极刺激骶神经前根诱发膀胱收缩,此术式在配合骶神经后根完全性切断术(sacral deafferentation,SDAF)的条件下可选择应用于骶髓以上完全性脊髓损伤患者;SARS 不应单独使用。

2）逼尿肌成形术:适应证为逼尿肌无反射的神经源性膀胱患者。该类术式主要包括腹直肌转位膀胱重建术、背阔肌转位膀胱重建术等,施行该类手术的前提是必须解决尿道阻力过高的问题,术后需长期随访患者,以避免形成或加重上尿路损毁。

（4）降低尿道阻力的术式:降低尿道阻力的术式通过阻断尿道外括约肌和(或)尿道周围横纹肌不自主性收缩,改善膀胱排空能力,由于术后呈现尿失禁状态,需配合外用集尿器,因此这类手术主要适合男性脊髓损伤患者。

1）A 型肉毒毒素尿道括约肌注射术:A 型肉毒毒素(BTX-A)尿道括约肌注射术是一种可逆的"化学性"括约肌去神经支配手术,根据后尿道阻力增高的部位分为尿道外括约肌注射术与尿道内括约肌(膀胱颈)注射术。BTX-A尿道外括约肌注射术的适应证:成人保守治疗无效的逼尿肌-尿道外括约肌协同失调(DESD)治疗。BTX-A尿道内括约肌或膀胱颈注射术的适应证:成人保守治疗无效的逼尿肌无反射、逼尿肌收缩力减弱、尿道内括约肌(膀胱颈)松弛障碍或痉挛、逼尿肌-膀胱颈协同失调等治疗。

BTX-A的一般应用剂量为100~200IU,注射前将其溶于5~10ml注射用水中,在膀胱镜下通过特制的注射针于3、6、9、12点位将其分8~10个点注射于尿道外括约肌内和(或)尿道内括约肌(膀胱颈)内。

根据情况部分患者可行BTX-A尿道外括约肌及膀胱颈联合注射术,注射剂量可适当增加。

术后大多数患者残余尿量减少,排尿期最大逼尿肌压力降低,大约4%的患者术后出现短暂的压力性尿失禁症状。术后疗效平均维持3~9个月,随着时间推移,治疗效果逐渐下降。

2) 尿道外括约肌切断术:适应证主要是男性脊髓损伤患者逼尿肌-尿道外括约肌协同失调,次要指征有频繁发作的自主神经反射亢进、因逼尿肌-尿道外括约肌协同失调导致残余尿量增多致反复泌尿系感染发作、因尿道假道或狭窄而间歇导尿困难的患者、因膀胱引流不充分导致上尿路损害等。该术式不适于女性患者和由于阴茎萎缩佩戴外用集尿器困难的男性患者。

术后70%~90%的患者膀胱排空功能和上尿路的稳定性都可以得到改善。大约14%的患者初次手术效果不理想,须二次手术。远期因尿道外括约肌切断不充分、逼尿肌收缩力低下、膀胱颈狭窄、尿道瘢痕、尿道狭窄等原因的再次手术率为30%~60%。主要并发症有术中和术后出血、感染(甚至菌血症)、残存勃起功能的损害、射精障碍等。

3) 膀胱颈切开术:神经源性膀胱患者实施经尿道外括约肌切断术时,如果合并逼尿肌-膀胱颈协同失调、膀胱颈纤维化或狭窄,应同期行膀胱颈切开术。

4) 尿道支架置入术:适应证同尿道外括约肌切断术。与尿道外括约肌切断术相比，尿道支架置入术具有出血少、住院时间短、对残存勃起功能影响小等优点。主要并发症有支架的变形和移位、支架表面形成结石、支架对尿道组织的侵蚀、支架刺激诱发尿道上皮增生导致继发性梗阻、支架取出困难等。

（5）同时治疗储尿和排尿功能障碍的术式

1）骶神经后根切断+骶神经前根刺激术：适应证为逼尿肌-尿道外括约肌协同失调（DESD）合并反射性尿失禁、残余尿增多的骶髓以上完全性脊髓损伤患者。该术式仅适用于完全性脊髓损伤患者。

大约80%的患者可以获得足够的膀胱收缩产生有效排尿，但术后要加强对上尿路的随访。主要并发症有完全切断骶神经后根导致患者残存的勃起和射精功能损害、便秘症状加重、电极装置故障、电极植入部位感染和疼痛、脑脊液漏等。

2）骶神经调节术：骶神经调节的适应证为急迫性尿失禁、严重的尿急尿频综合征和无膀胱出口梗阻的原发性尿潴留。目前美国FDA尚未将神经源性膀胱列入常规适应证，但骶神经调节对于部分神经源性膀胱（如隐性骶裂、不全脊髓损伤、多发硬化等）也有治疗作用。

骶神经调节术分经皮穿刺体外测试和刺激装置永久植入两阶段进行。测试期间如患者主观症状以及客观观察指标改善50%以上，即可进行刺激装置的永久植入。主要并发症有电极植入部位感染、疼痛、电极移位、电极被包裹纤维化等。因此，在经皮穿刺体外测试有效的前提下，可选本方法。

（6）尿流改道术：尿流改道包括可控尿流改道和不可控尿流改道两类。

可控尿流改道的适应证：①神经源性膀胱合并膀胱肿瘤；②膀胱严重挛缩合并膀胱出口功能不全；③患者长期留置尿管产生尿道瘘、骶尾部压疮等严重并发症；④患者因肢体畸形、尿道狭窄、尿道瘘、过度肥胖等原因经尿道间歇导尿困难者。主要禁忌证有合并肠道炎症性疾病、严重腹腔粘连等。短期内可控尿流改道的控尿率超过80%，常见的并发症有肠黏液分泌、感染、电解质紊乱、腹壁造口狭窄、输尿管与储尿囊的吻合口狭窄等。利用肛门控制尿液的术式禁忌用于神经源性膀胱患者。

当患者经腹壁造口自行间歇导尿困难或因上尿路积水、严重肾功能损害等原因无法接受可控尿流改道时,可选择不可控尿流改道。回肠膀胱术是最常用的术式,主要缺点为需要终身佩戴集尿袋,主要并发症有肠梗阻、肠粘连、吻合口漏、吻合口狭窄、腹壁造口狭窄、造口旁疝、结石形成等。

(7) 膀胱输尿管反流的治疗:神经源性膀胱导致继发性膀胱输尿管反流的处理,在纠正继发性膀胱输尿管反流之前,必须首先纠正逼尿肌-括约肌协同失调(DSD)、低顺应性膀胱、膀胱内病理性高压等导致膀胱输尿管反流的诱发因素。部分继发性膀胱输尿管反流随着逼尿肌-括约肌协同失调的纠正、膀胱顺应性的改善可以减轻甚至消失。纠正了诱发因素后仍然存在的膀胱输尿管反流,可考虑填充剂注射抗反流术或输尿管膀胱再植抗反流术。

填充剂注射抗反流术创伤较小,近期成功率较高。膀胱挛缩的低顺应性神经源性膀胱常需要接受肠道膀胱扩大手术,当伴有膀胱输尿管反流时是否同期进行输尿管膀胱再植仍然存在争议。肠道膀胱扩大术可以解决程度较轻的输尿管反流问题[低等级反流和(或)高压反流],但对于程度较重的反流[高等级反流和(或)低压反流]可在行肠道膀胱扩大术的同期行输尿管抗反流再植术。输尿管抗反流再植术有多种术式可以选择,输尿管粗大者应同期行裁剪或折叠。

(杜广辉　周惜才)

第二十五章　泌尿生殖系统其他疾病

一、肾　下　垂

肾下垂(nephroptosis)是指肾脏随呼吸运动或体位改变所移动的位置超出正常范围,并由此可引起泌尿系统及其他方面的症状。正常肾脏在深吸气与呼气、站立位与平卧位时相差可达2~5cm,但如果降至第3腰椎以下即可诊断肾下垂。下垂的肾脏可沿其纵轴及横轴旋转,若肾脏移动越过中线者,则称为游走肾。

【病因】

肾下垂的发生与下列因素有关:①体内结缔组织松弛:肾囊与腹膜间结缔组织松弛、肾上极与肾上腺间韧带松弛。②衬托肾窝力量减弱:如腹壁肌肉松弛,致使腹压下降,如孕妇分娩后易诱发肾下垂;消瘦者肾周脂肪减少致撑托肾脏能力降低。③肾窝浅:女性肾窝浅而宽,易发生肾下垂;右侧肾窝较左侧浅,且在呼吸运动时右肾受肝脏冲击,故右肾下垂多见。④损伤:由高处跌下或躯体受到剧烈的震荡,有时可使固定肾脏的结缔组织撕裂而发生肾下垂。⑤慢性便秘、咳嗽。⑥腰椎过多(6个以上腰椎)。⑦肾蒂长,全内脏下垂等。

【病理】

肾下垂的病理表现为肾脏的下移可牵拉肾血管或使其扭曲,从而影响肾脏血液循环,使肾脏充血、肿胀,以致发生绞痛、血尿、蛋白尿甚至无尿等;下移的肾脏也可使输尿管或肾盂输尿管交界处梗阻,而导致感染、肾积水、结石等。少数患者由于移位肾脏牵拉十二指肠和结肠曲,或肾脏突然下移,激惹肾及腹膜后自主神经系统,出现消化道梗阻症状。肾下垂常伴有其他内脏器官下垂。

【诊断】

（一）临床表现

1. 肾下垂多见于消瘦女性，好发于 20～40 岁，约 70% 肾下垂见于右侧，20% 为双侧，仅 10% 为左肾下垂。

2. 80% 以上的肾下垂患者无症状，常在腹部检查或被患者自己无意发现。常见的症状包括：①泌尿系症状：腰区坠胀、牵拉感或隐痛，多于站立过久或走动后发生，平卧可缓解。有时主要表现为反复发作血尿或肾盂炎。典型的 Dietl 危象较少见，系由肾蒂被牵拉或输尿管急性梗阻引起，表现为急性肾绞痛伴恶心、呕吐、虚脱及血尿等，平卧即缓解并出现多尿；②胃肠症状：消化不良，上腹饱满，恶心、呕吐、便秘、腹泻等；③神经精神症状、乏力、失眠、眩晕、心悸及神经过敏等。

3. 体检时可扪及下垂的肾脏，且位置随体位而改变。

（二）实验室检查

尿常规正常或有血尿、蛋白尿、脓尿等。

（三）影像学检查

1. X 线检查：立位泌尿系平片上可见肾影有不同程度的下移。排泄性和逆行尿路造影可进一步了解肾脏的位置和功能，以及有无旋转、肾积水、输尿管扭曲、肾盂内造影剂排空延迟等。

2. B 超检查：卧位和立位肾脏位置相差 3cm 以上。

【鉴别诊断】

需与肾下极囊肿、肿瘤及盆腔异位肾相鉴别。

【诊断标准】

站立位肾脏下移一个椎体即可诊断为肾下垂。根据立位泌尿系平片上肾影与脊柱椎体位置对比的关系，将肾下垂分为四度。

Ⅰ度：肾脏自正常位置下降 1 个椎体以上（第 3 腰椎，以下类推）。

Ⅱ度：肾脏自正常位置下降 2 个椎体以上。

Ⅲ度：肾脏自正常位置下降3个椎体以上。

Ⅳ度：肾脏下降到第5腰椎水平以下。

【治疗】

1. 无症状者不需要治疗。

2. 保守治疗

(1) 注意休息，适当增加营养及脂肪饮食，消瘦者可用苯丙酸诺龙25～50mg，每周1～2次肌内注射。

(2) 加强体育锻炼，如仰卧起坐、游泳、气功等锻炼腹部肌肉。

(3) 使用宽腰带和肾托可使肾固定于原位。

(4) 中医中药：可用补中益气丸和金匮肾气丸。

(5) 肾周围注射硬化剂：适用于症状较重、伴有并发症或不愿手术，而无上尿路梗阻、结石者。于肋脊角处用腰穿针刺入肾周脂肪囊，注射温热明胶奎宁溶液（每100ml含奎宁2.5g、乌拉坦2.5g和明胶20g）70～100ml，注射后取头低脚高卧位7日，可使肾脏粘连固定，也可采用醋酸酚、自体血液等。术后可能出现腰痛、发热及腹胀等反应。

3. 手术治疗：症状较重，上述治疗无效者，可考虑手术固定。详见有关章节。

【预后】

预后良好。

二、肾囊肿性疾病

肾囊肿性疾病（cystic disease of the kidney）是由多种原因引起的一大组肾内不同部位出现单个或多个囊肿的疾病。可分为七大类：①肾皮质囊肿，即单纯性肾囊肿；②多囊肾，包括常染色体显性遗传性多囊肾和常染色体隐性遗传性多囊肾；③肾髓质囊性病变，包括海绵肾和髓质囊性复合性病变；④肾发育异常，包括多房性肾囊性变和肾囊性发育异常伴下尿路梗阻；⑤遗传综合征中的肾囊肿，包括 Meckel 综合征、Zellweger 脑肝肾综合征和 Lindau 病；⑥肾实质外肾囊肿；⑦其他肾实质囊肿,如获得性肾囊肿。其中以单纯性肾囊肿和多囊肾最为常见。

单纯性肾囊肿

【病因】

单纯性肾囊肿(cyst of the kidney)病因尚未完全阐明,可能与先天性发育异常及老年退行性改变有直接关系。囊肿起源于肾小管,病变起始为肾小管上皮细胞增殖而形成的肾小管壁囊状扩大或微小突出,其内积聚肾小球滤过液或上皮分泌液,与肾小管相通。最终囊壁内及其邻近的细胞外基质重组,形成有液体积聚的独立囊,不再与肾小管相通。

【病理】

囊肿多发生于肾实质的近表面处,但也可位于皮质深层或髓质,除少数破裂外,并不与肾盏、肾盂相交通。一般为单侧和单发,多位于肾下极,但也有多发或位于肾中上部者,双侧发生很少见。囊肿大小不一,囊壁厚 1 ~ 2mm,衬以单层扁平上皮。其含液量由数毫升至数千毫升不等。囊液为透明浆液,约 5% 为血性液体,由囊内出血或恶变所致。

【诊断】

1. 临床表现:任何年龄均可发生,多见于老年患者。小囊肿多无症状,一般直径达 10cm 时可出现患侧腰部胀满感,并有轻度恶心及呕吐等消化道症状。囊内出血时可发生腰部剧痛,合并感染可伴体温增高。有时腹部可触及包块。一般不引起血尿,偶尔囊肿压迫邻近肾实质可产生镜下血尿。有时会引起高血压。囊肿破裂可表现为急腹症,极少数可有肉眼血尿。囊肿压迫输尿管时可引起梗阻、积液和感染。

2. 影像学检查

(1) B 超检查:典型的 B 超表现为病变区无回声,囊壁光滑,边界清楚,该处回声增强;当囊壁显示为不规则回声或有局限性回声增强时,应警惕恶变可能;继发感染时囊壁增厚,病变区内有细回声;伴血性液体时,回声增强。

(2) CT 检查：对 B 超不能确定者有价值。囊肿伴有出血或感染时，呈现不均质性，CT 值增加；对于位置深在的囊肿，增强 CT 扫描有助于鉴别肾盏憩室、肾盏积水及肾癌液化。

(3) 磁共振成像（MRI）检查：能帮助确定囊肿性质。

(4) 静脉尿路造影：能显示囊肿压迫肾实质或输尿管程度，并有助于鉴别肾囊性占位是否与集尿系统相通。

对仍不能确诊者，特别是疑有恶变或与囊性肾肿瘤鉴别困难时，可行肾动脉造影检查和在 B 超或 CT 引导下行穿刺细胞学检查。

【鉴别诊断】

应与囊性肾肿瘤、肾盏憩室、肾积水等相鉴别。

【治疗】

1. 对于小于 3～4cm 的无症状单纯性肾囊肿，无肾盂、肾盏明显受压者无需处理，可采用 B 超定期检查随访，镜下血尿者只需对症处理。

2. 对于体积较大、症状明显，经检查证实囊肿与肾盏、肾盂不相通者，可采用腹腔镜或开放手术囊肿去顶。对于囊肿恶变或囊肿很大、肾实质被压迫萎缩严重致肾功能丧失，而对侧肾正常者，可行肾切除术。

【预后】

本病为良性疾病，预后多良好。少数肾囊肿有恶变的可能。

多 囊 肾

【病因】

多囊肾（polycystic kidney）为遗传性疾病。根据遗传学特点，分为常染色体显性遗传性多囊肾（ADPKD）和常染色体隐性遗传性多囊肾（ARPKD）两类。ADPKD 又称成人型多囊肾，是常见的多囊肾病。致病基因有 ADPKD1 基因（位于 16 号染色体短臂 1 区 3 带 3 亚带）和非 ADPKD1 基因（4 号染色体长臂 1 区 3 带 23 亚带）。属常染色体显性遗传，外显率几乎

100%。具有家族聚集性，男女均可发病，两性机会均等，连续几代均可出现患者。每个子代均有50%的机会由遗传得到病理基因。但约40% ADPKD患者无明显家族史，可能与基因突变、环境等因素有关；ARPKD又称婴儿型多囊肾，系常染色体隐性遗传，较少见。

【病理】

多囊肾几乎都是双侧发病，大多数患者的病变在胎儿期已经存在，随时间逐渐长大，但进展可不对称。全肾布满大小不等、层次不同的囊肿，多数囊肿之间仍可辨认较正常的肾实质存在，囊内有尿性液体，出血或感染时呈不同外观。肾盂肾盏明显变形。光镜下发现囊肿间有肉眼不能见到的正常形态组织。常可见到继发性肾小球硬化、肾小管萎缩或间质纤维增殖。囊壁为低立方上皮细胞。电镜下囊壁为单纯简单上皮，细胞缺乏微绒毛，含有少量线粒体和其他细胞器。

本病约30%伴肝囊肿，10%伴胰腺囊肿，5%伴脾囊肿，10%伴脑基底动脉瘤。在青年期，肾脏大小及肾功能可正常，但囊肿逐渐增多、增大，肾功能逐渐减退直至衰竭。

【诊断】

1. 临床表现

(1) 疼痛是最常见的早期症状，典型ADPKD病例常在40~50岁开始有腹痛、腰部压迫感，呈间歇性或持续性，卧床后减轻，少数偶可发生绞痛。血尿很常见，持续存在镜下血尿，可周期性发生肉眼血尿，血块通过输尿管可引起绞痛。50岁以上患者出现血尿时，应注意同时发生恶性肿瘤的可能。约1/4~1/2患者合并尿路感染，约1/5合并肾结石。当肾功能减退，出现血肌酐增高时，多数伴有高血压、贫血、左心室肥大。晚期出现尿毒症。有家族史。合并肾外囊肿的患者可有相应肾外表现。

(2) 体检时可触及一侧或双侧肾脏呈结节状。合并感染时有压痛。

2. 实验室检查

(1) 尿常规：早期可无异常。中晚期时有镜下血尿，部分患者可出现蛋白尿、脓尿。

(2) 尿渗透压测定：病程早期即可出现肾浓缩功能下降。

(3) 血肌酐：随肾功能的丧失而升高。

(4) 基因连锁分析和其他基因鉴别技术的应用：有可能在发病前或产前作出诊断。

3. 影像学检查

(1) KUB 平片：肾影增大，外形不规则。若囊肿感染或有肾周围炎，肾影及腰大肌影不清楚。

(2) 排泄性尿路造影：肾盂、肾盏受压变形，呈蜘蛛状。肾盏呈弯曲状。

(3) B 超：是多囊肾的首选诊断方法，主要超声表现为肾体积明显增大、肾内多个大小不等的囊肿与肾实质回声增强。

(4) CT 及 MRI：精确度高，可检出 0.3 ~ 0.5cm 囊肿。表现为双肾增大，呈分叶状，有多个液性囊肿。还可发现肝、脾及胰腺囊肿。

【鉴别诊断】

本病需与双肾积水、双肾肿瘤、遗传性斑痣性错构瘤等相鉴别。

【治疗】

ADPKD 无症状者无需治疗，应防止腹部损伤，以免囊肿破裂，并严格控制并发症如疼痛、出血、尿路感染和高血压。囊肿减压术应慎重，特别是晚期病例囊肿减压治疗无意义，手术可能加重病情。当出现血尿时，除尽快明确原因进行相应治疗外，应减少活动或卧床休息，同时进行对症处理。并发结石时，应根据结石部位及大小，按尿路结石处理原则进行治疗。晚期出现肾功能衰竭，可行透析或肾移植治疗。

ARPKD 无特殊治疗。

【预后】

ADPKD 晚期病例多出现肾功能衰竭，需行透析或肾移植治疗。ARPKD 常于出生后不久死亡，只有极少数较轻病例可存活至儿童时代甚至成人。

【随诊】

需定期复查B超及肾功能等。

三、肾血管性高血压

肾血管性高血压(renal vascular hypertension, renovascular hypertension)系指肾动脉病变使肾血管流量减少导致肾缺血所引起的高血压,最常见的原因是肾动脉狭窄。占全部高血压患者的5%~10%,占恶性高血压的20%。及时解除肾动脉病变,高血压可以逆转。

【病因】

能引起肾动脉狭窄或栓塞的各种疾病均可引起肾血管性高血压。常见病因包括:

1. 肾动脉先天性异常:如多分支发育不良、主干闭锁及蔓状血管瘤等。

2. 多发性大动脉炎:多发于青壮年,易累及肾动脉,使其狭窄。

3. 动脉粥样硬化:肾动脉内膜形成粥样斑块,致使管腔狭窄。

4. 肾动脉肌纤维增生:肾动脉管壁中层纤维增生,导致管腔狭窄。

5. 肾动脉栓塞:常继发于心血管病或其手术后。

6. 肾动脉瘤:外伤或病理因素所致。

7. 肾动静脉瘘:多为肾外伤后所致。

8. 肾动脉周围压迫性狭窄:如肿瘤、腹膜后纤维化等。

【诊断】

(一)临床表现

1. 高血压:表现为年轻人高血压、老年人突发高血压,以及原来稳定的高血压突然恶化。血压持续升高,以舒张压升高明显,一般降压药物治疗无效,只对转化酶抑制剂和血管紧张素拮抗剂有效。并可伴有头痛、视物模糊、呕吐等。

2. 腰痛:部分患者可有间歇性腰痛、跛行、臀部放射痛等下肢供血不足现象。

3. 部分患者腹部脐上方或肋脊角可听到血管收缩期杂音或伴有轻度震颤。

4. 肾动脉栓塞时可有腹痛、发热、周围血象白细胞增高等。

5. 部分患者可出现血尿、蛋白尿。

6. 继发醛固酮增多症。

（二）实验室检查

1. 分肾功能测定：患侧肾功能较健侧为差。

2. 肾素活性测定：外周血肾素值高于正常。分侧肾静脉肾素活性测定时，患侧与健侧肾素活性比值≥1.5。

3. 醛固酮值测定：血、尿醛固酮均增高，但低于原发性醛固酮增多症水平，一般无明显水、钠潴留。

4. 药物试验

（1）血管紧张素阻滞剂试验：醋酸肌丙素（saralasin acetate），5～10μg/（kg·min）静脉注射，2分钟后血压降至正常者为阳性。

（2）转化酶抑制剂降压试验：静脉滴注SQ20881 1mg/kg后1～2小时血压显著下降者为阳性。

（三）影像学检查

1. 腹部平片及静脉肾盂造影：可发现两肾大小、肾盂显影时间、显影剂浓度有差异。

2. 腹主-肾动脉造影：多采用经皮穿刺股动脉插管造影，可清楚显示肾动脉病变的性质、范围以及狭窄程度等；数字减影血管造影术可使病变显示更为清晰。在诊断上具有决定性意义，能为手术治疗提供依据。

3. 彩色多普勒检查：可以了解肾动脉的血流情况。早期患者肾上腺无明显改变，如不控制可出现肾上腺微腺瘤。

4. 核素肾图检查：可行^{131}I肾图、^{99m}Tc DTPA作示踪剂的计算机断层摄影及卡托普利肾图检查，间接了解肾动脉狭窄情况。

【治疗】

1. 药物治疗：主要应用血管紧张素转化酶抑制剂、钙拮抗剂、α 和 β-受体阻滞剂等药物，应根据病因的病理生理基础选用合理药物治疗方案。

2. 经皮腔内血管成形术（PTA）：近期疗效可达 90% 以上，远期复发率较高，但可反复多次进行，病人痛苦较小。

3. 外科手术治疗

（1）肾血管重建术：根据不同情况，可选择下列不同的手术方法治疗。

1）动脉血栓内膜剥脱术：适用于肾动脉开口或其近端 1/3 的动脉粥样硬化斑块或内膜增生病变。

2）肾动脉狭窄段切除，肾动脉端端吻合术：适用于肾动脉局限性纤维肌肉增生，狭窄的长度在 1～2cm 以内。

3）脾肾动脉吻合术：适用于左肾动脉狭窄性纤维肌肉增生病变者。

4）肝肾动脉吻合术：右肾动脉狭窄，主干的远段正常者。

5）病变部分动脉切除后利用移植物置换术：适用于肾动脉狭窄长度超过 2cm 的患者。

6）肾动脉再植术、自体肾移植术等。

（2）肾血管旁路手术：可采用大隐静脉、髂内动脉、脾动脉、人造血管等移植物搭桥旁路手术。

（3）肾切除术和部分肾切除术。

四、阴茎硬结症

阴茎硬结症（Peyronie's disease，PD）亦称 Peyronie 病、阴茎纤维性海绵体炎（fibrous cavernositis of the penis）、海绵体纤维化等。是一种以阴茎白膜形成纤维样、非顺应性硬结为特征的男科常见疾病。多见于中老年人。

【病因】

病因尚不清楚。可能与阴茎白膜解剖特点、阴茎多次轻度外伤、尿道内器械操作、感染、免疫、动脉硬化、遗传及维生素 E 缺乏等因素有关。

【病理】

硬结呈结节状、条索状或斑块状，质硬，结节大小可由数毫米至数厘米不等，单发或多发。硬结切面呈灰白色。硬结多位于阴茎背侧白膜下。阴茎硬结症早期在白膜与海绵体之间的血管周围有炎性浸润，包括T淋巴细胞、巨噬细胞及其他浆细胞等，最终启动细胞因子系统，导致纤维化发生并形成硬结。细胞浸润的原因尚不清楚。

【诊断】

1. 阴茎局部发现硬结，阴茎松弛时可无不适。勃起时可有疼痛及弯曲并影响性交。严重时可并发勃起功能障碍、排尿困难或排尿疼痛。

2. 触诊硬结质如软骨，急性期有触痛。

3. 阴茎局部拍片偶见钙化。阴茎海绵体造影可显示病变范围。

【鉴别诊断】

个别患者硬结使阴茎向腹侧弯曲，需与先天性阴茎弯曲鉴别。

【治疗】

（一）保守治疗

1. 口服维生素E 6～9个月。对氨基苯甲酸钾9～12g/d，分次口服9个月。急性期可选用秋水仙碱，常规剂量为0.6mg，每日3次，每日总量不宜超过2.4mg。

2. 局部注射疗法：醋酸可的松25mg加普鲁卡因1ml/2d，15～20次为一疗程；透明质酸酶50～100U/d肌内注射；或维拉帕米、干扰素等。纯化梭状芽孢杆菌胶原蛋白酶对轻、中度PD有一定疗效，但目前仍处在临床研究阶段。

3. 物理治疗：包括离子导入、体外冲击波、超声波、真空助勃装置及音频理疗等。

4. 局部放疗：每次剂量38.7mCi（150 R），每周2次，2周为一疗程。可能增加致纤维化细胞因子表达，且有组织潜在恶变的危险，也可能增加老年患者ED风险，世界卫生组织认为应避免使用。

5. 联合治疗：联合应用以上治疗方法。

（二）手术治疗

对长期保守治疗无效或阴茎弯曲明显、硬结钙化者可采用手术治疗，如对侧折叠、硬结磨削、硬结切除等，酌情采用游离脂肪、自体皮片、静脉片等修补。但手术应在起病1年以上、硬结稳定后再进行手术，可减少术后硬结的再发生率。

【预后】

预后大多良好。有自愈倾向，极少数患者在数年后症状自行缓解，硬结缩小。

五、精索静脉曲张

精索静脉曲张（varicocele）系指精索内静脉回流受阻或瓣膜功能障碍，导致血液反流，使阴囊内的精索蔓状静脉丛发生扩张、迂曲。在普通男性中发病率约为20%，在不育男性中约为40%。左侧多见。

【病因】

1. 原发性精索静脉曲张：因精索静脉的瓣膜缺如或不健全、行径长、周围支持的组织较薄弱、结肠压迫、右髂总动脉压迫左髂总静脉等原因发生曲张。左侧精索静脉呈直角回流入左肾静脉，血流阻力大，因此左侧精索静脉曲张较为多见。

2. 继发性精索静脉曲张：因肾肿瘤时肾静脉及下腔静脉内癌栓形成，或肾积水、腹膜后肿瘤及异位血管压迫等，阻碍精索静脉回流而引起的精索静脉曲张。

【病理】

精索静脉曲张时睾丸可发生病理改变。曲细精管生精上皮萎缩，精母细胞及精细胞排列紊乱，进行性减少，甚至精原细胞丧失。曲细精管管壁玻璃样变。精子数目减少，畸形精子增加。

【诊断】

1. 站立时阴囊有沉重及坠胀感，可向下腹部、腹股沟或腰部放射，行走劳累后加重，平卧后减轻。有时有神经衰弱症状。

2. 站立检查阴囊增大，睾丸下垂，见到或触及蚯蚓状曲张静脉团。平卧后缩小或消失。但继发性精索静脉曲张平卧时曲张静脉团并不缩小。

3. 多普勒超声、红外线或接触性阴囊测温、实时B超检查、放射性核素阴囊血池扫描及精索内静脉造影等有助于诊断。

【诊断标准】

根据体检及精索内静脉造影结果，临床上将精索静脉曲张程度分为3级。

Ⅰ级(轻度)：触诊不明显，病人屏气增加腹压(Valsava试验)时方可摸到曲张静脉，精索内静脉造影时造影剂在精索内静脉内逆流长达5cm。

Ⅱ级(中度)：外观正常，但触诊即可摸到曲张静脉，精索内静脉造影时造影剂在精索内静脉内逆流至第4～5腰椎水平。

Ⅲ级(重度)：曲张静脉如蚯蚓团，触诊及视诊时均极明显，精索内静脉造影时造影剂在精索内静脉内逆流至阴囊内。

【治疗】

1. 非手术治疗：上托阴囊、冷敷等疗法常可减轻症状，但效果不能令人满意。

2. 手术治疗

(1) 精索内静脉结扎术：于内环上方或内环处结扎精索静脉，也可用显微镜于外环下结扎或采用腹腔镜手术。

(2) 曲张静脉部分切除术。

(3) 精索内静脉与腹壁下静脉、髂外静脉或旋髂浅静脉吻合术，但远期疗效尚待观察。

(4) 精索内静脉栓塞术。

【预后】

手术后患者大都预后良好。如不治疗，静脉曲张可进一步发展，严重者可致睾丸萎缩并影响生殖功能。

六、鞘 膜 积 液

鞘膜积液(hydrocele)系指鞘膜囊内液体超过正常量而形成囊肿者。

【病因】

1. 先天性因素:睾丸下降过程中,由于精索鞘状突部分未闭合和(或)睾丸鞘膜囊内液体量异常增多。

2. 后天性因素:鞘状突闭合正常,但由于睾丸附睾感染、肿瘤、丝虫病或外伤引起鞘膜内液体增多与积聚所致。多见于成人。

【病理】

根据鞘状突闭合的情况与位置不同可分为以下四类:

1. 睾丸鞘膜积液:最多见。鞘状突闭合正常,但睾丸鞘膜内液体积聚增多。

2. 精索鞘膜积液:鞘状突两端闭合,精索部分形成局限性鞘膜积液,与腹腔和睾丸鞘膜腔不相通。

3. 睾丸、精索鞘膜积液:鞘状突仅在内环处闭合,精索段未闭且与睾丸鞘膜腔相通。

4. 交通性鞘膜积液:鞘状突未完全闭合,腹腔体液随体位流动。站立时,通过未闭的鞘状突进入鞘膜囊,平卧后可逐渐消失。

先天性鞘膜积液其囊壁光滑、柔软,积液清亮或黄色。急性炎症所继发的鞘膜积液其鞘膜明显增厚,与邻近组织粘连,积液为炎性渗出液。如有肿瘤及感染存在,可为血性积液,此时液体混浊,呈棕色或为脓液。如因血丝虫感染,则积液为乳白色。液体量为数毫升至数百毫升不等。

【诊断】

1. 阴囊内发现逐渐增大的肿块,伴有下坠感,较大时可影响行走。如为先天性交通性鞘膜积液,则平卧时肿块可消失。

2. 体检时阴囊肿块呈球形或梨形增大,触之光滑,有波动感,透光试验阳性。但如鞘膜增厚或积液混浊则不透光。精索鞘膜积液时常于阴囊上方或腹股沟管外环处，呈长、卵圆形，牵拉睾丸或精索时肿块随之下移。先天性交通性鞘膜积液于平卧时按压肿块，可逐渐缩小或完全消失，但站立后又出现。

3. B超检查可见鞘膜内有液性暗区。

4. 诊断性穿刺可抽出透明浅黄色液体。如因血丝虫感染引起的鞘膜积液，为乳糜状，有时可找到微丝蚴。如因外伤或感染所致，液体为血性或脓性。

【治疗】

1. 1～2岁婴儿时期的单纯鞘膜积液，不治疗常可自然消失。

2. 手术治疗：包括鞘膜开窗术、鞘膜翻转术、鞘膜折叠术以及鞘膜切除术等。交通性鞘膜积液应于内环处做鞘状突高位结扎切断，切除精索部鞘膜，同时做鞘膜翻转术或折叠术。合并腹股沟斜疝应同时修补。精索鞘膜积液应切除鞘膜。

【预后】

先天性的鞘膜少量积液有时可自愈。手术后预后一般良好，但应防止感染。

七、精液囊肿

精液囊肿(spermatocele)为睾丸或附睾发生的含有精子的液性囊肿。常见于青壮年。

【病因】

尚不清楚，可能与睾丸附睾的慢性感染或输送精子的管道部分梗阻有关。

【诊断】

1. 一般无症状，有时可有阴囊下坠感或疼痛。

2. 睾丸或附睾部可触及圆形肿物，质软，有波动感，直径为数毫米至数厘米不等。有时透光试验阳性。

3. 阴囊B超检查可见睾丸或附睾有液性暗区。

4. 囊肿穿刺液含不活动的精子。

【治疗】

1. 较小的囊肿不需治疗,可定期随访。

2. 症状明显或较大的囊肿可行手术切除,但应于生育后进行。

【预后】

预后良好。

（刘继红）

第二十六章　血液透析和腹膜透析

一、血液透析

【透析原理】

血液透析(hemodialysis)是利用人工合成的半透膜的纤维特性和生物特性,只允许分子质量大约在15 000Da以下的小分子和部分中分子物质通过,而分子质量超过35 000Da的大分子物质则不能通过,使血液内和透析液中的物质和水分在浓度差和压力差的作用下,溶质从高浓度侧向低浓度侧扩散,水分从压力高侧向压力低侧移动,从而清除血液中的毒性物质,如肌酐、尿素氮、电解质、其他毒物和水分等;也使机体从透析液中得到需要物质的补充,如葡萄糖、钙、碱性基团等;使患者排泄体内代谢废物和多余水分,纠正电解质代谢紊乱和酸碱平衡的失调。

溶质和水分的转运方式:

1. 扩散:半透膜两侧溶液内的溶质,浓度高的一侧向浓度低的一侧运动为扩散。其扩散速度取决于膜两侧的浓度差、扩散物质的分子质量及膜的阻力。

2. 超滤:半透膜两侧的溶液,在压力梯度作用下,压力高的一侧向压力低的一侧移动为超滤。其超滤效果,取决于液体静力超滤,包括跨膜压力(TMP)、超滤系数(KUF)及渗透压超滤。前者为血液透析超滤之关键,后者则为腹膜透析超滤之关键。

【透析设备】

(一)透析机器

1. 血液循环系统监测

(1)血泵。

(2) 肝素泵。

(3) 血液流量表。

(4) 动、静脉压力表。

(5) 空气探测器。

2. 透析液输送系统监测

(1) 比例泵。

(2) 电导度表。

(3) 流量计。

(4) 温度计。

(5) 负压泵。

(6) 漏血探测器。

透析机器配置的各种监测装置,其功能在于能预先发现某些改变,产生相应反应,发出警报(发光、发声),并在仪表或屏幕上显示变化数据,同时立即夹住血液通路管道。报警未解除,不能继续进行透析。其监测器敏感阈值可随意调节。

3. 不同透析液选择控制器。

4. 热消毒或化学消毒装置。

5. 有些透析机还附设有:

(1) 可调性钠浓度装置,改变透析液内钠浓度含量,可明显减少透析中的副作用。

(2) 可调性碳酸氢钠浓度装置,依不同患者需要,酌情选择。

6. 单针透析装置,可使血流通路用Y形管连接,透析治疗时只需扎一针,痛苦减少,瘘管使用寿命延长。但因流经透析器的血流总量减少,而且透析时的血流常发生再循环,使透析效果大为降低,故临床上多用于应急或小儿透析。

(二) 空心纤维透析器

选择透析器的标准:

1. 膜材料。

2. 超滤系数:其大小决定脱水量[ml/(h·mmHg)]。

3. 清除率:对肌酐、尿素、维生素 B_{12} 的清除能力。

4. 膜表面积:一般为 $0.8 \sim 1.4m^2$。

5. 预充量：一般为 60 ~ 120ml，与膜表面积呈正比。

6. 消毒方式：环氧乙烷或 γ-射线消毒。

（三）透析用水处理

每次透析治疗需用水约 120L，水中许多物质可进入体内，有些物质可导致透析骨病、铅中毒、进行性神经障碍、贫血、白细胞增多、胃肠反应、化学性肝损害等并发症，故要求透析治疗用水的纯度非常重要，以反渗水最佳。

1. 反渗透水处理：在压力作用下将水经过仅能使小分子物质通过的半透膜，可消除水中 90% 的溶质，产生出近似纯水用于透析治疗。设备复杂、费用高。

2. 离子交换树脂、活性炭吸附水处理：用离子交换树脂除去水中带电荷离子，用活性炭吸附除去水中非带电荷的溶质，制备成软水用于透析治疗。但不能去除水中的有机物、胶体、致热原和细菌等，再生手续复杂，使用的酸碱具有腐蚀性。设备费用比反渗透法低，不需特殊处理。

（四）透析液

1. 透析液的基本要求

（1）与血液等渗，不发生渗透压变化。

（2）制备简单，容易保存，不发生沉淀。

（3）能去除代谢产物、尿素、尿酸、肌酐及其他毒性物质等。

（4）保留并补充机体需要的物质，如葡萄糖、氨基酸、碱性基团等。

（5）纠正电解质紊乱和酸碱平衡的失调。

2. 醋酸盐透析液：醋酸盐在肝脏代谢后产生 HCO_3^-，浓度为 35 ~ 40mmoL/L，溶解度高，制备简单，保存容易，不发生沉淀，费用低，操作方便。但肝功能不良患者效果差，纠正酸中毒没有碳酸氢盐透析液迅速。有大约 20% 的患者可发生一过性低血压、头痛、恶心、呕吐、全身倦怠等醋酸盐不能耐受现象。

3. 碳酸氢盐透析液：浓度为 32 ~ 38mmoL/L，可直接补充血浆中 HCO_3^- 的不足，纠正酸中毒迅速。对心血管系统影响少，透析治疗中发生不适应症状少。但需要特殊设备和血气分析监测，费用较贵。需制备两种透析液，透析时再由机器混合配制，操作较复杂。

【血管通路的建立】

（一）临时性血管通路

用于治疗急性肾功能衰竭、慢性肾功能衰竭尚无良好血管通路者，腹膜透析或肾移植病人临时需要血液透析、血浆置换，急性中毒的抢救等。

1. 直接血管穿刺法

（1）穿刺动脉常选择桡动脉、肱动脉、足背动脉等。

（2）穿刺静脉常选择头静脉、贵要静脉、肘正中静脉、大隐静脉、颈浅静脉等。

2. 经皮静脉穿刺插入导管法：临床上多选用股静脉、锁骨下静脉、颈内静脉。利用 Seldinger 技术，局麻后做进针处局部小切口，插入穿刺针，有回血后拔出针芯，立即插入引导钢丝，拔出穿刺针，沿引导钢丝插入单腔或双腔导管，抽出引导钢丝，注入肝素生理盐水。

（1）优点：操作较容易、迅速，但需要有经验的医务人员施行，熟悉穿刺部位的解剖学位置关系。导管可保留 2～4 周，重复使用。

（2）缺点：①如股静脉留置导管后需卧床使活动受限。②穿刺失败可发生出血或血肿形成，亦有少数病人可发生血栓形成。③颈内静脉和锁骨下静脉穿刺还有气胸、血胸、空气栓塞等并发症。

3. 动-静脉外瘘成形术：局麻后切开，用两条硅胶管，分别插入桡动脉或者足背动脉和其附近的皮下浅静脉内，其两外露端用连接管相连，形成动、静脉外瘘。透析治疗时将连接管拆开，即可使用。

（1）优点：手术比内瘘成形术简单；不需要等静脉扩张动脉化即可使用；不需要穿刺；重复使用方便。

（2）缺点：①容易发生伤口感染、血栓形成。②使用寿命短。③对患者的工作和生活造成不便。④有插入管和连接管发生脱落大出血之危险。⑤手术需结扎两支血管，现外瘘已较少使用。

（二）永久性血管通路

1. 动、静脉内瘘成形术：通过手术将桡动脉或足背动脉与附近的浅静脉在皮下吻合，造成瘘管。使该静脉逐渐充盈扩张、肥厚，形成静脉动脉化。有足够的动脉血流量，又可以反复穿刺使用，成为永久性血流通路。

（1）优点：无导管感染，出血机会少。血栓形成少于外瘘，对患者活动无限制。使用寿命长，可达 4～5 年。

（2）缺点：①内瘘制作后，需等待 3 周，让静脉扩张成熟后才能使用。②使用时需反复穿刺。③原来血管条件差，管径细小；或因伤口感染、患肢受压等原因，使血流缓慢，回流不好，易发生内瘘狭窄或闭塞。

2. 人造或生物血管的移植：由于某些患者血管条件太差，无法形成动、静脉血管内瘘，可选用生物血管移植物或人造血管来连接动、静脉血管。最常用的方法是从桡动脉连接至肘部贵要静脉；或者从肱动脉连接至贵要静脉。吻合方式是移植物与动、静脉端侧吻合，移植物放置于前臂。但并发症较高，如移植物感染、吻合口狭窄和血栓形成，动脉瘤或假性动脉瘤形成，患肢局部缺血、水肿及充血性心力衰竭等。

【适应证】

（一）急性血液透析指征

1. 急性肾功能衰竭，少尿、无尿超过 3 天。

2. 血钾快速升高，每天上升 1mmol/L 以上。

3. 高分解代谢状态，血尿素氮每天上升 >11.25mmol/L 以上。

4. 不能控制的水潴留。

5. 急性肺水肿。

6. 尿毒症性脑病。

7. 电解质代谢紊乱所致的严重心律失常。

8. 尿毒症性心包炎。

9. 与蛋白质结合力低，系小分子物质或水溶性的物质引起的各种中毒，如药物中毒、生物毒素中毒、重金属中毒、农药中毒、化学物品中毒等。

10. 重症肝炎或肝昏迷患者。

11. 急性溶血、游离血红蛋白>800mg/L。

（二）慢性血液透析指征

1. 尿毒症综合征。

2. 体液负荷过重所致的脑水肿、肺水肿、高血压。

3. 尿毒症所致的神经、精神系统病变。

4. 血尿素氮（BUN）≥30mmol/L。

5. 血肌酐（Scr）≥530～884mmol/L。

6. 肌酐清除率（Ccr）>0.1～0.15ml/（min·kg）。

7. 血清钾（K^+）≥6.5mmol/L。

8. 二氧化碳结合力（CO_2 CP）<6.8mmol/L。

9. 尿毒症性贫血，血红蛋白<60g/L。

10. 高钙血症。

11. 高尿酸血症。

12. 代谢性碱中毒等。

【禁忌证】

1. 精神病患者或拒绝接受透析治疗者。

2. 颅内出血性疾病及其所致的颅内高压。

3. 严重休克和心肌病变导致的顽固性心力衰竭。

4. 恶性肿瘤。

5. 全身性疾病晚期所致的尿毒症。

6. 非容量依赖型严重的高血压病等。

【血液透析治疗方案】

（一）急性血液透析治疗方案

1. 急性血液透析治疗的时间和血流量在治疗的全过程中最重要，一般以透析治疗后血尿素氮是透析前水平的70%来决定。常规透析时间为2～4小时，血流量为200ml/min。透析液的选择依患者的生化指标或机器设备条件而设定，透析液流速500ml/min。超滤的范围应为0～5L。

2. 透析治疗中一般常用肝素抗凝，首次用量0.5～1.0mg/

kg,以后每小时用肝素泵再追加 8 ~ 10mg,透析结束前 30 ~ 60 分钟停用。透析治疗中需反复测定全血的凝固时间,调整肝素药物的用量,防止发生出血或凝血现象。

透析抗凝的方法有:

(1) 全身肝素化法。

(2) 局部肝素化法或称体外肝素化法。

(3) 小剂量肝素化法。

(二) 慢性血液透析治疗方案

慢性血液透析治疗的效果取决于治疗时的血流量、透析时间、透析治疗的频度、透析器效能、患者残存的肾功能和干体重等因素,但主要还是根据尿素动力学的改变来决定其治疗方案。

尿素溶解在体液中,并随体液运动,可通过血中尿素氮水平的测定来反映。透析治疗理想的尿素氮清除率与患者透析前的尿素氮水平无关,而是取决于残存的肾功能和每周透析治疗的频度。

1. 无残存肾功能者

(1) 每周透析 3 次:血中尿素氮水平应减少到最初值的 40%~50% 。如果血尿素氮清除率可达血流量的 70% ,体液总量为体重的 60% ,可用下列公式计算出不同体重患者需要达到的透析效果、标准的血流量和透析时间:

$$B \times T = 14 \times W$$

式中,B 为血流量;T 为时间;W 为体重。

(2) 每周透析 2 次:为国内目前常采用的透析方式。蛋白质摄入 1. 2g/(kg · d) 的患者,透析后尿素氮减少至透析前的 20% ,可用下列公式计算:

$$B \times T = 26 \times W$$

2. 有残存肾功能者,可依赖残存的肾功能,适当减少透析时间和血流量。根据尿素动力学的研究,残存肾每分钟尿素氮清除率 1ml 相当于透析 10kg 的身体组织。可用下列公式计算:

(1) 每周透析 3 次:$B \times T = 14 \times W[W-(10 \times R)]$

(2) 每周透析 2 次：$B \times T = 26 \times W[W-(10 \times R)]$

R 为残余肾尿素清除率。

【并发症及处理】

1. 低血压：可发生于透析治疗的任何时期，多为容量改变显著所致。减少超滤，减慢血流量，推注高渗糖，或补充血容量。

2. 高血压：体液超载、高肾素血症多见。加强超滤脱水，使用肾上腺素受体阻滞剂、扩管药物治疗。

3. 发热：加强抗炎治疗，控制感染。加强器械、管道、透析器的消毒、冲洗，消灭致热原。

4. 头痛、恶心、呕吐等症状，多见于透析不适应，透析时间太长，失衡综合征以及低水质不良产生的硬水综合征等。减少透析时间，加强透析频度，必要时中止透析，或改善水质，调换透析液，使用镇静、镇痛、止吐药物。

5. 肌肉痉挛：低钠、低钙、超滤过快都可发生。对症补钠、补钙，减少超滤。

6. 皮疹和瘙痒：尿毒症性皮炎。加强透析排出毒素，使用抗过敏、止痒药物对症治疗。

7. 失衡综合征：透析治疗后，血中与脑脊液中氮质物质浓度不均衡。减缓透析时间，轻症对症处理，重症可用高渗糖或甘露醇静脉推注脱水，使用镇静剂等。

二、腹膜透析

【透析原理】

1. 腹膜是一层生物半透膜，具有渗透和弥散功能，其表面积有 2～2.2m^2。腹膜上有丰富的毛细血管网，血流量为 70～100ml/min。腹膜腔可容纳 2000ml 或更多的液体，而无明显的不适感。

腹膜透析是利用这些特性，将腹膜透析液注入腹腔，借腹腔和血液内的物质浓度差，发生互相渗透和超滤，使体内的代谢废物和水分进入透析液，再被引流至腹腔外，如此不断更换透析液,以达到清除体内代谢产物、毒性物质及纠正水、电解质平衡紊乱的目的。

2. 溶质和水分的转运方式

(1) 溶质的清除:主要依靠溶液内溶质的浓度差,通过腹膜的扩散来清除,小部分通过超滤被清除。

(2) 水分的排出:主要靠提高渗透压的方式,产生渗透性超滤排出水分。静水压超滤作用较小。

【腹膜透析设备】

1. 腹膜透析液:有多种配方,可自行配制,亦有袋装商品。根据国家食品药品管理要求,药品不能自配。配方请参照2010年国家药典最新版本。使用时须加温至38℃。

2. 腹膜透析液导管和相连接的接头

(1) 急性腹膜透析导管:直形、质地稍硬的硅胶管,配有金属可弯性管芯,并有床边经皮穿刺操作设备。导管上无涤纶套,易发生感染。建议短期使用。

(2) 慢性腹膜透析导管:软质硅胶制作,管壁上有1~2个涤纶套,可与伤口紧密粘连,既固定导管,又可预防感染。置管均需采用开放式手术置入。导管与腹透液之间有专用连接头紧密连接,使用方便,预防感染效果好。

【适应证】

1. 建立血管通路行血流透析有困难,如小儿、血管条件太差者等。

2. 血流动力学不稳定者,如低血压、心肌梗死、脑血管病变、高龄患者等。

3. 严重出血性疾病,不适宜用肝素抗凝。

4. 急性出血性胰腺炎,无论有无肾功能衰竭者。

5. 糖尿病肾病伴有严重视网膜病变。

6. 严重的电解质紊乱、酸碱平衡失调等。

7. 将来要求继续进行家庭腹膜透析者。

【禁忌证】

1. 有腹腔手术、外伤或感染史,腹膜广泛粘连,腹膜面积明显缩小。

2. 有近期腹部大手术史,2～3日不宜行腹膜透析。

3. 腹腔脏器穿孔。

4. 腹壁感染、局限性腹膜炎或脓肿。

5. 晚期妊娠。

6. 腹腔肿瘤。

7. 胸腹联合切口未愈、膈疝。

8. 恶病质、蛋白质营养不良等。

【腹膜透析方法】

1. 连续性非卧床腹膜透析(CAPD):将透析液2L注入腹腔内,保留一段时间,白天4小时,晚上8小时之后,借重力将透析液引流进塑料袋中,再更换新的透析液开始下一个周期。每天更换4～5次。此方法操作简单,容易掌握,不依赖机器,可在家庭进行自行透析或出外旅行透析。不需要卧床,可进行正常的工作和生活。腹膜炎发生率明显降低。

2. 间歇性腹膜透析(IPD):每周透析40小时,每天透析10小时,每周4天。每次注入透析液2L,每30分钟为一个透析间期,即注入透析液5分钟,排液时间15分钟,腹腔保留10分钟。两个透析间期腹腔内无透析液。

3. 持续性循环腹膜透析(CCPD):其实际为利用腹膜透析机进行的CAPD治疗。为了使患者白天活动,夜间睡觉前接腹膜透析机自动交换3～4次,每次注入透析液2L,保留2.5～3小时后排出,清晨最后交换一次将其夹管,使透析液在腹腔内保留14～15小时,晚上再重复治疗。透析在夜间进行,不干扰日常工作和活动,腹膜炎发生率低,可在家庭进行透析,不用他人帮忙。但需依靠机器,治疗费用偏高。

【并发症及处理】

1. 导管周漏液:手术置管时缝合不紧,影响伤口愈合,易发生感染。需外科技术修补。

2. 透析液引流困难:多因导管位置不当、扭曲、漂浮移位、引流孔被血凝块或纤维蛋白阻塞等造成。重新插管,调整导管正确位置,注入少量肝素溶液冲洗导管,加强引流。

3. 腹膜炎:是最主要和最常见的并发症。多因连接透析液时污染或操作技术不当,皮肤出口感染,血源性感染或经阴道上行性感染所致。早期用1.5%葡萄糖透析液1~2L,加肝素500~1000U快速注入腹腔,快速引流出,待流出的透析液转清亮后,再加入抗生素,保留2~4小时。治疗3~5天后,再恢复正常透析。如果严重腹膜炎,应拔管改血液透析。

【拔管指征】

1. 严重腹膜炎,无法有效控制。

2. 霉菌性腹膜炎,只有去除已感染的导管后才能治愈。

3. 即使无腹膜炎,如果导管的涤纶套附近发生感染,就必须拔除导管,因为抗生素已难以控制局部的感染。

（曾晓勇）

第三篇

常用手术常规及要点

第二十七章 肾上腺手术

肾上腺位置较深，病态肾上腺变化无常，且多有内分泌功能紊乱，故术前对其功能紊乱、解剖变异必须调整及准确定位，术中及术后也必须严密监测。

【适应证】

肾上腺手术用于切除肾上腺无内分泌作用及有内分泌作用的肾上腺病变，如皮质醇症、原发性醛固酮症、肾上腺性征异常的皮质肿瘤或癌、嗜铬细胞瘤及肾上腺髓质增生。

【禁忌证】

严重的心血管疾病，肝、肾功能不良及其他全身性严重疾病。

【麻醉】

气管内麻醉。

【术前准备】

纠正水和电解质平衡失调、调整激素水平、扩容。嗜铬细胞瘤病人需控制血压达正常或接近正常范围，心率不超过 90 次/分，血细胞比容<0.45，备血 600ml 以上。

【操作要点】

（一）切口选择

单侧肾上腺手术可采用第 11 肋间切口，必要时可剪除第 12 肋或行胸腹联合切口。双侧肾上腺手术可采用双侧肋缘下切口或经腹横行切口。

（二）肾上腺腺瘤及肾上腺部分切除

1. 切口皮肤及皮下组织充分止血，分离腹壁各肌肉层直达肾周筋膜，切开肾周筋膜并游离肾上极周围脂肪。

2. 于肾上极前内侧寻找肾上腺，充分显露肾上腺及肾上腺病变部位。

3. 若腺瘤较小，可剔出腺瘤或切除部分肾上腺组织。

4. 充分止血，放置引流管，关闭切口。

（三）肾上腺次全或全切除术

1. 手术野暴露同上。

2. 于肾上腺内侧与腔静脉之间分离并结扎肾上腺静脉，并在其后上方结扎肾上腺动脉。

3. 摘除腺瘤及部分肾上腺或切除全部肾上腺。

4. 充分止血，用4-0可吸收线或1-0丝线缝合残留组织。

5. 放置引流管，关闭切口。

（四）肾上腺肿瘤包膜内摘除术

1. 若为巨大肾上腺肿瘤，周围广泛粘连，完整摘除瘤体有困难者可考虑行肿瘤胞膜内剜出术。手术野显露同上。

2. 尽可能地分离与肿瘤粘连的周围组织。

3. 在肿瘤体表面外膜上寻找少血管区。

4. 在无血管或少血管区切开肿瘤包膜，其长度应充分估计能较完整地将肿块剜出。

5. 在肿瘤包膜与肿瘤之间的界线中迅速地钝性分离，直至将肿瘤剜出。

6. 迅速将事先准备好的湿纱块填塞入囊腔中，压迫止血。

7. 待病人情况稳定后取出囊腔内的纱块，观察有无出血情况，若有出血，应行结扎或缝扎止血。

8. 囊腔内用1%硝酸银或75%乙醇溶液烧灼囊腔内壁。

9. 若囊腔有较多残壁，应尽可能地剪除，或向囊腔内翻缝合或将周围组织填塞入囊腔，关闭囊腔切口。

10. 放置引流管，关闭切口。

（五）浸润性肾上腺恶性肿瘤切除术

该术式包括切除肾上腺、同侧肾脏及周围脂肪、淋巴组织。

1. 手术野显露同上。

2. 分离并切开肾周筋膜，充分显露肾脏及肾上腺。

3. 显露肾蒂，按肾切除步骤切除肾脏。

4. 显露肾上腺血管，按肾上腺全切步骤切除肾上腺。

5. 彻底清扫肾及肾上腺窝内的脂肪及淋巴组织。

6. 充分止血，置入引流管，关闭切口。

【难点及注意事项】

1. 切开皮肤及皮下组织充分止血，尤其在 Cushing 综合征时更应注意。

2. 肾上腺动、静脉除主干外，还有多支血管来源于膈下血管及肾动、静脉，应注意一一结扎。

3. 术中应随时注意血压波动及心血管病变的变化。

4. 注意保留正常肾上腺组织，尤其是双侧肾上腺手术时。

【并发症及处理】

肾上腺手术并发症可分为两类，即外科并发症及内科并发症。前者与手术进路、病变类型和大小有关，如出血、伤口感染及邻近脏器损伤等。后者主要见于功能性肾上腺病变术后，如患侧肾上腺切除而对侧腺体萎缩引起的肾上腺功能不足，各种不同的肾上腺内分泌紊乱疾病术后出现的各自特有的并发症。

（一）外科并发症

1. 出血：肾上腺血供丰富，术中应严密止血。另外，肾上腺紧贴腔静脉、腹主动脉及肾血管，分离时应特别小心，一旦损伤血管，出血将非常凶猛。

2. 胸膜、腹膜及内脏损伤：胸膜、腹膜损伤不会引起严重并发症，一旦损伤应给予修补。胸膜损伤后，气胸形成，修补时应插入一细导尿管缝合胸膜，在缝合最后一针时让麻醉师将肺充张，再打结封闭胸膜。另外，因广泛粘连或因手术粗暴，可能损伤十二指肠、脾和胰腺，因此，手术时力求解剖清楚，轻柔操作。

（二）内科并发症

1. 库欣综合征：库欣综合征病人处于分解代谢状态，蛋白合成减少，结缔组织异常，易发生皮肤损伤及骨折。因此，无论术前、术中、术后，应注意轻柔搬动病人。另外，库欣综合征病人伤口愈合差、易感染，因此，术前应常规运用抗生素，术中手术野保持高度无菌，引流管在24小时内拔出。库欣综合征术后还有较多的心血管并发症，术前应做控制血压、防止血栓形成的措施。另外，为防止术后肾上腺危象的发生，术日应静脉滴注氢化可的松100～200mg；术后1～3日，氢化可的松100mg，每日静脉滴注2次，术后4～7日氢化可的松50mg，每日静脉滴注2次，7日后泼尼松每日口服25mg，以后逐渐减量，直至停药。

2. 嗜铬细胞瘤：手术中，肿瘤可释放大量儿茶酚胺而引起高血压、心肌病变、心律失常及糖耐受改变，肿瘤摘出后儿茶酚胺释放突然降低，又会引起血流动力学及代谢改变，因此，术前、术后充分准备，严密监测（包括中心静脉压监测）十分重要。

3. 原发性醛固酮症：术后仍可能存在高血压及低血钾，术后应对症处理。

（周四维　管　维）

第二十八章　肾脏手术

一、肾脏手术的切口与体位

肾脏手术可选择外侧胁腹切口、背侧腰切口或前方经腹切口等。

外侧切口能很好地显露肾脏，特别是在肥胖病人，因肾脏在外侧靠近体表。不管是经肋下、经肋或肋缘上的外侧切口都能直接接近肾脏，当需扩大手术时，可通过胸腹联合切口或做一背侧肋瓣来延长。这类切口的缺点是需切断大的肌肉、有损伤神经的危险、所需的切口也较长、肾脏的血管蒂位于显露方向的对侧等。尽管有这些不足，外侧或前外侧腹膜后进路仍是成人肾手术最常用的切口。

通过背侧腰切口的后方进路可避免切断肌肉与神经，愈合快，疼痛轻；缺点是显露有限，最适于肾活检和单纯肾盂切开取石。此切口对小儿为最佳选择，因可直接接近输尿管肾盂连接部，不必切断肌肉与神经。但注意在小儿应使皮肤切口顺 Langer 皮纹线呈斜行走向。

前方肋下腹膜外切口适合于肾盂成形和其他简单的肾脏手术。

前方经腹进路，不管是经前方肋下切口、横切口(人字形切口)或正中切口，都能提供开阔的术野。虽然肋缘确实限制了直接接近肾脏，但这些切口可同时探查腹内脏器，能良好地显露肾血管，若万一损伤血管，能满意地控制。缺点是在肥胖病人显露欠佳及有引起肠粘连的可能。

【操作要点】

(一) 前方肋下切口

腹膜外进路

1. 体位：斜仰卧位，臀部平放，肩旋转 30°～40°。伸展手术床,在骶髂关节下方放一砂袋。

2. 切口:在中线剑突至脐 1/3 处开始做切口;终点为第 11 肋尖端左侧,接近腋前线。切口成弧形,以避开肋缘。

3. 切开同侧部分腹直肌前鞘,顺切口方向切开腹外斜肌。如切断了腹直肌,则钳夹、切断其下的腹壁上动脉。

4. 切开或钝性分开腹内斜肌,分开腹横肌纤维。尽量从后方开始,因腹膜在后方附着疏松。将腹膜从腹前壁向上、下两个方向钝性剥离,然后切开腹横筋膜在腹直肌外侧缘的致密处。如需扩大显露,可切开部分对侧腹直肌鞘。

5. 用一手在腹膜外间隙向后游离至腰肌外侧缘,然后从腹前壁肌肉上钝性游离腹膜,腹膜在此粘连较紧,避免撕裂。必要时可用剪刀锐性分离。向切口上下方游离腹膜 6 ~ 8cm,这样便可向前方推开腹膜,以显露肾周筋膜。

6. 在肾脏侧面打开肾周筋膜并向前翻开。

7. 将肾周筋膜连同腹膜一起拉向前方,便可分离肾周脂肪和显露肾脏前后面。

8. 分层关闭切口,放置 Penrose 引流管,另戳口引出。

注意事项:如肾上极很大或粘连,会增加手术困难,早期控制肾蒂可减少危险性。副肾血管的出血可能需向对侧延长切口。牵开器对第 11 和第 12 肋间神经的压迫可能引起暂时性感觉减退。

经腹进路

9. 如前述分开腹横肌,显露腹膜。顺切口线切开腹膜。

10. 右侧肾门的显露:采用 Kocher 手法可直接显露肾门。在十二指肠第二部外侧做一切口,起自门静脉后方,止于肾静脉前方,显露下腔静脉前面。辨认在前外侧汇入腔静脉的性腺静脉及可能存在的副肾极静脉,还有在肾静脉上方 4 ~ 6cm 处从后外侧进入腔静脉的肾上腺静脉。

11. 左侧肾门的显露:在十二指肠第四部旁 Treiz 韧带的下方纵行切开后腹膜,显露主动脉前面。找到横过的左肾静脉、位于前方的性腺动脉、肠系膜下静脉和上动脉。

12. 另外,可切开胃结肠韧带,进入胃后与胰腺前的间隙,通过小网膜囊,显露肾上腺。

13. 向下牵开结肠,在胰腺下方切开后腹膜,继续切断脾结肠与肾结肠韧带,显露左肾门。

14. 引流管在关闭切口前戳口从腹膜外引出。不必重新固定结肠后的腹膜。腹膜边缘和腹直肌后鞘用3-0 SAS连续缝合,用2-0 SAS间断缝合腹横肌和腹内斜肌。同法关闭腹外斜肌筋膜和腹直肌前鞘,继续关闭皮下和皮肤。

（二）前方横(人字形)切口

前方横(人字形)切口适用于双侧高位腹膜后显露。

1. 体位:过伸仰卧位。切口:从第11肋尖部开始向内上方沿肋缘下两横指走行至剑突下,然后向外下方到达对侧第11肋尖部。

2. 切开皮下组织及两侧腹直肌前鞘,插入两指至腹直肌下,用电刀切断腹直肌,遇到腹壁上动脉予以结扎。

3. 切开腹外、内斜肌,分开腹横肌,在腹直肌后鞘外侧进入腹腔。

4. 在插入腹腔的两指间用电刀或剪刀继续切开,完成切口。切断肝圆韧带,结扎两断端。

5. 关闭:摇平手术床,两头抬起。缝合肝圆韧带。在人字形切口尖部从皮肤穿过白线缝3针2-0SAS使白线对合,完成其余缝合后再打结。用0号CCG一层连续关闭腹膜、横筋膜、后鞘及白线。0号CCG间断缝合内外斜肌和腹直肌前鞘。或用2号普罗伦线(Prolene)连续缝合关闭所有筋膜肌肉层。缝合皮下组织及皮肤,中线处的三针缝线加垫打结。

（三）肋下切口

肋下切口适用于显露肾脏做肾造瘘、肾脓肿引流、上段输尿管切开取石,但不是特别适合于直接显露肾蒂。所用器械已列在相应的手术项下。

1. 体位:标准胁腹切口体位。

2. 切口:从第12肋下缘1cm处骶棘肌的外侧开始做切口,沿第12肋下缘向前,到达前腹壁时弯向下,以避开肋下神经,切口止于腹直肌外侧缘。如第 12 肋发育不全，切口可做在第 11 肋下。

3. 从前向后切开背阔肌、下后锯肌。用电刀切割可减少失血和多处钳夹对组织的创伤。

4. 从后向前切开外、内斜肌和下后锯肌。注意位于内外斜肌与腹横肌之间的第 12 肋神经；游离此神经，并牵向下方。切断和结扎伴随神经的肋间小血管。

5. 辨认白色的腰背筋膜，锐性切开至切口后端，然后插入两指向前切至与腹前壁肌肉融合处。切开或钝性分开腹横肌，显露腹膜，钝性游离后推向前方。

6. 从骶棘肌前缘向前切开腰背筋膜后层及小部分下后锯肌纤维。用电刀切断骶棘肌显露肋横突韧带。

7. 在抬起肋骨的同时，用部分张开的长弯剪，弯弧向下，剪断肋横突韧带。勿损伤肋间动脉或胸膜，因胸膜的位置在此超过了横突。进一步游离第 12 肋肋间神经，牵向下方。安放自动牵开器，打开肾周筋膜。

8. 关闭：放下腰桥，摇平手术床。另戳口插入 Penrose 引流管。用 2-0 SAS 从前方开始一层缝合腹横肌和内斜肌，或先缝合菲薄的腹横肌。继续缝向后方，缝合腹横肌腱与腰背筋膜后层以闭合腰背筋膜。用 2-0 SAS 从前向后缝合外斜肌，从后向前缝合下后锯肌、背阔肌，最后缝合皮肤。

注意事项：显露肾脏后如发现手术野不够开阔或肾脏及周围病变的位置比预料的要高，可向肋部延长切口，以便控制血管。在肋角处掀起肋间肌的深缘，提起附着于第 12 肋下缘的下后锯肌纤维，钝性或锐性显露肋骨骨膜并切开；剥离一小段骨膜，并切除 2cm 长的肋骨。然后用剪刀贴近体壁剪开膈肌，将第 12 肋前段翻转于第 11 肋上，用 Sheldon 牵开器固定。

（四）经肋切口

经肋切口，采用第 12 肋进路适合于单纯或部分肾切除、简单的肾上腺切除。同样可经第 11 肋切口。更好的替代方法是肋缘上切口。

器械：准备肋骨切除器械（Snyder 和 Alexander 骨膜起子、

Matson 和 Doyen 肋骨剥离器、肋骨剪、咬骨钳和骨蜡)、Sheldon 椎板牵开器或 Finochietto 牵开器。

1. 体位:胁腹位。从骶棘肌边缘开始切开皮肤,沿第 12 肋斜行切开至腹直肌外侧缘。如体壁很厚,摸不到肋骨,则切开皮下脂肪直至能摸清肋骨。切开外斜肌和背阔肌,显露第 12 肋,可用电刀直接切至肋骨中线,然后切开骨膜。

2. 从肋颈与肋骨扁平部连接处开始用骨膜起子的骨凿端从肋骨上剥除骨膜。先剥离肋骨的平坦面,然后剥离上、下缘。用 Alexander 起子另一端的弯刃剥离肋骨上、下缘。也可用干纱布推开肌肉和骨膜,最后用剥离器剥离上、下缘。用肋骨剥离器向前游离肋骨上缘,向后游离下缘。

3. 小心将肋骨剥离器从骨膜内插进肋骨下,提起柄端,沿肋骨下面向后拉至肋角,然后向下压剥离器柄向前推至肋骨尖部,这样可有效地利用剥离器尖部的两个切缘。

4. 用 Kocher 钳固定肋骨,插入肋骨剪,刃朝向内侧,尽量靠后方剪断肋骨。如需要,可用咬骨钳再咬除一段肋骨并将切缘咬光滑。如出血,在切缘涂上骨蜡。提起肋骨后端,用剪刀剪断前端纤维附着,取出肋骨。

5. 在前端原肋骨尖下方切开骨膜进入腹膜后间隙。插入一手指推开胸膜和腹膜,然后用剪刀向两端剪开。

6. 用电刀切开内斜肌,再切开腹横肌上的薄层筋膜,然后用手指分开腹直肌至切口前端。

7. 靠后方辨认胸膜,让麻醉师充气将肺张开有助于辨认。小心将胸膜从第 11 肋下的胸内筋膜上分开,同时用剪刀剪开膈肌在体壁的附着,将膈肌与腹膜后结缔组织分开,使膈肌上移。

8. 插入自动牵开器,钝性向后分离,显露肾周筋膜,根据病变进行手术。

9. 放下腰桥,摇平手术床,关闭切口。从后向前缝合切开的骨膜。然后用 2-0 SAS 从前向后缝合腹横肌和内斜肌。同法连同下后锯肌一起缝合外斜肌,再缝合背阔肌,打结不要过紧。缝合皮下组织。对准原皮肤划痕缝合皮肤,将引流管缝于皮肤上,穿上安全别针。

（五）肋缘上切口

该切口需切断肋间韧带和膈肌的外侧附着,但不切除肋骨,通过肋间隙进入,可良好显露肾和肾上腺。

1. 体位:标准胁腹体位。

2. 切口:阅 KUB 片了解第 11 肋和第 12 肋的长度,以决定在哪一肋间做肋缘上切口。摸清所选肋骨的走行,做垂直划痕,以便切口关闭时正确对合。在所选肋骨上做皮肤切口,向前延长 7 ~ 8cm 至肋骨尖部,向后延长至骶棘肌外缘,显露外斜肌和背阔肌。

3. 用电刀直接切至肋骨,切开腹外和腹内斜肌、背阔肌、下后锯肌,一直切至骨膜。切开腹壁各层在肋尖的融合层。

4. 调小切割电流,沿肋骨上缘从肋骨尖部(因此处远离胸膜)开始切开肋间外肌,切开 2 ~ 3cm。轻巧地插入食指,对着指尖逐步将肋间内肌从肋缘上切开,从而显露胸膜外筋膜。

5. 用手指从肋骨下面推开薄层胸膜外筋膜。该筋膜在此处分为两层,形成包绕肋间神经的隧道。小心分开外层,在接近切口后部时,可用食指将胸膜从肋间肌和肋骨上向下推开。

6. 贴着肋骨上缘锐性剪开韧带。注意避开上一肋下面的肋间神经血管束。置入自动牵开器向下牵开第 12 肋。切开外、内斜肌,分开腹横肌,完成切口的前部。

7. 从肋骨下面分开膈肌,从腰方肌上推开外侧弓状韧带。

8. 用剪刀贴近膈肌起始处剪开,应远离胸膜,特别是开始时。电凝出血点。剪开膈肌后胸膜会随膈肌一起上移。

9. 放置椎板牵开器,打开肾周筋膜,显露肾脏。

关闭:关闭之前,先部分摇平手术床,使切口合拢。

10. 用 2-0 SAS"8"字缝合第 12 肋尖部的致密组织和第 11 肋下面的相似组织,打结,使第 12 肋恢复原位。

11. 从后方开始,从肋间隙拉出切断的膈肌和肋间肌用 0 号 SAS 逐步将它们间断缝合于第 12 肋外的肌肉切缘上。

12. 将切开的背阔肌上缘缝于锯肌的外面,然后再缝于背阔肌下缘。在第 12 肋下戳口放置 Penrose 引流管,引出空气和渗出液。关闭皮下组织和皮肤。

（六）胸腹联合切口

术前要点：手术前夜输注乳酸林格液。对于老年病人，考虑预防性使用洋地黄。在年轻病人，为减少失血，使用硝普钠诱导的低压麻醉。

经胸进路

经胸进路适用于根治性肾切除术、回肠代输尿管术和腹膜后肿瘤及淋巴结切除术。如尚不知有无手术可能性，先完成切口的前段。

1. 体位：病人靠近患侧床边，骨盆几乎平放于手术床屈折处稍下方。上身转动40°，用砂袋或卷巾垫起。摸到第10肋，用针划痕或用标记笔在其上面标记皮肤切口线。对于大的肾脏肿瘤，将切口选在第9肋处。在肋骨上切开皮肤及皮下组织，切口向前延伸达腹直肌，终止于离脐较高的上腹部。切口可一直延伸过中线至对侧肋骨软骨连接部。对于腹膜后淋巴结清扫，可采用正中或旁正中切口作为主切口的延伸。

2. 用电刀切开背阔肌、下后锯肌和外斜肌，然后对着第10肋凸面切开内斜肌。切口向后延伸直至能断开肋脊韧带。

3. 紧贴第10肋上缘锐性切开肋间肌，或切除第10肋。在吸气时看见肺后，在肋窦上方用弯剪剪开胸膜，在拉钩下放置棉垫、保护肺脏。

4. 从后方向前切开膈肌，避开膈神经。在肋骨软骨连接部插入弯剪剪断肋软骨，继续向前切开内斜肌、腹横肌、腹直肌鞘和腹直肌。

5. 打开腹膜，在第10肋尖部插入Finochietto牵开器，牵开肋软骨。再用拉钩向上拉开肝脏（左侧为脾脏），显露后腹膜。在膈肌附近提起侧腹膜外侧缘，在肾周筋膜和腹膜之间的无血管平面分离。继续向内侧分离找到肠系膜上动脉，借此可找到右肾静脉。接着进行根治性肾切除或肾上腺切除。如需更大显露，可将切口向对侧延伸。对于腹膜后淋巴结清扫，切口可向下延伸成为正中或旁正中切口。对于肾上腺切除，可在膈肌上做两个切口。其一为在腰肋弓与中心腱左叶之间的外侧,即可达肾上腺区域。在关闭之前,在中心腱左叶与膈肌的肋软骨附着处,与肌纤维平行做第二个更靠前方的切口,在其下切开腹膜并探查腹腔。另一做法是从膈肌外缘向内做单一切口。

胸外进路

如不能肯定有无手术可能性,可采用胸外进路,先探查腹腔。在有些病例,病变比预计的要容易显露,则不必进入胸腔。

6. 在第11肋处从肋角至前方中线标记和切开皮肤,用电刀切开腹直肌前鞘和外斜肌、背阔肌、下后锯肌,横断腹直肌,然后切开内斜肌、腹横肌直至第10肋尖。打开腹膜,探查腹腔。

7. 用左手手指保护肝脏,在第9和第10肋之间切断肋软骨弓。

8. 贴近第10肋上缘用剪刀或电刀小心切开背阔肌,先后显露膈肌和胸膜。请麻醉师吹张肺脏,小心从第10肋内面将胸膜游离开来,随膈肌一起向上反折。先断开膈肌附着,然后向上推开胸膜可方便这一操作。也可按前面讲述的方法进入胸膜腔。断开肋脊韧带,将第10肋牵向下方。

9. 在肋骨后胸膜反折下方2cm切开膈肌,避开膈神经。将膈肌上缘缝于下后锯肌和背阔肌上,以保护胸膜。

10. 完全打开腹膜,切开腹直肌后鞘。插入自动牵开器张开肋骨,同时放置腹腔拉钩,进行根治性肾切除或其他手术。

11. 关闭:用3-0 SAS连续缝合后腹膜。戳口放置腹膜后引流(酌情)。用2-0丝线水平褥式缝合膈肌。在肋弓切缘缝1-0单丝尼龙线,暂不打结,胸膜腔内插入18F导尿管,用细SAS连续缝合关闭胸膜和肋间肌。预先在膈肋窦附近间断缝几针,打紧肋弓处的缝线,再打膈肋窦处的线结。

12. 先关闭切口的胸壁部分:用0号SAS“8”字缝合胸壁各层肌肉,最后几针应缝住前胸膜缘和膈肌,从后向前顺序打结。用3-0PCG连续缝合腹膜;用1-0 SAS缝合腹直肌及前后鞘。关闭皮下组织及皮肤。

(张　旭)

二、单纯肾切除术

单纯肾切除术(simple nephrectomy)是指仅做一侧肾切除,术前必须肯定对侧肾脏功能确实良好,并足以维持生命。

【适应证】

一侧肾脏因外伤、梗阻、感染等原因引起不可逆性损害,功能丧失。或患有上述疾病,肾尚有功能,但因年龄较大或一般情况较差不能耐受肾脏重建修复手术,而对侧肾脏功能正常者,也可行患肾切除术。

【禁忌证】

1. 对侧肾功能不全者。
2. 严重贫血,身体营养状况极差者。
3. 心、肝、肺、脑及循环系统患有严重疾病者。
4. 有严重出血倾向者。
5. 合并泌尿生殖系以外活动性结核者。

【术前准备】

因病因而异。严重损伤者应积极抗休克及防治感染;脓肾可考虑经皮穿刺引流控制感染后再切除患肾;切除结核肾前应用抗结核药物2~3周。

【操作要点】

1. 麻醉、体位与切口:连续硬脊膜外麻醉或全麻。侧卧位,酌情选用经肋缘下切口、经第12肋切口或11肋间切口。或取平卧位,经腹切口。

2. 游离肾脏:进入肾周间隙后,打开Gerota筋膜,并应防止损伤其上面被覆的腹膜,紧贴肾包膜表面钝性分离。遇到较软的纤维条索时,可用手指捏断。如条索较硬、基底较广或不易捏断时,用血管钳钳夹、剪断、结扎。尤其是肾脏的上极、下极、腹侧面和肾蒂的上、下方的条索组织内可能有血管,应注意结扎止血。左侧手术时应小心向内侧推移胰腺、十二指肠和腹膜。输尿管在肾下极内侧或沿肾盂寻找,找到后用F8导尿管提起。

3. 肾蒂处理:肾蒂充分游离后,可将肾动、静脉解剖清楚,在直视下先结扎肾动脉而后静脉。另外,也可用食指、中指夹住肾蒂,稍稍提起肾脏,并引导肾蒂钳,于手指内侧夹住肾蒂血管。于远侧再上一把肾蒂钳,如肾血管蒂较长,于紧靠肾脏处再上一把血管钳,在两把肾蒂钳远侧剪断肾血管,取出肾脏。用7号丝线结扎及贯穿缝扎肾蒂。仔细检查肾血管断端,必要时可将肾动、静脉再用4号丝线分别结扎。

4. 输尿管处理:在切口允许范围内将输尿管向下游离,取最大长度予以切除。残端予以丝线双重结扎。肾结核及输尿管结核,应尽可能切除全部输尿管。

5. 关闭切口:肾床留置引流管,关闭腹膜,依次缝合切口。

【难点及注意事项】

1. 游离肾脏时宜紧贴肾包膜表面钝性分离,应注意结扎止血。注意勿撕破肾脏、肾盂及损伤邻近的下腔静脉、十二指肠或结肠。

2. 肾蒂处理应小心,谨防滑脱引起大出血,特别是右侧肾蒂较短,应特别注意。

3. 钳夹右侧肾蒂时,要避免损伤十二指肠。

【并发症及处理】

1. 出血:下腔静脉损伤、肾蒂血管滑脱或损伤,可出现严重出血。此时切忌慌张,应用手指或纱布压迫止血,做好各种抢救准备后,充分显露术野,吸尽创面血液。如系下腔静脉损伤,可在直视下用无损伤血管钳钳夹下腔静脉出血处,并用无损伤缝线修补下腔静脉裂口;如系肾蒂血管出血,则在直视下用血管钳钳夹血管断端,结扎加贯穿缝扎止血。

2. 气胸:损伤胸膜时,可于术中用导尿管抽出胸腔气体,或全麻时正压吹肺排出胸腔内空气后予以修补。必要时行胸腔闭式引流。

3. 结肠或十二指肠损伤:一旦发生,小裂口可立即修补,并充分引流、抗感染治疗及加强支持疗法。较大裂口则需胃肠外科协助处理。

4. 周围其他脏器损伤:肝、脾、胰尾等组织脆嫩,与肾脏毗邻,如粘连紧密,分离或牵拉时也会损伤,可予缝合修补。

【术后处理】

1. 术后禁食1~2日,肛门排气后即可进食。

2. 记出入量。

3. 伤口引流物于术后2~3天拔除,术后7天拆线。

4. 使用抗生素预防感染。肾结核者,尚需使用抗结核药物治疗。

三、包膜下肾切除术

包膜下肾切除术(subcapsular nephrectomy)是根据肾包膜和肾皮质间易于钝性分离的特点而设计的一种肾切除术,主要适用于无法行单纯肾切除术的患者。

【适应证】

肾周围组织因感染(如肾结核或脓肾等)或既往手术引起广泛而紧密的粘连,无法分离肾与周围组织。

【禁忌证】

同单纯肾切除术。

【术前准备】

与单纯肾切除术相同,但需备血充足,以备术中发生广范围渗血或肾蒂血管发生意外出血时使用。

【操作要点】

1. 麻醉及体位同单纯肾切除术。经腰部径路进入腹膜后间隙。

2. 显露肾脏背侧,辨认肾包膜,用尖刀小心从肾上极至下极纵行切开瘢痕化的肾周脂肪和炎性增厚的肾包膜。于肾包膜和肾皮质间用手指做钝性分离,将整个肾脏从包膜下游离直至肾门处。

3. 用肾蒂钳将肾门周围的肾包膜连同肾蒂血管一并钳夹。

4. 用8号丝线绕肾蒂钳做连续缝合,如肾门组织较宽,可分两段缝合。

5. 取出肾蒂钳,同时抽紧缝合线,妥为结扎。如有出血,须立即加缝数针止血。

6. 残留的肾包膜和肾周脂肪尽量切除,创面仔细止血。

7. 在切口允许范围内将输尿管向下游离,取最大长度予以切除。残端予以丝线双重结扎。肾结核及输尿管结核,应尽可能切除全部输尿管。

8. 肾窝留置引流管,逐层关闭切口。

【难点及注意事项】

1. 切开并游离肾包膜时可能有较多渗血,可用热盐水纱布边剥离边压迫止血,并快速向肾蒂剥离。如肾表面有脓肿破溃,应及时吸尽。

2. 肾蒂处理应特别小心,最好在肾蒂钳旁保留少许包膜组织,以防止肾蒂滑脱。肾门组织处理完毕后,残留的肾包膜和肾周脂肪应尽量切除。

【并发症】

同单纯肾切除术。

【术后处理】

同单纯肾切除术。

四、根治性肾切除术

根治性肾切除术(radical nephrectomy)要求在 Gerota 筋膜外游离肾脏,切除的范围包括肾脏、同侧肾上腺、肾周脂肪囊、局部淋巴结和尽可能多的输尿管,同时还可能进行从膈肌角至腹主动脉分叉处的区域性淋巴结清扫术、下腔静脉内癌栓取出术。如为肾盂癌,还应切除全长输尿管及输尿管口周围的部分膀胱壁。

【适应证】

恶性肾肿瘤未发生远处转移或仅伴有肾静脉及下腔静脉内癌栓形成者。

【禁忌证】

1. 同单纯肾切除术。

2. 肿瘤为晚期,有广泛转移和恶病质者。

【术前准备】

1. 通过 CT、MRI 等影像学检查明确肿瘤侵犯的部位、范围和转移情况,以及肾静脉或下腔静脉癌栓的位置、长短。

2. 充分备血。

3. 肿瘤巨大,估计切除困难时,可于术前 24 小时行肾动脉栓塞或放置下腔静脉滤器防止癌栓脱落。

【操作要点】

1. 麻醉、体位与切口:麻醉及体位同单纯肾切除术。经第 11 肋间切口。或取平卧位,经腹 L 形切口或上腹部横行切口。肿瘤巨大较固定或腔静脉癌栓位置较高,可采用胸腹联合切口。

2. 肾蒂处理:尽量在未游离肾脏前仔细分离肾蒂血管,将肾动、静脉解剖清楚,在直视下先结扎肾动脉而后静脉。于靠近肾盂处结扎输尿管,暂不切断。

3. 切除肾脏、脂肪囊及输尿管:在肾周筋膜后层与腰肌间进行游离,于肾下极下方切断肾脂肪囊,然后将肾脏轻轻向下牵引,分离肾上极。如系肾上极肿瘤,应将肾上腺一并切除。分离时遇到较硬条索时,须血管钳钳夹、结扎和剪断。将输尿管向下游离,取最大长度予以切除。

4. 清除淋巴结:左侧清除腹主动脉旁淋巴脂肪组织,右侧清除腔静脉周围淋巴脂肪组织。范围从肾蒂上缘向下至肠系膜下动脉水平。

5. 肾静脉、下腔静脉癌栓切除:如肿瘤仅长入肾静脉远端,则只要在肾静脉癌栓近端结扎肾静脉即可。如癌栓长入下腔静脉,则根据不同类型进行处理。

6. 关闭切口:肾床留置引流管,关闭腹膜,依次缝合切口。

【难点及注意事项】

1. 同单纯肾切除术。

2. 剥离肿瘤应轻柔,防止肿瘤扩散。

3. 处理下腔静脉癌栓时操作要轻柔,应取尽癌栓,谨防其脱落。

【并发症】

同单纯肾切除术。

【术后处理】

1. 一般项目同单纯肾切除术。

2. 下腔静脉切开缝合者,平卧7~10天。

3. 施行肾输尿管全切、膀胱部分切除者,留置导尿管1周。

4. 伤口拆线后可酌情进行化疗、放疗及免疫治疗。

五、肾部分切除术

肾部分切除术(partial nephrectomy)亦称保留肾组织的病灶切除,在泌尿外科中应用越来越多,最佳适应证是孤独肾伴局限性恶性肿瘤或有肾功能不全的局限性恶性肿瘤。

【适应证】

1. 双侧肿瘤、孤独肾肾肿瘤或有肾功能不全的局限性恶性肿瘤。

2. 单侧肿瘤,但对侧肾由于结石、慢性肾盂肾炎等原因可能会使其功能逐渐变差。

【禁忌证】

1. 孤独肾癌已有局部或远处转移者。

2. 双肾或孤独肾癌肾实质侵犯太广泛,部分切除后存留的肾组织又不能维持生命者。

3. 同单纯肾切除术。

【术前准备】

1. 肾肿瘤患者术前应行CT、MRI或动脉造影,以准确估计肿瘤累及范围。

2. 肾结核、肾结石患者术前应行尿路造影,以确定需切除的范围。

3. 术前应用抗生素,肾结核患者术前抗结核治疗至少应用4周。

4. 备血充足。

【操作要点】

1. 麻醉、体位与切口：麻醉及体位同单纯肾切除术。以经第11肋间切口为宜，但需充分暴露。如可能需行自体肾移植，则采用前方进路。

2. 血管的处理：切开侧面肾周筋膜，游离整个肾脏，但保留肿瘤周围的肾周脂肪层。充分游离肾蒂血管，并在肾动脉上绕一根血管索带，同时便于上血管钳。如有可能，辨认供应病变部分的血管，结扎、切断直接供应拟切除节段的肾脏血管，切除平面必须与肾节段方向一致。

3. 肾部分切除

(1) 肾极部肾部分切除术：冷却肾脏（缺血时间短于30分钟则不必冷却）。在拟切开部位远侧1～2cm处切开肾包膜，用刀柄剥离肾包膜，此时静脉注射呋塞米20～40mg。用套橡皮的哈巴狗钳或用手指控制肾动脉，用刀柄或拇指钝性分离肾实质，在肿瘤侧需留1cm左右的正常组织，应行横切，而不要做楔形切除。剪断弓状血管并结扎断端。用手术刀或剪刀切断肾盏漏斗部。缝扎所有弓状血管，特别注意肾门附近的大静脉。不宜电凝止血。缝扎叶间血管。松开肾动脉控制片刻，识别和结扎漏扎的血管。必要时可留置输尿管内支架引流管。用4-0肠线严密连续缝合肾盏漏斗部。取肾周脂肪做褥垫式缝合，尽可能缝合肾脏创面，或只缝合肾包膜。如肾包膜不够，可用游离的腹膜片代替，或用网膜包裹肾创面。松开肾动脉，压迫缝合处数分钟。

(2) 外周肿瘤楔形切除术：距肿瘤边缘2cm切开肾包膜。可考虑阻断肾动脉。楔形切除肿瘤，包括部分正常的肾实质。如前述细心缝扎出血点。留置一内支架管，缝合肾集尿系统。再在脂肪垫上褥式缝合肾缺损。如缺损较大，可用腹膜后或网膜脂肪填塞，或用止血纱布或游离腹膜片覆盖肾缺损并加以缝合。

(3) 肿瘤剜除术：可用于直径小于2cm的肿瘤。不必阻断肾血管。于肿瘤周边切开肾包膜，在肾组织受压所形成的假包膜层面钝性剜除肿瘤，此层面相对无血管，勿穿破肾盏。然后电灼假包膜腔,必要时用可吸收止血纱布或网膜填塞。如前述缝合肾包膜。

4. 肾固定和关闭切口:行肾固定术,使肾下极远离肾盂输尿管连接处和输尿管。于肾修补处置引流管一根。逐层关闭切口。

【难点及注意事项】

1. 肾蒂血管阻断不应超过30分钟,否则应间隙开放。术中肾脏可用无菌碎冰局部降温,并用肌苷2g静脉滴注,以保护肾功能。术毕时应检查肾脏有无血液循环障碍。

2. 肾脏断面应止血彻底,缝合严密以防尿瘘发生。

3. 肿瘤力争一次切尽,同时应考虑保留有功能的肾实质。

【并发症及处理】

1. 出血:原发性出血多为手术时止血不完全所致。小渗血常可自行停止,大出血则需再次手术止血。

2. 漏尿:可能远端有梗阻,可形成尿性囊肿和尿瘘。术中应严密缝合肾盏。术后逆行造影并放置双J管。

3. 肾切口感染:常见于感染性结石术后,应加强抗感染药物治疗。

4. 肾动脉栓塞和内膜损伤:罕见,必要时需再次手术处理。

5. 短暂性肾功能不全:可见于孤独肾行肾部分切除术后,应予利尿、控制水分,必要时行血液透析治疗。

【术后处理】

1. 每小时测血压和脉搏至稳定。

2. 绝对卧床休息1~2周。

3. 注意尿量和色泽的变化。

4. 其他同单纯肾切除术。

六、肾盂切开取石术

肾盂切开取石术(pyelolithotomy)是过去摘除肾结石最常用的方法,手术操作简便、安全。随着体外冲击波碎石和腔内技术的进展,肾盂切开取石术应用大为减少,目前常用于肾盂结石合并解剖异常，如 UPJO 等。

【适应证】

肾外型肾盂结石或易从肾盂切口钳取的肾盂肾盏结石。肾盂结石合并 UPJO。

【术前准备】

1. 应用抗生素控制尿路感染。

2. 排泄性尿路造影了解双肾功能、结石的数目、大小、位置及梗阻情况。

3. 术前摄 KUB 定位片。

【操作要点】

1. 麻醉及体位同单纯肾切除术。经第 11 肋间切口。

2. 切开肾周筋膜，游离肾背侧及肾下极，显露输尿管上段并用 F8 橡皮导尿管提起，沿输尿管上段向上分离显露肾盂，游离肾盂周围脂肪。

3. 在肾盂背侧正中沿肾盂及输尿管的弧度，根据结石大小做一切口。

4. 用血管钳经肾盂切口取出结石。如结石位于肾盏，则根据结石位置，选用不同弯度的取石钳小心完整地取出结石。

5. 用 F8 导尿管注水冲洗肾盂，再用 F5 输尿管导管从肾盂切口处向下插入输尿管并进入膀胱，证实通畅。

6. 如有结石残留、出血或感染存在时，可行肾盂造口术或置双 J 管行肾盂输尿管内支架引流。用 4-0 肠线间断缝合肾盂切口。

7. 肾盂旁留置橡皮引流管 1 根。逐层关闭切口。

【难点及注意事项】

1. 无须广泛游离肾脏，充分显露肾盂背侧即可。

2. 显露肾盂背侧时，应注意勿损伤横跨其上的肾动脉后支和静脉小属支。

3. 取较大结石时，应注意勿撕裂或撕断输尿管。

【并发症及处理】

1. 切口漏尿：常为残余结石或血块堵塞输尿管、原发性梗阻病变未矫治以及感染等原因所致。应根据不同原因进行处理。

2. 出血:轻微血尿无需处理。术中见肾内出血较多时,应行肾盂造口术。严重出血时,可行肾盂冲洗及止血药物治疗。必要时行超选择性肾动脉栓塞或肾切除。

3. 残余结石:可行药物排石或 ESWL 等治疗。

4. 持续性尿路感染:加强抗感染治疗。如有残余结石及尿路梗阻,应积极处理。

【术后处理】

1. 术后禁食 1~2 日,肛门排气后即可进食。

2. 应用抗生素防治感染。

3. 如无漏尿,肾周引流管可于术后 4~5 天拔除。

4. 肾盂造瘘管或肾盂输尿管内双 J 管可于术后 2 周左右拔除,如残余结石较大,则需行 ESWL 等治疗后方可拔除。

七、肾窦内肾盂切开取石术

肾盂与肾实质之间的间隙为肾窦,有一层脂肪组织相隔,名肾窦脂肪垫。肾窦脂肪垫无血管,可于肾盂表面经脂肪垫进入肾窦,甚至显露出肾大盏,并不引起出血。在肾窦内切开肾盂取出结石,称为肾窦内肾盂切开取石术(intrasinusal pyelolithotomy)。随着经皮肾镜碎石取石技术的成熟,此术式已较少使用。

【适应证】

较大的肾盂结石、中或小的铸型结石、肾内型肾盂和肾大盏结石。

【禁忌证】

伸入多盏的铸型结石和既往有肾窦内肾盂切开取石术史者。

【术前准备】

同肾盂切开取石术。

【操作要点】

1. 基本上同肾盂切开取石术。显露肾脏,估计取石难度较大时应游离整个肾脏。找到输尿管上段,沿输尿管向上游离至肾门。

2. 仔细分离肾门处脂肪组织,露出肾盂表面。

3. 紧贴肾盂外膜,用血管钳或手指向肾门方向分离,扩大肾窦内间隙。需要时可分离至肾大盏。

4. 用静脉拉钩或睑板拉钩牵开肾门处肾实质,根据结石位置、大小和形态,做纵行、弧形或Y形切口切开肾盂。

5. 用取石钳或血管钳取出结石,注意勿撕裂肾盂和输尿管。如结石太大难于取出时,可用气压弹道碎石机击碎结石,分块取出。

6. 肾盂缝合,放置引流管及关闭切口同肾盂切开取石术。

【难点及注意事项】

1. 注意避开肾盂后动脉,它从肾盂上缘附近由肾主干动脉发出,经过肾盂后方。有时在肾门之外,有时在肾门内,若损伤此动脉止血困难,且影响所属肾实质的血供。

2. 应贴近肾盂外膜分离出无血管平面,即使肾盂周围脂肪组织有明显炎性反应,此平面仍存在。

3. 如取石不彻底,需行肾盂造口术、肾下极肾造瘘或置双J管行肾盂输尿管内支架引流。

【并发症】

同肾盂切开取石术。

【术后处理】

同肾盂切开取石术。

八、肾实质切开取石术

肾实质切开取石术可单独施行,也可与肾盂切开取石配合进行,甚至进行离体肾切开取石术(nephrolithotomy)。随着经皮肾镜碎石取石技术的成熟,此术式已较少使用。

【适应证】

1. 不能经肾盂切口取出的肾盂大结石或铸型结石。

2. 难于经肾盂切口取出的多发性肾盏结石。

【术前准备】

1. 同肾盂切开取石术。

2. 备血。

3. 备无菌生理盐水及碎冰。

4. 备肌苷 2g,20% 甘露醇 250ml。

5. 预约术中摄片或 B 超。

【操作要点】

1. 麻醉、体位和切口:麻醉及体位同单纯肾切除术。经第 11 肋间切口。

2. 游离肾脏及阻断肾脏血流:切开肾周筋膜,游离肾脏及输尿管上段,并游离出肾蒂。触摸动脉搏动,显露肾动脉,然后用直角钳游离动脉并套入悬吊带提起。在动脉上试夹哈巴狗夹。术中根据情况需要,从外周血中注入 20% 甘露醇 250ml, 10% 葡萄糖 40ml 加肌苷 2g,阻断肾蒂,将肾脏置于无菌碎冰中 10~15 分钟。

3. 肾实质切开取石

(1) 单纯肾实质切开取石(simple nephrolithotomy):根据术前 X 线照片的结石位置,先用一穿刺针头在肾实质表面相当于结石处穿刺探查,触及结石后将穿刺针保持原位不动,用尖刀沿穿刺针切开肾实质,取出结石。

(2) 肾盂及肾实质联合切开取石(pyelolithotomy and nephrolithotomy):纵行或横行切开肾盂,探查结石位置及大小。对不能通过盏颈的结石,可用钳或手指将结石推向肾外侧,通过肾皮质触摸确定位置。在结石上做放射状切口切开肾包膜,长度与结石直径相等。继续用钳或手指抵住结石的同时,朝结石方向钝性分离肾实质,用钳插入肾切口内取出结石。

(3) 肾下极肾盂肾盏切开取石(lower pole pyelocalycolithotomy):对于较大的肾盂结石,不能经肾盂或肾窦内肾盂切口取出时,先同肾窦内肾盂切开取石术操作,做肾盂纵行切口并沿此切口向肾下极肾实质延伸(相当于肾后唇中下 1/3 处放射状切口),切开肾实质,直至切开肾下盏。3-0 肠线间断缝合肾实质切口止血。牵开切口,轻柔地完整取出结石。

(4) 无萎缩性肾切开取石(anatrophic nephrolithotomy):肾盂铸型结石或多发性肾盏结石而肾盂较小者可采用。显露肾动脉主干、后支及其他分支,分别绕以血管索带。钳夹后支,观察肾脏缺血情况,在肾包膜上用电凝器电凝标出缺血段的边缘(即前、后肾段的段间线,为相对无血管的平面线)。注射10~20ml亚甲蓝,有助于分辨边缘。如边缘不规则,不一定要求做直切口。控制肾动脉主干,行肾脏局部降温。沿标记的段间线锐性切开肾包膜和皮质,注意勿切开肾上、下极。用刀柄钝性分离肾实质至肾盂肾盏,切开肾盂肾盏,松动并取出结石。检查各个肾盏,取尽结石。

(5) 离体肾切开取石术(extracorporeal nephrolithotomy, Bench surgery):包括肾切除术、无萎缩性肾切开取石术和自体肾移植术3个手术,参见有关章节。

4. 缝合切口:冲洗肾盂肾盏,清除结石碎块及凝血块,止血。若肾内渗血较多或有结石残留,应做肾盂造口、肾造口术或置双J管行肾盂输尿管内支架引流。肾盂切口用4-0肠线间断缝合。肾实质切口用2-0肠线间断对合缝合或褥式缝合,打结时局部可用肾周脂肪块作垫底覆盖于肾切口表面。开放肾蒂血管夹,如肾实质切口有出血,应补加缝合。肾周留置橡皮引流管1根。逐层关闭切口。

【难点及注意事项】

1. 肾蒂血管阻断不应超过30分钟,否则应间隙开放。术中肾脏可用无菌碎冰局部降温,并静脉滴注肌苷等药物以保护肾功能。

2. 肾实质切开部应止血彻底,缝合严密以防尿漏发生。

3. 取石动作应轻柔,肾实质切口的大小应适应结石顺利取出,避免发生肾盂肾盏黏膜撕裂导致难以控制的肾内出血。

【并发症】

同肾盂切开取石术和肾部分切除术。约10%的病例,术后肠线吸收松开,有可能出现继发性出血。出血较轻者,经保守治疗可自行止血。出血严重者,应行选择性肾动脉栓塞,危及生命者须切除病肾。

【术后处理】

同肾盂切开取石术和肾部分切除术。

（刘继红）

九、肾盂输尿管成形术

近年来,随着对肾盂输尿管交界部(UPJ)梗阻性病变的进一步了解,多主张去除有病变的UPJ,采取离断式的肾盂成形术,非离断式的肾盂成形术已较少被采用。此处介绍开放的离断式的肾盂成形术。

【适应证】

凡肾盂输尿管连接部严重狭窄,该部神经、肌肉组织发育不良,肾盂扩张明显,输尿管狭窄段不过长者,均可采用此术式。

【禁忌证】

巨大肾积水,分肾功能完全丧失者宜行肾切除术。

【术前准备】

同一般肾脏手术。

【操作要点】

1. 肾盂及输尿管上段的显露多采用腰部切口,经第11肋间或第12肋下径路手术。

2. 显露肾脏后首先细致处理肾盂输尿管交界部,将其于原位分离,显露梗阻节段,弄清梗阻原因。

3. 切除病变段后切开肾盂,根据其形态和扩张程度设计剪裁部位并用缝线在上、下、前、后标志其切除范围。切除不足会致吻合口成角、狭窄,切除过多则致吻合口跨过肾下极处因张力过高而屈曲。

4. 于输尿管断端外侧壁剪开1.0~1.5cm,并置入F8~12号硅胶管,准备与肾盂瓣吻合。

5. 先将肾盂瓣的下角与输尿管劈开处的下角全层缝一针,肌层断面对准后打结。逐针间断吻合,先吻合后壁,再吻合前壁。吻合完毕后继续缝合肾盂创缘。

6. 如吻合满意可不留支架管,亦不行肾造瘘。如放置肾盂输尿管支架管者应行肾造瘘。

【难点及注意事项】

1. 手术应完全去除病变节段。

2. 去除过多的肾盂。

3. 建成漏斗状肾盂与输尿管连接,吻合口要成斜行,为防止蠕动波的冲击使吻合口扭曲,输尿管的斜行吻合口应正对肾盂内侧。

4. 为恢复肌源性传导,肌层断端应对准缝合,内翻或外翻缝合均会使蠕动波的传导中断。

5. 支架管一般于术后 2 周拔除,仍保留肾造瘘。如引流逐渐减少则试行夹管,无不适可于 2 ~ 3 天后拔除肾造瘘管。

【并发症及处理】

最常见的并发症为吻合口漏尿,此时应在积极控制感染的情况下持续引流,多可自行痊愈。

(庄乾元　郭小林)

十、肾、肾盂造瘘术

肾、肾盂造瘘术(nephrostomy,pyelostomy)是一种高位尿流改道保护患肾功能的方法。既可以作为单独的手术,又可用于某些肾、输尿管手术中,以保证尿液引流通畅和手术部位愈合,或防止狭窄。肾造瘘术因其牢固而适用于需长期保留造瘘管者,但易引起出血及肾功能损害;肾盂造瘘术相对安全,但活动度大易脱出和不易换管,因而仅用于暂时性造瘘。目前,由于腔镜技术的广泛开展以及内支架管材料的改进,单独进行开放肾、肾盂造瘘术的情况已越来越少,且绝大部分被经皮肾穿刺造瘘取代。

【适应证】

1. 某些复杂肾结石取石术中,出现肾盂或肾盏损伤,出血较多,或考虑有结石残留留置造瘘二期取石者。

2. 孤立肾有梗阻性病变,需手术治疗者。

3. 某些小儿肾盂成形手术。

4. 肿瘤压迫或侵犯输尿管引起上尿路梗阻而又无法根治时,可行永久肾造瘘做姑息治疗。

5. 输尿管损伤或术后出现尿瘘和(或)上尿路梗阻,考虑输尿管周围炎症明显,暂无法手术的病例。

6. 需要做内引流,却不具备或无合适双J管的手术;

7. 严重肾积脓伴明显中毒症状者。

【禁忌证】

对有出血倾向及疑有凝血功能障碍者应慎用。

【术前准备】

1. 行CT、CTU或IVP检查了解肾积水情况、肾皮质厚度以及肾盂肾盏形态,以选择合适造瘘方法。

2. 加强支持疗法,改善患者全身情况。

3. 应用抗生素预防及控制感染。

【操作要点】

1. 切口:做经第11肋间或第12肋下切口,切开皮肤、皮下组织及各肌层。

2. 显露肾脏:切开腰背筋膜及肾周筋膜,显露肾脏。

3. 放置造瘘管:①最好选择蕈状造瘘管,适当修剪蕈状头,以方便日后拔除,用长空针于肾下极背侧肾实质最薄处做肾脏穿刺,抽出尿液后,退出穿刺针,在穿刺部位切开肾包膜,用长弯钳沿穿刺针方向戳穿肾实质达肾盏,沿此孔放置蕈状造瘘管达肾盂。吸出积液,冲洗肾盂,证实造瘘管通畅后,用3-0肠线于包膜下做荷包缝合,固定造瘘管。②若穿刺发现肾实质较厚,为安全计,可游离肾脏,且显露肾盂,由肾盂做小切口,以长弯血管钳探入,在肾皮质最薄处(最好在肾下极)顶向肾皮质,在拟穿出部位以尖刀戳一小口,弯钳自戳口引出,将造瘘管拖入肾盂内,再固定造瘘管,并间断缝合肾盂切口。③若行肾盂造瘘,则显露肾盂后,纵行切开肾盂,置入蕈状管后,用4-0肠线间断缝合肾盂。若选择有侧孔造瘘管时,必须妥善固定,以防止管壁侧孔移至肾外,发生尿外渗。

4. 肾实质出血的处理:术中发现肾实质切口处渗血,可暂时压迫止血,若出血不止,可用2-0肠线在戳口处做横行褥式缝合止血,必要时可在缝合部位填入脂肪块或明胶海绵。

5. 缝合切口:肾周放橡皮管引流,逐层关闭切口,皮肤处用丝线固定好造瘘管。

【术后注意事项】

1. 保护好造瘘管,防止造瘘管脱出或扭曲。

2. 引流不畅时,在无菌操作下用生理盐水做肾盂冲洗,可同时注入抗菌药物。

3. 橡皮引流管可在术后4~5天拔出。

4. 每3~4周更换造瘘管。

【并发症及处理】

1. 出血:应定期冲洗造瘘管,防止血块堵管。出血多可在1周内自行消失。对长时间出血或间断大出血,应考虑有无动静脉瘘形成,可做动脉造影确诊并治疗。

2. 造瘘管脱出:若在术后早期脱出,再置管入肾内将非常困难,必要时需再手术。若术后两周后脱出,也应及时在无菌条件下重新置管,以防窦道收缩。

3. 尿瘘:保持引流通畅,术后尿外渗多可自愈。拔管后出现经窦道的持续尿外渗,则说明尿路有梗阻,应做相应处理。

4. 结石形成:与感染及置管时间较长有关。有时会引起拔管困难。反复冲洗、酸化尿液、防治感染是必要的,并嘱咐患者定期换管。

十一、肾周脓肿切开引流术

肾周脓肿是指各种原因引起的肾周脂肪、结缔组织之间发生的脓肿。患者骤起寒战高热,剧烈腰背痛。体检可见肾区饱满,有压痛及叩痛。KUB平片显示肾轮廓不清,腰大肌影消失,脊柱侧弯;B超示肾周液性暗区;有必要时还可做CT检查。诊断性穿刺抽得脓液可确诊。明确诊断后应立即切开引流。对于比较局限的脓肿也可直接穿刺置管引流。

【适应证】

只要诊断明确，经抗炎治疗无好转，即可行脓肿切开引流术。

【禁忌证】

可能存在肾周血肿、肿瘤等情况不能确诊的病例。

【术前准备】

1. 根据B超或穿刺确定脓肿部位，并在皮表作出定位记号。

2. 全身应用抗生素，控制感染。

3. 通过IVP、B超或CT检查了解有无肾脏病变。

4. 加强支持疗法，提高手术耐受力。

【操作要点】

1. 切口：在体表定位部做经第12肋下切口，长度6cm左右，切开皮肤、皮下组织及肌肉达肾周筋膜。

2. 切开脓腔：用盐水纱布保护好周围切口，以空针向脓腔穿刺，抽得脓液后，切开筋膜达脓腔，吸去脓液。

3. 探查脓腔：若为多房性脓腔，应用手指将纤维粘连分开，沟通脓腔，彻底清除脓块及坏死组织，并用生理盐水冲洗脓腔，吸尽脓液。

4. 放置引流管：脓腔内放置带多侧孔的橡胶引流管，引流管应放置脓腔最低位，以利引流。若脓腔小，可不缝合切口，用纱布做疏松填塞，开放引流。

【术后注意事项】

1. 根据细菌培养和药敏试验，选用抗生素控制感染，并加强支持疗法。

2. 保持引流通畅，及时更换敷料，防止切口过早闭合，残留脓腔。引流管可根据引流量多少、脓腔大小及肉芽生长情况酌情拔除。

十二、肾固定术

肾固定术(nephropexy)主要用于肾下垂的治疗,目的是松解肾盂和输尿管上段,矫治引起尿路梗阻的病变,将肾脏固定于正常解剖位置,保持尿流通畅。肾固定术式有100余种,主要分三类:①应用肾周纤维脂肪囊及肾包膜固定肾脏;②应用肾周筋膜瓣或带蒂肌肉束翻转悬吊固定肾脏;③应用其他材料固定肾脏。

【适应证】

1. 肾下垂伴有肾积水,明显血尿、结石,长期尿路感染。

2. 腰背酸痛、绞痛,伴腹胀、反酸、消化不良,平卧后症状缓解,经保守治疗仍无法改善者。

3. 严重肾下垂,引起肾血管蒂和输尿管扭曲,出现绞痛症状者。

【禁忌证】

1. 轻度肾下垂,经检查肾脏无明显病理改变者。

2. 肾下垂伴有神经官能症者。

3. 平卧后症状不缓解或有全内脏下垂者。

【术前准备】

1. 了解患肾有无结石、积水,以便术中处理。

2. 应用支持疗法并控制尿路感染。

【操作要点】

1. 切口:常选用经第12肋下切口。

2. 游离肾脏及输尿管上段:切开肾筋膜,显露肾脏后,沿肾包膜钝性游离肾脏,避开肾迷走血管,并游离出输尿管上段,使肾脏和输尿管游离后能无张力地回复到正常解剖部位,纠正梗阻等病变。

3. 固定肾脏:现介绍前述一类中常用的术式,即肾包膜、腰肌缝合固定术(Kelly法):在肾后外侧中、下1/3交界处用7号丝线做荷包缝合肾包膜(注意不损伤肾实质),上口开放,两线头在同侧第12肋上缘穿出打结,肾下极包膜上再缝一针，并将缝线固定于腰方肌上。肾悬吊后，依次将下极处的前侧肾筋膜缝合于腰方肌上，形成肾托。重叠缝合肾筋膜，紧缩肾囊。

4. 逐层关闭腰部切口。

【注意事项】

1. 游离肾及输尿管上段时应注意勿损伤供应血管，谨防肾及输尿管缺血坏死。

2. 在肾包膜上做缝合时，不宜过深，以免损伤肾实质。

3. 固定肾脏要求肾脏下极略向外倾斜，并不得旋转，输尿管无张力，不成角，以利于尿液引流。

4. 术后体位很重要，一般取患侧卧位 3 天，随后平卧 10 天，头低脚高，共卧床 2 ~ 3 周。

十三、肾囊肿去顶术

肾囊肿去顶术（surgical decompression of cystic kidneys）主要用于有症状的较大的单纯性肾囊肿以及孤立性多房性肾囊肿的治疗。通过切除部分囊壁，开放囊腔，解除囊肿对肾实质的压迫或由它引起的尿路梗阻。疗效优于经皮囊肿穿刺术。腹腔镜的开展使肾囊肿去顶术具有与开放手术相同的效果而更微创，已成为治疗肾囊肿的金标准，逐步取代开放肾囊肿去顶术。现在对于多囊肾也往往采取腹腔镜肾囊肿去顶术来延缓肾功能的破坏而取代了以前的观察等待。

【适应证】

1. 较大单纯性肾囊肿，囊肿直径大于 5cm，已压迫肾实质，将可能影响分肾功能者。

2. 肾盂旁囊肿引起尿路梗阻、感染或引起高血压者。

3. 孤立性多房性肾囊肿有压迫症状者。

【禁忌证】

1. 肾包虫病囊肿。

2. 癌性囊肿。

3. 严重出血倾向患者。

【术前准备】

1. 增强 CT 或 IVP 检查以鉴别囊肿与肾积水,并明确囊肿部位及其解剖关系、与集尿系统有无交通;有时重复肾患者肾脏积水致皮质变薄,与上极的肾囊肿不易区分,应做好行探查术的思想准备。

2. 对肾盂旁囊肿,术前要了解与周围血管、肾盂输尿管的毗邻关系,有时应与 UPJO 伴肾旋转不良导致肾盂积水相鉴别,术前谈话时应说明存在仅手术探查之可能。

3. 厚壁囊肿可能为恶性,应向患者及家属说明可能行肾切除,并做好术中快速切片准备,并告知家属可能二次手术。对合并感染者使用抗生素。

【操作要点】

1. 切口:选用第 11 肋间(肾上极囊肿)或 12 肋下切口(中、下极囊肿)。

2. 显露囊肿:打开肾周筋膜后,以手指游离肾脏,暴露囊肿部位。

3. 切除顶部囊壁:在囊肿和肾实质交界上方约 0.5cm 处,用电刀切除囊肿顶部囊壁,吸去积液。此时可静脉注射靛胭脂 1 支,仔细观察有无蓝色尿液溢漏,发现瘘道应及时修补。残留囊壁用活力碘或苯酚、酒精涂抹处理,并填入带蒂肾周脂肪组织。肾盂旁囊肿往往外露较少,薄的囊壁显露少,毗邻关系复杂易损伤,术中暴露也较困难,往往去顶开口小,为防止残腔封闭复发可填塞明胶海绵及带蒂脂肪块。

4. 缝合囊肿边缘:用 3-0 肠线连续锁边缝合囊肿边缘,以达到止血并可防止去顶开口闭合导致术后复发。

5. 关闭切口:将肾脏放置于原位,放或不放引流管,逐层缝合切口。

【注意事项】

1. 对不能确定的囊肿,应先探查,不要盲目切开。

2. 囊壁与肾盏间非常薄,术中应小心操作,切忌损伤肾盏。

3. 较大或壁厚囊肿切除时,可使用电刀,减少渗血。

4. 引流管于术后 2 ~ 3 天拔除。

【并发症及处理】

1. 肾周感染:因肾周积血、积液所致。保证引流通畅,加强抗炎治疗。

2. 囊肿复发:术中处理不当,囊壁闭合又可形成囊肿。必要时再手术。

(宋晓东)

十四、肾移植术

肾移植(renal transplantation)用于治疗终末期肾病已取得明显疗效,在诸多器官移植中,肾移植是最成功,应用最普遍的。目前认为影响病人存活率的因素主要是年龄与肾外并发症,而影响移植肾存活率的是排斥反应、原发病的复发和环孢素中毒。

【适应证】

1. 肾小球肾炎。
2. 慢性肾盂肾炎。
3. 遗传性肾病如多囊肾等。
4. 代谢性疾病如糖尿病肾病等。
5. 尿路梗阻性疾病。

【禁忌证】

1. 恶性肿瘤。
2. 顽固性心力衰竭。
3. 慢性呼吸衰竭。
4. 严重血管病变。
5. 进行性肝脏疾患。
6. 全身严重感染,活动性结核病灶。
7. 凝血机制紊乱。
8. 精神病。

【术前准备】

1. 组织配型,包括供、受者血型相容,淋巴细胞毒交叉试验,HLA 配型。

2. 移植前 24 小时内充分透析一次,脱水量视病情而定。

3. 纠正贫血,控制感染。

4. 移植前手术解决同时存在的可能影响手术的其他病变如尿路梗阻等。

5. 其他准备同常规腹部手术。

【操作要点】

1. 平脐水平沿腹直肌外侧缘方向切开皮肤,至髂前上棘水平横向内侧止于正中耻骨联合上两横指。逐层切开,将腹膜牵向内侧,显露腹膜后区髂血管,充分游离圆韧带或精索。

2. 切开髂外动脉鞘筋膜,显出髂内外动脉连接区。沿髂内动脉向下游离,结扎其分支血管。在分叉处阻断髂内动脉,在已游离的远端横断血管。腔内注入肝素生理盐水,即可用于吻合。

3. 先行肾静脉和髂外静脉端侧吻合,然后行肾动脉与髂内动脉端端吻合。

4. 吻合完毕,开放阻断钳,吻合口无出血,肾供血良好时,肾实质变为粉红色,触之有搏动感。如有问题,及时处理。

5. 通常将输尿管植入膀胱。如输尿管过短,亦可将其与受者输尿管端侧吻合。

【难点及注意事项】

1. 精索游离后不必切断,以防术后发生睾丸缺血。

2. 如受者髂内动脉严重硬化不能使用,可将供肾与受者髂外动脉行端侧吻合。

3. 血管吻合时每一针都须穿透血管内膜,均匀紧密对合。

【外科并发症及处理】

1. 出血或血肿:术中彻底止血并留置引流,少量出血可保守治疗,如出血多,疑有血肿形成,应及时手术探查。

2. 血管并发症:常见的有肾动,静脉血栓,肾动脉狭窄、肾动脉瘤破裂出血等，均需再次手术。

3. 切口感染：因术后接受免疫抑制剂治疗，故易致切口感染。

十五、肾血管性高血压外科手术

肾动脉血栓内膜剥脱术

【适应证】

肾动脉血栓内膜剥脱术（renal thromboend arterectomy）适用于肾动脉开口或其近端1/3的动脉粥样硬化斑块或内膜纤维肌肉增生病变，而梗阻远端肾动脉正常。

【禁忌证】

广泛的硬化阻塞病变或梗阻远端血管壁有病变者。

【术前准备】

1. 术前行腹主动脉、肾动脉造影，明确病变性质和梗阻部位。

2. 测定分肾功能和病肾静脉内肾素和血管紧张素Ⅱ值。

3. 术前3天除转换酶抑制剂外，停用所有降压药物。

4. 其他同常规腹部手术准备。

【操作要点及注意事项】

暴露病变肾动脉与腹主动脉，围绕肾动脉用无损伤血管钳夹住部分腹主动脉，以阻断肾动脉。纵行切开肾动脉，分离和剥除腔内所有的硬化斑块或增生内膜。然后用4℃肝素生理盐水冲洗血管腔，用7-0尼龙线紧密缝合切口。开放肾血流后，密切观察肾脏的色泽和实质有无改变，持续15～20分钟。

肾血管旁路移植术

【适应证】

1. 不需切除肾动脉病变的一切肾动脉梗阻性高血压，包括肾动-静脉瘘、动脉瘤等。

2. 曾施行其他动脉重建手术或经皮肾动脉扩张术者。

【术前准备】

同“肾动脉血栓内膜剥脱术”。

【操作要点及注意事项】

手术方法是取一段大隐静脉或相同直径的人造血管，将两端分别与腹主动脉和肾动脉扩张部分相吻合。术中需注意以下事项：

1. 剥离、阻断肾动脉前后都需全身肝素化。

2. 吻合口缝线需紧密，对合缘不能内翻狭窄，吻合口不应有张力。

【并发症及处理】

1. 最严重的并发症是急性肾功能衰竭，应尽早发现行血液透析治疗。主要是因手术时间长，出血多或低血容量所致。

2. 肾动脉栓塞：如尿量急剧减少，血压升高时应考虑。此时行主、肾动脉造影，如部分通畅，可试行再次手术，否则只能行肾切除。

脾肾动脉吻合术

【适应证】

适用于左肾动脉近端狭窄性纤维肌肉增生病变或腹主-左肾动脉交界处有广泛性硬化阻塞病变，不宜施行内膜剥除手术者。

【操作要点】

在肾动脉狭窄部之远端切断肾动脉，将脾动脉近端与肾动脉远端做对端吻合或端侧吻合。注意避免张力过紧或呈弯曲现象，如有可能，应在术中分别测定左肾动脉和脾动脉压力，若脾动脉压力低于肾动脉压，则不宜施行此手术。

肾动脉狭窄切除术

【适应证】

肾动脉狭窄切除术(excision of stenosis of renal artery)适用

于肾动脉局限的纤维增生性狭窄,长度在 1 ~ 2cm 之内。

【操作要点及注意事项】

控制肾动脉血流后,在狭窄部位纵行切开肾动脉直至正常组织。切除病变段血管,断端做对端吻合。如病变部分近肾动脉开口处,则将切断的肾动脉远端直接与腹主动脉相吻合。术中吻合要点同前,须注意吻合的两端无残留病变。

(庄乾元　郭小林)

第二十九章　输尿管手术

一、切口与体位

输尿管是位于腹膜后间隙的细长形器官，左右各一，上起肾盂，下终于膀胱三角，器官略呈“S”形走向。输尿管全长在男性为27~30cm，女性为25~28cm，临床上按解剖位置将输尿管全长分为三段。腰段，自肾盂输尿管连接处至跨越髂动脉处，长10cm；盆段，自跨越髂动脉处至膀胱壁，长14~16cm；壁内段，斜行于膀胱壁内，长1.5~2cm。X线片上，输尿管亦可分为三部，即肾盂输尿管交界处至第5腰椎横突处为腰部，向下至骶髂关节交界处为髂部，余下部分为盆部。

输尿管手术适用于输尿管结石、肿瘤、畸形及修补外伤等。不同部位病变，常根据医生个人的经验和病变情况而定。

腰部输尿管显露常采用腰部进路切口，如经第12肋切口、肋下切口等。由于经第12肋切口需部分截除第12肋，手术创伤大，操作过程复杂，现少用。肋下切口手术时不进腹腔，对腹腔内脏器干扰少，术后肠蠕动恢复快，手术视野清楚，而广泛用于肾盂输尿管交界部及腰段输尿管结石手术。

手术时患者采用全侧卧位，手术侧朝上，健侧垫薄海绵垫，腰部置于腰桥上方，摇起腰桥使健侧腰部抬高，头及下肢适当放低，以扩大手术侧肋骨与髂嵴间的距离。患侧下肢伸直，健侧髋关节和膝关节屈曲，两下肢间垫以软枕，骨盆用帆布带或宽胶布固定，保持侧卧体位。在第12肋下缘，自肋脊角开始做切口，与第12肋平行，继续向前向下长15~20cm，注意避免损伤肋间血管和神经丛，切断部分背阔肌、腹外及腹内斜肌，妥善处理出血点，即可见腹横筋膜、腹横肌及腰背筋膜，予以切开分离，抵达腹后腔。打开肾周包膜（Gerota包膜）即达肾下极。根据病情决定上述切口的大小及有否必要切开部分腰肋韧带。将腹膜向前推开，在后腹膜之后、腰大肌之前或肾下极部位可见被脂肪组织包绕或附着的输尿管。一旦发现输尿管即用纱布条穿过提起，便于向上、向下游离至病变部位。

髂部及骨盆部输尿管手术，病人仰卧，略向病变对侧倾斜，取中等头低脚高位。切口自第12肋尖附近或髂前上棘内侧3cm处皮肤开始，向前、向下斜行，与腹股沟平行。切开皮肤、皮下组织、腹外斜肌及腱膜，下面的腹内斜肌切开少许则暴露较好。切开腹横筋膜可见腹膜后脂肪。扩大创口后将腹膜向前推移，以手指触及髂动脉，稍加分离即可见输尿管纵跨血管，如未见输尿管，可在紧贴腹膜后面寻找，一般不难找见。

下腹部正中切口显露输尿管下段。取平卧位，臀部垫枕。切口起自耻骨联合与脐连线正中纵行切开。先切开皮肤、皮下组织，显露腹白线，剪开腹白线，显露膀胱前壁，根据病变部位的侧别，推开膀胱侧壁及腹膜，显露输尿管下段。

比较明确的腰部输尿管结石，可采用腰背部直切口。病人取俯卧位，腹部稍垫起，在脊柱棘突外侧四横指外做垂直切口，上达第12肋，下至髂骨上缘。切开皮肤及皮下组织，从腰下三角先将腹外斜肌、背阔肌分别向前后牵开，切开腰背筋膜，手指伸入引导朝上方纵行剪开腰背筋膜单层结构，即进入腹膜后手术区。这种进路的优点是损伤少，术后恢复迅速，且可以一次同时进行两侧手术，但切口不易延伸，回旋余地小。

二、输尿管切开取石术

输尿管结石是常见的泌尿系统疾病。输尿管结石大多来自肾脏。根据输尿管的解剖特点，结石容易停留在以下几个部位：①肾盂输尿管交界处；②输尿管髂动脉交界处；③女性阔韧带，男性输精管横跨交界处；④输尿管膀胱壁层间段；⑤输尿管膀胱开口处。手术是治疗输尿管结石的常用方法。

【适应证】

1. 结石较大（直径大于0.8cm）经药物排石治疗无效者，结石位置无改变或有积水者，肾功能受损者。

2. 输尿管结石合并有输尿管梗阻，如输尿管狭窄、输尿管息肉、先天性输尿管囊肿，需手术矫正者。

3. 输尿管结石梗阻致肾内感染，难以用药物控制者。

4. 同时有双侧输尿管结石或一侧输尿管结石一侧肾结石引起无尿者。

【术前准备】

手术前行普通灌肠，摄 KUB 平片结石定位。如为透 X 线的结石，应做逆行造影定位。

【操作要点】

1. 根据结石所在部位，选择适当的切口及体位，切开腰部或腹部各层组织，于腹膜后进行游离，达到输尿管部位。游离输尿管，尽量少损伤输尿管外层筋膜组织，以免影响其血供，找到结石部位后，用 8 号导尿管于结石的近端固定输尿管，防止结石向上移位。

2. 在结石部位的输尿管管壁缝两针牵引丝线，于其间纵行切开输尿管壁，长度以刚能取出结石为准，结石随即露出切缘。

3. 取出结石，仔细检查结石是否完整、形状和数目是否与 X 线片一致。用弯钳从输尿管切口探查远侧管腔，注意有无残余结石、息肉或其他病变存在。用 8 号导尿管插入输尿管腔加压冲洗，再用输尿管导管插入切口下端探查输尿管是否通畅。

4. 输尿管切口用 4-0 无损伤铬制羊肠线间断缝合，用细丝线缝合脂肪组织覆盖于输尿管切口。

5. 术中视情况决定是否内置支架引流管，支架管可选用双 J 管、T 形管或 8 号导尿管。在输尿管切口旁放置引流管。

【术后处理】

靠近膀胱的输尿管下段结石术后需经尿道留置导尿管 3～5 天。若输尿管内置双 J 支架管，则导尿管留置 10 天左右，双 J 支架管则于术后 1～2 个月左右经膀胱镜拔除；若为 T 形管或 8

号导尿管,术后2周拔除。

【并发症及处理】

1. 输尿管狭窄:狭窄段较短者,可切除狭窄段,上下段端端吻合。较长段狭窄,可行肾造瘘术或输尿管皮肤造口术,下段输尿管狭窄可切除狭窄段后行管状膀胱输尿管吻合术。

2. 尿瘘:尿瘘如为梗阻因素引起,首先解决尿瘘以下部位的输尿管梗阻。也可将一条多孔橡皮管从引流伤口插至输尿管旁做持续引流,再经皮肾穿刺造瘘,在肾镜直视下经肾盂顺行插入输尿管导管或双J管以及用输尿管镜逆行插入输尿管导管或双J管至肾盂,有助于尿瘘愈合。

(陈　忠　李家贵)

三、输尿管吻合术

输尿管端端吻合术

输尿管上段或中段狭窄或缺损应尽可能施行吻合术。缺损段较短,可将输尿管缺损段的两端游离,行端端吻合术;缺损段较长者,则需将肾脏游离和下降,右侧甚至需将右肾静脉移至低位与下腔静脉吻合,再行输尿管端端吻合。

【适应证】

输尿管损伤(断裂、切断、部分切除或压榨伤),输尿管损伤性、先天性或炎性狭窄。

【禁忌证】

恶性肿瘤,长段输尿管损伤、缺如及狭窄,局部及全身性炎症尚未得到控制等。

【麻醉】

硬脊膜外麻醉或全麻。

【术前准备】

有肾功能损害者,应先行肾盂造瘘引流1~3个月。术前抗炎及做肠道准备。

【操作要点】

1. 圆形吻合法：游离输尿管两断端并剪除坏死组织，用4-0可吸收线间断缝合断端，缝线不穿透黏膜层。

2. 斜行吻合法：将输尿管两断端各做相应的45°角斜行修剪，斜面长度应超过1cm，用4-0可吸收线间断缝合两断端，缝线不穿透黏膜层。

3. 匙形吻合法：在斜行吻合法的基础上，再于两斜面的下角各做1.5cm长的纵行切口，以形成匙状管口。用4-0可吸收线间断缝合两断端，缝线不穿透黏膜层。

采用斜行或匙形吻合的目的是使输尿管吻合口增宽。

【难点及注意事项】

输尿管端端吻合技术无太大困难，但术中应注意须彻底清除输尿管两断端坏死及血供较差的组织，吻合口必须无张力，常规留置内支架管引流。

【并发症及处理】

主要的并发症为尿漏，多由于吻合不严密或局部组织坏死脱落。一般保留固定支架管，充分引流，可望自愈，必要时应再次手术。

输尿管对侧端侧吻合术

输尿管长段损伤、缺如无法行端端吻合，也无法行与膀胱或膀胱瓣吻合时，可与对侧输尿管做端侧吻合。

【适应证】

长段输尿管损伤、良性狭窄或良性肿瘤；一侧肾切除，输尿管正常，而对侧输尿管损伤、长段狭窄或良性肿瘤；异位输尿管扩张。

【禁忌证】

晚期恶性肿瘤、结核、结石，对侧输尿管存在病变。

【麻醉】

硬脊膜外麻醉或全麻。

【术前准备】

同输尿管端端吻合。

【操作要点】

1. 切开患侧后腹膜，游离出输尿管，切除病灶，结扎远端输尿管。

2. 切开对侧后腹膜，于乙状结肠系膜后分离出一隧道通向对侧输尿管。

3. 做输尿管端侧吻合，放置引流管。

【难点及注意事项】

手术难度不大，但应注意患侧输尿管有足够的长度，吻合口无张力。

【并发症及处理】

主要并发症是尿漏，多由吻合不严密造成，一旦尿漏形成，应充分引流，必要时应再次手术。

（周四维　管　维）

四、输尿管膀胱吻合术

【适应证】

1. 输尿管下段外伤（盆腔手术所致损伤）。
2. 输尿管下段或管口狭窄。
3. 膀胱肿瘤病变累及输尿管口。
4. 少数先天性畸形（如输尿管异位开口）。

【麻醉】

硬脊膜外麻醉或全麻。

【术前准备】

1. 排空膀胱留置导尿管。
2. 控制尿路感染。

【手术要点】

1. 输尿管直接植入法：下腹正中切口进入盆腔，在腹膜后，膀胱外侧髂总动脉分叉处找到输尿管，在病变上方切断输尿管，近端插入 F10 号导尿管至肾盂，远端做贯穿结扎，在膀胱基底做 1.5cm 切口，将输尿管断端平均剪成两瓣长 0.5～1.0cm，在输尿管每一瓣上用 3-0 丝线褥式缝合，拖入输尿管瓣置入膀胱，将输尿管瓣两线端在膀胱吻合口处分别穿出膀胱壁，在膀胱外结扎固定，使输尿管开口固定在膀胱内，在输尿管与膀胱外膜固定 4～6 针，盆腔置烟卷引流，缝合腹壁切口，膀胱放置导尿管引流，留置输尿管支架管可在 7～10 天拔出。

2. 黏膜下隧道法（politano-leadbatter）：切开膀胱前壁沿输尿管口周围切开膀胱黏膜，将输尿管从膀胱肌层中，分离出来，保留输尿管外膜，分离附着输尿管外膜周围组织。用直角钳在原输尿管口上方 2cm 处直视下做穿通膀胱全层的小切口，重建成新膀胱裂孔，将已游离的输尿管末端拉入膀胱内，并避免输尿管扭曲成角，在新裂孔和原输尿管口间分离黏膜下隧道，将输尿管经黏膜下隧道向远侧拉出，用 4-0 肠线将输尿管和膀胱黏膜创缘缝合，以固定输尿管口，形成黏膜下隧道长 1.8～2.8cm。

3. 膀胱外途径输尿管吻合术（ureterneo cystostomy）：在膀胱后外侧壁切开膀胱浆肌层约 3cm，分离至膀胱黏膜，在膀胱切口远端切开膀胱黏膜，将膀胱黏膜与输尿管全层间断缝合 6～8 针，用丝线间断缝合膀胱肌层，将输尿管下端埋藏于膀胱黏膜下（膀胱壁段），预防膀胱尿液反流。

【术中注意事项】

1. 吻合口必须紧密、无张力、无狭窄。
2. 输尿管末端血运必须充足。
3. 移植时避免输尿管扭曲，不要与膀胱形成不良角度。
4. 输尿管移植的位置和方法必须取决于输尿管的长度及膀胱切除的多少。

【术后处理】

1. 使用抗生素预防感染。
2. 留置输尿管支架管保持引流通畅。
3. 3～5 天后拔出伤口引流管。

4. 2～3 周拔出内支架引流管。

（周惜才）

五、肾盂瓣输尿管成形术

肾盂瓣输尿管成形术（pelvic flap pyoloplasty）分非离断式及离断式肾盂瓣输尿管成形术，前者为手术时切除有病变的肾盂输尿管交界部，后者为保留有病变的肾盂输尿管交界部。成形术的设计取决于肾外肾盂及输尿管狭窄段的解剖情况。

【适应证】

输尿管上段损伤或良性狭窄。

【禁忌证】

恶性肿瘤、结核，严重肝、肾功能损害及严重心血管疾病。

【麻醉】

硬脊膜外麻醉或全麻。

【术前准备】

抗炎、肾功能损害者应先行肾盂造瘘 1～3 个月，再行成形术。

【操作要点】

1. 做第 11 肋间切口。

2. 显露肾脏-输尿管上段，切除病变段输尿管（或保留），清除肾盂表面脂肪及粘连组织。

3. 取基底部宽 2.5～3cm，顶宽 1.5～2.0cm 的肾盂瓣，向下翻转。

4. 用 4-0 可吸收线间断缝合肾盂瓣成管状并与输尿管做端端吻合。

5. 若肾盂与输尿管成直角连接，可用 Scordino 法取肾盂瓣。

6. 若肾盂与输尿管成钝角连接，可用 Culp 法取肾盂瓣。

【难点及注意事项】

肾盂瓣输尿管成形术一般难度不大，但必须注意肾盂瓣的取材必须充足，尤其是输尿管狭窄长度超过 3～4cm 者。吻合时必须细致，新管腔的形成必须有足够的宽度。另外，无论选用何种取瓣法，都必须置入内支架管，其远心端应在吻合口下方 10cm 处，吻合口必须无张力。

【并发症及处理】

较为严重的并发症为尿漏形成。其原因有，吻合口缝合不严密及局部组织坏死。一般应留置支架管，充分引流可自愈。严重者需再次手术。

六、膀胱瓣输尿管成形术

输尿管下段缺损或狭窄段较长，不能做输尿管膀胱吻合，或曾多次行输尿管膀胱吻合术失败者，应考虑行膀胱瓣输尿管成形术。

【适应证】

输尿管下段损伤、狭窄、良性肿瘤或先天性疾病，病理段切除后，输尿管断端不能抵达膀胱。

【禁忌证】

恶性肿瘤、膀胱结核或其他原因引起膀胱容量不足。

【麻醉】

硬脊膜外麻醉或全麻。

【术前准备】

抗炎，肾功能受损者需造瘘 1～3 个月后再行成形术。

【操作要点】

1. 取下腹正中或下腹斜行经腹膜外切口。

2. 显露膀胱，从膀胱侧壁至膀胱颈切取膀胱瓣，基底靠近膀胱底部，其宽及长之比为 1∶2，并应超出输尿管缺损段 1～1.5cm。

3. 留置双 J 管作吻合支架管，用 4-0 号可吸收线间断缝合膀胱瓣成管状。

4. 将膀胱瓣管与输尿管行端端吻合术。

5. 缝合膀胱，支架管从膀胱另戳孔引出腹壁。置入引流物,关闭切口。

【难点及注意事项】

膀胱瓣输尿管吻合的难点在于取材必须精确,其长度及管径必须足够,吻合时不能有张力。

【并发症及处理】

主要并发症为尿瘘形成。多由膀胱瓣或瓣的基底部裂开所致,与膀胱瓣太窄,缝合后张力太大有关。尿瘘形成后,应留置导尿管、支架管,瘘孔可望自愈,必要时再次手术。

(周四维　管　维)

七、输尿管皮肤造口术

【适应证】

根据患者病情,可行临时性或永久性输尿管皮肤造口术。

临时性输尿管造口的适应证为:

1. 婴儿先天性尿道瓣膜。
2. 严重的膀胱出口梗阻。
3. 巨膀胱综合征,腹壁肌肉萎缩。
4. 严重反流性巨大输尿管。

永久性输尿管造口的适应证为:

1. 无法纠正的膀胱尿流梗阻。
2. 神经源性膀胱,特别是与脊髓脊膜膨出有关的神经源性膀胱病变。
3. 膀胱肿瘤伴有输尿管扩张积水。

【术前准备】

手术前需纠正水、电解质平衡失调,贫血等,补充维生素,控制感染及改善肾功能。术前留置导尿管排空膀胱内尿液。

【操作要点】

1. 腹壁皮肤造口取平卧位,一侧高位输尿管皮肤造口取45°斜卧位。

2. 临时性输尿管皮肤造口法有襻形输尿管造口、Y形输尿管造口及环形输尿管造口等。其中环形输尿管造口术能在上段尿流减压后肾功能恢复，部分尿液可经环形吻合口引流至下段进入膀胱。在梗阻因素去除后，造口切除、关闭简便，因而最为常用。

3. 手术取平卧体位，腹壁皮肤在选定部位做 V 形切口，切口的大小根据年龄及腹壁厚度，如儿童皮瓣的大小约 5cm 已足够。将全层 V 形皮瓣揭开后即钝性分离肌肉层，直达腹膜。在腹膜外将腹膜向后推即可见扩张的输尿管，保护其周围的血运循环，并将输尿管拉出创口。用 5-0 铬制羊肠线连续侧侧吻合上下段输尿管，随即将三角皮瓣从侧侧吻合口与拉出输尿管之间穿过，缝合皮瓣之顶部后，被拉出的输尿管段即固定于腹壁皮肤外，输尿管不会回缩。将拉出之输尿管做一纵行切开。翻开边缘用 3-0 铬制羊肠线间断缝合于皮肤，即可形成环形输尿管造口。

4. 临时性尿流改道也可采用输尿管原位造口，输尿管不改变其原来位置，亦不中断其连续性，而是利用导管引流尿液。在梗阻段输尿管上部，用较粗针头做穿刺口，将导管经穿刺口向上插至肾盂。将导管用细肠线固定在穿刺口下方输尿管管壁上(不穿透管壁)，以防止导管滑脱。在导管引出体外处再与皮肤或皮下筋膜固定一针。此导管可留置数周以上。

5. 永久性输尿管皮肤造口有双管形输尿管皮肤造口及输尿管-输尿管吻合造口术，其中以前者最为常用。造口的位置与两输尿管的长度有关，必须精心用量尺测量最适合放置集尿袋装置的位置和角度，以便减少术后使用集尿袋的麻烦。估计在造口位置之对侧做腹部正中旁切口，进入做腹膜外分离两侧输尿管直至近膀胱切断，一侧输尿管在腹膜外绕过至另一侧两断端，用 5-0 铬制羊肠线间断缝合并成一个管口拉出。预先精心设计之皮肤圆切口外 2cm 深部周围用 0 号丝线间断固定缝合在腹直肌鞘或腹外斜肌腱膜上。造口袖套式翻转 1cm 切缘，缝合于皮肤周围，造口完成后突出于皮肤 1cm，以便佩戴集尿袋收集尿液。

【难点及注意事项】

1. 输尿管分离不宜剥得太光,应带有一部分周围脂肪组织,否则会影响断端的血液供应,造成坏死,最后会形成尿瘘或造口狭窄。

2. 输尿管造口在穿过腹壁层时(特别是肥胖者),必须是平坦潜行的弯度,没有任何扭曲。

3. 输尿管造口处皮肤必须没有张力,否则易在术后引起造口内陷及输尿管端血运障碍。

4. 皮肤造口部位的选择要视能利用的输尿管长度而定,一般选择在距离髂前上棘上内方4~5cm水平,如两侧造口,必须尽可能对称,便于安置双侧集尿袋。

【术后处理】

手术后密切观察造口的色泽,防止造口坏死和回缩。造口内插入粗细合适的导管引流尿液,保持造口周围干燥,并记录24小时尿量。双管型输尿管皮肤造口须两输尿管作导管引流,分别观察术后尿量。

【并发症及处理】

1. 输尿管末端坏死:在输尿管近端再做一新的造口,或行肾造口术,甚至于切除该侧肾脏。

2. 皮瓣坏死、裂开或回缩:待炎症消退后,重新整形。

3. 尿瘘:术后尿瘘多见于皮管与腹壁交接处或输尿管输尿管端侧吻合处。尿瘘形成后难以愈合,再次手术也非常困难,应尽量避免尿瘘的发生。

4. 输尿管造口狭窄:如拔除引流管后发现管口排尿不够通畅,可延长引流管留置时间,换管时逐渐增大引流管管径,直至16号。待3~6个月后瘢痕组织软化,一般可解除管口狭窄,如管口仍不够大,可将管口切开或切除狭窄环再与皮肤缝合,并留置引流管。

5. 输尿管炎和输尿管周围炎:抗感染治疗,保持引流通畅。

八、输尿管囊肿的手术

输尿管囊肿是输尿管末端呈球形囊状膨出的病变,分单纯输尿管囊肿(又称原位输尿管囊肿)和异位输尿管囊肿两类。前者多见于成年人,后者常见于儿童期,几乎都伴有重复输尿管畸形。囊肿出现在异位输尿管开口处,多位于尿道内口远侧,易造成下尿道梗阻。

【适应证】

1. 单纯输尿管囊肿如较小,无明显症状和上尿路梗阻者,无需手术,定期复查。

2. 如囊肿较大,囊肿内合并结石、继发感染或患侧上尿路明显扩张时,可经尿道电切或经膀胱切除囊肿。

3. 由于单纯切除囊肿后膀胱输尿管逆流发生率较高,一般主张开放手术,行输尿管膀胱移植或修补输尿管裂隙的手术。

4. 异位输尿管囊肿需开放手术,除切除囊肿外,还需同时或分期矫正其他病变。

【操作要点】

(一)单纯性输尿管囊肿开放性手术

1. 切开膀胱,在其基底部做一环形黏膜切口。

2. 在输尿管和膀胱肌层间的无血管平面游离出输尿管下段,切除囊肿。在对侧输尿管口上方剪一黏膜口,由此向患侧输尿管口处裂隙做横行黏膜下隧道,夹住牵引线将输尿管自隧道引出。

3. 缝合游离输尿管后的裂隙,将输尿管末端与膀胱固定形成新管口,留置导尿,引流膀胱。

(二)异位输尿管囊肿

1. 多需行上极肾及髂血管以上扩张输尿管切除,一般可留下输尿管下段及囊肿。必要时完全切除扩张的重复输尿管及囊肿,然后行下极肾的输尿管膀胱再植。

2. 在膀胱内围绕囊肿及下极肾的输尿管口做黏膜切开,

切断下极肾的输尿管并插入导管。自三角区游离囊肿并从膀胱颈部切下膀胱内部分。经膀胱外充分游离膀胱及扩张的输尿管，向深部向下剥离囊肿，有助于完整切除。

3. 囊肿下端紧邻膀胱及尿道时，手术较为困难，注意勿损伤外括约肌。

4. 重建三角区及膀胱后壁，可参照 Cohen 手术做一黏膜下隧道，再植下极肾的输尿管，固定管口并插入支架导管。

5. 缝合膀胱后壁黏膜口，关闭和引流膀胱。

【术后处理】

1. 输尿管支架管一般放置 7 ~ 10 天拔除。

2. 应用抗生素防止感染，充分引流膀胱。

3. 异位输尿管囊肿仅行上部重肾及部分输尿管切除时，其后 3 个月应行超声检查，观察残留囊肿及下端输尿管情况，必要时可行排尿期膀胱造影，以确定是否需要二期手术。

【并发症及处理】

1. 吻合口水肿：保持引流管通畅及限制液体摄入。

2. 梗阻：早期吻合口水肿，采用保守治疗，待其自行恢复。发现吻合口已有器质性梗阻，行输尿管再植术。

3. 逆流：程度较轻者可不做处理，严重者，需行输尿管再植术。

4. 尿路感染：手术去除逆流及消灭细菌尿的存在，是防止和控制尿路感染的根本措施。

（陈　忠　李家贵）

九、巨输尿管修剪术

巨输尿管症概括了许多解剖病变不同，而病理生理后果相似的输尿管扩张，按病因不同可分为：①原发性巨输尿管（先天性病变所致的输尿管扩张）；②梗阻性巨输尿管；③逆流性巨输尿管（反流性）。对轻度原发性巨输尿管管腔扩大不明显，肾盂无积水，肾功能尚好者，可采用非手术治疗，需定期复查，观察病变有无加重。

【适应证】

1. 原发性、梗阻性、逆行性巨输尿管扩张，反压造成肾功能损害。

2. 巨输尿管引起持续发作性尿路感染。

【麻醉】

全麻或硬脊膜外麻醉。

【术前准备】

了解分侧肾功能及输尿管扩张程度，有无膀胱输尿管反流，手术应根据小儿、成人病因不同采用不同方法治疗。

【操作要点】

1. 下腹弧形切口或下腹正中切口，暴露扩大输尿管。

2. 切开膀胱，经患侧输尿管插入导管，游离输尿管，注意保存其血运。精心设计切除修剪多余输尿管壁(亦可将扩大输尿管折叠缝合缩小其管径)。缝合管壁形成新的管道，将输尿管引入膀胱内，剔除过长部分，做黏膜下隧道吻合于膀胱内，输尿管支架管引流，盆腔置橡皮管引流，依次缝合各层组织。

【术后处理】

1. 留置输尿管支架管 2～3 周。

2. 抗生素预防感染。

3. 保持引流管、膀胱造瘘管通畅。

4. 若有肾盂、输尿管上段明显扭曲或扩张，需择期施行肾盂输尿管整形术。

(周惜才)

十、输尿管全切术

单纯的输尿管全切术很少碰到，临床上常见的多为肾输尿管全切除手术。

【适应证】

1. 一侧肾盂癌。

2. 原发的输尿管肿瘤。

3. 上尿路多源性肿瘤。

【禁忌证】

1. 晚期癌肿,全身广泛转移者。

2. 孤独肾或对侧肾功能不良的输尿管肿瘤,可考虑行输尿管节段切除或单纯的输尿管全切。

3. 心、肺、脑及循环系统有严重疾患或严重出血倾血者。

【术前准备】

同其他肾、输尿管手术,准备足够鲜血。

【操作要点】

1. 经第 11 肋间切口显露肾脏及上段输尿管,切除肾脏后将输尿管结扎,并沿输尿管尽量向下游离,然后可关闭腰部切口。

2. 病人平卧,取下腹部切口。推开腹膜,沿输尿管向上游离,将上段输尿管断端拉入下部切口内。

3. 继续向下游离输尿管至膀胱入口处,锐性及钝性分离膀胱肌层,游离壁段输尿管,直至将输尿管口周围部分膀胱黏膜拉出膀胱。在管口周围 2cm 环形切除部分黏膜,切除全段输尿管。修补膀胱裂口。

4. 切口内置橡皮引流物,术后留置导尿管。

【难点及注意事项】

1. 术中游离肾脏时勿过分挤压,宜先处理肾蒂,以防肿瘤扩张。

2. 肾盂癌多通过淋巴转移,术中应彻底清扫肾门淋巴结。

【并发症及处理】

术后常见并发症为出血及感染。此外,还应按膀胱肿瘤治疗方案分次用化学药物膀胱灌注,并定期复查。

(庄乾元　郭小林)

第三十章　膀胱手术

一、膀胱造瘘和膀胱造口术

膀胱造瘘术常用来做暂时性或永久性的尿流改道，方法有开放性耻骨上膀胱造瘘术和耻骨上膀胱穿刺造瘘术。暂时性改道尽可能采用穿刺造瘘术，具有操作简单，创伤小等优点。开放性耻骨上膀胱造瘘术则具有缝合止血好，漏尿和尿外渗发生率低等优点。

【适应证】

1. 下尿路梗阻所致的尿潴留。
2. 阴茎和尿道损伤。
3. 泌尿道手术后。
4. 妇产科和外科手术后。
5. 尿道和前列腺的化脓性感染。
6. 神经源性膀胱功能障碍。

【术前准备】

1. 膀胱内有感染时应全身使用抗生素，并用抗生素液灌注膀胱。

2. 术前尽可能使膀胱充盈。

【麻醉和体位】

可采用椎管内麻醉或局部麻醉，体位为仰卧位。

耻骨上膀胱造瘘术(suprapubic cystostomy)

【操作要点】

1. 切口：下腹部中线切口，显露膀胱前壁和膀胱顶部。

2. 在膀胱顶部用两把组织钳夹住并提起膀胱前壁，或缝两针牵引线提起,先用注射器做膀胱穿刺抽出尿液证实为膀胱,在组织钳或牵引线间用血管钳戳穿膀胱,再钝性撑开创口。

3. 用吸引器吸净尿液,用血管钳持蕈状造瘘管经切口插入膀胱内。

4. 2-0肠线做膀胱壁肌肉全层缝合,造瘘管上下各缝数针,也可做荷包缝合。外用1号丝线间断缝合膀胱浆肌层加固。

5. 将造瘘管稍稍向外牵拉,使管子的膨大部分恰位于膀胱切口之下。

6. 逐层缝合腹壁切口,并用皮肤缝线固定造瘘管。

【难点及注意事项】

1. 手术时应使膀胱处于充盈状态。

2. 正确辨认膀胱:根据膀胱壁肌纤维的特殊外观和膀胱前静脉的走行方向辨认膀胱后,行膀胱穿刺,以进一步证实。对于膀胱做过手术的患者,膀胱的暴露和辨认都很困难,应尽量从原切口瘢痕的下端开始寻找膀胱,或从尿道插入尿道探子,则不致发生困难。

3. 暴露膀胱后向上钝性推开腹膜反折,避免误入腹腔。一旦发现腹膜损伤,应立即修补。

4. 膀胱切口位置应较高,而不必很大。造瘘管要上提,以免其下端刺激三角区。对需长期改道的患者,这种高位造瘘尤其重要。

【并发症及处理】

1. 术后膀胱痉挛和三角区激惹:给予解痉剂,低压冲洗膀胱,必要时调整造瘘管的位置。

2. 引流不畅或漏尿:首先检查造瘘管是否堵塞,再调整造瘘管的位置,严重时可行负压吸引。

3. 需长期造瘘者,每1个月更换一次造瘘管,以免形成结石,影响尿液引流和并发感染,以及造成拔管困难。

耻骨上膀胱穿刺造瘘术

【操作要点】

1. 于耻骨联合上方一横指处用注射器做膀胱穿刺,抽到尿液后于此处用刀片切开皮肤至腹白线,长1cm。

2. 用套管穿刺针经此切口向膀胱腔穿刺,有落空感后拔出针芯,可见有尿液流出,用适当管径的导尿管由套管插入膀胱,退出套管,调整导尿管深度,用丝线将导尿管固定于皮肤。

【难点及注意事项】

1. 要在膀胱充盈状态下做穿刺,以免插入腹腔。

2. 穿刺时要对准膀胱腔的方向,偏下可能刺伤前列腺,偏上可刺入腹腔。

3. 穿刺时用力要平稳,避免用力过猛而穿过膀胱后壁损伤直肠。

耻骨上膀胱造口术

【操作要点】

1. 取脐与耻骨联合间的下腹部横切口,钝性分开腹直肌分离达膀胱前间隙。

2. 游离膀胱前壁和顶部,然后将膀胱顶部拉出切口外,在距离预定膀胱造口位置2cm处,用4号丝线将膀胱壁浆肌层与腹直肌前鞘间断缝合,以固定膀胱。

3. 在膀胱顶部作切口,用1号丝线将膀胱黏膜与皮肤做对应缝合,然后再间断缝合造口两侧的皮肤。

二、膀胱切开取石术

膀胱结石的手术治疗应遵循两条原则:一要取净结石;二要纠正形成结石的病因。如有前列腺增生、膀胱异物或憩室、尿道狭窄等,应在取石时一并处理。合并感染、代谢紊乱和营养失调等应在术后进一步治疗。成年患者如无局部的合并症,结石直径小于3cm,可考虑做经尿道膀胱镜碎石钳碎石、液电碎石或气压弹道碎石。

【适应证】

1. 儿童膀胱结石。

2. 巨大膀胱结石不宜采用经尿道膀胱碎石者。

3. 异物形成的膀胱结石。

4. 膀胱结石合并前列腺增生、尿道狭窄、膀胱颈挛缩、膀胱息室等。

【术前准备】

1. 合并感染者,首先使用抗生素控制感染。

2. 如有合并症,估计手术复杂者,备血 300 ~ 600ml。

3. 手术野消毒后插入导尿管,用 300ml 水充盈膀胱。

【麻醉和体位】

一般采用椎管内麻醉或连续硬膜外麻醉,儿童用全麻或低位椎管内麻醉,一般情况差者用局部麻醉,体位为仰卧位。

【操作要点】

1. 下腹部正中切口或弧形切口,向上推开腹膜反折部,暴露膀胱前壁。

2. 两把组织钳夹膀胱顶部并提起,用弯血管钳于其间戳穿膀胱壁,用手指撕开扩大切口,也可用剪刀扩大切口。

3. 在手指引导下用取石钳将结石夹出。

4. 探查膀胱腔看结石是否取干净,以及有无其他合并症需要处理。

5. 用 2-0 肠线间断缝合膀胱壁浆肌层,关闭膀胱切口,再用细丝线做膀胱肌层和周围筋膜的间断褥式缝合加固。从导尿管注入生理盐水 200ml,检查缝合口有无漏水。一般不必放膀胱造瘘管。

【难点及注意事项】

1. 巨大膀胱结石难以钳取时,可用左手食指在肛门内将结石向上顶起,配合右手将结石取出。

2. 膀胱憩室内的结石可能因憩室口水肿粘连和狭窄而不易发现,此时要用探针仔细探查。

【术后处理】

1. 注意保持引流管通畅。

2. 耻骨后引流物于术后 24 ~ 48 小时后拔除。

3. 使用抗菌药物控制感染。

4. 术后7天拆线,7～10天拔除导尿管。

【并发症及处理】

1. 出血:反复冲洗膀胱将血块吸出,然后持续冲洗膀胱至出血完全停止。如出血很多,应施行手术探查膀胱,清除血块,缝扎膀胱切口的出血点,膀胱黏膜的广泛渗血可用热盐水纱布压迫止血。并应留置导尿管和放膀胱造瘘管,术后持续引流膀胱,使用两种抗生素控制感染。

2. 尿瘘:术后膀胱切口裂开形成尿瘘的原因有:①膀胱颈或尿道的梗阻性病变未解除,导尿管拔除后发生排尿困难。②膀胱壁做连锁缝合影响其血运,致膀胱壁愈合不良。③术后导尿管引流不畅,膀胱内尿液潴留致裂开成瘘。发生漏尿后应留置导尿管持续引流膀胱,瘘孔一般于2～4周后闭合。如尿瘘长期不愈,可做手术修补。

三、膀胱破裂修补术

膀胱是一个空腔脏器,其损伤多发生在膀胱充盈时。根据损伤程度可分为四类:①膀胱挫伤:损伤仅限于黏膜和部分肌层,无尿外渗。②腹膜内膀胱破裂:损伤多在顶部,血和尿液渗入腹腔,引起腹膜炎症状,手术探查是必要的。③腹膜外膀胱破裂:损伤多在顶部或前壁,常伴骨盆骨折及失血性休克。④开放性膀胱破裂:膀胱裂口与附近脏器相通,形成膀胱皮肤瘘、膀胱直肠瘘、膀胱阴道瘘等。

【适应证】

1. 下腹部外伤后出现尿外渗症状,膀胱内注入生理盐水200ml,停留片刻后抽出量明显少于或多于注入量者。

2. 膀胱造影显示造影剂外溢,有膀胱破裂。

3. 下腹部开放伤口有漏尿。

【术前准备】

1. 有休克存在者先抗休克治疗。

2. 应用抗生素防治感染。

3. 留置导尿管引流尿液,减少尿外渗。

【麻醉和体位】

采用连续硬膜外麻醉或低位腰麻。体位为仰卧位。

【操作要点】

1. 下腹部正中切口，于膀胱周围钝性分离，吸干外渗的尿液，清除血肿。切开腹膜探查有无腹腔内的脏器损伤，并做妥善处理。

2. 于膀胱顶部打开膀胱，探查破裂位置。

3. 修补裂口：腹膜外膀胱破裂时先修剪裂口周围的挫伤组织，用2-0可吸收线间断缝合全层膀胱壁，再将浆肌层做间断褥式缝合。腹膜内膀胱破裂时，需将裂口处腹膜与膀胱稍做游离后如上法修补膀胱裂口，腹膜用1号丝线连续缝合。膀胱颈部裂伤时由于位置深，不易暴露，可在膀胱内修补。

4. 膀胱造瘘：完成膀胱修补后在膀胱内放置造瘘管，然后膀胱内注水200ml，检查修补之裂口有无漏尿，如有，则加针缝合至不漏为止。

5. 放置伤口引流管：先彻底冲洗伤口，于裂口修补处放置引流。

【难点及注意事项】

1. 膀胱颈部破裂常不易或无法修补，此时应留置导尿管，做膀胱造瘘，并于膀胱周围放多孔橡皮引流管，膀胱颈的裂伤一般可自行愈合。

2. 膀胱直肠贯通伤，需做乙状结肠造瘘，加强抗感染治疗，膀胱和直肠的裂口常可自行愈合。

3. 裂口修补和膀胱缝合后要通过导尿管注入200ml生理盐水，观察有无漏尿及是否有遗漏的裂口未修补。

【术后处理】

1. 保持各引流管通畅。

2. 应用抗生素预防感染。

3. 伤口引流于无渗出物后24小时拔除。

4. 耻骨上膀胱造瘘管和尿道内留置的导尿管于术后7～10天拔除。

四、膀胱颈楔形切除术

【适应证】

膀胱颈挛缩合并膀胱结石、膀胱憩室或膀胱输尿管反流，在处理上述病变时，同时做膀胱颈楔形切除。单纯膀胱颈挛缩一般可经尿道做膀胱颈切开，而不必行开放手术。

【术前准备】

1. 合并泌尿系感染者应留置导尿管引流尿液，并使用抗生素治疗感染。

2. 有肾功能不全者应留置导尿管引流尿液，待肾功能恢复后再行手术。

3. 消毒后留置导尿管，用200ml生理盐水充盈膀胱。

【麻醉和体位】

采用连续硬膜外麻醉或低位腰麻。体位为仰卧位。

【操作要点】

1. 下腹正中切口，打开膀胱，吸净尿液，用手指探查膀胱颈挛缩的程度。先处理并发的膀胱病变，拔除导尿管。

2. 在膀胱颈5、7点各缝一针10号丝线做牵引，将膀胱颈后唇提起，以利显露膀胱颈。

3. 在膀胱颈后唇将黏膜做弧形切开，于黏膜下潜行剥离，露出肥厚的肌层，用组织钳将其夹住提起，用长弯剪于6点处做楔形切除，中部应达膀胱颈肌层全层。可用小圆刀小心切断肌束，直至显露精囊前方的筋膜。切除程度以切除后食指伸入膀胱颈部无紧缩感为止。仔细止血。

4. 用2-0铬制肠线将膀胱颈后唇黏膜及其深部组织做横行间断缝合。

5. 膀胱内留置导尿管，耻骨后间隙放置引流管。逐层关闭切口。

【难点及注意事项】

1. 膀胱颈后唇的切除必须充分，切除后用食指伸入尿道内口检查，以证实颈部缩窄已彻底松解。但也不要切得过深，损伤阴道或直肠而成瘘。

2. 膀胱颈缝合时要将黏膜与其深部组织横行缝合，以可靠止血。

3. 手术结束后留置气囊导尿管并做适当牵引。

【术后处理】

1. 将气囊导尿管牵引 5 ~ 7 天。

2. 保持引流管通畅。

3. 用抗生素预防感染。

4. 术后 48 小时拔除耻骨后引流。

【并发症及处理】

1. 出血：术中止血不完善或缝合不够深所致，处理方法是先用力牵引气囊导尿管，并加强膀胱冲洗。必要时用电切镜电凝止血。

2. 膀胱颈梗阻解除不彻底：膀胱颈后唇切除深度不够，处理方法为再行经尿道膀胱颈电切术。

五、膀胱颈 Y-V 成形术

【适应证】

严重的膀胱颈梗阻用经尿道膀胱颈电切术治疗无效，常与膀胱颈楔形切除术并用。

【术前准备】

同耻骨上膀胱颈楔形切除术。

【麻醉和体位】

采用连续硬膜外麻醉或低位腰麻。体位为仰卧位。

【操作要点】

1. 下腹部正中切口。

2. 游离耻骨后间隙，充分显露膀胱颈部。

3. 切开膀胱颈：于膀胱颈远侧约 1cm 处的前列腺（男性）或尿道（女性）前壁用 4 号丝线缝 1 针作标志，在标志点近侧至膀胱颈偏膀胱前壁做倒 Y 形切口，各臂长 2 ~ 3cm，三臂交点恰位于膀胱颈上方。显露膀胱腔及颈部，如后唇隆起，则做楔形切除。如膀胱颈口仅为环状缩窄，则做纵切横缝。

4. 膀胱颈缝合：用2-0肠线将倒V形膀胱瓣尖端与切口远端创缘缝合，然后依次将膀胱颈做倒V形缝合，再用1号丝线加固缝合一层。

5. 放置膀胱造瘘管和留置导尿管，膀胱内充水150ml，检查膀胱颈部有无渗漏。

6. 耻骨后放引流管，逐层关切口。

【难点及注意事项】

1. 膀胱颈Y-V成形术要与膀胱颈后唇切除术并用方可收到良好的效果。

2. 膀胱颈缝合一定要严密，膀胱内注水不漏后方可关腹壁切口。

【术后处理】

术后10天左右夹膀胱造瘘管，让病人试排尿，如排尿通畅可拔除造瘘管。

六、膀胱部分切除术

【适应证】

宽基底的局限性浅表膀胱癌或远离膀胱颈和三角区的孤立性浸润癌。

【术前准备】

1. 纠正贫血，备血300ml。

2. 手术野消毒后，留置导尿管，将含有10~20mg塞替哌的100ml生理盐水注入膀胱内。

【麻醉和体位】

采用连续硬膜外麻醉。体位为仰卧位。

【操作要点】

1. 下腹部正中切口。于腹膜外显露膀胱，用纱布保护伤口，于靠近肿瘤的一侧切开膀胱，将切口延长至肿瘤附近。

2. 于膀胱外分离肿瘤部位的膀胱壁，用血管钳夹起膀胱壁，将肿瘤周围2cm的正常膀胱壁与肿瘤一起切除。如果切除范围包括一侧的输尿管开口,应做输尿管膀胱再植术。

3. 膀胱部分切除后彻底止血,并用抗癌药或蒸馏水彻底冲洗手术野,术者洗手或更换手套,清洗器械,更换布巾。

4. 放置膀胱造瘘管,2-0 可吸收线全层连续或间断缝合膀胱壁,外用 2-0 可吸收线加固一层。

5. 膀胱前间隙放置伤口引流管,逐层关闭切口。

【难点及注意事项】

1. 膀胱收缩状态距肿瘤边缘 1cm 即相当于膀胱伸展时 2cm 的范围。切除应包括膀胱全层和膀胱周围脂肪。

2. 膀胱壁的两层缝合均应使用可吸收缝线,避免术后放疗致膀胱内丝线暴露,继发感染和结石。

【术后处理】

1. 保持各引流管通畅,如尿内血色较浓,应做持续膀胱冲洗,以防血块堵塞。

2. 应用抗生素预防感染。

3. 耻骨后引流管于术后 48 小时无渗出物时拔除。

4. 术后 10 ~ 14 天可拔除膀胱造瘘管。

5. 伤口愈合后开始行抗癌药膀胱灌注,每周 1 次,6 次后改每月 1 次,持续 2 年。

6. 术后定期每 3 个月做一次膀胱镜检查,以便及时发现肿瘤复发。

七、膀胱全切除术

【适应证】

1. 广泛的膀胱原位癌。

2. 多发性浅表膀胱癌,经 TURBT 或激光治疗仍多次复发。

3. 宽基底,高分级,T2 期以上的膀胱移行细胞癌。

4. 膀胱鳞状细胞癌、腺癌及边界不清的浸润性移行细胞癌。

【禁忌证】

已有远处转移的膀胱癌和心、肺、肝、肾、脑等重要脏器功能严重障碍,不能耐受手术者。

【术前准备】

1. 纠正贫血。

2. 改善心、肺、肝、肾功能。

3. 备血 1200～1600ml。

4. 肠道准备:术前 3 天口服抗菌药物准备肠道,术前 2 天进半流质饮食,术前 1 天进流质饮食,并从静脉补充营养。术前晚及术晨清洁灌肠。

【麻醉和体位】

采用连续硬膜外麻醉或全身麻醉。体位为仰卧位。

【操作要点】

1. 下腹部正中切口。

2. 剖腹探查:切开腹膜,先用手探查肝脏有无肿瘤转移。再探查膀胱后面及侧面,了解肿瘤与直肠和盆壁的关系,以确定肿瘤能否被切除。探查髂血管周围的淋巴结有无肿大,肿瘤与血管有无粘连,以决定肿瘤能否切除。

3. 结扎髂内动脉分支:在髂内外动脉分叉处切开后腹膜,游离一侧髂内动脉,在分离出臀上动脉之后于其远端切断,予以双重结扎。同法处理对侧髂内动脉。然后,在其前面找到输尿管,将其向下游离至近膀胱处。

4. 切断输尿管:游离两侧输尿管至近膀胱入口处,远端结扎、切断后,两侧输尿管近端引出切口外,分别接入橡皮手套内,以免尿液污染伤口。也可将两侧输尿管末端暂时结扎使其扩张,方便随后的输尿管皮肤造口或输尿管新膀胱种植。

5. 游离腹膜:可在膀胱壁上保留一块舌状腹膜,切断脐中及脐侧韧带,充分游离腹膜。结扎、切断两侧的输精管。

6. 处理侧后韧带:提起膀胱顶,右手伸入膀胱后面做钝性游离至精囊与直肠之间,然后右手移向两侧,分别游离两侧侧后韧带,并分次切断,用 7 号丝线贯穿结扎。再将膀胱向上翻起,游离精囊、前列腺与直肠分离。

7. 切断耻骨前列腺韧带:将膀胱颈部向下压,显露前列腺与耻骨后间隙,先游离前列腺两侧韧带,并结扎、切断,最后结扎并切断前列腺耻骨韧带。

8. 切除膀胱:用两把大弯血管钳夹住后尿道,切断后拿走膀胱标本。后尿道用7号丝线贯穿结扎。彻底止血后用蒸馏水冲洗伤口,盆底放置负压吸引引流管,由腹壁另戳孔引出。逐层关闭切口。

9. 尿流改道:参阅有关章节。

【难点及注意事项】

1. 妥善止血:在处理膀胱侧后韧带、前列腺两侧韧带和耻骨前列腺韧带时要分次贯穿结扎止血,以防滑脱出血。

2. 游离膀胱时勿打开膀胱,以防尿液污染导致盆腔感染和癌细胞种植。

3. 游离前列腺和精囊时应在Denonvillier筋膜之前分离,以免损伤直肠和增加出血。如发现直肠损伤,应立即彻底冲洗伤口,用2-0肠线横行全层和浆肌层两层缝合裂口,已做肠道准备者不需做结肠造瘘,术后加强抗生素治疗,并延迟进食时间。

4. 尿流改道时,两侧输尿管内应放支架引流管,以防梗阻。

【术后处理】

1. 保持各引流管的通畅。

2. 禁食。待肠蠕动恢复后再开始进食。

3. 使用抗生素预防感染。

4. 注意营养,适当给予静脉高营养疗法。并注意水、电解质平衡。

5. 盆腔负压引流管至术后3天,无引流物时拔除。

【并发症及处理】

1. 出血:术中止血不完善所致。轻者输血、输液,加强引流。重者需再次手术止血。

2. 盆腔感染:加强引流和抗生素治疗。

(杜广辉)

八、膀胱阴道瘘修补术

膀胱阴道瘘修补术(repair of vesicovaginal fistula)就是用手术方法,关闭瘘口,恢复膀胱及阴道的正常生理结构,以解除病人的巨大心理压力和病痛。手术方法很多,本节只介绍常用的经阴道和经膀胱修补术两种方法。

【适应证】

大部分膀胱阴道瘘可经阴道修补。经膀胱途径适用于膀胱底部(阴道后部)或靠近输尿管开口的瘘管。高位尿瘘如膀胱宫颈阴道瘘或高位膀胱阴道瘘宫颈固定者可考虑经腹修补。复杂瘘需经腹和经阴道联合修补。

【禁忌证】

诊断不明确。急、慢性炎症未得到控制,或炎症虽已控制但局部组织水肿、瘢痕粘连尚需时间恢复者。贫血、低蛋白血症者。

【术前准备】

充分有效的术前准备是手术成功的保证,首次手术成功率最高。二次手术不但需间隔 2~3 个月,且难度增大。除手术损伤、外伤、子宫破裂引起的膀胱损伤需立即处理外。其他原因如难产压迫、炎症感染、放疗等引起的膀胱阴道瘘,主张在瘘发生 3 个月,原发病引起的炎症、瘢痕、水肿坏死得到有效控制,瘘口周围组织基本恢复正常后进行修补。其他术前准备包括:①术前 3 天用 1∶2000 苯扎溴铵(新洁尔灭)冲洗阴道或 1∶5000 高锰酸钾溶液坐浴,每天 2 次。②外阴湿疹、膀胱外翻或结石者,术前 3 天开始用抗生素。③术前晚进半流质饮食,术日晨灌肠。④膀胱镜检查,了解瘘口与输尿管开口的关系。⑤纠正营养不良。

【操作要点】

1. 经阴道膀胱阴道瘘修补术:可用全麻或椎管内麻醉。截石位,垫高臀部。常规手术区消毒铺巾,经尿道插入 18F 气囊导尿管引流尿液。阴唇缝于股内侧,安放阴道拉钩,用组织钳夹住阴道口边缘向外牵引也有助于暴露手术区。宫颈缝两根粗线或用宫颈钳牵引。如可能,则向瘘孔插入细的气囊导尿管牵引瘘口周围组织,一则有助于暴露,二则有助于切除瘢痕组织和分离新鲜组织平面。围绕瘘口在其瘢痕范围以外做环行切开,瘘口巨大者可于中线向上下切开。提起阴道黏膜,在膀胱阴道筋膜间隙平面做潜行游离膀胱壁≥1.5cm,最后修剪整齐瘘口边缘。膀胱黏膜用3-0可吸收线纵行间断内翻缝合,肌层用2-0可吸收线间断或“8”字缝合,确保缝合口严密而无张力。此时可在膀胱内注水测试缝合严密程度。横行缝合阴道黏膜。一般应当缝合3层以上。阴道内填塞碘仿纱布条帮助止血。术毕留置导尿管2~3周。

2. 经膀胱修补术:平卧位,下腹正中切口,切开膀胱,显露瘘口。若瘘口靠近输尿管开口则插入输尿管导管。沿瘘口边缘切削瘘口的膀胱壁,找到膀胱与阴道或子宫间的分离平面,小心做潜行分离,达瘘口周围1.5~2cm,修剪瘘口周围瘢痕组织,2-0可吸收线纵行间断全层缝合阴道壁。丝线横行缝合膀胱壁肌层,3-0可吸收线缝合膀胱黏膜及浅肌层。放膀胱造瘘管。

【难点及注意事项】

仔细游离膀胱及阴道壁,使之有足够的组织进行修补缝合,确保缝合的每一针都无张力。术中除瘢痕边缘外,尽量保留正常组织,以免造成更大损伤。

【并发症及处理】

并发症主要是感染、瘘口愈合差或复发。处理及术后预防包括:①保持膀胱引流通畅,放置导尿管1~2周。②每天用1∶2000苯扎溴铵涂拭外阴1~2次,清除分泌物。阴道分泌物多时可插入8号导尿管用1∶2000呋喃西林液冲洗。③应用抗生素预防感染。④2个月内禁止性交。

九、压力性尿失禁手术

压力性尿失禁的手术治疗历史悠久,方法很多。过去常用的有阴道前壁修补术、膀胱阴道悬吊术(包括针刺悬吊术)、成形术等,尿道中段吊带术的成功应用为压力性尿失禁的手术治疗带来了革命性的变革,现已成为主流术式。人工括约肌植入术适合于重度和顽固性的压力性尿失禁患者。不同手术适用于不同类型的尿失禁患者。因此,应在病因明确、术前检查充分的前提下,选择合适的术式。这里扼要介绍阴道悬吊术(vaginal suspending operation)、自体筋膜阴道吊带术(pubovaginal sling operation)和中段尿道吊带术。

【适应证】

症状不严重者可选用最简单的阴道前壁修补术,但该术式的远期效果不理想。伴有膀胱膨出者可同时进行盆底重建加抗尿失禁手术。人工括约肌植入或尿道重建作为最后选择。

【禁忌证】

逼尿肌不稳定引起的尿失禁、充盈性尿失禁、尿潴留及反射性膀胱功能障碍者禁忌手术。

【术前准备】

不同术式要求不同内容的术前准备。需行阴道悬吊术的病人,应行膀胱造影,在腹压增加和松弛情况下分别拍侧位片,了解膀胱底下移的程度。做诱发及抑制尿漏试验(MMK 试验),以估计疗效。行尿流动力学检查了解逼尿肌功能并排除神经源性膀胱的存在。术前可以行高锰酸钾溶液坐浴、阴道冲洗。有尿路感染者应用抗生素先控制感染。

【操作要点】

1. 阴道悬吊术:低截石位,消毒会阴、阴道,插气囊导尿管。下腹正中切口,小心分离耻骨后,游离膀胱及膀胱颈,使其与阴道前壁分离。伸入阴道中的手指可帮助确定膀胱恢复正常位置所需游离的距离。用 1-0 可吸收线于阴道前壁尽量靠外侧深缝阴道壁(勿穿透阴道黏膜)。在同侧膀胱尿道连接部外侧缝第 2 针。于对侧相应部位缝另外两针。各缝线穿针后缝于耻骨梳韧带。从下向上依次打结,张力不要太大,阴道与韧带间的间隙可因粘连及纤维化而闭合。缝线处放引流管。

2. 自体筋膜阴道吊带术:低截石位,消毒下腹、会阴及阴道，上气囊导尿管。耻骨后手术者做下腹横切口，于耻骨联合上方5cm处横行切开腹直肌前鞘12～15cm，做成1cm×12cm、中间宽1.5～2cm的游离筋膜瓣备用。于耻骨后游离膀胱颈及尿道（同阴道悬吊术）。会阴部手术者做阴道直切口，游离尿道两侧至耻骨后间隙，由下腹切口一侧插入长弯钳，在阴道切口内手指引导下，从尿道一侧引出阴道切口，将筋膜片一端拉出腹部切口。同法于尿道另一侧拉出筋膜片另一端。展平筋膜片中部，固定于尿道旁组织及会阴筋膜上。2-0肠线将筋膜两端缝于腹直肌鞘上。先缝一端，拉紧另一端使尿道内压力达6～7cmH_2O（用内镜或测压计测出），剪除多余筋膜片，固定该端。缝合耻骨上及阴道切口，耻骨后放引流管，阴道切口内放引流条，第2天拔除。持续导尿1周。

3. 无张力阴道吊带术（TVT术）：低截石位，下腹、会阴及阴道消毒铺巾，留置18F气囊导尿管。用尖刀于耻骨上2cm中线旁左右各2cm交界处分别做一1cm的皮肤切口，备之后的吊带穿刺针由此传出。用两把组织钳分别夹起尿道口下方两侧旁开1cm的阴道口边缘，由助手将两把组织钳拉住向外牵引暴露尿道中段下方的阴道壁，用尖刀于相当于尿道中段的阴道壁上做一长度为1.5～2.0cm的中线切口，用弯剪刀在阴道壁和尿道壁之间向两侧稍做分离，以能容纳手术者的食指尖为好。用一不锈钢探杆套上气囊导尿管经尿道伸入膀胱，先向左侧拨开尿道，将吊带的穿刺针由尿道右侧旁的通道向先前在耻骨上做好的右侧皮肤切口方向穿刺，并进而将穿刺针的尖端传出该切口，先不要完全拔出穿刺针，而应做膀胱镜检查，确认该穿刺针没有损伤膀胱或尿道后，再将穿刺针连同其相连的吊带拔出切口。同样程序，将左侧的穿刺针经左侧通道由耻骨上方左侧的切口穿出，再次膀胱镜检查确认膀胱和尿道无损伤之后，将左侧的穿刺针连同吊带一起拔出。用弯剪刀头插入吊带和尿道壁之间调整吊带的位置为无张力，即该剪刀可在吊带与尿道之间自由轻松地摆动。剪掉吊带两端相连的穿刺针，在剪刀的对抗下将吊带外的塑料鞘抽去。将吊带的上缘固定1～2针到尿道旁组织，防止吊带移位。分2层缝合阴道壁切口。将耻骨联合上方多余的吊带在皮肤下方剪去，缝合皮肤切口。留置18F导尿管1天后拔除。

4. 经闭孔无张力阴道吊带术(TVTO术)：低截石位，下腹、会阴及阴道消毒铺巾，留置18F气囊导尿管。尿道外口下缘水平线上2cm与左右两侧大腿根部皮肤皱褶线外2cm的交点为两侧吊带穿出皮肤的位置，用尖刀在这两个点上各做一0.5cm的切口，备之后的吊带穿刺针由此传出。用两把组织钳分别夹起尿道口下方两侧旁开1cm的阴道口边缘，由助手将两把组织钳拉住向外牵引暴露尿道中段下方的阴道壁，用尖刀于相当于尿道中段的阴道壁上做一长度为1.5~2.0cm的中线切口，用弯剪刀在阴道壁和尿道壁之间向两侧稍做分离，以能容纳手术者的食指尖为好。将吊带的螺旋形穿刺针由尿道右侧旁的通道紧贴耻骨内支旋转向外向先前在该侧大腿根部皮肤上做好的切口方向穿刺，并进而将穿刺针的尖端穿出该切口，将塑料穿刺针并连同与之相连的吊带一起拔出，同时后退拔出带柄的螺旋形不锈钢穿刺针。同样程序，将左侧的穿刺针经左侧通道由左侧大腿根部的皮肤切口穿出，将左侧的穿刺针连同吊带一起拔出，退出带柄的螺旋形不锈钢穿刺针。用弯剪刀头插入吊带和尿道壁之间调整吊带的位置为无张力，即该剪刀可在吊带与尿道之间自由轻松地摆动。剪掉吊带两端相连的塑料穿刺针，在剪刀的对抗下将吊带外的塑料鞘抽去。将吊带的上缘固定1~2针到尿道旁组织，防止吊带移位。分2层缝合阴道壁切口。将两侧大腿根部皮肤切口外多余的吊带在皮肤下方剪去，缝合皮肤切口。留置18F导尿管1天后拔除。

【难点及注意事项】

阴道悬吊术应充分游离膀胱颈及膀胱，使其有足够的上移范围。切勿伤及尿道，悬吊线不能穿透阴道壁，且张力不能太大。自体筋膜吊带术所用筋膜片大小事先应设计好，膀胱颈及尿道应充分游离，吊带应展平且张力不宜太大。

【并发症及处理】

1. 感染：术前及术后应用抗生素，保持引流管通畅，持续导尿1周。

2. 尿潴留:持续导尿1周后排尿不畅,可间断导尿,多可逐渐恢复。用力排尿只会使悬吊线或悬吊带拉紧,使病人膀胱尿道连接部张力增大,从而加重尿潴留。病人应学会放松会阴,使协同的逼尿肌收缩而排尿。自体筋膜吊带术病人预计1/3术后7天可排尿,1/3需3个月,其余需一段较长时间的间断导尿。

如果术中悬吊线或悬吊带张力太大,可致吊线撕脱或切割尿道,甚至形成尿道阴道瘘,使手术失败。

(杜广辉 周惜才)

第三十一章　前列腺及精囊手术

前列腺摘除术已有100多年历史，技术已非常成熟。在我国，前列腺摘除术已推广至县级医院。前列腺开放手术有3种途径：耻骨上前列腺摘除术（经膀胱前列腺摘除术）、耻骨后前列腺摘除术（Millin前列腺摘除术、Madigan前列腺摘除术）和经会阴前列腺摘除术。

【术前准备】

有氮质血症患者术前持续导尿或行膀胱造瘘，纠正水、电解质平衡紊乱，尤其是脱水和低钾血症。做好全身系统检查，重点检查心血管系统和肺功能情况，如有异常，先内科治疗。注意控制感染，备血。

一、耻骨上前列腺摘除术

【手术步骤】

1. 体位：仰卧位，用砂袋稍垫高臀部，插入导尿管，并经导尿管用水充盈膀胱，消毒铺巾时去除导尿管，铺巾时阴茎位于手术野内，做下腹正中切口或下腹横切口。

2. 切开腹直肌前鞘，在中线分开腹直肌，并向侧牵开，打开折返筋膜，暴露腹膜后结缔组织，用自动拉钩撑开切口。

3. 在耻骨后间隙，将腹膜折返向上推开，膀胱周围外组织推向两侧，暴露膀胱。手术时要明确膀胱颈位置，但不需游离。

4. 在预定切口上、下方各缝一吊线或用Allis钳夹住膀胱，切开膀胱，吸净膀胱内容物，切口位置不要太低，以免撕伤前列腺包膜。用大弯血管钳插入膀胱切口，然后用两食指撕开，扩大膀胱切口，探查膀胱有无结石和肿瘤。垫上纱布后用拉钩拉开膀胱，暴露膀胱颈，确定膀胱三角区和输尿管开口。

5. 用电凝刀环形切开突入膀胱的腺瘤表面黏膜深达腺瘤，用血管钳或组织剪分离出黏膜与腺瘤间隙，调整病人体位，抬高臀部。

6. 右手食指从尿道内口两叶之间沿尿道前壁插入前列腺尖部。

7. 用力向前挤捏，突破尿道黏膜及前列腺。

8. 用食指在包膜和腺瘤间向两侧分离，先分离一侧，然后另一侧，注意剥离时要紧贴瘤体，不要撕裂包膜，先分离两侧叶后，再分离腺体后壁。游离前列腺尖部尿道，用拇指甲和食指捏断尿道。

9. 用组织钳取出腺瘤体，如有粘连，用剪刀剪断。触摸探查前列腺窝有无残留小叶，注意此时不要花时间止血。

10. 迅速用热湿纱条填塞前列腺窝，并用深钩压迫固定纱条 5 ~ 10 分钟，使前列腺窝收缩止血，调整拉钩，吸净前列腺窝液体，暴露膀胱颈后唇，用 2 把 Kock 钳夹住 4 和 8 点处，用 2-0 铬制肠线分别在这两处做“8”字缝合，缝合时注意输尿管开口，这一缝合应缝住膀胱黏膜、前列腺包膜，并有一定深度和宽度（各约 1cm），以确实缝扎前列腺主要动脉，1 点和 11 点处分别缝扎 1 ~ 2 针，控制前列腺动脉出血，缝线尾保留。如有活动出血部位可用 3-0 铬制肠线缝扎。膀胱颈过高或纤维化，需将膀胱颈后唇做楔形切除，用 3-0 铬制肠线将膀胱颈黏膜缝合在前列腺窝边缘，缓慢取出腺窝内纱条，提起保留的缝扎尾线，检查前列腺窝，电凝小的出血点。

11. 插入 F14 30ml 气囊导尿管，充盈气囊，牵引导尿管，使气囊压迫在膀胱颈部而不应在前列腺窝，以控制静脉出血。

12. 在膀胱做一戳孔放置膀胱造瘘管，以作冲洗用，戳孔将造瘘管引出腹壁并用丝线缝合固定。3-0 普通肠线连续缝合膀胱黏膜和黏膜下层，2-0 铬制肠线或 2-0 合成可吸收缝线间断缝合肌层和浆膜层。

13. 伤口用烟卷或橡皮引流管引流，消毒水冲洗膀胱，测试膀胱是否漏尿和出血，缝合腹直肌筋膜，关闭伤口，烟卷从切口引出或做腹壁戳孔引出。

【术后处理及并发症】

术后补充糖类,麻醉消退后即可进食,鼓励病人深呼吸,活动双下肢。持续膀胱冲洗 12～24 小时,出血停止后可停止牵引,3 天拨出烟卷引流,1 周拔导尿管,两周拨出膀胱造瘘管。

1. 术后大量出血:发生原因主要是膀胱颈 5 点和 7 点处缝扎不确实,尿道内血管出血,另一出血原因是阴茎背深静脉出血,出血不多,经膀胱冲洗、压迫前列腺窝可逐渐停止。如膀胱内有血块不易冲出,可用电切镜冲洗并同时止血或进手术室重新止血。

2. 术后伤口漏尿:留置导尿管通常能停止,如瘘管不愈,可用硝酸银烧灼或用刮匙清理瘘管,如仍不愈合,应行膀胱尿道镜检,检查有无狭窄。

二、耻骨后前列腺摘除术

【术前准备】

同耻骨上前列腺摘除术。

【手术步骤】

(一) Millin 前列腺摘除术

1. 仰卧位,抬高臀部,留置 24F 气囊导尿管,灌注无菌水,使膀胱部分充盈,术者位于患者左侧。做下腹正中切口,如并发有腹股沟疝需同时修补,可做下腹横切口。向两侧牵开腹直肌,打开折返筋膜到达腹膜后结缔组织,沿此平面向下进入耻骨后间隙,左手向上牵引膀胱和腹膜,或垫一棉垫,助手用拉钩向上拉开膀胱,用纱布球向两侧轻巧推开脂肪,暴露前列腺包膜前壁,注意不要损伤前列腺两侧的静脉。缝扎或电凝包膜表面靠近膀胱颈部的静脉。

2. 在前列腺包膜前壁,膀胱颈下 1cm 和 2cm 处各做一吊线,膀胱颈位置可通过触摸导尿管气囊和不同质地来判断,结扎吊线或用 2-0 铬制肠线做两横排缝扎线,以减少术中出血,在两排线间用电刀横行切开包膜,深达腺瘤。

3. 用一大弯血管钳分离出前列腺包膜与腺瘤之间的平

面，然后右手食指伸入其间剥离腺瘤，剥离时先从易分离部位开始，然后分离有粘连部位。

4. 靠近前列腺尖部分离时要仔细，最好在直视下用剪刀离断尖部尿道，将腺瘤做一缝线作为牵引，剥离两侧叶残余部分和中叶（如有），直视离断瘤体与膀胱颈部的附着，取出瘤体，热盐水纱布填塞前列腺窝 5～10 分钟。

5. 用 2-0 铬制肠线在 5 和 7 点处做“8”字缝合膀胱颈和近侧前列腺包膜，以控制前列腺动脉出血，常可见到这两处有动脉喷血。缝扎或电凝前列腺窝内活动性出血，注意输尿管口位置，必要时静脉注射靛胭脂来确定。用手指探查膀胱，去除膀胱结石。

6. 如果膀胱颈后唇抬高，做后唇楔形切除。2-0 铬制肠线连续缝合，将膀胱黏膜与后壁包膜缝合。经尿道插入 F24 30ml 气囊导尿管进入膀胱，充盈气囊。

7. 2-0 铬制肠线连续或间断缝合包膜切口，轻轻牵引导尿管压迫膀胱颈，用纱布条将导尿管固定在阴茎头或用胶布固定在大腿内侧，一般不需膀胱造瘘，耻骨后间隙置烟卷引流条引流，常规关闭伤口。如果术中止血不佳，可在膀胱颈做荷包缝合收紧膀胱颈，牵引导尿管控制出血。同时考虑膀胱造瘘，以便冲洗膀胱。

（二）耻骨后、耻骨上联合前列腺摘除术（直切口技术）

1. 按压前列腺和膀胱，暴露耻骨后间隙，用 2-0 铬制肠线尽可能低地在前列腺包膜中线做一吊线结扎，用血管钳固定线尾。注意针不要伤及耻骨。

2. 2-0 铬制肠线在膀胱颈紧靠前列腺处做两吊线，然后切开膀胱全层，吸净膀胱内容物。

3. 右手食指伸入膀胱，探查膀胱，然后插入前列腺部尿道，在两叶间向前挤压，使尿道撕裂开，从前裂口先向两侧叶剥离，然后分离腺瘤后侧，最后分离膀胱颈部，使前列腺尖部保持完整。

4. 用组织剪剪开前列腺包膜至先前缝合的吊线处。

5. 拉钩拉开前列腺包膜，直视下离断前列腺尖部尿道，摘除腺瘤,术中要注意输尿管口,避免损伤。热盐水纱布填塞前列腺窝5~10分钟。

6. 膀胱颈后唇4、8点处用2-0铬制肠线做深“8”字缝合深达前列腺包膜,此处为前列腺动脉尿道支部位。缝扎或电凝处理其他活动性出血,如膀胱颈后唇抬高,需行后唇楔形切除,用3-0铬制肠线将膀胱黏膜连续或间断缝合在前列腺窝后壁,经尿道插入F24 30ml气囊导尿管。

7. 从8点到4点围绕膀胱颈用3-0普通肠线做黏膜下荷包缝合,缝线结扎,关闭膀胱切口。

8. 2-0铬制肠线或合成可吸收缝线间断缝合前列腺包膜,先从远端吊线开始。2-0合成可吸收缝线间断包埋缝合。充盈气囊,冲洗膀胱,冲洗液清后,使膀胱内保留少量液体,耻骨后间隙放置烟卷引流,常规关闭切口。

【术后处理及并发症】

1. 导尿管意外脱落:非常小心地用F18尿道探子经前列腺窝插入膀胱,逐渐扩张到F22号,然后将套有导丝的18F气囊导尿管插入膀胱充盈气囊。

2. 出血:分原发或继发出血,牵引气囊导尿管压迫前列腺窝并冲洗膀胱血块,如出血较多,可在麻醉下用电切镜冲洗膀胱内血块、电凝烧灼止血或开放手术止血。

3. 直肠损伤:在腺体纤维化时或前列腺肿瘤时易损伤,损伤后没有及时发现往往并发尿道直肠瘘。术中发现后分两层修补缺损,中间填塞网膜瓣,术后留膀胱造瘘管,并考虑横结肠造瘘。

4. 耻骨上瘘管不愈合:可放导尿管引流膀胱,并考虑以后经尿道电切造成梗阻的残留组织。

5. 输尿管口损伤:术中如疑有输尿管损伤,静脉注射靛胭脂,观察喷尿,及时术中处理,如术后出现腰部疼痛,应立即检查,如为输尿管梗阻,应考虑造瘘。

6. 膀胱颈挛缩:其原因为非腺样膀胱颈上皮化延迟所致,手术中可通过楔形切除膀胱颈并将膀胱颈黏膜缝合在前列腺包膜上来预防,一旦挛缩发生,可行尿道扩张,或经尿道电切纠正。

7. 尿道狭窄:可由导尿管刺激引起,行尿道扩张或尿道内切开术纠正。

8. 尿失禁:是手术中剥离前列腺尖部时损伤尿道括约肌所致,如损伤轻微,通过会阴部肌肉练习或抗胆碱类药物常能恢复,如长期不愈,则需行人工括约肌植入或膀胱颈重建术。

9. 排尿困难:可能是局部肌肉痉挛或逼尿肌松弛所致,放置导尿管引流膀胱,2 天后拔管,如仍不能排尿,应做镜检,观察是否有前列腺小叶残留或膀胱有组织碎片。

10. 阳痿:多数为精神因素所致,极少部分可能是由于耻骨上或耻骨后前列腺摘除时干扰了神经支配。

11. 逆行射精:比较常见,其原因为膀胱颈关闭不全,如术中采取预防措施可能导致膀胱颈挛缩。因此,术前须向病人交代清楚。

三、保留尿道前列腺摘除术

该术 1990 年首先由 Dixon 报道,其设计基本原理为切除增生前列腺腺体组织的同时,保留尿道和膀胱颈的完整。主要适用于两侧叶增生为主的前列腺增生症。

【术前准备】

同耻骨上前列腺摘除术。

【手术步骤】

1. 仰卧位,抬高臀部,留置 24F 气囊导尿管,灌注无菌水使膀胱部分充盈,术者位于患者左侧。做下腹正中切口。向两侧牵开腹直肌,打开折返筋膜到达腹膜后结缔组织,沿此平面向下进入耻骨后间隙,左手向上牵引膀胱和腹膜,或垫一棉垫,助手用拉钩向上拉开膀胱,用纱布球向两侧轻巧推开脂肪,暴露前列腺包膜前壁,注意不要损伤前列腺两侧的静脉。缝扎或电凝包膜表面靠近膀胱颈部的静脉。

2. 在前列腺包膜前壁,膀胱颈下 1cm 和 2cm 处各做一吊线,膀胱颈位置可通过触摸导尿管气囊和不同质地来判断,结扎吊线或用6号丝线做两横排缝扎线，以减少术中出血，在两排线间用电刀横行切开包膜，深达腺瘤，腺瘤越大，所需切口越大。

3. 用一大弯血管钳分离出前列腺包膜与腺瘤之间的平面，然后右手食指伸入其间剥离腺瘤，剥离时先从易分离部位开始，然后分离有粘连部位。

4. 用6号丝线在两侧叶各缝扎两条牵引线，锐性分开前列腺狭部，找到前列腺腺体与尿道间界线，在此间隙分别锐性将两侧叶从尿道剥离下来。

5. 向下牵引腺体，显露腺体与膀胱颈的连接部，锐性分离，分别摘出两侧叶腺体。

6. 清理前列腺窝，4号丝线缝扎活动性出血点，6号丝线缝合前列腺包膜。

【术后处理】

耻骨后留置烟卷引流，引流24~48小时拔出，留置导尿管1周。

（张　旭）

四、经会阴前列腺摘除术

【术前准备】

控制感染、术前预防性使用抗生素，清洁灌肠，评估病人心、肺功能，能否耐受过度截石体位。会阴部备皮。

【手术步骤】

1. 熟悉局部解剖，注意两侧肛门括约肌和直肠尿道肌与尿道球部的关系。

2. 体位：过度截石位。硬膜外麻醉或气管插管全身麻醉，用蹬骨蹬悬吊下肢，臀部放置在手术床边缘，用腿支架将下肢向后牵引，用一大纱袋垫高骶部，垫好肩峰，使用一充气袋支撑肩部，最后要求会阴平面与手术台平行，必要时倾斜手术床以加强体位，助手站在右侧，二助手站在左侧，耻骨上会阴部常规消毒铺巾，固定阴茎、阴囊，充分暴露手术野。

3. 尿道内注射足量润滑剂，插入前列腺牵引器，进入膀胱，也可用尿道探或气囊导尿管代替，但使用不太满意，退回前列腺牵引器，使牵引器角正好位于尿道球部，以便手术时能很容易地触及前列腺尖部，二助手固定牵引器，接下去有两种进路：括约肌外途径和经括约肌途径。

4. 触摸确定双侧坐骨结节，做一与肛门等距的倒 U 形切口。两侧紧靠坐骨结节内侧，尖部位于会阴区中央。保留皮下脂肪，用浸泡活力碘溶液的棉垫保护切口边缘盖住肛门，Allis 钳夹住切口尖部，切开浅表筋膜。

5. 触摸位于尿道球部前列腺牵引器角，向上及两侧切开会阴浅筋膜进入坐骨直肠窝，该处位于切口两角，深 3 ~ 4cm。

6. 食指分别在直肠两侧外括约肌下向上、向对侧分离直肠上方，使两侧相通，如果食指向对侧分离困难，可稍靠后分离，分离部位必须保持在横肌和尿道球部后方。

7. 切断中心腱直接到达直肠纵肌，为纵行白色纤维，很容易鉴别。以此为标记，左手再戴一只手套，食指伸入直肠，拇指垫一纱布使直肠绷紧，用刀柄将外括约肌从直肠浆膜层分离，并用拉钩拉开。

8. 将肛提肌向两侧拉开，顺直肠壁向上分离，中间没有其他结构，直至遇到位于中线的直肠尿道肌，此时将前列腺牵引器插入膀胱并打开牵引器，再进行下一步操作。助手牵引前列腺牵引器，将前列腺拖入伤口，确定前列腺尖部位置。用刀柄和指尖在靠近直肠的两侧向深部分离，将直肠稍稍压向后方。用钳子夹住直肠尿道肌，继续分离肛提肌的交叉纤维，这些纤维覆盖在尖部前列腺表面，呈白色外观，注意此处直肠壁很薄，很容易穿透。剪刀锐性离断直肠尿道肌。调整拉钩，注意拉钩尖部不要压迫后侧直肠血供。

9. 助手提起前列腺牵引器将前列腺拖入伤口。用刀柄钝性分离暴露腹侧直肠筋膜（一般称为 Denonvilliers 筋膜后层）的尖部，在尖部下方做一浅表纵行切口。

10. 用剥离器或刀柄将腹侧直肠筋膜后层从包含有神经的前层剥离，后者为真正的 Denonvilliers 筋膜，位于前列腺表面，两层之间在前列腺尖部处紧密粘连，紧贴 Denonvilliers 筋膜，锐性分离粘连处，以保护位于直肠前筋膜反折内的神经，继续向两侧向后分离至精囊底部，在此处必须横行切开 Denonvilliers 筋膜以接近精囊和壶腹部。在筋膜内向两侧分离前列腺及其尖部，避免向两侧过度牵拉，垫上湿纱布，用拉钩牵开直肠，如果前列腺很大，可离断一部分肛提肌来扩大手术野。

11. 在直肠筋膜(Denonvilliers 筋膜后叶)做纵行切口。

12. 在前列腺表面向两侧分离直肠筋膜，注意保护两侧的神经血管束(其内含有海绵体神经)。

13. 分离直肠筋膜后，向后拉开直肠，暴露前列腺外科包膜并在外科包膜上做一倒 U 形切口，深达腺瘤，倒 U 切口尖部靠近精阜。用手触摸前列腺包膜时精阜部位是一柔软小结。

14. 钝性分离 U 形皮片与腺瘤，并用 Allis 钳将皮片向下牵引。

15. 先用剥离子向两侧分离腺瘤，明确正确平面后，用手指剥离前列腺尖部和体部，显露尿道，从伤口拆掉拉钩，避免在剥离瘤体时撕伤周围组织。

16. 剪开尿道背侧壁，以游离瘤体尖部，然后在前列腺尖部水平完全离断尿道，避免撕伤括约肌，用食指伸入剥离面继续剥离，最后使腺瘤仅与膀胱颈相连。

17. 提起瘤体，推开膀胱颈环形纤维，用剪刀紧贴瘤体将膀胱黏膜做一小口，用 Allis 钳夹住膀胱环形纤维，剪开膀胱颈，取出瘤体，切除时应尽可能多地保留膀胱黏膜，注意摘除三角区下和膀胱颈下的小叶，较大的中叶可能需用手指扩张膀胱颈将其摘除。电凝或缝扎膀胱颈部进入瘤体的血管。检查腺窝内有无残余组织，此时手术野很清楚，出血点能充分电凝或缝扎止血。

18. 用 Allis 钳将膀胱颈拖入视野，在拉钩帮助下暴露膀胱颈。用 2-0 铬制肠线在 8 点、4 点处做深“8”字缝合，这两处常可见前列腺动脉尿道支喷血，保留缝扎线作牵引，将膀胱颈后唇拖入腺窝，将后唇黏膜用 3-0 普通肠线成环形间断缝合在包膜后壁。

19. 将两根“8”字缝合线头穿针后分别缝过两侧包囊打结,缩小前列腺窝,固定膀胱颈,有利止血。缝扎时注意不要损伤神经血管束,插入24F 30ml气囊导尿管,并送入膀胱,充盈气囊,冲洗膀胱,排出膀胱内血块。

20. 2-0铬制肠线连续缝合U形切口,置烟卷引流,2-0合成可吸收缝线缝合直肠筋膜,关闭切口。

【术后处理及并发症】

烟卷引流3~4天拔出,导尿管保留7天。直肠穿孔 应该在手术中及时发现,因为常发生在手术切进过程中,如果在切开尿道之前发现要停止手术,择期改其他术式。如在关闭时发现,应用可吸收细缝线两层修补,扩张肛门括约肌,延长导尿管引流时间,使用足够抗生素,如果发现粪漏,行结肠造瘘术,等待其自行愈合,如失败,则需行手术修补瘘。

(李龙承 张 旭)

五、耻骨后前列腺全切术

【适应证】

本术式适合于A期或B期前列腺癌,有包膜外、精囊侵犯,或盆腔淋巴结转移者不适合此术式。

【术前准备】

测定血酸性磷酸酶、前列腺特异抗原,作为临床筛选和术前准备,前列腺细胞穿刺活检(阳性),全身骨扫描(阴性),对可疑结节在CT或B超引导下细针穿刺活检很有价值,如果淋巴结切除检查为阴性,可行根治性前列腺切除术。备血充足(平均失血量约1000ml)。准备弹性袜。

【手术步骤】

1. 体位:同耻骨后前列腺摘除术,垫高臀部。插入22F 30ml气囊导尿管,排空膀胱,并保留导尿管,如有必要可以放置肛管,从耻骨联合到脐做下腹正中切口。中线处分开腹直肌,提起半月线,将腹膜和筋膜从腹壁后分离,注意在腹横筋膜下分离，以免损伤腹壁下血管，用拉钩拉开切口并用另一拉钩将膀胱向上牵拉。

2. 将腹膜从腹股沟管内环分离，结扎输精管，进行改良盆腔淋巴结清扫，轻轻向两侧推开耻骨后、前列腺表面脂肪组织。切除的淋巴结送冰冻切片检查。

3. 用剪刀剪开前列腺两侧靠近盆腔侧壁的盆腔内筋膜，并与前列腺和膀胱保持一定距离，用手指钝性分离前列腺尖部两侧靠近肛提肌的间隙，切除盆腔淋巴结时暴露髂内动脉，用有橡胶套的血管钳暂时阻断。

4. 直视和用手触摸确定两根耻骨前列腺韧带，紧贴耻骨离断，不用结扎，用食指将其从耻骨上推开，注意不要损伤阴茎背静脉，通过触摸尿道内导尿管，确定前列腺尖部位置。

5. 用血管钳游离耻骨后尿道前含有阴茎背静脉的组织。

6. 避开前列腺两侧偏后的神经血管束。

7. 4号丝线双重结扎含有背深静脉的组织，离断，用热盐水纱条压迫5～10分钟止血，如背深静脉继续出血，可用细丝线"8"字缝扎，一旦出血停止，不要过多操作。

8. 从尿道和前列腺尖部分离前列腺两侧后方的神经血管束，用剪刀，然后用直角钳将其从前列腺表面剥离下来，如怀疑有肿瘤侵犯可能，应果断切除一侧神经。

9. 紧靠前列腺尖部下紧贴尿道游离，用一橡皮带牵引尿道。

10. 在前列腺尖部与尿道连接部部分切开尿道。

11. 剪断导尿管，将导尿管近残端拖入伤口。完全横断尿道，前列腺尖部尿道送冰冻切片，以确保吻合口无肿瘤侵犯。如发现肿瘤组织，可再切除部分远端尿道或采用术后放射治疗。

12. 牵引切断的导尿管残端，将前列腺尖部提起，暴露腺体后方，用剪刀分离直肠尿道肌。

13. 用手指和剪刀在直肠前壁和 Denonvilliers 筋膜前层间分离。

14. 松解直肠，暴露输精管和精囊。

15. 在两侧切开前列腺筋膜，将前列腺筋膜和神经血管束从前列腺表面游离，向上游离至前列腺侧蒂处，在精囊外侧靠近前列腺结扎、切断这些血管。

16. 牵引气囊导尿管，暴露膀胱颈，部分横断膀胱颈前壁。

17. 完全横断膀胱颈。

18. 向头侧推开膀胱颈，由上向下将前列腺从直肠上游离下来。

19. 在膀胱颈后方分离输精管，钳夹、离断。

20. 夹住、离断精囊末端，取出前列腺。

21. 提起膀胱颈，用2-0铬制肠线从后向前缝合膀胱，切口前部保留直径约1cm大小开口，正好插入食指尖。2-0铬制肠线在远端尿道穿过尿道全层缝一周缝线，插入20F 30ml气囊导尿管进入膀胱，充盈气囊。

22. 将事先缝合在远端尿道的缝线近端穿针后再缝合新膀胱颈，吻合尿道膀胱颈，结扎时压迫会阴部以减少张力。

23. 其他吻合方法：事先不做尿道残端缝线，前列腺切除后由后向前关闭膀胱，留下吻合口，经尿道插入20F 30ml气囊导尿管，使导尿管尖刚露出尿道残端，气囊正好位于尿道球部。用3ml水充盈气囊，长血管钳夹住导尿管尖部牵拉，使尿道残端靠近膀胱吻合口。用2-0合成可吸收缝线从后向前将尿道与膀胱吻合，吻合缝线暂不结扎。排空气囊，拔出导尿管，改插22F 30ml气囊导尿管进入膀胱，充盈气囊，结扎吻合缝线。

24. 结扎吻合线时牵拉导尿管以减少张力，结扎时先从后壁开始，吻合口区域使用负压引流，一般无需耻骨上膀胱造瘘。1-0合成可吸收缝线关闭直肠筋膜。引流管和膀胱造瘘管缝合固定在皮肤上。气囊导尿管缝合固定在阴茎头上。

【术后处理及并发症】

导尿管放置8天，引流管放置9天。

1. 导尿管脱落：导尿管脱落非常危险，如果脱落，先用18F尿道探非常轻柔地插入膀胱，逐渐扩大到22F。最后用导丝将F20气囊导尿管插入膀胱。

2. 尿外渗、术后出血、术后盆腔血肿和感染仅占小数。预防：手术中止血确实，保持引流管通畅。

3. 输尿管梗阻：多由于膀胱底部水肿所致，可留置输尿管支架管，一旦发生后，输尿管插管几乎没有可能，要行肾造瘘。

4. 尿失禁：全切后严重尿失禁发生率为5%，轻微者约占20%。随时间推移，同时使用抗胆碱能药物可逐渐减轻，严重者需行人工括约肌植入术。

5. 阳痿：如术前勃起功能良好，术后阳痿不多见。但放疗会进一步损害勃起功能。

6. 其他：如直肠损伤、深静脉血栓、肺栓塞。

（张　旭）

六、经会阴前列腺全切术

本术式包括经括约肌外和括约肌下途经。也可同时联合使用保留神经束技术。与耻骨后方法比较，其优点有：①暴露良好；②由于没有分离背深静脉丛，失血较少。缺点有：①需另做切口来进行盆腔淋巴结清扫；②需要熟悉局部解剖。髋关节固定或肺功能不好不能耐受过度截石位者不适合此术式。

【术前准备】

纠正血容量、备血，清洁肠道，除非同时进行淋巴结清扫，应使用低量肝素化（5000U），穿上弹性袜。

【手术步骤】

前十步同经会阴前列腺切除术。

1. 暴露尿道前列腺连接部。纵行切开膜部尿道上面的盆筋膜，显露尿道，用直角钳将尿道从盆筋膜剥离，后者含有海绵体神经，直角钳紧贴前列腺尖部尿道后壁穿过。

2. 在前列腺尖部切断尿道，取出长前列腺牵引器，从切开的尿道插入一短牵引器，在直视下尽可能多地游离远端尿道，分离时紧贴尿道和前列腺可避免损伤背静脉。如果前列腺前静脉丛出血，可用大圆针缝扎整个静脉丛，但这样术后可能发生阳痿。分离时遇到耻骨前列腺韧带可锐性切断。

3. 向下牵引前列腺牵引器，用手指钝性分离前列腺前表面，紧贴外科包膜，以免损伤背静脉，一直分离至膀胱颈，用指甲或刀柄在前列腺和膀胱颈间前壁做一横槽，深达膀胱颈黏膜。

4. 去除前列腺牵引器，从尿道残端插入一直角钳，从膀胱颈做槽处穿出并引入20F导尿道作为牵引。

5. 紧靠前列腺切开膀胱颈前壁，结扎或电灼出血点，由静脉注射靛胭脂5ml，辨认输尿管口，一般不用插输尿管导管。

6. 完全离断膀胱颈，暴露出精囊底部和射精管，此时前列腺附着在膀胱下动脉前列腺支上，用直角钳分离附着组织，紧靠前列腺结扎、离断，避免大块组织结扎，向下牵引前列腺，暴露覆盖精囊的生殖筋膜前叶。

7. 用食指分离右侧输精管，用血管钳夹住，切断、结扎。同法处理左侧输精管。

8. 此时腺体游离，稍牵拉腺体，钝性分离精囊至其远端。

9. 夹住并离断精囊尖部的动脉及包绕动脉周围的肌纤维，取出前列腺。4号丝线结扎血管。

10. 从尿道口插入22F导尿管，从尿道断端提起导尿管，暴露尿道残端前壁，3-0铬制肠线将尿道前壁与膀胱颈前壁吻合，进针由外向内，注意不要缝住尿生殖膈或会阴尿道筋膜，避免损伤海绵体神经。

11. 吻合尿道两侧壁，将气囊导尿管插入膀胱，最后将尿道完全吻合，因为膀胱颈切口直径远较尿道大。3-0铬制肠线纵向间断缝合膀胱壁。灌洗膀胱，测试有无漏尿。

【术后处理及并发症】

术后保持排便通畅，不要灌肠。服用液状石蜡30ml，每日2次，直到病人顺利排便，3天拔出引流，7天拔除导尿管，并告诉病人有暂时尿失禁可能。

（一）术中并发症

1. 前列腺牵引器不能顺利放入膀胱时，可用左手食指插入直肠以帮助插入，或先用20F尿道探，探明后尿道方向再放置牵引器，如仍失败，可改用一24F气囊导尿管代替前列腺牵引器。

2. 分离太靠前：注意会阴横肌，如遇到会阴横肌或尿道球部，说明分离太靠前，重新紧靠直肠开始分离，否则尿道球部可能出现较多出血，尿生殖膈很容易损伤。

3. 输尿管损伤：分离膀胱与精囊间隙时在三角区后方可能损伤输尿管，分离膀胱颈后壁水平太高也可能损伤输尿管，静脉注射靛胭脂，可鉴别输尿管口位置。关闭膀胱颈口时输尿管口容易发生梗阻，如果在这时发生，可放置输尿管支架管。

（二）术后并发症

1. 尿道直肠瘘：直肠损伤术中未及时发现并修补会出现尿道直肠瘘，一旦出现，先放置导尿管，低渣饮食，以减少结肠活动，观察几天，如果瘘发生在术后 2 周内可经直肠修补，扩张肛门括约肌找到穿孔部位，用细合成可吸收缝线修补，保留会阴部引流，以免形成脓肿，如果失败，等待 3～4 个月后再行修补。

2. 输尿管梗阻：可出现无尿或腰痛，术中注意辨认输尿管，在缝扎止血或膀胱尿道吻合时可能缝扎输尿管，术中及时发现，松解缝线，必要时留置输尿管支架管。术后发现输尿管梗阻，先行肾造瘘，再择期手术，解除梗阻。

3. 尿失禁：手术中如果仔细分离前列腺尖部尿道，尿失禁不多见，如果出现，多为暂时的，等待 6 个月如无好转再考虑手术处理，如行膀胱颈成管术或植入人工括约肌。

4. 阳痿：过去经会阴前列腺全切后阳痿很常见，使用保留血管神经束技术后阳痿发生率明显减少。

5. 尿道狭窄：4～6 个月后可出现尿道膀胱颈吻合口狭窄。首先使用丝状尿道探扩张至 18～20F，如果失败，可改行尿道内切开。手术数年后发生的尿道狭窄提示可能有肿瘤复发。

（李龙承　张　旭）

七、精囊切除术

一般有炎症、新生物、囊性疾病和先天畸形等四种情况可考虑做单纯精囊切除术。但多为根治性膀胱或前列腺切除术的一部分。

【手术步骤】

（一）经腹途径

1. 切口：下腹正中切口或下腹横切口，打开腹腔。

2. 在膀胱直肠窝做一腹膜横切口，在膀胱与直肠间进行分离。

3. 找到粘连在膀胱后壁的精囊及输精管，沿输精管游离到其壁变薄扩张处，注意穿行其下的输尿管，将精囊和输精管从前面的膀胱、前列腺和后方的直肠分离，不要分离精囊两侧，以免损伤神经血管束。

4. 在与输精管连接处结扎、离断精囊管，取出精囊。

（二）经会阴途径

1. 按经会阴前列腺切除术途径接近精囊。

2. 纵向切开 Denovilliers 筋膜。

3. 将精囊从直肠游离，牵引前列腺拉钩，将前列腺提起，继续分离前列腺后壁，尽可能靠中线分离，以免损伤神经血管束。

4. 用直角钳分别夹住精囊尖部离断、结扎，然后离断、结扎两侧精囊管，取出精囊。

（三）经膀胱途径

1. 下腹正中或横切口。

2. 打开膀胱，横行切开膀胱后壁，切口位于输尿管开口与膀胱颈之间中点。

3. 游离精囊，在与输精管连接处离断精囊管并结扎。取出精囊。

（四）经三角区途径

这一途径可能为到达精囊最直接的途径。

1. 行双侧输尿管插管,在三角区做纵切口。

2. 做吊线牵引膀胱切缘,向上推开腹膜折返,直视下向下分离精囊;通过输尿管导管确定输尿管位置,避免损伤。

3. 分离输精管并向两侧拉开,将精囊尽可能低位分离,切断精囊管,取出精囊,残端用4-0合成可吸收缝线连续缝合。

4. 三角区深部用3-0合成可吸收缝线缝合,黏膜连同黏膜下层用4-0合成可吸收缝线缝合。

(张　旭)

第三十二章　尿道手术

一、尿道外口切开术

【适应证】

1. 尿道外口狭窄。

2. 尿道结石嵌顿于舟状窝内不能排出者。

【术前准备】

术前清洁阴茎，有尿道外口炎性病变者，治愈后才能手术。

【操作要点】

1. 手术取平卧位，局部浸润麻醉。

2. 剪开法：用眼科剪刀的一翼插入狭窄的尿道外口内，于腹侧纵行剪开狭窄的尿道外口，达正常尿道0.5～1.0cm，尿道黏膜与皮肤创缘用4-0肠线或细丝线U形间断缝合。

3. 切开法：用一有槽探针插入狭窄的尿道外口内，槽对准尿道腹侧，用尖刀顺槽将尿道外口切开至正常尿道0.5～1.0cm处，以上法缝合切开的尿道外口。

【术后处理】

1. 伤口外露，不用留置导尿管。

2. 每次排尿后，尿道外口用1‰苯扎溴铵或5%活力碘棉球清洁消毒。

3. 口服抗菌药物，预防感染。

4. 待伤口愈合后，有尿道狭窄倾向者，须尿道外口扩张。

二、后尿道损伤会师术

【适应证】

骨盆骨折合并后尿道损伤，导尿管不能插入膀胱。

【术前准备】

术前备血,合并有休克,须抗休克治疗。

【操作要点】

手术取平卧位或截石位,硬膜外麻醉,伤情严重者宜用全身麻醉。取下腹部正中切口,逐层进入膀胱,经尿道外口与尿道内口各插入尿道探子,会合于尿道手术部,可感触到两根探子相碰击。在膀胱探子的引导下,尿道内探子进入膀胱,在探子尖套入直径相适应的普通导尿管,并用丝线结扎牢靠。将导尿管拖出尿道,并与 Foly 导尿管相连接。将 Foly 导尿管拖入膀胱,膀胱内放置造瘘管。用胶布将导尿管固定在股内侧,稍加牵引,使尿道断端靠拢。

【难点及注意事项】

1. 后尿道损伤病人合并休克,应立即输血,疑有盆腔血管出血者,仅做膀胱穿刺造瘘术。

2. 下腹部、阴囊及会阴部有广泛血肿或尿外渗,应做多处切开,用长弯血管钳在切口间潜行分离,带进橡皮引流片或多孔引流管,使血肿和外渗尿液充分引流。

3. 后尿道损伤常引起前列腺移位,可在前列腺尖部两侧,各穿过铬制肠线一针,分别与耻骨联合后筋膜缝合固定,或将肠线两端经尿生殖膈穿出会阴皮肤,牵引或置纱布块结扎固定。

【术后处理】

1. 妥善固定导尿管,保持尿液通畅。

2. 使用抗生素,防止感染。

3. 应用雌激素,防止阴茎勃起,防止吻合口撕裂。

4. 伤口引流管于术后 24 ~ 48 小时拔除。

5. 术后 2 ~ 4 周拔导尿管。

6. 保持排便通畅,防止污染切口。

7. 拔导尿管后排尿通畅者,一般尿道扩张 1 ~ 2 次后无需反复进行,不畅者则需定期尿道扩张。

【并发症及处理】

1. 尿道狭窄:经尿道扩张无效者,需择期施行尿道修补术。

2. 尿瘘：待尿瘘瘢痕软化后，再酌情做尿瘘修补术，必要时采用显微外科技术。

3. 尿失禁：因损伤多位于尿生殖膈以上，发生尿失禁者很少。一旦发生，可用针刺治疗和肛提肌锻炼。

4. 阳痿：应对症药物治疗。

三、尿道球部吻合术

【适应证】

尿道球部狭窄或闭锁。

【禁忌证】

尿道狭窄并发急性或亚急性尿道炎，或有瘘道者，禁忌球部尿道吻合术，宜先行耻骨上膀胱造口术，待炎症或瘘道治愈后 3 个月再行尿道手术。否则，不仅手术成功机会极小，且有引起感染扩散甚至发生败血症的危险。

【术前准备】

术前会阴部有尿瘘者，需行尿液转流。会阴部有化脓性感染者，应使抗菌药物予以控制。术前灌肠。

【操作要点】

手术取截石位，硬脊膜外阻滞麻醉。会阴部做倒 Y 形切口。沿中线纵行切开球海绵体肌，显露尿道海绵体的狭窄部位。从尿道插入尿道探子，确定狭窄部位，切除狭窄段。将尿道两端在无张力的情况下，用 3-0 号铬制肠线全层间断缝合，尿道留置 18 ~20 号 Foly 导尿管。切口置橡皮引流片。

【术后处理】

同后尿道损伤会师术。

【并发症及处理】

1. 局部感染：术后应使用抗生素防治吻合部位感染。

2. 吻合口瘘或再狭窄形成：防治局部感染，保持导尿管引流通畅是防止吻合口瘘的主要方法。一旦发生尿瘘，须待瘘口愈合和瘢痕软化后，再施行尿瘘修补术。尿道球部狭窄切除吻合术后必须定时进行尿道扩张，预防再次发生尿道狭窄。

四、后尿道吻合术

【适应证】

1. 尿道膜部以上后尿道狭窄,经尿道内切开或尿道扩张失败者。

2. 有假道形成者。

【术前准备】

术前准备同尿道球部吻合术。

【操作要点】

手术取截石位,硬脊膜外阻滞麻醉。会阴部做倒 Y 形切口。纵行切开球海绵体肌,将尿道海绵体从阴茎海绵体及三角韧带表面游离,将狭窄段全部游离出来。下腹正中切口切开膀胱,探查膀胱及后尿道情况,用尿道探子插入尿道狭窄部位,切开狭窄段。用 0 号铬制肠线全层间断缝合后壁。将 22~24 号 Foly 导尿管从尿道插入膀胱后,再缝合侧壁和前壁。用 0 号丝线表面固定数针。伤口内置橡皮引流条。

【难点及注意事项】

1. 尿道狭窄段较长,或邻近有骨折端形成的骨痂,需将瘢痕或骨痂切除,形成可容食指尖通过的隧道。

2. 前列腺的位置较高,瘢痕切除后部位纵深,难以进行尿道两断端吻合,可施行套入法尿道吻合术,将近端的球部尿道游离一段,断端用粗丝线缝合 4~6 针,丝线经尿道内口引出,拉紧和固定于腹壁皮肤。

3. 切除瘢痕过程,应防止直肠损伤,必要时助手的手指伸入直肠腔,随时了解切除部位和直肠壁的关系。

4. 金属探子经膀胱从尿道内口插入前,应先用手指摸准尿道内口的位置,避免形成假道。若病人原已有假道,更应仔细探查,避免尿道与假道吻合。

【术后处理】

同后尿道损伤会师术。

【并发症及处理】

1. 出血与感染:本术式部位纵深,创面较大,术中应仔细止血,术后使用大量抗生素预防感染。

2. 瘘管形成:多系局部感染或吻合口不通畅所致,应查明原因进行处理。

3. 再狭窄:术后应定期进行尿道扩张,防止狭窄形成。若术中瘢痕切除不够,或套入法的尿道撕脱,再次形成的狭窄较难处理,必要时须再次手术治疗。

(李家贵　陈　忠)

五、尿道下裂手术

阴茎下曲矫正术

【适应证】

阴茎头型以外的各型先天性尿道下裂。

【术前准备】

术前灌肠。

【操作要点】

腰麻,小儿加基础麻醉。贯穿阴茎头缝一针丝线作牵引,环绕尿道外口做两平行切口,直达冠状沟处,沿冠状沟做包皮内外板间环形切口,直达阴茎筋膜。在阴茎筋膜与阴茎白膜之间分离。分离和挑起阴茎腹侧中间的条索状或片状纤维组织。切除纤维组织直至尿道口附近。在尿道口末端两侧,分离挛缩的阴茎筋膜,将尿道末端游离 1 ~ 2cm。背侧正中切开,形成左右两个包皮瓣。将包皮瓣移向阴茎腹侧覆盖创面,皮肤创缘用 1-0 号丝线做褥式缝合,留置导尿管并用丝线固定。

【术后处理】

1. 使用抗生素预防感染。

2. 术后应用雌激素,防止阴茎勃起。

3. 术后 3 ~ 4 天更换敷料,术后 7 天暴露伤口,拆除缝线。

4. 术后7天拔除导尿管。

阴茎皮管尿道成形术

【适应证】

阴茎型或阴茎阴囊型尿道下裂,阴茎下曲矫正术后3个月以上再行尿道成形术。若阴茎背侧的包皮宽松,也可与阴茎下曲矫正术一期完成。

术前准备、麻醉及术后处理同阴茎下曲矫正术。

【操作要点】

阴茎下曲矫正术后,在阴茎的一侧切取阴茎皮肤作为尿道皮瓣,宽度与长度依阴茎大小而定,约1~1.8cm。在浅筋膜表面游离,形成带血循环的尿道皮瓣,用5-0号肠线将尿道皮瓣围绕8~12号导尿管间断缝合,形成与尿道口连续的皮肤尿道。用5-0号丝线做皮内缝合。拔除尿道支架导尿管,将皮肤形成的尿道用丝线固定于阴茎海绵体中线的白膜上。在包皮选择适当部位做背侧切开。将包皮移向腹侧,覆盖阴茎及尿道创面。缝合皮肤切口。耻骨上膀胱造瘘。阴茎下曲矫正术后进行的二期尿道成形术,也可用"U"形切口,阴茎形成的尿道皮瓣不游离。即切开阴茎腹侧冠状沟皮肤,切口向下环绕下裂的尿道外口,形成宽约1.5cm的尿道皮条。切口两侧的包皮瓣充分游离。尿道皮瓣下面两侧各做适度游离,使其能拉拢形成尿道,用4-0肠线间断缝合。尿道皮瓣中间不分离,以保存血液供应。阴茎筋膜和皮下组织做无张力间断缝合。膀胱造瘘。

阴囊皮管尿道成形术

【适应证】

阴茎阴囊型尿道下裂,若阴囊发育良好,可与阴茎下曲矫正术一期完成。

术前准备、麻醉及术后处理同阴茎下曲矫正术。

【操作要点】

阴茎下曲矫正术后,在阴囊中线切取宽1.5~2.0cm的尿道皮瓣。用5-0肠线将皮瓣围绕10～12号导尿管间断缝合，形成与尿道口相连的皮肤尿道。在阴茎背侧做"T"形切口。切口达到阴茎筋膜，纵切口的顶端与横切口中点（阴茎头侧缘），用1-0号丝线缝合。皮瓣转移至腹侧覆盖阴茎创面。纵行缝合阴囊切口，膀胱造瘘引流尿液。

膀胱黏膜尿道成形术

【适应证】

各种类型的尿道下裂。

术前准备、麻醉同阴茎下曲矫正术。

【禁忌证】

1. 有膀胱造瘘者。

2. 膀胱黏膜严重病变，如炎症。

【操作要点】

阴茎下曲矫正术完成后，在膀胱前壁肌层与黏膜之间分离，按尿道缺损程度切取合适的膀胱黏膜瓣。将游离的膀胱黏膜瓣用4-0号铬制肠线间断缝合成管状，黏膜面朝里形成新的尿道，其近端与下裂尿道外口进行吻合。

【术后处理】

术后导尿管宜用多孔硅胶管。于术后2～3周夹膀胱造瘘管，排尿通畅2～3天后拔膀胱造瘘管。

【难点及注意事项】

1. 阴茎皮管法在切取阴茎皮瓣时，应于阴茎筋膜和白膜之间分离，防止筋膜中的血管损伤过多，使皮瓣的血液供应不足，术后发生皮管尿道坏死。

2. 阴茎、阴囊皮管或皮管黏膜法术后发生创口裂开或尿瘘，主要由于皮瓣组织分离太薄，血液供应不足，或两侧包皮游离不够，阴茎腹侧的缝合张力过大，必要时须做包皮背侧减张切口。

3. 各种术式缝制成的皮肤、黏膜管状尿道，在与原尿道外口吻合时，须保持吻合口有足够宽度，避免术后尿道局部狭窄，引起排尿不畅而发生尿瘘。

4. 各种术式形成的尿道外口,应尽量使其接近阴茎头正常尿道外口的部位。必要时可在阴茎头腹侧或贯穿阴茎头做尿道外口矫正术。

5. 两侧包皮瓣游离广泛,术中应仔细止血,并在阴茎根部两侧阴囊各置一橡皮片,或在新形成的尿道内放置引流片或多孔引流管。术后2~3天内阴茎加压包扎。

6. 各种术式尿道成形术须做耻骨上膀胱造瘘,并保持尿液引流通畅,防止术后早期导尿管扭曲或受压,尿流受阻而被迫从新形成的尿道溢出,引起感染。

7. 尿道皮瓣部位如有阴毛,可电灼毛囊,待痂皮脱落后再行手术。

【并发症及处理】

1. 尿道瘘:这是尿道下裂尿道成形术后最常见的并发症,须待瘘口瘢痕软化后,再行尿瘘修补术,必要时采用显微外科技术。

2. 尿道狭窄:多系吻合口缝合太紧或局部感染所致,应行尿道扩张治疗。若狭窄严重须再次手术治疗。

3. 皮肤坏死及裂开:由于皮瓣分离过薄或太广,局部坏死或裂开可能自行愈合,缺损范围太大可能需植皮术。

4. 阴茎弯曲畸形矫正不全:阴茎腹侧的纤维束带未清除干净,将造成尿道下裂矫正的效果不理想,术后尿道仍呈向下弯曲畸形。

5. 尿道憩室:因吻合口过宽,使排尿时局部积液,须用手挤压排尽尿液,一般无需处理。

(陈 忠 李家贵)

六、男性尿道上裂成形术

单独尿道上裂罕见。男性尿道上裂依尿道口的开口部位和尿道缺损范围分为阴茎头型、阴茎体型和完全性尿道上裂。

阴茎头型常不伴尿失禁,阴茎体型常有部分尿失禁,而完全性尿道上裂则伴有完全性尿失禁。

【适应证】

先天性尿道上裂。手术年龄以4~5岁为宜,年龄过小,阴茎发育差而影响手术效果。如存在尿失禁,应同时或者先行抗失禁手术。

【术前准备】

1. 常规术前检查。

2. 术前3天每天用高锰酸钾或洁尔阴溶液洗浴外生殖器。如局部皮肤有尿性皮炎或者感染应先行治疗。

3. 术前备皮灌肠。

【操作要点】

1. 采用硬膜外麻醉或全身麻醉。平卧位。

2. 修复膀胱括约肌和后尿道整形术

(1) 做耻骨上膀胱切开并延长至后尿道。

(2) 在膀胱颈切口外游离至肌层处,将膀胱颈和后尿道薄弱的前壁做"V"形切除。

(3) 用2-0可吸收肠线间断缝合,以缩小膀胱颈和后尿道,并形成膀胱括约肌。

(4) 做膀胱造瘘后,关闭膀胱切口和腹壁切口。

3. 修复尿道括约肌和前尿道整形术

(1) 从阴茎头端起,环绕尿道沟切开皮肤,左侧的切口达海绵体白膜表面,右侧的切口在两海绵体之间分离,直达阴茎腹侧的皮下。

(2) 尿道瓣右侧完全游离,左侧仅做部分游离。阴茎皮瓣需在白膜表面做潜行游离,并将近端向两侧剪开阴茎筋膜,以松解被牵引的阴茎海绵体。

(3) 游离的右侧尿道瓣向左翻转,包绕导尿管,用3-0可吸收肠线缝合形成新尿道。并将尿道前端从阴茎头中部穿出,用4-0可吸收肠线缝合成尿道外口。

(4) 在尿道的近端两旁用2-0肠线深缝两针,将括约肌缝合。

(5) 左侧阴茎海绵体向右旋转,使尿道移至阴茎腹侧的皮下。

(6) 用2-0铬制肠线将两侧阴茎海绵体的白膜做连续缝合。再用细钢丝或丝线穿过皮肤及两侧阴茎海绵体的白膜做“U”形缝合。

(7) 丝线关闭皮肤切口。拔除导尿管。做膀胱造瘘,引流尿液。

【术后处理】

1. 使用抗生素预防感染。

2. 使用镇静剂和雌激素防止阴茎勃起。

3. 服用阿片酊类药物,抑制过早排便污染伤口。

4. 术后7~8天拆除皮肤缝线。10~12天拔除钢丝缝线。

（王少刚）

七、尿道切除术

【适应证】

多发性肌层浸润的膀胱肿瘤,同时合并原位癌或肿瘤侵犯膀胱颈和后尿道,在膀胱切除后可考虑行尿道切除术。此手术不适合于高龄高危或晚期膀胱肿瘤(T4)病人。

【术前准备】

与膀胱切除术相同。

【麻醉和体位】

采用连续硬膜外麻醉或全身麻醉。体位为截石位,垫高臀部。

【操作要点】

1. 从阴囊基底部开始,在会阴中线做切口,越过可触及的尿道球部,至距肛门3cm止。

2. 逐层切开、暴露球海绵体肌。在中线上切开球海绵体肌和会阴浅横肌,牵开切口,显露尿道海绵体部尿道,提起尿道海绵体,在两侧找出供应球部的动脉并牢靠结扎后切断。

3. 从阴茎海绵体向远侧分离尿道海绵体及尿道，逐渐牵拉翻转将阴茎套入阴茎皮肤直至阴茎头基底部。在此过程中，阴茎海绵体可能充血勃起，阴茎脱出后即可缓解。

4. 直视下于尿道进入阴茎头处的近侧分离尿道，然后将阴茎恢复到解剖位。

5. 在阴茎头的腹侧楔形切除分离远端尿道(舟状窝)和阴茎头。

6. 继续用电刀向近侧游离尿道，切开球海绵体肌至尿生殖膈。此时贴近尿道分离，扩大尿道穿过尿生殖膈的裂孔，找到来自阴部内动脉的尿道分支，于4点和8点处该动脉进入尿道球的部位将其结扎、切断。

7. 从上方切断耻骨前列腺韧带，再从上、下两方向将尿道残留的附着锐性切断，标本便可从腹部切口中拉出。

如尿道切除是单独进行的，则扩大尿道穿过尿生殖膈的裂孔，在盆腔与小肠粘连处极小心地分离尿道，从下面取出标本。

8. 在尿道床内放置引流管，于系带处引出。

9. 在女性患者，尿道应与阴道壁一起切除。

(杜广辉)

八、尿道直肠瘘修复术

尿道直肠瘘分先天性和后天性两大类。临床上常见由外伤或后尿道前列腺并发症所致。手术方法有经会阴途径修补、改良 Young-Stone 术式、经肛门直肠修补、后位矢状面进路修补。

【适应证】

各种类型尿道直肠瘘。

【术前准备】

术前做腹部平片及超声检查，了解有无其他泌尿系畸形。行尿道镜检查，输尿管插管或做排尿期膀胱尿道造影。行肠道准备，使用抗生素。做膀胱造瘘，必要时做结肠造口术。

【麻醉】

椎管内麻醉或全身麻醉。

【手术步骤】

(一) 经会阴途径

1. 病人置抬高截石位,充分显露会阴部。暴露方法同经会阴前列腺切除术。用前列腺牵引器将瘘道牵至手术野,并将手指插入直肠作导引,分离瘘道并切除所有周围的瘢痕组织。在直肠和尿道瘘口处不对称地切除一块椭圆形组织。

2. 用20F 30ml气囊管取代牵引器,并充大气囊。助手向上牵拉气囊管,继续钝性或锐性在直肠和前列腺壁之间分离至瘘口上部的正常组织。用气囊管将前列腺向上牵开后,先闭合直肠瘘口,用4-0合成可吸收缝线先连续缝合黏膜及黏膜下层,再间断缝合肌层。

3. 用4-0合成可吸收缝线分两层缝合尿道缺口。向下牵拉直肠使两缝合线错开。将邻近软组织向中线牵拉缝合,若有瘢痕组织不易缝合,可游离肛提肌在中线缝合,但注意不要缝得过深和产生张力。用抗生素溶液冲洗伤口。缝合皮下组织,放置烟卷引流。用合成可吸收缝线间断缝合皮下及皮肤。

4. 术后继续用抗生素,进少渣饮食。术后第3天剪短烟卷管,次日拔除。8天后拔除导尿管或膀胱造瘘管。

(二) 改良Young-Stone术式

1. 在齿状线下环形切开皮肤黏膜交界处,在后侧直肠壁和括约肌间分离出平面,此处的肌纤维较少。用组织钳提起黏膜边缘,直肠内插入一手指,在白色的固有膜水平钝性分离直肠后壁及侧壁。分离直肠前壁,切过瘘管区,瘘管一般距肛门边缘2cm。继续向上分离超过瘘口2cm至正常组织。

2. 修整尿道缺口边缘后用4-0肠线缝合2~3针,打结不要过紧,缝合肛提肌边缘做第二层。

3. 在伤口两侧戳洞放入2个小烟卷引流管,在瘘口上方开始横行切开直肠前壁。边切边用3-0肠线缝线全层缝合直肠切缘与皮肤。

（三）经肛门直肠修补

1. 取截石位，耻骨上膀胱造瘘，如果瘘管较复杂，几周前先做结肠造口术。

2. 在肛门前做直切口，在直切口上端做横行延长切开，不超过坐骨结节。在中线分开两侧直肠括约肌，并纵行切开直肠。用柱状纱布垫塞入直肠。继续向上切开直肠至瘘口处，横断瘘管，并切除尿道及直肠壁上的瘘口瘢痕。

3. 用4-0合成可吸收缝线连续缝合尿道切口，再间断缝合一层。用4-0合成可吸收缝线连续缝合直肠黏膜及黏膜下，再间断缝合肌层。

4. 将近邻软组织牵向中线，游离肛提肌向中线牵拉并缝合。

5. 放置烟卷引流管，3天后拔除。持续耻骨上引流14天以上，拔管前做排尿期膀胱尿道造影。

（四）后位矢状面进路

1. 体位及切口：插入气囊导尿管入膀胱，将病人翻转成刀背状俯卧位，会阴部做中线直切口，从骶中部跨过肛门至会阴，对于闭锁肛门采用电刺激来识别盆腔及括约肌组织，使切口正好在中线上。

2. 将深层外括约肌分成两半，劈开尾骨，分开外括约肌纤维。继续向下切开至肛提肌及其肌束，切开肛提肌，直肠会从此隆起膨出。继续在中线垂直切开达到末段肠管纵肌层的外膜。

3. 缝合牵引线，锐性游离直肠与肛提肌的粘连，保护耻骨直肠纤维和邻近的神经及神经节。在瘘口处切开直肠，环形切除瘘口组织，在前列腺后侧分离，用1号丝线缝合黏膜作牵引。切除瘘道至尿道、膀胱或尿生殖窦。在瘘口上方游离全层直肠壁，尽可能高达腹膜反折，以便直肠容易下拉。

4. 用4-0或5-0合成可吸收缝线缝合尿道黏膜缺口，再缝合尿道肌层，同法缝合直肠缺口。缝合直肠，若有扩张，需做裁剪。将已分开的横纹括约肌靠近尿道，在中线用5-0合成可吸收缝线缝合深达直肠，使其位于肌束之内。

5. 同法缝合肛提肌,再缝合直肠外括约肌后侧、肛提肌的耻骨直肠部和尾骨。将直肠肌层的外膜与外括约肌束做环形缝合。裁剪黏膜后与皮肤缝合,完成肛门成形术。

6. 放置小烟卷管,用5-0尼龙线缝合皮下及皮肤。3天后拔除烟卷引流管,8天后拔除导尿管,2个月后关闭结肠造瘘口。

【难点及注意事项】

如瘘道最初未关闭,可发生泌尿道污染,在婴儿更危险,因反流更常见。由于结肠尿液潴留会产生高氯性酸中毒,可口服碳酸氢盐治疗,同时注意有无尿道梗阻。复发性附睾炎并不少见,预防性应用抗生素后已大大减少。

(张 旭)

第三十三章 阴茎手术

一、包皮环切术

包皮环切术(circumcision)是一种古老的手术,作为一种宗教礼仪早在1550年就有记载,主要用于包皮过长、包皮外口狭窄的治疗,同时有预防阴茎癌的作用。主要方法有双切口包皮环切术、经背侧包皮环切术和阴茎背侧切口技术。

【适应证】

各种先天性和后天性包茎及严重包皮过长。

【禁忌证】

隐匿型阴茎、阴茎头包皮感染者需先行治疗控制感染。

【术前准备】

阴茎及术区碘伏消毒,1%或2%的利多卡因阴茎根部阻滞麻醉,小儿可用全麻,手术巾覆盖术区。

【操作要点】

(一) 双切口术

1. 在包皮未回缩的自然状态下,用标记笔在包皮上标出冠状沟位置。在腹侧系带处标记成V形。

2. 上翻包皮,分离包皮与阴茎头之粘连,清洗包皮垢,距冠状沟0.5~1cm标出第二条切口线,此线通过系带根部。

3. 沿近侧标记线切开。再沿远侧标记线切开。

4. 于阴茎背侧用剪刀剪开皮肤。

5. 提起皮缘,将包皮从阴茎浅筋膜上剥离,用4-0普通肠线结扎出血点。

6. 用4-0普通肠线对合缝合包皮创缘,每1/4周缝一针并留下长线头,用蚊式血管钳夹住,以备固定敷料,于每两针间加缝2针,系带处应多缝几针。

7. 用止血钳将凡士林纱布旋转成螺旋条状。

8. 用留下的4根长线头将凡士林螺旋条依次固定,固定应疏松,以避免勃起受限。

(二)经背侧包皮环切术

1. 在包皮原位自然状态下,于包皮上标记出冠状沟,于背侧沿标志线切开,用钳夹起切缘。

2. 于标记线处切除包皮内外板。

3. 于系带处成V形切除,以下步骤同上6~8。

(三)阴茎背侧切口技术(嵌顿包茎复位术)

1. 对于包皮嵌顿患者,可在嵌顿包皮头部背侧锐性切开,切口选在发亮的内板和远侧色暗皮肤交界处,确定切口是否够长,以包皮能顺利翻下越过阴茎头为准。

2. 用4-0普通肠线(小儿用5-0)间断横行缝合纵行切口。

3. 将包皮复位,敷料包扎,若情况允许,可在缝合前行包皮环切术。

【术后处理及并发症】

1. 局麻时加用肾上腺素,在成人可发生皮肤坏死。

2. 避免使用电凝,若应用电凝,应用湿盐水纱布包绕阴茎。

3. 在小儿常发生出血和感染,常规处理。

4. 若包皮切除太多,需做皮肤移植。

5. 当包皮内板保留较多,而外板切除过多时,可形成“阴茎埋藏”,埋藏阴茎可通过环切原缝合处并用包皮组织重新覆盖达到松解。

6. 若包皮切除不足,切缘收缩,可造成包茎。包皮残存过多可能需第二次环切术。

7. 阴茎头坏死(甚至整个阴茎体)可由电灼引起。腹侧面的延期愈合可致阴茎下弯。尿道下裂不应单纯做包皮环切。

8. 有尿道口狭窄应同时治疗。

二、阴茎部分切除术

阴茎部分切除术(partial resection of penis)主要用于早期阴茎癌及严重良性阴茎肿瘤。阴茎肿瘤主要起源于阴茎上皮。常见恶性肿瘤有阴茎癌、Paget 病及恶性黑色素瘤。良性肿瘤有血管瘤、囊肿及癌前病变(阴茎黏膜白斑、阴茎乳头状瘤等)。

【适应证】

适用于阴茎头、冠状沟和包皮肿瘤。距肿瘤边缘 2 ~ 3cm 切除后阴茎海绵体残留 3cm 以上者。

【术前准备】

术前应评估病变,切缘距病变至少应为 2cm,残留阴茎至少有 3cm 长,行淋巴结触诊、骨盆声像检查、CT 及骨骼扫描、静脉肾盂造影(IVP)及胸部 X 线片、术前活检,以确定诊断。若残存阴茎不足 3cm,应行阴茎全切术,因为不能控制尿线方向,比会阴尿道造口还不易被接受。

若触及肿大淋巴结,术后进行观察,若淋巴结增大并非炎症所致或炎症持续存在,应行淋巴结清扫术。将肿瘤组织做细菌培养,术前及术中给予抗生素。

【手术步骤】

1. 用阴茎套或橡皮手套隔离肿瘤,用 8F 导尿管作为止血带,距肿瘤近侧 2cm 做环形皮肤切口。

2. 切断阴茎海绵体,保留尿道海绵体完整。若残留阴茎长度不足 3cm,可以通过离断阴茎悬韧带及剪开坐骨海绵体肌,从耻骨支上游离海绵体脚来增加长度,行阴囊直切口,用两皮瓣覆盖阴茎残端,使阴囊位于阴茎的前方。

3. 从尿道海绵体上游离尿道远侧端至少 1cm 长,锐性横断尿道,于背侧将尿道劈开,结扎背侧血管。

4. 2-0 合成可吸收缝线间断缝合阴茎体残端,包括中隔,尿道海绵体上缝 2 针缝线,去除止血带,如有出血,可靠止血。放置 18F 5ml 气囊导尿管。

5. 先缝合腹侧皮肤,将尿道与皮肤缝合成斜面状开口,继续缝合背侧皮肤，仔细缝合尿道口顶部。

【术后处理及并发症】

不需放置引流，用敷料稍加压固定阴茎于直立位2天。第5天拔除导尿管。

可能发生感染和尿道口狭窄。随访足够时间后无复发可考虑行阴茎重建术。

三、阴茎全切术

【适应证】

适用于肿瘤较大，侵及阴茎体，距肿瘤边缘2～3cm切除后阴茎海绵体不足3cm及阴茎部分切除术后复发者。

【术前准备】

术前辅助化疗。术前活检，经组织学证实诊断。行肿瘤表面分泌物细菌培养，并应用有效抗生素。

【手术步骤】

体位：截石位。将阴茎套或橡皮手套缝于阴茎上隔离肿瘤。

（一）阴茎根部入路

1. 切口：绕阴茎根部做一纵行椭圆形切口，沿下方的阴囊中缝及背侧中线延长扩大切口。

2. 切断阴茎悬韧带，结扎背侧血管，切除耻骨前脂肪及淋巴结。

3. 打开腹侧的Buck筋膜，于尿道球部远侧分离并切断尿道。

4. 继续分离尿道近侧端，从阴茎海绵体脚上将尿道游离，钳夹并从耻骨支上切断海绵体脚，切缘距肿瘤至少2cm。切除阴茎，3-0合成可吸收缝线褥式缝合阴茎脚残端。

5. 提起阴囊底部皮肤，做1cm椭圆形切口，用弯血管钳钝性分离出一隧道，将尿道拖出，注意不要扭转尿道。

6. 劈开尿道背侧，尿道内放置20F 5ml硅胶气囊导尿管，用 3-0 铬制肠线缝线将尿道与皮肤缝合，如不立即做淋巴结清扫，则置烟卷引流两根，横行缝合阴囊。

（二）会阴入路

1. 越过尿道球于会阴区做倒 U 形切口。

2. 牵开皮瓣，在球海绵体肌表面游离直至会阴体，切开此肌，暴露尿道海绵体。

3. 切断尿道海绵体及尿道，近端长度要能到达会阴皮肤。尿道置 20F 气囊管。向上游离尿道近端至尿生殖膈。

4. 切开阴囊至阴茎根部周围，切断阴茎悬韧带，游离阴茎海绵体至分叉处。

5. 钳夹阴茎海绵体切除，缝合残端，于会阴处做纽眼样切口，将尿道背侧劈开后与切口缝合，关闭切口。

6. 加压敷料包扎。

【术后处理及并发症】

术后 5 天拔除导尿管。阴茎残端渗血，可加压包扎，如不能控制，可重新进行缝合。术后 6 周内注意尿道口狭窄倾向，当病人注意到尿流减小时即应开始尿道扩张。尿道过长并无关系，一般可自行回缩。

（张　旭）

四、巨大阴茎矫形术

巨大阴茎极为罕见，严重影响心理健康和生活不便。国内 1980 年首次报道 1 例巨大阴茎矫形术成功。

【适应证】

阴茎海绵体过分生长使阴茎巨大或者阴茎海绵体血管瘤样增生，严重影响正常生活和性功能。

【术前准备】

用肥皂水洗涤外阴皮肤，刮除阴毛。

【操作要点】

1. 腰麻或连续硬膜外麻醉。仰卧位。

2. 尿道插入导尿管。阴茎根部上止血管。

3. 距冠状沟0.5cm处环形切开包皮内板，达深筋膜下并游离至阴茎中部。保护阴茎背血管和神经。将尿道海绵体与阴茎海绵体之间游离。

4. 在阴茎头下方切除设计长度的阴茎海绵体。将海绵体断面的阴茎深动脉及其他血管仔细缝扎止血，将阴茎海绵体两断端对合缝合起来。

5. 尿道海绵体在导尿管支撑下部分回缩呈皱缩状，贴附固定于阴茎海绵体。

6. 阴茎皮肤复位，切除多余皮肤，缝合切口。

【注意事项】

1. 用弹性绷带包扎阴茎防止水肿。若水肿严重，用针刺皮肤放出组织液减压。

2. 使用镇静剂和雌激素，防止阴茎勃起，避免伤口裂开出血，减轻疼痛。

3. 使用抗生素预防感染。

4. 1周后待尿道海绵体粘连固定后，可拔除导尿管。

【并发症及处理】

1. 尿道海绵体壁薄，游离段较长，易发生损伤。发现后及时修补，以免漏尿或渗血。

2. 可因血管性、神经性、精神性等因素导致阳痿发生。

五、小阴茎矫正术

先天性阴茎发育细短，最常见的原因是低促性腺激素的性腺功能减退，有时伴某种综合征，如Kallmann、Prader-Willi综合征等。可试用一疗程人绒毛膜促性腺激素（HCG）和雄性激素替代治疗。若性腺激素检查正常，激素替代治疗无效，小阴茎只能手术矫正。

【适应证】

各种畸形的小阴茎。

【术前准备】

1. 6 岁时测量阴茎的大小，与生理正常值表对照。

2. 测定性激素：FSH、LH、T、DHT。

3. 检查睾丸大小和位置。

【操作要点】

手术步骤分两期进行。

（一）第一期

1. 阴茎头缝牵引线。尿道插入导尿管。

2. 从阴茎根部做环形切口，在皮下组织与 Buck 筋膜之间分离，至阴茎海绵体分叉处。

3. 从阴茎根部切口处测量与阴茎体等长度的阴囊皮肤上横行切开，并做两切口间皮下隧道。将阴茎拖入隧道。将阴茎皮肤切口缘与阴囊切口缘缝合。关闭阴茎根部切口。

（二）第二期

半年后施行。

1. 尿道插入导尿管。

2. 围绕阴茎头在阴囊上做宽于阴茎体的 U 形切口，将皮瓣、皮下组织连同附着的阴茎体一起游离。

3. 缝合阴囊切口。

4. 缝合阴茎体皮瓣切口。

【术后处理】

1. 用弹性绷带包扎阴茎，防止水肿。

2. 使用抗生素预防感染。

【注意事项】

对于新生儿期短小而畸形的阴茎，大多数情况下，虽然通过广泛游离耻骨下支下方的阴茎脚，重新增加阴茎长度，但仍不可能使阴茎达到正常大小及功能达到正常。

（曾晓勇）

六、阴茎阴囊转位矫形术

阴茎阴囊转位是一种较少见的畸形。阴茎前阴囊在有袋类动物是外生殖器的正常结构,有作者根据此畸形常有家族遗传倾向,认为这是种族发展的返祖现象。阴茎阴囊转位分完全性和部分性,常合并阴茎短小、尿道下裂及阴囊对裂等畸形。

【适应证】

阴茎、阴囊虽有转位畸形,但发育尚正常的病例适用 Glenn-Anderson 改良法。

【禁忌证】

阴茎发育很差,转位畸形严重,施行矫形术有一定困难者。

【术前准备】

准备皮肤。在阴茎、阴囊间的皮肤设计转移皮肤切口的位置,估计皮肤转移后阴茎和阴囊的复位情况。

【操作要点】

1. 婴儿用全麻,儿童及成人用腰麻或连续硬膜外麻醉。

2. 在阴囊与腹壁交界处,以耻骨联合为中心做一横括弧形切口,再以阴茎根部为中心,另做一横弧形切口,两切口平行,长度应估计可包绕阴茎根部。两弧形切口的两端各做一纵切口,两纵切口下端直延至阴茎腹侧,并以横切口相互连接。

3. 两弧形切口间的阴囊壁组织切除,阴囊皮瓣稍加游离。

4. 在阴茎体腹侧做一纵切口,向上直至冠状沟下缘 2～3mm 处。游离此切口两侧的皮瓣。如合并尿道下裂,应清除阴茎腹侧的纤维索带组织,使阴茎完全伸直。

5. 将阴茎远端的皮肤及两侧阴囊的皮瓣转向阴茎腹侧,共同覆盖阴茎腹侧的创面,分两层缝合。

6. 将阴囊横括弧形切口上面的皮瓣缘包绕阴茎根部,在阴茎腹侧会合。

7. 阴囊切口的其余皮瓣都转移至腹侧,将皮瓣的深层筋膜和皮肤分两层间断缝合。

8. 尿道留置导尿管引流尿液。尿道下裂病人尚需再做二期尿道成形术。

【术后处理】

1. 术后1～2天,创口内放置引流物,手术区适度压迫包扎,防止血肿形成。

2. 使用抗菌药物,防止创口感染。

3. 保持导尿管通畅,避免尿液浸湿敷料或创口。

【并发症及处理】

1. 出血:术中应仔细止血,防止分离的皮瓣和创面渗血,形成血肿和感染。

2. 皮瓣坏死:皮肤应包括筋膜层。分离时注意保留皮瓣的血供,防止皮瓣发生坏死。

3. 创口裂开:皮肤应充分分离,防止皮肤转位后缝合处张力过大,术后发生创口裂开。

(陈志强)

七、阴茎海绵体硬结症矫正术

本病多发生在40～60岁,是阴茎海绵体白膜的纤维化病变,病因不明。主要表现为阴茎背侧单个或多个斑块或条索状硬结,质如软骨,斑块引起阴茎勃起疼痛、阴茎勃起弯曲畸形。手术方法有阴茎硬结切除自体皮去表皮移植术和阴茎腹侧折叠术。

【适应证】

阴茎海绵体硬结症影响生活质量,药物治疗无明显疗效者可行手术治疗。

【麻醉】

椎管内麻醉或全身麻醉。

【手术步骤】

(一) 阴茎硬结切除自体皮去表皮移植术

1. 体位:仰卧位,于阴茎根部上止血带,通过头皮针向阴茎海带体内注射生理盐水,使阴茎勃起以判断畸形程度,去掉止血带使勃起消退后重上止血带。

2. 切口:阴茎背侧直切口,最好是Z形切口,或选用包皮环切口,当病人需行包皮环切时,最适合此切口。纵行切开Buck筋膜,向两侧分离,切断、电灼静脉属支。

3. 沿背侧神经血管剪开筋膜,并向两侧牵开,于硬结两侧的白膜上缝合2-0丝线做牵引用。标记硬结范围,再次人工勃起阴茎,使标记范围更准确。

4. 做白膜环形切口,提起一边,用手术刀仔细分离硬结,尽量离开海绵窦。在硬结周围的正常白膜上做星状松弛切口,在切线的外边四个象限处缝合4根丝线做牵引线,先纵后横拉紧牵引线,以确定切除硬结后缺口的大小。

5. 在下腹部阴毛边际外标记椭圆形皮片,用手工或取皮刀取下表皮层弃掉,然后切除真皮作为皮片。分两层关闭取皮处。切除皮片的皮下组织。以丝线将皮片与白膜缺口内侧缘间断缝合4针,连续缝合内侧缘,每3针锁1次。翻起皮片,将皮片底面中心缝合一针固定于中线的纵隔上。固定缝合2针后,连续缝合切口的外侧缘,保证缝缘紧密无渗漏。

6. 重新人工勃起以确定畸形是否被矫正,若仍未完全矫正,需进一步切除硬结,4-0合成可吸收缝线缝合Buck筋膜,间断缝合或皮下缝合关闭皮肤。

7. 插入细的负压吸引管(自制:将一头皮针剪掉接头,在塑料管上剪2~3个侧孔后插入皮下层,然后将针头插入负压吸引器)。

【术后处理及并发症】

1~2天拔除引流,然后用冷盐水湿敷,稍加压包扎2小时,若勃起功能于1年仍未恢复,可考虑植入阴茎假体。头3个月中,皮片于前2周可能会发生收缩,嘱病人及其配偶进行按摩,以抵消收缩趋势。6周后,可以安全地性交,3个月后皮片会变软,勃起的阴茎可重新变直。

(二)阴茎腹侧折叠术

1. 利用静脉注射器快速注入生理盐水或上止血带后利用

注射器海绵体内注射建立人工勃起。但止血带本身可使阴茎变形。0.25% 布比卡因阴茎根部阻滞麻醉。

2. 距冠状沟 1cm 环形切开阴茎皮肤和 Colles 筋膜,将皮肤退卷到根部,用 8 号导尿管做止血带,将尿道海绵体从阴茎海绵体上游离,并用烟卷引流管牵拉,于凹度最显著处的对侧椭圆形切除一块 Buck 筋膜。

3. 若弯曲在 45°,做椭圆切口宽达 0.5cm,为阴茎周径的 1/3。若弯曲在 90°,宽应在 0.8cm。也可在海绵体两侧分别进行折叠,以 3-0 丝线间断缝合,关闭缺损,将线结埋藏于海绵体内,也可不做切除,仅用 3-0 丝线多处折叠缝合,解除止血带,重新使阴茎勃起,检查是否有漏血及弯曲存在。若有血漏存在,增加缝合,若仍有弯曲,可在切除或不切除情况下增加折叠,

4. 将球部海绵体和后部尿道固定于原位,尿道有时会长出海绵体。复原阴茎皮肤,像环切包皮一样缝合。

【术后处理及并发症】

1. 避免阴茎勃起,前 2 周口服地西泮(安定),吸入亚硝酸异戊酯可防止阴茎勃起,1 个月内禁止性活动,2 个月内不能性交。

2. 止血若不彻底,或者敷料移位,可发生血肿,一旦发生,应引流血肿。感染可导致移植失败,并需再次手术。

3. 阴茎水肿可用冷盐水纱布覆盖。1 个月内或更长时间可重新出现弯曲,多是由于移植皮片收缩造成的,3~6 个月弯曲常可自行消失。

(张　旭)

八、阴茎离断再植术

阴茎离断是阴茎的严重损伤,多数是阴茎被意外割伤或动物咬伤所致。部分阴茎皮肤及部分阴茎或尿道海绵体相连,再植的成功机会明显增加。完全离断者在 18~24 小时以内,还

有再植成功的可能。

【适应证】

阴茎离断24小时以内者采用显微外科技术进行阴茎再植术。若不具备显微外科手术条件,应将离断的阴茎段进行清洗、消毒及冷藏,尽快转送至条件较好的医院施行再植手术。

【禁忌证】

离断的阴茎严重污损,皮肤和海绵体残缺不全,已不具备再植术的基本条件。

【术前准备】

1. 纠正病人的休克,必要时立即输血,使用止痛剂、镇静剂。

2. 离断的阴茎段进行清洗、消毒,并用抗生素盐水冲洗浸泡,肝素盐水冲洗阴茎背动脉、海绵体中央动脉及阴茎海绵体。

3. 在准备再植术时,阴茎断段须置入冷水或4℃冰箱中保存。

【操作要点】

1. 全麻或连续硬膜外麻醉。

2. 修剪阴茎近侧残端,使创面整齐,为再植手术创造条件。将离断的阴茎远端,经尿道外口插入一根F18号导尿管,通过尿道两侧断端进入膀胱作为支架。

3. 用4-0丝线间断缝合阴茎海绵体和中隔,5-0肠线间断缝合尿道。

4. 在放大10倍的手术显微镜下,用10-0尼龙线吻合阴茎背动脉,9-0尼龙线吻合阴茎背深静脉,缝合背神经鞘。

5. 开放血流,观察动脉搏动、静脉充盈情况,吻合口有无渗血。

6. 用4-0丝线间断缝合白膜和皮肤。

【注意事项】

1. 清理离断阴茎创面时,若仍有部分组织相连,切忌随意切断。

2. 使用广谱抗生素,预防和控制感染。

3. 术后早期静脉滴注低分子右旋糖酐1000ml或曲克芦丁

400ml，罂粟碱 60mg。口服阿司匹林、己烯雌酚及止痛药物。

4. 尿道导尿管保持通畅，必要时做耻骨上膀胱造瘘，防止尿液浸湿敷料或创口。

5. 阴茎远端用红外线理疗保温，有利于离断阴茎段的血供恢复。

【并发症及处理】

1. 阴茎远段水肿或皮肤有水疱，可消毒后穿刺抽吸水疱，用高渗盐水外敷和局部理疗，促使水肿消退。

2. 皮肤坏死：待皮肤坏死区呈焦痂后，湿敷促使结痂皮肤脱落和创面清洁，必要时行植皮术。

3. 远端阴茎坏死：根据临床表现和多普勒超声检查，证实已坏死无疑，应及时取去再植的阴茎段。

（陈志强）

九、阴茎异常勃起的手术

阴茎异常勃起指与性刺激或与性欲无关的阴茎持续痛性勃起。按血流动力学可分为缺血性（低流量）和非缺血性（高流量）两类。治疗原则是使阴茎恢复松软状态，防止继发性阳痿。早期可试用镇静剂、扩血管药、雌激素、肌肉松弛剂及局部冷敷等治疗。阴茎异常勃起的各种手术均应在硬膜外麻醉下进行，因部分病人麻醉后阴茎勃起得以松软，故麻醉生效后宜观察 30～60 分钟，可使部分病人免除手术。

【适应证】

阴茎异常勃起经保守治疗无效者。

【术前准备】

应用镇静剂，静脉滴注低分子右旋糖酐。准备会阴部皮肤。术前需仔细检查神经系统及血液系统以明确病因。

【手术方法及操作要点】

1. 阴茎海绵体穿刺抽洗术（corpora cavernosa puncture and irrigation）：常规消毒铺单，用 14 号针头与阴茎成 45°角穿刺中下部阴茎海绵体,抽吸淤积的黏稠血液,并用含肝素的生理盐水反复冲洗,直到阴茎松软有新鲜血液流出,然后稍加压包扎。必要时间隔 8 ~ 12 小时重复一次,可重复 3 次。一般应于起病后 12 ~ 36 小时内采用此法,若不成功再采用下面的手术方法。

2. 阴茎海绵体尿道海绵体分流术(corpora cavernosa-corpus spongiosum shunt):经会阴部阴茎阴囊交界正中纵切口或阴茎中下部侧面切口,长约 5cm,显露阴茎海绵体及尿道海绵体,自尿道海绵体一侧分离阴茎海绵体至中线汇合处,切除阴茎海绵体 1. 0 ~ 1. 5cm 的椭圆形白膜,挤出淤血并用肝素生理盐水冲洗,在相应的尿道海绵体上做近似的切口,用 5-0 尼龙线间断或连续吻合,放置橡皮引流片,缝合切口,包扎。术后卧床 1 周,应用雌激素防止阴茎勃起。

3. 阴茎背静脉阴茎海绵体分流术(dorsal penile-corpora cavernosa shunt):于阴茎根部背侧正中做约 4cm 纵切口,显露一条较粗阴茎背浅静脉,若不理想可选择背深静脉,游离 2cm,远心端结扎,近心端剪成斜面,在拟行吻合位置切开一侧阴茎海绵体白膜 0. 5cm,挤出淤血冲洗后吻合阴茎背静脉与阴茎海绵体。术后处理同上,可酌情应用抗凝剂,防止吻合口血栓形成。

4. 大隐静脉阴茎海绵体分流术(great saphenous vein-corpora cavernosa shunt):在卵圆窝内向下做约 5cm 斜切口,显露大隐静脉,结扎分支,游离至距股静脉 10cm 处,远端结扎,近端夹哈巴狗钳。在同侧阴茎根部切开皮肤约 3cm,通过皮下隧道将大隐静脉吻合于阴茎海绵体。术后处理同上。

5. 阴茎头阴茎海绵体分流术(cavernous-glans shunt):在阴茎头背侧用小尖刀刺入阴茎头并深入刺开阴茎海绵体白膜,深度为 4 ~ 5cm。然后刀尖退出白膜旋转 90°,再次刺入白膜,使白膜切口呈“+”或“ ⊢”形,挤出淤血,肝素生理盐水冲洗后,缝合阴茎头切口。术后处理同前。

【并发症及处理】

以上这些手术治疗,可出现下列并发症。

1. 阳痿:发生率较高。除心理因素外,主要为海绵体分流量过大及海绵体纤维化。处理宜先行保守治疗,无效时做罂粟碱或海绵体灌注试验及海绵体造影。分流量大的病人结扎分流通道,部分可恢复勃起功能。罂粟碱海绵体注射也有一定效果。效果仍不佳者,可考虑施行阴茎假体置入术。

2. 阴茎异常勃起复发:分流手术中阴茎海绵体内淤血冲洗不彻底,分流量少,分流通道血栓形成,均可发生阴茎异常勃起复发。预防关键是查明阴茎异常勃起的原因,根据不同原因采用合理的治疗方法。复发的处理原则同原发。术后24~48小时内复发的病人,应即刻加做另外的阴茎海绵体分流术。以后复发的病人,在积极保守治疗的同时进一步检查,力争明确病因。原手术分流量较少或分流通道阻塞者,应加做另外的阴茎海绵体分流术。对分流术无效的顽固病人或高流量型病人,应行阴部内动脉栓塞术,一般做一侧栓塞,效果不佳时再栓塞对侧。

3. 海绵体尿道瘘:阴茎海绵体-尿道海绵体分流术和阴茎头-阴茎海绵体分流术可损伤尿道而发生。在施行阴茎海绵体-尿道海绵体分流术时,尿道内应置入较粗导尿管,以便确定尿道位置,且手术时须仔细。若术中发现尿道有溢血,应留置导尿管10~14日,稍加压包扎阴茎,促进瘘口愈合。未能愈合者,择期施行尿道瘘口修补术。

4. 阴茎海绵体纤维化:阴茎异常勃起使海绵体窦长时间处于淤血充盈状态而发生血栓形成,小动脉闭塞,组织损伤,随后发生纤维组织增生,最后阴茎海绵体纤维化或钙化,失出勃起能力。多数学者强调阴茎异常勃起保守治疗不超过24~48小时,减轻海绵体组织损伤,以避免纤维化发生。处理海绵体纤维化很难,可试用局部理疗、离子透入、口服维生素E等。较轻者阴茎海绵体注射罂粟碱有一定效果。扪及较硬的不可逆性纤维化,可施行阴茎假体置入术。

(曾　进)

十、血管性阴茎勃起功能障碍的手术

勃起功能障碍(erectile dysfunction,ED)是临床上常见的性功能障碍,其中血管性因素是器质性ED常见原因之一。手术是血管性ED的治疗方法之一。血管性ED的手术主要包括阴茎动脉重建术、阴茎静脉漏矫正术和阴茎静脉动脉化手术等。

阴茎动脉重建术

阴茎动脉重建术(penile aterial revascularization procedures)的目的是将阴茎动脉血供异常造成的血流量减少提高到较高水平,以保证阴茎完全勃起的需要。目前手术术式较多,但都有一定的局限性。常用方法是将腹壁下动脉与海绵体动脉、阴茎背动脉或海绵体白膜吻合。手术成功率20%~60%,但远期疗效仍不太理想。

【适应证】

经检查证实为阴部内动脉及其分支处病变导致动脉灌注减少而引起的动脉性ED。

【禁忌证】

对于年龄60岁以上、不能戒烟及患糖尿病、高血压、陈旧性心肌梗死、既往有心脏或大血管手术史者,不宜手术。

【术前准备】

做选择性阴部内动脉造影,以确定与海绵体动脉相通的一段阴茎动脉是否开放。

【操作要点】

1. 腹壁下动脉与海绵体动脉吻合术(arterial epigastricocavernousanastomosis)

(1) 硬脊膜外麻醉或腰麻。仰卧位。下腹中线右侧旁两指处做一直切口,在腹直肌中央切开腹直肌前鞘后牵开腹直肌,在肌下结缔组织中游离腹壁下动脉及伴行的2根静脉,向头侧继续游离约15cm处得到2条主要分支,在分支以外2~

3cm 处切断腹壁下动脉，远端结扎，近端用无损伤血管夹夹持。局部血管可用罂粟碱灌注使其扩张。

(2) 于右侧阴茎阴囊连接处外侧(不要做耻骨下切口)做第二个直切口，深达神经血管束。用手指钝性分离，使两切口相通，将腹壁下动脉通过隧道拉下。

(3) 纵行切开同侧阴茎海绵体，在显微镜下游离海绵体中央的海绵体动脉，用特制小钩钩起动脉。用显微血管夹控制近端。

(4) 修剪腹壁下动脉至适当长度并去掉不用的分支，在海绵体切口旁白膜上戳孔或直接经海绵体切口引入海绵体内，在显微镜下用 10-0 尼龙缝线行两动脉端端或端侧吻合术。

(5) 用 3-0 合成可吸收缝线连续缝合白膜，关闭腹部和阴茎阴囊切口。

2. 腹壁下动脉与阴茎背动脉吻合术(inferior epigastric artery-dorsal penile artery anastomosis)

(1) 麻醉、体位和切口同腹壁下动脉与海绵体动脉吻合术。

(2) 显露一支阴茎背动脉，游离动脉近端 3cm，避开毗邻的神经纤维，用显微血管夹控制近端。扩张血管腔，灌注罂粟碱液，并清除血管外膜。

(3) 修剪腹壁下动脉至适当长度并去掉不用的分支，在显微镜下彻底剥除外膜，用 10-0 尼龙缝线行两动脉端端或端侧吻合术。

(4) 关闭腹部和阴茎阴囊切口。

3. 腹壁下动脉与海绵体白膜吻合术(inferior epigastric artery-tunica albuginea corporum cavernosum anastomosis)

(1) 麻醉、体位和切口同腹壁下动脉与海绵体动脉吻合术。

(2) 在尽可能近端切开阴茎海绵体，并切除一小块白膜。

(3) 修剪腹壁下动脉至适当长度并去掉不用的分支，在显微镜下用 10-0 尼龙缝线行腹壁下动脉与海绵体白膜端侧吻合，边缝边用肝素盐水冲洗吻合口。

(4) 关闭腹部和阴茎阴囊切口。

其他术式:如腹壁下动脉较短,可用大隐静脉搭桥,连接腹壁下动脉和海绵体动脉;或大隐静脉搭桥,连接股动脉和海绵体动脉。

【难点及注意事项】

1. 腹壁下动脉无扭曲。

2. 吻合口应保持通畅并无张力。

【并发症及处理】

1. 阴茎异常勃起,一旦发生,应及时在阴茎海绵体做小切口,用肝素液冲洗,必要时需手术减压。

2. 吻合口阻塞,术后应用抗凝药物加以预防。

【术后处理】

1. 应用抗凝及血管扩张药物。

2. 应用抗生素。

3. 适当应用雌激素或吸入亚硝酸异戊酯,防止阴茎勃起。

4. 7～9 天拆线,4～6 周内避免一切性活动。

阴茎静脉漏矫正术

阴茎静脉引流有 3 个系统:浅静脉系统、中间静脉系统(背深静脉及旋静脉)及深静脉系统(海绵体静脉及脚静脉)。深静脉漏可导致 ED。阴茎静脉漏矫正术(reconstructive surgery of penile venous leakages)的目的是结扎或切除功能不全的静脉。近期疗效尚可。联合结扎旋静脉、背深静脉和海绵体静脉治疗确诊为静脉漏而阴茎动脉血供正常的患者,75% 以上可获得有效勃起,但远期疗效尚不太理想。AUA 并不推荐阴茎静脉漏矫正术用于静脉性 ED 的治疗。

【适应证】

1. 患者勃起持续时间短或仅在性刺激时有阴茎胀大。

2. 口服和(或)海绵体局部注射药物均无法达到或维持勃起。

3. 无手术禁忌病史且完全戒断烟瘾。

4. 彩色多普勒超声(CDU)显示阴茎动脉系统正常。

5. 动态海绵体灌流压测定及海绵体造影(DICC)显示静脉闭合功能缺陷且适合手术修补(非大块静脉漏)。

6. 海绵体造影明确静脉漏位置(非多发性静脉漏)。

7. 获知手术的预期成功率和并发症后,患者仍然选择接受静脉外科手术治疗。

【禁忌证】

阴茎海绵体纤维化、不能戒烟及患糖尿病伴有动脉病变或海绵窦平滑肌异常者,不宜手术。

【术前准备】

行阴茎海绵体造影显示静脉漏类型,选择不同的手术方式。

【操作要点】

1. 阴茎背深静脉结扎术(ligation of penile deep dorsal vein)

(1) 硬脊膜外麻醉或腰麻。仰卧位。阴茎根部背侧纵行切口,长 3 ~ 4cm。纵行切开 Buck 筋膜,显露背深静脉和旋静脉。

(2) 仔细分离阴茎背深静脉及其属支,向阴茎远端游离并结扎阴茎背深静脉及其属支,距阴茎头部 2 ~ 3cm 处结扎并切断阴茎背深静脉。

(3) 提起阴茎背深静脉近端,向近心端游离阴茎背深静脉到耻骨后方,予以结扎其所有属支血管。

(4) 缝合切口,切口稍加压包扎。

2. 阴茎背深静脉白膜下包埋术(embedding the deep dorsal vein of the penis)

(1) 麻醉和体位同上。在阴茎根部背侧紧靠耻骨处,做一长约 4cm 的弧形切口。

(2) 纵行切开 Buck 筋膜,显露阴茎背深静脉,游离长约 1.5cm,用胶带将其牵向一侧。

(3) 阴茎背深静脉游离处纵行切开一侧白膜全层约 1cm,然后在白膜切口两端各剪去“▽”形状小块白膜,使切口呈哑铃状。

(4) 将游离阴茎背深静脉嵌入白膜切口并予以缝合,使游离阴茎背深静脉包埋于白膜下。

(5) 缝合切口。

3. 阴茎脚折叠术(crus penis folding procedure)

(1) 麻醉和体位同上。距离阴茎 1.5 ~2cm 处做一弧形切口达阴囊外侧。将阴茎脚的内侧缘与海绵体分离。于阴茎脚附着于坐骨耻骨支的外侧 1cm 处切开坐骨海绵体肌,切口从阴茎根部延伸至阴茎脚尖端,但不切开白膜。再于阴茎脚附着于坐骨耻骨支的内侧 1cm 处做一平行切口,切开坐骨海绵体肌。

(2) 将白膜稍做分离后,用丝线做阴茎脚的间断折叠缝合,包埋中间覆盖肌肉的白膜,以缩窄阴茎脚,压迫白膜下静脉丛。

(3) 同法做对侧的阴茎脚折叠缝合。

4. 阴茎海绵体松解术(阴茎海绵体与尿道海绵体剥离术)(penile spongiolysis)

(1) 麻醉和体位同上。尿道内留置导尿管。在冠状沟近端做环行切口。将包皮与阴茎静脉一起分离,袖状式向近端退缩。

(2) 仔细分离尿道海绵体与阴茎海绵体之间的小血管,并逐一进行结扎、切断,一直游离到阴茎根部 1/3 处,使尿道海绵体远端 2/3 完全游离,彻底止血。

(3) 将包皮复位,丝线缝合包皮切口,皮下置橡皮引流条,加压包扎 3 天。

5. 髂内静脉低位结扎术(ligation of internal iliac vein at lower position)

(1) 麻醉和体位同上。下腹正中切口或下腹弧形横切口。

(2) 推开腹膜,沿髂总动脉内下方扪及髂内动脉搏动后,在其深层向下分离,并仔细游离出髂内静脉脏支,尽可能靠远端用 4 号丝线结扎。同法结扎对侧髂内静脉脏支。

(3) 阴茎海绵体内注射罂粟碱 30 ~ 60mg,观察阴茎勃起情况,并测定海绵体内压。如勃起不满意,可向海绵体内注入亚甲蓝溶液,若发现有阴部外静脉汇入大隐静脉及股静脉属支显影,应逐一结扎。

【难点及注意事项】

1. 勿损伤背动脉、神经和尿道海绵体。

2. 阴茎背深静脉结扎术时应判明结扎是否彻底,防止漏扎、误扎。

3. 阴茎脚折叠术时折叠缝合不要远离阴茎脚尖部,以免损伤背侧的血管神经束。

4. 在阴茎背深静脉白膜下包埋术过程中,如果发现同时有两条背深静脉,可考虑结扎较细的背深静脉,包埋较粗的静脉。如果两条背深静脉均较粗,可同时予以包埋。

【并发症】

1. 阴茎水肿,1 ~2 周可缓解。

2. 阴茎头感觉过敏,多由于在背侧游离太远所致。

3. 尿道损伤,分离海绵体前应留置导尿管。

4. 阴茎头干性坏死,系同时损伤背动脉并切断尿道海绵体所致。

【术后处理】

1. 应用抗生素预防感染。

2. 留置导尿管者,3 ~5 天拔除。

3. 适当应用雌激素或吸入亚硝酸异戊酯数天,防止阴茎勃起。

4. 注意观察阴茎血液循环情况,轻微包皮水肿无需特殊处理。

5. 7 ~9 天拆线,4 ~6 周内避免一切性活动。

阴茎静脉动脉化手术

阴茎静脉动脉化手术(penile vein arterialization procedures)目的在于增加阴茎的动脉血供,以保证阴茎完全勃起的需要。常用腹壁下动脉-阴茎背深静脉-海绵体吻合术。该法首先由 Virag 提出,美国阳痿研究会认为本法是目前最有可能取得较好疗效的动脉重建术。60% 的患者可恢复勃起功能并完成性交。

【适应证】

静脉性 ED、动脉性 ED 和动静脉性 ED 均适用。

【禁忌证】

同阴茎动脉重建术及静脉漏矫正术。

【术前准备】

应用血管造影了解阴茎的动脉供血和静脉回流情况。

【操作要点】

1. 硬脊膜外麻醉。仰卧位。手术步骤基本同腹壁下动脉与阴茎背动脉吻合术,腹壁下动脉的游离、处理及背深静脉的显露同腹壁下动脉与海绵体动脉吻合术。

2. 游离背深静脉,结扎其穿支,游离出 6 ~ 7cm 的背深静脉。用显微血管夹夹住背深静脉近端,于背深静脉下显露出 1.5 ~ 2cm 的白膜,在静脉上做 1.5cm 长的切口,向阴茎头方向置入瓣膜切除器切除瓣膜,但要保留近阴茎头处的瓣膜,以免供血过度。

3. 在暴露的白膜上开一窗,用 7-0 无损伤缝线将背深静脉与海绵体白膜窗行侧侧吻合。然后将腹壁下动脉在背深静脉与海绵体吻合口近侧 2cm 处,在显微镜下用 8-0 无损伤缝线将腹壁下动脉与背深静脉行端侧吻合。

4. 松开背深静脉的血管夹,观察阴茎头供血情况。如阴茎头充血正常,于背深静脉近端结扎该静脉。如阴茎头充血过度,则在近阴茎头处及尽可能靠近耻骨处结扎背深静脉。

5. 不放引流,关闭切口。

【难点及注意事项】

1. 勿损伤阴茎背动脉、神经。

2. 腹壁下动脉无扭曲,吻合口应保持通畅并无张力。

【并发症及处理】

主要是阴茎头过度充血和阴茎异常勃起,必要时需结扎吻合口。其他并发症有表浅血肿和阴茎水肿等,均可自行消失。

【术后处理】

1. 每天给以阿司匹林150mg。

2. 应用抗生素预防感染。

3. 7~9天拆线,4~6周内避免一切性活动。

十一、阴茎支撑体植入术

阴茎支撑体植入术(implantation of penile prosthesis)是根据许多哺乳动物的阴茎中有一根“阴茎骨”(baculum)的原理,建立一个人工“阴茎骨”,以达到治疗勃起功能障碍的目的。阴茎支撑体植入术始于20世纪30年代,大致经历了4个阶段:①肋软骨及肋骨。②硬性支撑体,如丙烯酸酯和聚乙烯支撑体。③半硬性支撑体,即可弯曲性支撑体,如硅胶、Small-Carrion支撑体(硅胶海绵外裹硅胶制成)和Jonas支撑体(硅胶-银支撑体)。④可膨胀性支撑体。单件型(Flexiflate和Hydroflex)具有安装快速和故障率低的优点,但不能增加阴茎周径和长度、疲软不够且价格昂贵,目前已停产;两件套支撑体主要用于因水囊放置困难等导致无法接受三件套支撑体植入者。但是,两件套支撑体储水容量有限,对于阴茎较长或比较粗大的病人不能提供满意的硬度,而对小阴茎其压缩又比较困难;可膨胀性三件套支撑体具有勃起过程接近生理,可人为控制,勃起时最佳硬度,疲软时最佳松弛,隐蔽性高的优点。因此,目前推荐所有拟行阴茎支撑体植入的患者均应首先考虑使用可膨胀性三件套支撑体。但是,三件套支撑体机械故障较高,植入手术较复杂,且价格较高。目前,支撑体植入手术已成为AUA推荐的治疗ED的外科方法。

【适应证】

1. 重度器质性ED患者,包括阴茎硬结症、阴茎海绵体纤维化、根治性前列腺切除术后、脊髓损伤导致的ED患者。

2. 经其他各种方法治疗无效的ED患者。

【禁忌证】

1. 全身性或局部性化脓性感染疾病。

2. 严重的出血性疾病或、心、肝肾功能不全。

3. 重度精神心理性疾病。

4. 同性恋者。

【术前准备】

1. 术前3日开始每天用肥皂清洗腹部及阴部。

2. 术前静脉使用抗生素，并准备万古霉素(400mg/支)、庆大霉素(8万U/支)各10支，罂粟碱30mg，术中用。

3. 截瘫或长期留置导尿管者，术前用抗生素溶液冲洗膀胱及尿道。

4. 糖尿病患者术前控制血糖于正常水平。

5. 术前剔除阴毛，留置气囊导尿管，并准备不同型号的支撑体，以供术中选用。

【操作要点】

可膨胀性支撑体植入术(implantation of inflatable penile prostheses)：

1. 阴茎海绵体内注射罂粟碱30mg，配置抗生素溶液。

2. 留置气囊导尿管，向腹侧牵引阴茎，取阴茎根部腹侧正中切口，长3～4cm。

3. 分离浅、深筋膜，暴露一侧阴茎海绵体，向对侧牵开尿道海绵体。

4. 在每侧阴茎海绵体白膜上纵行用2-0可吸收线水平褥式留置2排固定线，每排3根(针)。在两排固定线间纵向切开白膜。

5. 用海绵体扩张器扩张阴茎海绵体腔并用抗生素溶液冲洗。

6. 选择适当型号和规格的支撑体并将其安放进扩张好的海绵体内。

7. 分离膀胱前间隙，并安放储液囊于适当位置。

8. 分离阴囊前壁肉膜下适当间隙，安放液泵阀。

9. 连接相应导管并冲洗接头处。

10. 进行充盈试验，确保支撑体功能正常。

11. 阴囊内留置负压引流管。

12. 分层关闭切口。

【难点及注意事项】

1. 严格消毒,支撑体与外科手术器械分开放置。

2. 支撑体大小、长度应适度。支撑体管道应通畅,防止扭曲。缝合时应避免刺破支撑体。

3. 关闭切口前应反复测试支撑体。

【并发症】

1. 海绵体纵隔交叉穿孔,导致术中支撑体安放困难,术后阴茎勃起疼痛和阴茎扭曲或弯曲畸形。

2. 海绵体白膜穿孔,特别是远端穿孔可造成支撑体移位、伴发感染或糜烂,阴茎头支持不全或成角畸形。

3. 尿道损伤,较少见。

4. 伤口感染,可使手术完全失败,必须再次手术取出支撑体。

5. 糜烂,指圆柱体从海绵体近端或远端穿出,常合并感染。

6. 支撑体长度不当,可致疼痛、阴茎头塌陷畸形、皮肤坏死、穿透尿道等。

7. 可膨胀性支撑体机械失灵。

【术后处理】

1. 术后 24 小时支撑体维持半充盈状态,并加压包扎以压迫止血。

2. 术后 1 周将阴茎头朝向患者头部,以期将来勃起后更自然。

3. 术后给予抗生素;尿管及引流管 24 小时内拔除。

4. 术后 1 周切口愈合后,每天温水坐浴 2 ~3 次,并进行膨胀试验,练习支撑体使用,嘱患者将支撑体泵向远离阴茎方向轻柔推动,使其处于下垂位置。

5. 术后 5 ~6 周方可尝试性交。

(刘继红)

第三十四章　阴囊及其内容物手术

一、睾丸活检术

睾丸活检术(biopsy of testis)是一种诊断睾丸疾病的方法。因细针穿刺抽吸只能取得很少的组织细胞,使检查结果不很确切。切取一小块睾丸组织做病理检查,可获可靠的病理诊断。

【适应证】

1. 不育症患者需了解睾丸的生精功能。
2. 睾丸有不明原因的肿大或硬结。
3. 无精症病人行人工辅助生殖,不能通过附睾获取精子时。

【禁忌证】

高度怀疑为精原细胞瘤的病例应及早施行睾丸切除术,不宜做开放性睾丸活检术。

【术前准备】

1. 不育症患者的精液检查未发现精子,睾丸发育不良者测定血清睾酮、LH、FSH 值,精路梗阻者做精路造影检查。
2. 取出的睾丸组织标本用 Bouin 液固定,而不使用甲醛溶液固定。

【操作要点】

1. 局部浸润麻醉。
2. 阴囊皮肤选择无血管区做小切口,切开鞘膜显露睾丸表面。
3. 用尖刀切取小块睾丸组织。
4. 用 1 号丝线间断缝合睾丸切口及阴囊壁。

【难点及注意事项】

1. 术者用手指顶起和固定睾丸，以利切取睾丸组织的手术操作。

2. 如发现创口有出血，须仔细止血，防止形成阴囊血肿。

3. 一般创口内不放引流物，阴囊壁切口用数针缝合关闭。

二、睾丸切除术

睾丸切除术(orchiectomy)可用于多种情况，如睾丸恶性肿瘤、睾丸严重创伤及前列腺癌的内分泌辅助治疗等。前列腺癌患者有要求保持睾丸外形者，可采用包膜内睾丸实质摘除。

【适应证】

1. 睾丸、附睾或精索恶性肿瘤。

2. 结核病变广泛破坏附睾及睾丸。

3. 精索扭转已证实睾丸坏死。

4. 睾丸及阴囊严重创伤，已无法修复者。

5. 前列腺癌患者施行双侧睾丸切除，进行内分泌治疗。

6. 成人单侧高位隐睾。

7. 前列腺增生症症状较重需要手术治疗，限于身体一般情况欠佳不能耐受前列腺手术。

【术前准备】

1. 睾丸肿瘤患者术前检查确定肿瘤侵犯精索的范围。

2. 附睾、睾丸结核术前使用抗结核药物1～2周。

【操作要点】

1. 局部浸润麻醉或腰麻。

2. 腹股沟皮下至阴囊上方做切口，如为肿瘤患者，应向上切开腹外斜肌腱膜，直至内环处。

3. 用手指游离和提起精索，将睾丸提出切口，剪断睾丸引带，钳夹精索。

4. 切断精索，连同睾丸一并摘除，精索近端用粗丝线贯穿缝合一道，结扎一道。

5. 如做包膜内睾丸实质摘除者，在睾丸包膜做一小切口,用刀刮除包膜囊下的睾丸实质,再用丝线间断缝合脏层鞘膜。

6. 阴囊底部做一小切口置入橡皮引流片。

【注意事项】

1. 精原细胞瘤及睾丸切除时,应高位切断精索,同时清除精索周围的淋巴结。

2. 精索扭转患者,术中须用温盐水纱布覆盖睾丸,观察精索复位后的恢复情况,确定睾丸已坏死才予以切除。

【并发症及处理】

1. 出血:精索近端必须缝扎和结扎各一道,防止结扎线滑脱,发生大出血。

2. 阴囊血肿:阴囊切口关闭前应仔细止血,并留置橡皮引流片。术毕加压包扎阴囊及会阴部,防止形成阴囊血肿。

三、睾丸下降固定术

一侧或两侧睾丸未降入阴囊,停留在下降途中任何部位者称隐睾。隐睾多位于腹股沟,有少数位于腹膜后或会阴部。睾丸下降不全的原因可能与内分泌有关,也可能由于精索血管或输精管过短,妨碍睾丸下降。睾丸下降固定术就是游离精索将睾丸送入阴囊,并将其固定。

【适应证】

1. 隐睾儿童:患双侧隐睾儿童,出生 6 个月时使用绒毛膜促性腺激素 1 个疗程,如睾丸不下降,需施行睾丸下降固定术;患单侧隐睾的儿童,应尽早施行睾丸下降固定术。

2. 游走睾丸,异位睾丸,估计游离后能将睾丸送入阴囊者。

【禁忌证】

精索太短,睾丸高度萎缩。患者年龄较大,而对侧睾丸正常,为防止睾丸恶性变,应施行睾丸切除术。

【术前准备】

1. 腹膜后隐睾,用 B 超探测睾丸部位。

2. 肥皂水洗涤外阴部。

【操作要点】

1. 幼儿用全身麻醉，较大儿童可用椎管内阻滞麻醉。

2. 沿腹股沟韧带上方做斜切口，切开腹外斜肌筋膜至腹股沟外环，敞开腹股沟管。

3. 找到睾丸和精索，分离睾丸下方，钳夹和切断睾丸引带。如疝囊存在，应分离至疝囊颈，高位结扎和切断。

4. 必要时可切开内环处腹肌，使精索血管松解和延长。

5. 用手指在阴囊内分离，形成一可放置睾丸的囊腔。

6. 在阴囊下方做小切口，插入血管钳夹住睾丸引带，将睾丸拉入阴囊。

7. 用粗丝线缝合睾丸引带一针，缝线自切口引出阴囊外，可连接橡皮条固定于大腿内侧，使睾丸向下牵引和固定。

【难点及注意事项】

1. 如腹股沟管内找不到异位的隐睾，可打开疝囊或切开内环的腹膜，在腹腔后壁进行探查。在切开内环腹膜时要防止损伤内侧的腹壁下动脉。

2. 在腹股沟管内探查时发现的索状物，有较大血管者为精索，以结缔组织为主者多为睾丸引带。

3. 分离腹股沟管组织，切开疝囊时应注意可能误伤内侧的膀胱。

4. 隐睾下降至阴囊要使精索充分游离和松解，避免有张力。一般在阴囊开口处缝合一针固定精索，并使阴囊开口缩小，防止睾丸回缩。

5. 睾丸送入阴囊后，可将睾丸引带与阴囊底的皮肤和内膜缝合，固定效果较好，部分病例不再需用自阴囊引出牵引线固定睾丸的方法。

【并发症及处理】

1. 术中广泛游离精索或精索向下牵拉张力过大，术后可引起睾丸缺血萎缩。因而术中须将精索游离至足够长度，并注意保护血管。

2. 睾丸送入阴囊时，注意勿使精索扭曲，防止血管蒂受压。

3. 术后患侧大腿应保持伸直，因弯曲时牵引线即放松，睾丸易回缩,牵引线一般于手术后1～2周拆除。

（陈志强）

四、睾丸假体移植术

睾丸缺失后无疑会引起男性的心理障碍,这种障碍必须用某种方法来消除。睾丸假体置入后对男性正常的社交、性心理、性活动都会产生良好的效果。单侧睾丸缺失后,置入假体后效果较好,若双侧缺失,在假体置入后,仍要使用雄激素。

【适应证】

隐睾症引起的睾丸萎缩或发育不全、医源性睾丸萎缩、单睾症、外伤性睾丸不可逆损害、两性畸形、改变性别的手术,各种原因行睾丸切除术者。

【术前准备】

与一般阴囊手术相同。

【操作要点】

腹股沟阴囊联合垂直切口,长6cm左右。切开后用手指从切口伸入阴囊内行钝性扩张,将阴囊底从切口翻出,将假体环与肉膜缝合,但必须保证缝针不穿通皮肤,假体即位于阴囊底部。然后将阴囊袋颈部缝合缩窄,防止假体上移。最后缝合各层。

【难点及注意事项】

主要注意选择大小适宜的假体,固定假体时勿将其损伤。

【并发症及处理】

1. 切口裂开:应将假体置入处与切口错位缝合。

2. 阴囊血肿、感染:预防方法是良好的外科技术及使用有效抗生素。

五、自体睾丸移植术

少数患有隐睾的病人,由于精索血管太短,采用常规方法不能将睾丸下降固定在阴囊内，而需要采用显微外科技术行自体睾丸移植。

【适应证】

高位隐睾不能行睾丸下降固定者、外伤性或医源性损伤精索血管而无法行血管修补者。

【术前准备】

手术范围皮肤准备，以及配备显微手术所需的器械。

【操作要点】

1. 取患侧腹股沟斜切口，上端超过内环口。

2. 分层切开，推开腹膜后仔细寻找睾丸，尤其要注意内环口、髂窝、肾下极等处有无睾丸。

3. 尽可能向上分离精索，在精索血管起始部分离出精索内动、静脉，于腹主动脉、下腔静脉处分别切断。

4. 于腹直肌与腹膜之间找出腹壁下动、静脉，充分游离至所需长度切断，远心端结扎，近心端用微血管夹夹住。

5. 切下睾丸，近附睾精索血管用微血管夹夹住，远端结扎。

6. 利用手术显微镜将精索内动、静脉分别与腹壁下动、静脉行端端吻合，吻合完毕，去除血管夹。

7. 充分游离输精管后，手指由切口伸入阴囊内行钝性扩张，然后将睾丸拉入阴囊内，放置引流片，缝合手术切口。

【难点及注意事项】

游离精索要充分，勿损伤及扭曲血管。

【并发症及处理】

阴囊皮肤发生水肿时，要抬高阴囊，局部用红外线灯光照射，必要时穿刺或切开减压。伤口渗血，停用扩管药物后渗血即可停止。

（杨为民）

六、附睾切除术

根据附睾病变性质行附睾切除术，这种手术虽较小，但应严格掌握适应证,不应轻易将附睾切除,特别要注意对侧附睾有无病变。必要时手术前应检查精液常规。

【适应证】

1. 附睾结核,经抗结核药物治疗效果不理想者。

2. 反复发作的慢性附睾炎,症状显著,而无再生育要求者。

3. 附睾肿瘤,多数系良性。

【术前准备】

1. 附睾结核患者术前使用抗结核药物治疗2周。

2. 慢性附睾炎需使用抗菌药物控制感染。

【操作要点】

1. 局麻或骶管麻醉。

2. 将睾丸挤向前方,绷紧阴囊,选择皮肤血管较少处做直切口。如果是由于附睾结核行附睾切除术,切开则需要向上延伸至腹股沟管外环,以便手术早期结扎输精管并行输精管远端切除。

3. 切开睾丸鞘膜,显露附睾和睾丸。

4. 从附睾头向下自睾丸表面切开和剥离附睾体、尾部,直至切除附睾,包括窦道及其开口。

5. 切开覆盖精索的筋膜,高位结扎和切断输精管,防止损伤邻近的精索血管。

6. 用细线间断缝合剥去附睾后形成的睾丸创面。

7. 睾丸送回阴囊内,放置橡皮引流片一根,分层缝合阴囊切口。

【难点及注意事项】

1. 附睾炎性病变粘连紧密者,可在附睾的脏层鞘膜下剥离,防止损伤周围组织。

2. 附睾尾部的结核病灶常包含干酪样物质和脓液,应在白膜外找到正确的剥离面。

3. 附睾肿瘤疑为恶性者,应切取组织做冰冻切片病检,以明确病变性质,决定是否需行高位精索切断和睾丸切除。腹膜后淋巴结清扫术一般于手术后再酌情确定二期手术的时间。

【并发症及处理】

1. 睾丸血供受损：这是由于剥离输精管时损伤了精索血管。一旦血管被切断，应争取做血管吻合，避免轻率切除睾丸。

2. 阴囊血肿：术中应仔细止血放置橡皮引流片，于术后 24 小时拔除，阴囊和会阴部加压包扎。

3. 伤口感染：根据病变性质使用抗生素或抗结核药物。

七、输精管吻合术

输精管结扎术后因各种原因需重新吻合接通者，应具备有关部门的证明，并须向受术者说明由于输精管吻合可能重新瘢痕形成，使吻合口不通畅，以及输精管结扎后可能产生抗精子抗体，均可影响吻合术后生育的恢复。

【适应证】

1. 输精管结扎术后，原子女残疾或死亡，需再次生育者。
2. 结扎术后发生严重并发症，经各种治疗不能奏效。
3. 阴囊内容物手术时意外损伤输精管。

【禁忌证】

1. 局部有窦道、脓肿与感染病灶。
2. 有阴囊皮肤病。

【术前准备】

1. 肥皂水清洗外阴部，剃除阴毛。
2. 5% 活力碘消毒。
3. 局部有炎症或伴有前列腺炎，使用抗生素控制感染。

【操作要点】

1. 局部浸润麻醉。

2. 在手术瘢痕处切开阴囊，分离和切除原结扎形成的结节。

3. 游离两侧输精管残端，用磨平针头探查管腔是否通畅。

4. 用针头引入一根细尼龙丝或尼龙管作为支撑物，经输精管腔通过两断端，其尾端在近睾侧穿过输精管和阴囊壁引出体外。

5. 输精管两断端用5-0丝线间断缝合,一般缝合6~8针。

6. 仔细止血后,缝合输精管周围包膜,送回输精管,缝合阴囊壁。

【难点及注意事项】

1. 为了使吻合口的瘢痕尽量减少,提高再通率,亦可用显微外科手术,用9-0尼龙线将输精管断端进行全层缝合。

2. 原结扎区有较多瘢痕组织,清除后造成输精管长段缺损。将两断端拉拢缝合时,应带住周边的鞘膜,以减少吻合口的张力。

3. 输精管腔内的支撑物对保证吻合口的通畅至关重要,应在缝合皮肤时将尼龙丝妥为固定,防止术后早期滑脱。

4. 应注意输精管断端管腔是否通畅,如被瘢痕封闭,尚需切除管腔不通的一段输精管。近睾侧应观察有无精液自断端流出,必要时涂片镜检有无精子。

【并发症及处理】

1. 出血:术中应仔细止血,防止局部积血,影响吻合口的通畅。

2. 感染:对原结扎部位有炎症的病例,应使用抗生素防止和控制局部的炎性病灶。

3. 管腔支撑物于术后7~12天拔除,防止早期滑脱,影响吻合口的通畅。

(曾晓勇 叶章群)

八、输精管附睾吻合术

【适应证】

1. 输精管或附睾尾部炎性梗阻。

2. 输精管结扎术后。

【禁忌证】

阴囊皮肤有急性或慢性炎症、淋巴水肿或其他妨碍手术的皮肤病者,应治愈后再手术。

【术前准备】

术前备皮后，用肥皂温水清洗会阴部。

【操作要点】

手术取平卧位，局麻或骶管麻醉。在附睾阻塞部位上方附睾包膜做长 5mm 切口，显露附睾管。用显微手术刀纵行切开其一小管壁。常可见大量分泌物溢出，证实精子阳性后，用 8-0 尼龙线 4 针缝合输精管黏膜和附睾管边缘。用 8-0 尼龙线缝合输精管肌层和附睾被膜切缘。附睾复位。

【术后处理】

1. 术后卧床休息 48 小时。
2. 使用阴囊托 7～14 天。
3. 术后 21 天内避免性生活、体力劳动或剧烈运动。
4. 酌情使用广谱抗生素。
5. 口服己烯雌酚 3mg，每晚 1 次，以抑制性冲动。
6. 术后 21～30 天做首次精液检查，并在 1 年内定期复查。

（李家贵　陈　忠）

九、输精管结扎术

计划生育是我国的基本国策，输精管结扎术是一种很好的绝育方法，虽然简单易行，技术难度不高，但必须高度重视，严防出现并发症。为不影响计划生育工作的开展，术前应做好宣传解释工作，打消受术者的思想顾虑，自愿接受这种手术。

【适应证】

1. 已婚男性要求做绝育者。
2. 因某些遗传病不宜生育者。
3. 有绝育要求，于腹股沟疝、精索静脉曲张或睾丸鞘膜积液手术时，可同时行输精管结扎术。
4. 一侧附睾结核病情严重者，为防止对侧附睾感染结核，可结扎对侧输精管。

【禁忌证】

无永久性的绝对禁忌证，以下情况大部分可在良好的术前心理沟通或治疗后进行手术。

1. 有出血素质、严重神经官能症、精神病者。

2. 全身性感染、泌尿生殖道感染、阴囊局部皮肤炎症者。

3. 伴有勃起功能障碍或其他性功能障碍者应慎重考虑手术。

【术前准备】

1. 剃除阴毛，清洗外阴部。

2. 手术室保暖，使阴囊皮肤松弛，以利于手术操作。

3. 1‰苯扎溴铵溶液浸洗外阴部5分钟，或用5%活力碘消毒。

【操作要点】

1. 局部浸润麻醉。

2. 左手将输精管固定于阴囊皮下，选择皮肤无血管区用尖刀做小切口。

3. 用蚊式钳分离输精管，将输精管提至切口外。

4. 沿输精管被膜纵行切开一小切口，用蚊式钳将输精管从被膜中提起，4号丝线结扎输精管近睾端。

5. 穿刺输精管，向远睾端输精管腔注入0.5%～1%普鲁卡因或维生素C溶液3ml，杀灭精囊内精子。

6. 结扎输精管远睾端，切除约1cm长输精管。

7. 观察局部无出血后放回输精管，对合皮肤，皮肤可不缝合。

【难点及注意事项】

1. 切开输精管被膜，将输精管提至被膜外再行结扎，避免损伤被膜周围的血管和神经。

2. 输精管用1号丝线结扎，出血点用2-0丝线结扎，线头剪短，尽量减少创口内的异物。

3. 输精管结扎时应松紧适度，以免结扎线滑脱或割裂管壁。

4. 术后1个月内避免性生活，排精4～5次后方可中止避孕措施。

【并发症及处理】

1. 出血：创口仔细止血，术毕用手指紧捏手术区数分钟，防止发生血肿。

2. 感染:如有感染征象,应及早应用抗生素治疗。

3. 精液肉芽肿:近睾端流出的精液淤积在创口内,机化后形成肿块,或合并感染,形成炎性结节,迁延不愈。应将近睾端输精管妥为结扎,并使用抗生素药物控制感染。

4. 痛性结节:结扎区形成炎性结节,疼痛不止。术中损伤输精管被膜神经,也可引起术后疼痛。手术时被膜不要分离过广,尽量避免被膜大束结扎而涉及神经。

5. 精路再通:为防止术后两断端重新连通,应将输精管结扎和切除一段后,将远睾端输精管反折后加扎一道,或将其缝合包埋至精索筋膜里面。

6. 附睾淤积:常见于近附睾端结扎者,术后半年以上附睾持续肿胀、压痛,酸胀不适,可采用:① 0.25% 普鲁卡因局部封闭;②超短波或红外线理疗;③活血化瘀中药内服;④对久治不愈者,可考虑做附睾切除术或经计划生育机关审批后慎行输精管吻合术。

十、睾丸鞘膜积液手术

鞘膜囊内积聚的液体增多而形成囊肿者,称为鞘膜积液。除先天性因素外,也可因损伤、寄生虫及附睾、睾丸的感染或肿瘤引起。本病分睾丸鞘膜积液、精索鞘膜囊肿、睾丸和精索鞘膜积液(婴儿型)、交通性鞘膜积液(先天性)四种,以睾丸鞘膜积液最常见。

【适应证】

婴儿或成人轻度睾丸鞘膜积液,无须手术处理。积液量多,体积大伴症状明显者,应施行睾丸鞘膜翻转术。

【禁忌证】

1. 炎症引起的鞘膜积液,不宜在急性期进行手术。

2. 肿瘤引起的鞘膜积液,须查清肿瘤的性质,浸润和转移程度。

【术前准备】

剃除阴毛,清洗外阴部。

【操作要点】

1. 局部浸润麻醉或硬膜外麻醉。

2. 绷紧阴囊皮肤，在阴囊无血管区做直切口。

3. 钝性分离阴囊提睾肌和鞘膜。

4. 挤出球形积液囊，纵行切开积液壁，吸除积液。

5. 与睾丸保持一定距离剪除多余鞘膜。

6. 鞘膜切缘和分离的创面仔细止血，用2-0丝线连续缝合鞘膜边缘，使止血更彻底。

7. 将鞘膜翻至睾丸背后，用丝线间断缝合数针固定。

8. 创口放置橡皮引流片，分层缝合阴囊切口。

【难点及注意事项】

1. 切开鞘膜囊时注意囊内液体的性质，混浊液体送检验。

2. 交通性睾丸鞘膜积液或合并腹股沟疝者，须沿鞘突或疝囊分离至腹股沟管内环，高位结扎和切断。有腹股沟疝者尚需修补腹壁。

3. 分离和翻转鞘膜过程中，必须细致止血，防止血肿。

【并发症及处理】

1. 阴囊血肿：除术中仔细止血外，术毕置引流物，阴囊和会阴部加压包扎。

2. 精索损伤：游离鞘膜时须防止损伤精索。

3. 睾丸萎缩：翻转缝合时，精索部鞘膜不要缝合过紧，以免影响睾丸的血液循环。

4. 感染：术后抬高阴囊，防止阴囊胀肿，使用抗生素，防止感染。

十一、精索静脉曲张手术

精索静脉曲张是指精索的蔓状静脉丛因各种原因引起回流不畅或静脉瓣不全导致静脉回流，使局部静脉异常扩张、伸长和迂曲，阴囊内形成血管性团块，是男性青壮年的常见疾病，以左侧发病为多。本病可分为两大类：①原发性精索静脉曲张，主要原因是精索静脉的静脉瓣膜不健全，周围结缔组织支持力量薄弱,左侧精索静脉呈直角流入肾静脉,左侧精索静脉位于乙状结肠后面等。②继发性精索静脉曲张,是肾脏或腹膜后肿瘤压迫血管造成。本病可引起阴囊部坠胀疼痛,曲张静脉形成蚯蚓状静脉团。部分精索静脉曲张可导致不育症。

【适应证】

症状严重或经非手术治疗症状不缓解者应行手术治疗,曲张明显者或合并不育者,亦应行手术治疗。疑为肾脏或腹膜后肿瘤压迫血管引起的继发性精索静脉曲张,不能单纯做曲张静脉的手术,必须查明上面的情况,及时处理肿瘤。

【术前准备】

1. 右侧精索静脉曲张应检查右肾有无病变及排除继发性精索静脉曲张。

2. 体检时注意有无腹股沟疝或睾丸鞘膜积液。

3. 查精液常规。左侧精索静脉曲张观察对侧精索血管有无异常。

4. 外阴部用肥皂水清洗。

【操作要点】

(一) 经腹股沟途径

1. 腹股沟上方做斜切口。

2. 切开腹外斜肌腱膜、提睾肌,打开腹股沟管,游离精索静脉丛。

3. 提起曲张的精索静脉一段,两端结扎,其间的静脉丛切除。结扎和切断曲张静脉时要防止损伤输精管和睾丸动脉。

4. 缝合腹横肌和腹外斜肌腱膜,使外环形成仅可容小指的通道,再缝合皮肤。

(二) 经髂窝途径

1. 在相当于内环外上方的腹壁做3~5cm长斜切口。

2. 切开腹外斜肌腱膜,钝性分离腹内斜肌和腹横肌,切开腹横筋膜。

3. 将腹膜推向内侧,显露精索血管。

4. 分离、结扎和切断精索静脉,精索动脉尽量保留,但分离困难时可将动、静脉一并结扎和切断。

（三）腹腔镜

1. 制造气腹，从腹股沟内环上方距输精管分支 1 ~ 2cm 处，在髂腰肌上的精索内静脉上方切开后腹膜。

2. 分离粘连在后腹膜的乙状结肠。

3. 继续从髂腰肌上分离精索内静脉。

4. 结扎、切断精索静脉。

（四）显微镜

外环下方切口，术中于显微镜下保留动脉和淋巴管，仅结扎、切断静脉，包括精索内静脉、提睾肌静脉、输精管静脉及睾丸引带静脉。

【难点及注意事项】

1. 保存精索动脉时应从血管束中分离出动脉，用血管夹或者丝线只结扎、切断静脉。血管不太粗时可用激光凝固切断。不保存精索动脉时，应切断精索内全部血管。

2. 精索动、静脉分离困难时，可将其一并结扎。因尚有睾丸动脉、输精管动脉和提睾肌动脉供应睾丸血流，即使精索内动脉被结扎，也不会发生睾丸萎缩。

3. 术中注意保护髂腹下和髂腹股沟神经不被损伤，否则术后易发生腹股沟疝或切口疝。

【并发症及处理】

1. 出血：在腹股沟外环口或阴囊处理病变严重的曲张静脉，应仔细分离血管，近侧静脉断端双重结扎或加贯穿缝合，防止结扎线滑脱引起大出血。

2. 阴囊坠胀：术后 3 天开始下床活动，根据具体情况应用阴囊吊带。

3. 术后精液常规恢复不理想，应注意对侧精索静脉有无曲张病变。

十二、阴囊成形术

阴囊皮肤具有较大的伸缩性及丰富的血供，再生力强，即使损伤去掉 50% ，仅残余少量有活力的阴囊皮肤，仍可修补缝合，而不需行皮肤移植，剥脱的区域仍能最终被生长出的新皮肤所覆盖。

【适应证】

1. 阴囊明显增大，妨碍日常工作和生活，需切除过多的阴囊皮肤行阴囊成形术。如先天性阴茎阴囊转位、阴囊巨大象皮肿等。

2. 阴囊皮肤缺损，需用皮瓣移植，做阴囊成形术。如阴囊外伤皮肤撕脱、阴囊大片坏疽、先天性阴囊不发育或缺如、先天性两性畸形患者要求选择男性，行阴囊再造者等。

【术前准备】

1. 急诊手术：视受伤情况补充液体和抗休克，备皮，用盐水纱垫予以包裹，保护好睾丸。

2. 择期手术

（1）术前 3 天，每天用高锰酸钾或洁尔阴溶液洗涤会阴部和阴囊皮肤，若要植皮者，还需准备大腿内侧皮肤。刮除阴毛。

（2）术前晚做清洁灌肠。

（3）术前使用抗生素 2～3 天，预防感染。

【操作要点】

1. 采用腰麻或硬膜外麻醉，截石位，留置导尿管。

2. 切除过多阴囊皮肤的成形术

（1）根据阴囊大小的范围，设计手术切口。先从两腹股沟外环的下方开始，弯向前下方，向后绕过阴囊后方，于阴囊中缝处与对侧切口会合，再从阴囊前侧，将切口由上端向下内延长，于阴茎根部腹侧附近的中缝处与对侧切口汇合。

（2）在两侧皮瓣下做潜行游离，保护好精索、睾丸，切除病变的阴囊皮肤组织。

（3）缝合两侧皮瓣，形成新的阴囊，以容纳睾丸。伤口内置橡皮片引流。

3. 需皮瓣移植的阴囊成形术

（1）大腿内侧靠近阴囊切口处做带蒂的“U”形皮瓣，皮瓣的大小依阴囊的创面而设定，取全厚层皮并带有浅筋膜。

(2) 将游离好的皮瓣内旋,上端缝合于阴茎根部皮缘,下端与会阴部皮缘缝合,中部与对侧皮瓣中部缝合,形成新的阴囊。

(3) 缝合大腿内侧取游离皮瓣的创面。

【术后处理】

1. 托高阴囊,以免阴囊水肿、下垂。

2. 饮半流质少渣饮食。

3. 服阿片酊或其他抑制排便的药物 4~5 天,预防伤口感染。

4. 使用抗生素,预防感染。如果因丝虫病所致,还应加用抗丝虫药物治疗。

5. 使用镇静剂和雌性激素药物。

6. 术后 2~3 天拔除引流管。10~12 天拆除缝合线。

7. 如果是转移带蒂皮瓣,可在 3 周后创面愈合良好后,再将皮瓣蒂部离断。

【并发症及处理】

1. 皮瓣下血肿:可因凝血机制欠佳,或术中止血不彻底而形成血肿。加用调整止血药物,保持橡皮引流管通畅和彻底。如发生血肿,应及时拆开伤口,清除血肿。

2. 皮瓣坏死:皮瓣过小或蒂部太窄,造成皮瓣张力过大或皮瓣扭转角度过大,使远端血液供应不足,或者手术中损伤供养血管,或缝合时张力过大或有血肿使局部张力过高,压迫血管引起血运障碍,发生坏死。

3. 皮瓣感染:血运障碍或皮瓣下血肿时易发生感染。因此,术前应彻底清创,放置引流,合理使用抗生素。如果发生感染,应及时拆开缝线,敞开伤口,充分引流。

(王 涛 陈 忠 李龙承)

十三、人工精液池成形术

由于先天或后天等病因造成输精管缺如,而又坚持渴望要求生育者。可采用人工精液池成形术，通过穿刺精液池储囊，反复抽吸精液后做人工授精，以达到生育的目的。

【适应证】

先天性或后天性输精管缺如，而睾丸生精功能正常者。

【术前准备】

1. 测定性激素：血清 FSH、LH、T、PRL。

2. 测定生精功能：双侧睾丸穿刺活检。

3. 用清水和肥皂清洁外阴部，包皮应翻转洗净包皮垢。用手展平阴囊皮肤，刮除阴毛，避免刮破皮肤，发生感染。

【操作要点】

1. 局麻或者腰麻。平卧位。

2. 阴囊皮肤做纵行或横行切口，切开各层组织达睾丸鞘膜壁层。将附睾尾部充分暴露后纵行切开，打开附睾管，取出溢出的附睾管液涂片，在显微镜下检查有无活动精子。确定有精子后，延长附睾切口 0.5cm，将切口缘充分止血后外翻，并固定在附睾尾部的两侧。

3. 游离一片 3cm×3cm 大小的壁层鞘膜，在紧靠附睾尾的壁、脏层转折处，将游离片向上翻转，包裹附睾尾部附睾管的开口。用 6-0 无损伤缝合线间断缝合在附睾尾部，使其形成一囊腔。

4. 在关闭囊腔前先放置一条细导管。关闭后用生理盐水反复冲洗，检查囊腔是否有渗漏。完毕后将保留的细导管固定在阴囊皮肤上，并逐层关闭阴囊切口。

【术后处理及并发症】

1. 术后为防止囊腔粘连，每天用生理盐水 3ml 加地塞米松 5mg 冲洗囊腔。5 天后拔除冲洗用的细导管。

2. 7 天后伤口拆线。

3. 术后预防感染、血肿，加用抗生素。

4. 以后精液池穿刺，应小心仔细，避免损伤、出血，或发生鞘膜积液。

（陈　忠　李龙承）

第三十五章 肠道在泌尿外科的应用

某些疾患可造成泌尿系统的梗阻或损伤,使管腔的连续性及完整性受到破坏,必须进行修补和重建,而肠道亦为管腔系统,有蠕动和排空能力。临床上将其作为一种替代方法来进行泌尿道的修复,是常用的手术方法。

一、回肠代输尿管术

肠道输尿管成形术,适用于输尿管损伤、狭窄和破坏,并且不能应用膀胱或肾盂瓣输尿管成形术者。

【适应证】

1. 广泛狭窄性输尿管炎。
2. 输尿管肿瘤,需广泛切除输尿管。
3. 先天性巨输尿管,做输尿管裁剪或输尿管膀胱连接处重建有困难,而肾功能尚可,适于部分或全部肠道代替输尿管。

【麻醉】

全麻或连续硬脊膜外麻醉。

【术前准备】

1. 心、肝、肾功能正常。
2. 控制尿路感染。
3. 术前做常规肠道准备。
4. 备血 600 ~ 900ml。

【手术要点】

以经腹左侧切口行回肠代全输尿管为例,做左腹直肌切口达腹腔,在回盲部末端约 10cm 处,取 25cm 长段回肠代全输尿管,要求保留两条动脉弓,腹腔内回肠做端端吻合恢复其连续性。将带系膜游离小肠通过左结肠系膜拉出至腹膜后，注意回肠系膜尽量游离直达根部，保持最大活动度，穿过结肠系膜要在最低位，以便拉出回肠两端与肾盂、膀胱吻合无张力，回肠近端与肾盂做端对端吻合，回肠远端与膀胱吻合，必要时可做膀胱造瘘将全部回肠代输尿管置腹膜后，关闭结肠系膜裂孔，腹膜外放置引流管，依次缝合切口。

【术后并发症】

1. 取回肠段长度应小于30cm，由于小肠大量吸收易引起水、电解质紊乱。

2. 小肠大量黏液分泌，引起排尿困难。膀胱回肠反流引起尿路感染可加重肾功能损害。

【术后处理】

1. 注意水、电解质平衡及全身支持疗法。

2. 2.5% $NaHCO_3$ 溶液冲洗膀胱。

3. 腹膜后及耻骨后引流管保持通畅。

4. 用抗生素控制感染。

5. 定期复查肾功能。

（周惜才　杨为民）

二、结肠膀胱扩大术

【适应证】

1. 结核性膀胱挛缩。

2. 非结核性严重的膀胱挛缩，如间质性膀胱炎。

3. 膀胱癌病变较广，经病理切片证明三角区及颈部无病变，需行膀胱大部切除。

【禁忌证】

有活动性结核病灶、尿道有狭窄、膀胱容量大于100ml以上者。

【术前准备】

一般性常规检查及肠道准备，皮肤准备和备血。

【操作要点】

1. 取下腹正中切口进入腹腔内，切取长16cm左右乙状结肠段。

2. 乙状结肠端端吻合，恢复其连续性。

3. 再切除膀胱顶部一半，乙状结肠袢远端与膀胱顶部做对端吻合。

4. 如果输尿管下段有狭窄、肾积水者，可切断输尿管，其近端植入结肠黏膜下隧道内，并包埋。

5. 肠袢近端缝合关闭。

【难点及注意事项】

本术式难度并不太大，主要是注意截取适当长度的乙状结肠，吻合不可过紧，防止狭窄。

【并发症及处理】

主要并发症是术后感染，术前及术后均需使用有效抗生素。

三、回肠膀胱术

【适应证】

同结肠膀胱扩大术。

【术前准备】

同结肠膀胱扩大术。

【操作要点】

1. 下腹正中延长切口进入腹腔，将双侧输尿管于近膀胱处切断插入输尿管导管备用。

2. 距回盲瓣15cm处切取长20cm的带系膜游离肠袢，恢复肠道连续性。

3. 在游离肠袢近端对系膜缘做两个小切口，分别与两侧输尿管直接吻合。

4. 缝闭肠袢的近端。

5. 右下腹做一切口，深达腹腔，将回肠膀胱远端由此拉出并固定之。

6. 缝闭腹腔切口。

【难点及注意事项】

注意缝合腹膜切开处,防止产生内疝导致肠梗阻。

【并发症及处理】

1. 腹壁造口狭窄:要定期扩张,必要时再次重建腹壁造口。

2. 肾盂肾炎:处理为充分引流及使用抗生素,症状严重者要进行手术治疗。

3. 局部性皮炎:处理为选用适当的集尿器,并可涂搽护肤软膏。

四、输尿管直肠、结肠直肠吻合术

【适应证】

1. 全膀胱切除术后。

2. 膀胱外翻、膀胱尿道阴道瘘或膀胱尿道广泛损伤无法修复。

3. 结核性挛缩膀胱伴尿道结核者。

【术前准备】

肠道准备,手术范围皮肤准备及备血。

【操作要点】

1. 距直肠前壁腹膜反折部 15 ~ 18cm 处切断乙状结肠,分离并保留系膜。

2. 近端与直肠做端侧吻合,缝闭结肠断面。

3. 靠近乙状结肠断面将双输尿管做黏膜下隧道式输尿管乙状结肠吻合。

4. 插入肛管,缝合腹部切口。

【难点及注意事项】

术前要注意病人必须具备:肾功能良好,肛门括约肌功能的完善及乙状结肠长度足够等三个基本条件。

【并发症及处理】

主要为感染,处理方法为术后充分的引流,保持支架管通畅,并使用足量抗生素。

五、直肠膀胱、乙状结肠腹壁造口术

【适应证】

同输尿管直肠、结肠直肠吻合术。

【术前准备】

同输尿管直肠、结肠直肠吻合术。

【操作要点】

1. 下腹正中切口进入腹腔,游离下段输尿管并切断,备用。

2. 于骶岬水平分离乙状结肠系膜,切断乙状结肠,丝线暂时缝闭乙状结肠近端。

3. 采用黏膜下隧道法行输尿管结肠吻合术。

4. 缝闭直肠膀胱断面。

5. 在左下腹做一皮肤切口,深达腹腔,将乙状结肠断拉出。

6. 拆除断端之临时缝合线并固定之。

7. 缝合腹壁切口。

【难点及注意事项】

1. 注意腹腔内乙状结肠不可太长而致盘曲。

2. 活动的乙状结肠与侧腹壁要缝合数针,不留空隙,以避免形成内疝。

3. 要保持输尿管导管及肛管的通畅。

【并发症及处理】

如果发生上述情况,可能需再次手术处理。

六、可控尿流改道术

【适应证】

同输尿管直肠、结肠直肠吻合术。

【术前准备】

同输尿管直肠、结肠直肠吻合术。

【操作要点】

介绍两种常用术式:

（一）结肠贮尿囊、回肠输出道术

1. 下腹正中切口进腹腔，近膀胱处切断输尿管，备用。

2. 全膀胱切除术后，取 20～40cm 盲升结肠和 6cm 末端回肠。

3. 分离肠袢后，将回肠近端与结肠远端做端端吻合，恢复肠道的连续性。

4. 沿前结肠系带纵行剪开盲升结肠全长的 3/4 左右。

5. 将双输尿管分别从结肠后壁外行隧道式与结肠黏膜吻合。

6. 将剪开的结肠瓣翻下，缝合成为贮尿囊。

7. 从末段回肠断端插入 12 号导尿管，距离回盲瓣 0.8cm 行肠系膜对侧间断折叠缝合达近侧断端，使内腔缩窄，并无泄漏。

8. 切除阑尾，并行盲肠造瘘，回肠断端由右下腹皮肤切口引出形成腹壁造口并固定，缝合切口。

（二）回结肠贮尿囊、阑尾输出道术

1. 取盲升结肠 12cm，末端回肠 24cm 做贮尿囊，分离肠袢后恢复肠道连续性。

2. 将末端回肠于肠系膜外侧缘纵向剖开，向下弯成 U 形，形成片状小肠瓣。

3. 离阑尾 5cm 处沿结肠系带剖开结肠前壁，至离阑尾 5cm 处转向左侧，横切盲肠壁达回盲瓣附近。

4. 于升结肠后壁做双输尿管结肠吻合，将小肠瓣与结肠创缘做缝合，形成贮尿囊，并造瘘。

5. 切去阑尾末端，并证实可插入 F10～12 号导尿管。

6. 环绕阑尾基底部切开盲肠浆肌层，将阑尾近端进行包埋，阑尾远端从右下腹皮肤切口引出并固定。

7. 安置引流物，缝合切口。

【难点及注意事项】

第一种术式要注意使输出道内腔缝合缩窄满意，并向腔内注水时无泄漏。第二种术式应尽量减少阑尾盲肠的张力，保持阑尾有良好的血液循环。

（杨为民）

第三十六章　泌尿外科的淋巴手术

一、髂腹股沟淋巴结清除术

【适应证】

1. 阴茎癌伴有腹股沟淋巴结肿大，经病理切片证实有转移。

2. 腹股沟内淋巴结证实有转移。

【麻醉】

腰麻或硬脊膜外麻醉。

【髂腹股沟淋巴结清除范围】

腹股沟淋巴结清除范围：上缘于脐与髂前上棘平面，下缘达股三角顶端，外界于髂前上棘内向下至缝匠肌内侧缘，内界在腹股沟韧带上前正中线旁3cm，腹股沟韧带下阔肌膜内缘，清除腹股沟区及股管内所有淋巴、脂肪组织。髂淋巴结清除范围包括：主动脉分叉以下盆筋膜、髂总动脉和髂外静脉鞘及周围的淋巴、脂肪组织。

【术前准备】

1. 治疗手术区和下肢感染。

2. 一般情况较差者备血300ml。

【手术要点】

自髂前上棘内侧2cm除做沿腹股沟平行切口至腹股沟韧带中点向下方距韧带6~8cm的股血管内侧处，切开皮肤、皮下组织及浅筋膜，将需切除组织从腹外斜肌腱膜表面做锐性分离，沿腹股沟清除浅淋巴结，在大隐静脉入股静脉处切断并双重结扎大隐静脉。沿卵圆窝清除大隐静脉周围淋巴、脂肪组织。在股三角内下方切开股动静脉鞘，清除股管淋巴结，至此，腹股沟浅淋巴结均被切除。再清除髂淋巴结，距髂前上棘2cm处切断腹股沟韧带，切开腹外斜肌腱膜、腹内斜肌、腹横肌筋膜，用拉钩将腹前壁及腹膜向上牵达髂总血管分叉处，切开髂总动静脉鞘，将盆腔内脂肪、淋巴组织整块剥离切除，勿损伤股生殖神经，逐步剥离至髂外静脉的下端内侧，腹股沟韧带下方，清除腹股沟深组淋巴结，将髂外静脉向前外侧牵开，显露耻骨梳韧带，沿闭孔内肌及髂内血管分别剥离血管表面及闭孔窝内脂肪、淋巴及疏松组织，向内止于提肛肌腱弓处，注意勿损伤闭孔神经和血管，整块切除已游离组织，以完成髂淋巴结清除的目的。缝合腹股沟韧带及腹肌，将缝匠肌向内侧移位，缝合于腹股沟韧带及阔肌膜并覆盖股血管，置橡皮片(管)引流，缝合切口。

【术后处理及注意事项】

1. 切口加压包扎和引流负压吸引。
2. 抗生素控制伤口感染。
3. 预防游离皮瓣血供障碍和伤口感染引起皮瓣坏死。
4. 预防股血管破裂大出血。
5. 下肢阴囊淋巴水肿一般1～2年内可恢复。

二、腹膜后淋巴结清除术

【适应证】

1. 睾丸胚胎癌及畸胎癌1～2期。
2. 精原细胞瘤含有胚胎癌、畸胎癌成分者。

【麻醉】

全麻或硬脊膜外麻醉。

【腹膜后淋巴结清除范围】

睾丸肿瘤淋巴转移途径是沿精索淋巴管达腹膜后，顺腰大肌上行，首先到肾蒂周围淋巴结和腹主动脉、下腔静脉前、旁间淋巴结，左右两侧淋巴管可互相交通，而后再侵犯主动脉、腔静脉后淋巴结，沿腰淋巴结转移到髂淋巴，故其清除范围上界为肾蒂上 2～3cm，下界为髂外血管上 1/2，对侧髂总血管上 1/2，两侧输尿管以内所有脂肪、淋巴组织整块切除。

【术前准备】

1. 术前常规肠道准备。

2. 术前留置导尿管和胃管。

3. 备血 600～1200ml。

【手术要点】

根据睾丸淋巴引流的特点，腹膜后淋巴结清除术的范围应包括同侧肾周围筋膜内所有淋巴脂肪和结缔组织，从肾蒂上 2cm，下达腹股沟内环，内侧部分的清除从肾蒂上 2cm 处开始，至主动脉及腔静脉外侧 1cm 宽的范围内，从上至下剥离，下达髂总血管和髂外血管的近侧 1/3，以及对侧髂总动脉分叉处。

做腹部正中切口，自剑突至耻骨联合上缘，切开腹膜，探查腹腔无实质性脏器转移，从右升结肠旁沟向上经肝曲达 Winslow 孔，向下沿小肠系膜根部切开，并切断 Treitz 韧带，将全部小肠移至腹腔外，充分显露腹膜后组织，再清除输尿管、腹主动脉、下腔静脉周围脂肪淋巴组织，清除后将主动脉、下腔静脉、输尿管复位，彻底止血，腹膜后放置负压引流管，缝合前、后腹膜与腹壁。

【术后处理】

1. 卧床休息 1 周。

2. 腹膜后引流管接负压引流瓶，如 24～48 小时后无液体流出，即可拔出引流管。

3. 用抗生素预防感染。

4. 淋巴结有转移，术后给予综合抗癌治疗。

【并发症及处理】

1. 出血，多发生在术后 24～48 小时内。

2. 切口裂开，发生在术后 7～10 天，由于病人全身情况差（低蛋白血症），伤口感染，腹内压突然增加引起，故术中需减张缝合，预防切口裂开。

3. 射精障碍发生率为 50%～75%，因切除腰部神经节所致。

4. 乳糜腹水,由乳糜池、胸导管破裂或淋巴管全干切断而未予结扎所致。

三、盆腔淋巴结清除术

【适应证】

前列腺癌、膀胱癌、阴茎癌及尿道癌。经淋巴管造影、CT、MRI 及病理切片检查证实有淋巴结转移者。

【麻醉】

全身麻醉及硬脊膜外麻醉。

【术前准备】

同原发病手术。

【盆腔淋巴清扫范围】

主要清扫闭孔组淋巴结,髂内、外动脉组淋巴结,偶尔需涉及骶前淋巴结、主动脉旁淋巴结。

【手术要点】

下腹正中切口或下腹斜切口,沿右侧髂血管切开血管鞘,分离其周围脂肪及淋巴结组,从腰大肌前分离,沿髂血管而下直达闭孔筋膜,小心分离,不要损伤闭孔神经。至此,髂外血管组、髂内血管组及闭孔淋巴结均被清除,用相同方法处理左侧。

四、肾蒂周围淋巴管结扎术和腰干淋巴管精索内(卵巢)静脉吻合术

【适应证】

1. 乳糜尿经药物及其他保守治疗无效者。
2. 长期乳糜凝块、乳糜血尿影响其生活与工作。

【麻醉】

硬脊膜外麻醉或全麻。

【术前准备】

术前定位乳糜尿来自哪一侧肾脏。

【手术要点】

经腰第11肋间切口切开各层肌肉，还有脂肪囊，游离肾脏，充分显露肾蒂，将肾蒂周围淋巴管及疏松组织从肾动脉、肾静脉周围分离，结扎、切断，并将肾盂输尿管上段疏松脂肪、淋巴管分别游离、结扎、切断，切断肾蒂周围所有组织，使肾脏仅与肾动、静脉和输尿管相连。在肾蒂内后下方和精索(卵巢)血管附近找到增粗淋巴管切断，其远心端与精索血管(卵巢)近心端做端对端吻合，分别结扎其另一侧断端，用7-0无损伤缝线将淋巴管与精索(卵巢)静脉做吻合，将肾固定至正常位置，依次缝合各层肌肉。

【术后处理】

1. 平卧休息7~14天。

2. 使用抗生素预防伤口感染。

3. 低脂肪饮食。

(周惜才)

五、腹股沟淋巴结大隐静脉吻合术

乳糜尿绝大部分是由丝虫病所引起。其手术治疗方法较多，腹股沟淋巴结与大隐静脉吻合术，方法简单、创伤小，值得推广。

【适应证】

1. 乳糜尿反复发作，病史较长，经保守治疗无效，引起营养不良。

2. 反复发生乳糜血尿，肾绞痛，或因血块、乳糜块堵塞，引起排尿困难，甚至发生尿潴留者。

3. 尿液乳糜试验呈阳性，术前确定或未能确定乳糜尿来源者。

【术前准备】

同一般腹股沟手术。

【操作要点及注意事项】

1. 取腹股沟斜切口,长 5~8cm。分离皮下脂肪组织,于切口内触及淋巴结后,仔细游离出淋巴结的一侧。注意只需游离小部分,过多游离会损伤进出淋巴结的淋巴管。

2. 在靠近淋巴结处游离出一支大隐静脉的分支,长 1~1.5cm。远心端切断、结扎,近心端用血管夹夹住,用肝素液冲洗血管腔。将末端剪成一斜面,并剪开管壁约 0.5cm(视淋巴结大小而定)。

3. 将游离的淋巴结一侧剪去一部分,用 5-0 或 7-0 尼龙线间断吻合血管和淋巴结,先缝合后壁,再缝合前壁,注意吻合后不应有张力。

4. 吻合完毕时向吻合口内注入肝素液,松开血管夹,检查吻合口有无血液及淋巴液漏出,静脉内是否有血栓。若无问题,吻合即完成。同法吻合 2~3 个淋巴结。

【并发症及处理】

该术式操作简单,创伤小,无并发症。术后卧床 1~2 周,适当取头低脚高位,以利血流回流。

(庄乾元　郭小林)

第三十七章　腔内泌尿外科手术

一、经尿道膀胱肿瘤电切术

对于膀胱肿瘤，既往多采用开放手术治疗。随着腔内泌尿外科的进展，我国许多医院已开展了经尿道膀胱肿瘤电切术（transurethral resection of the bladder tumors，TUR-Bt）。与开放性手术比较，这一手术具有手术时间短，痛苦少，术后恢复快，无肿瘤腹壁种植危险，可反复施行等优点。

【适应证】

1. 诊断性经尿道电切术获取病理标本明确病理诊断。
2. 非肌层浸润性膀胱癌（Ta、Tis、T1）。
3. 不能耐受根治性膀胱切除术的肌层浸润性膀胱癌患者的综合治疗。

【禁忌证】

1. 严重的心血管疾患。
2. 凝血机制明显异常。
3. 急性膀胱炎。
4. 脊柱或骨盆畸形不能平卧。
5. 尿道狭窄未治者。
6. 膀胱挛缩无法充盈。

【术前准备】

1. 了解患者的全身情况，对其同时伴有的心脑血管疾病、慢性肺部疾病、肾功能不全、糖尿病等做妥善治疗。
2. 凝血功能须基本正常，根据肿瘤的多少和大小备血。
3. 术前5天停用抗凝剂和血管扩张剂。

【设备】

设备主要包括电切镜和高频电发生器。根据患者尿道口径而选择不同类型和型号的切除镜。电切环使用后要更换，以保证能迅速切割和止血。冲洗液一般应用等渗的非电解质溶液如3%甘露醇液。如肿瘤不大，估计冲洗液应用不多，也可应用蒸馏水进行冲洗。

【操作要点】

1. 一般应用腰麻或硬膜外麻醉。个别单发的小肿瘤也可使用尿道黏膜麻醉。TUR-Bt时采用膀胱截石位，两下肢尽量分开。下肢应妥善固定，以免在发生闭孔神经反射时下肢突然收缩摆动发生意外。

2. 患者取截石位，皮肤、尿道消毒后置入电切镜，仔细观察膀胱肿瘤的大小、部位、活动度、有无瘤蒂。小的肿瘤（直径<2cm）一般基底部容易暴露，切除时应从基底部开始。一般采用顺行切除法（回拉式），即将电切环越过肿瘤，从远处向近处切割。对于基底较宽的膀胱肿瘤，为切除彻底，有时需将肿瘤连同其下方的一部分肌肉组织同时切除。

3. 由于肿瘤遮盖，有时基底部暴露困难。此时可以借助电极环将肿瘤推起，采用逆行切除法，即将电切环置于肿瘤前方，以近方向远方切除。

4. 对于肿瘤较大（直径>2cm）不能充分暴露其基底部时，此时只能从肿瘤表面开始切除。一般应用顺行切除法，分块将肿瘤切除。对于多发肿瘤，应尽量一次全部切除。如一次切除困难，也可分次分区切除。切除的范围应至少在肿瘤基底部周围2cm之内，深度至少要达肌层。

5. 术中行膀胱循环灌注，保持视野清晰。

6. 电凝出血点，对肿瘤基底周围的异常黏膜下血管可同时电凝。

7. 除了将冲洗器冲洗出的肿瘤碎片和膀胱组织送病理检查外，如果术中发现可疑黏膜，可再次活检，行冷冻切片明确诊断，如确为肿瘤，应继续电切。

【术后处理】

术后尿道留置双腔或三腔尿管，如止血彻底，一般不用冲洗。如有少量渗血，可缓慢持续冲洗。尿道留置时间为1～3天。术后常规应用抗生素，鼓励患者多饮水，以保持一定的尿量。一般术后7日内开始行规则膀胱内灌注化疗。

【并发症及处理】

1. 膀胱穿孔：好发于膀胱后壁和顶部。当电切过程中突然发现组织向两旁分开，电切器沿此裂隙进入腹腔，肠襻清晰可见，此即为腹膜内穿孔。一经发现，应立即中止电切，改行开放手术，行膀胱裂口修补术。腹膜外穿孔常由闭孔神经受到刺激，大腿剧烈收缩，使电切器穿破膀胱。如术前行闭孔神经阻滞，可避免此种并发症发生。对于大的腹膜外穿孔，应行紧急手术探查，修补破口，引流膀胱间隙；对于小的穿孔，可采用非手术疗法，即长期留置导尿管，以待创口愈合。

2. 出血：术中出血一般由于肿瘤较大、盲目追求在肿瘤表面止血所致。只有在肿瘤彻底切除后，出血才会减少。术后出血一般是由于肿瘤切除不完全或术中止血不充分所致。术后轻度出血，通过留置导尿可自发缓解，必要时膀胱冲洗解决，出血较多应尽快通过内腔镜止血或改行开放手术。迟发性出血一般术后数天或数周出现，应持续性膀胱冲洗，必要时行内镜止血。总之，将肿瘤尽快彻底切除和术中仔细止血是预防TUR-Bt出血的关键。

3. 气体爆炸：电切过程中，由于电热分解作用可产生一定量的氢气、氧气。在一定条件下，气体有可能爆炸造成膀胱穿孔。由于气体重量轻，向上移位，往往聚集于膀胱顶部，所以在电切膀胱顶部时，应注意排空气泡，以防爆炸。

（王少刚　叶章群）

二、经尿道膀胱颈切开术

经尿道膀胱颈切开术(transurethral incision of vesical neck)多用于膀胱颈硬化症(或称Marion症)，目前已成为该病的首选手术方法，其治愈率已达91.1%。

【适应证】

保守治疗后无效的膀胱颈硬化症。

【禁忌证】

肝、肾功能严重损害，严重泌尿系感染，恶性肿瘤。

【麻醉】

连续硬脊膜外麻醉、腰麻。

【术前准备】

残余尿量多、尿潴留、肾功能损害者，应留置导管或经耻骨上膀胱造瘘；术前常规使用抗生素。

【操作要点】

1. 取截石位，消毒后经尿道置入电切镜。

2. 观察膀胱颈梗阻情况，以选择电切方式。

(1) 切沟术：用刀钩状电刀于膀胱颈部做沟形切割，使切割处呈 V 形敞开。切开部位在膀胱颈 12 点处或 5、7 点处。

(2) 颈口狭窄处组织电切除术：于膀胱颈口 6 点处或膀胱颈下半圈，用环状电切刀做半环形切割。

【难点及注意事项】

该手术的难点在于切割的范围及深度的估计及术中止血方法。切割深度应以挛缩组织被完全切断为度，男性病人刚刚见到前列腺包膜，女性刚刚见到浆膜脂肪组织为度。采用混合电流边切边止血。

【并发症及处理】

主要并发症为出血、穿孔、尿失禁等。出血及穿孔往往需再次手术，尿失禁可试用药物及针灸治疗，严重者治疗十分困难。

三、经尿道前列腺电切术

经尿道前列腺电切术(transurethral resection of the prostate)是运用电切镜器械经过尿道直视下切除前列腺。与传统的开放手术摘除前列腺相比较，经尿道前列腺电切术具有对病人打击较小,术后痛苦小、恢复快,对心功能不全病人,其手术指征较宽一些。该技术要求较高,易造成意外。

【适应证】

与开放性前列腺摘除术相同,但估计前列腺超过 60g 者,以开放手术为宜。

【禁忌证】

严重心血管疾病,肝、肾功能不良,恶性肿瘤。

【麻醉】

连续硬脊膜外麻醉或全麻。

【术前准备】

如肾功能不良,应先置入导尿管或经耻骨上膀胱造瘘,待肾功能改善后再择期手术,抗炎、纠正心血管疾病。

【操作要点】

1. 截石位,消毒后置入电切镜鞘。

2. 观察前列腺情况及前列腺与周围器官组织的关系,如精阜、膀胱颈、膀胱三角区、两侧输尿管口等,估计切割的范围。

3. 电切开始,从何处开始第一刀无明确规定,一般先电切中叶,再顺序切除右叶、左叶,顶部不肥厚者可保留,最后修整前列腺尖部。要求切割范围从上缘膀胱顶开始,下缘至精阜,四周至前列腺的外科包膜。

4. 彻底止血。电切过程中,若无明显动脉出血影响手术视野者,可暂不止血。若有明显出血而影响窥镜视野时,应立即止血,但不能盲目电凝。手术结束前必须再次观察有无出血,若有,则应一一电凝,仔细止血。小静脉或静脉窦出血可不必电凝。

5. 用冲洗器反复冲洗膀胱,将膀胱内组织碎片全部吸出。

6. 取出电切镜,置入气囊导尿管,向充气囊内注入 30ml 干净用水,稍做牵引。

7. 若有经耻骨上膀胱穿刺造瘘(低压电切术),置入 F14 头端多孔导尿管一根,调整好位置,缝合固定于腹壁,向膀胱内滴注冲洗。

8. 观察冲洗液色泽变化及通畅情况,血色淡,且膀胱冲洗液进出流速均衡时，则可结束手术。

【难点及注意事项】

术中必须随时辨认各解剖结构、部位的变化及重要标志，如精阜、膀胱颈、外科包膜、前列腺尖部等。应彻底止血，发现穿孔，应提前结束手术。

【并发症及处理】

1. 出血：手术中主要的技术是止血，小动脉出血可使手术野模糊而影响手术，必须放空膀胱，调整冲洗液流速，寻找出血点，电凝止血。术后由于脱痂出现继发性出血，发生血凝块，充填膀胱，若冲洗无效者，应再次置镜抽吸，清除血凝块，寻找出血点，再电凝止血。

2. 尿失禁：由于电切过程中，尤其是在切割前列腺尖部时，易造成外括约肌损伤而发生尿失禁。轻度尿失禁可让病人训练提肛运动，配合中医中药、针灸治疗，有望自愈。严重尿失禁的治疗十分困难，可考虑用 Teflon 膏局部注射或手术治疗。

(周四维　管　维)

四、经尿道前列腺激光手术

【适应证】

同经尿道前列腺电切术，尤其适用于凝血功能较差和前列腺体积较小的 BPH 患者。常用治疗方式有经尿道钬激光前列腺剜除术、经尿道前列腺激光汽化术。

【禁忌证】

同经尿道前列腺电切术。对于较大的腺体，经尿道前列腺激光汽化术手术操作时间长，若情况许可，可分次手术。

【术前准备】

同经尿道前列腺电切术。

【操作要点】

手术取截石位，硬脊膜外阻滞麻醉。

经尿道钬激光前列腺剜除术多采用钬激光等直射激光，分别从前列腺尖部尿道内侧起始，用激光逐个切开增生腺体表层黏膜及腺体，到达前列腺外科包膜水平，沿外科包膜用膀胱镜鞘将增生的腺体向膀胱颈部推移，用激光切断其间的纤维束或止血，将腺体摘除推进膀胱腔内，用组织粉碎器搅碎后取出。

经尿道前列腺激光汽化术可采用侧射激光，如1470半导体激光、绿激光等。手术从膀胱颈部开始向前列腺尖部移动，用侧射光小幅度摇摆，逐层汽化增生的腺体组织及其黏膜，到达外科包膜。

经尿道留置三腔气囊导尿管。

【术后处理】

若无明显出血，可以不做尿道外口牵引及持续性膀胱冲洗。术后1～2天可以拔出导尿管。

【并发症及处理】

1. 排尿困难：激光手术，特别是经尿道前列腺激光汽化术，对组织的切除往往没有经尿道前列腺电切术彻底。术后排尿困难，有可能为组织水肿导致排尿不畅，需要延长导尿管留置时间，再尝试拔出导尿管；也有可能是膀胱收缩力弱，或组织切除不彻底所致，可以行尿动力学检查，根据结果做进一步处理。

2. 压力性尿失禁：有可能为手术过程中激光烧伤尿道外括约肌，轻度的多可经凯格尔运动、生物反馈等治疗，一段时间可以改善或治愈。

（叶章群　陈　忠）

五、尿道内切开治疗尿道狭窄

尿道狭窄多由外伤及炎症引起，狭窄形成后，排尿受阻。传统的治疗方法为尿道扩张、尿道外切开、尿道分解术、尿道瘢痕切除端端吻合术、尿道套入术等。经尿道内切开术（transurethral urethrotomy for urethral stricture）为用冷刀器械，直视下经尿道内凿通狭窄或闭锁段，达到恢复尿道的连续性，使排尿通畅。该项技术要求较高，易发生意外。

【适应证】

由外伤或炎症引起的机械性尿道狭窄。凡能将输尿管导管通过尿道狭窄段进入膀胱,尿道严重狭窄或闭锁,能将靛胭脂(或亚甲蓝)通过静脉滴注或耻骨上穿刺入膀胱,再按压膀胱使蓝色液体从尿道外溢,以显示尿道的部位者,均可采用经尿道内切开术。

【禁忌证】

尿道肿瘤、广泛性长段或多段尿道狭窄并假道、瘘道形成。

【麻醉】

连续硬脊膜外麻醉、腰麻。

【术前准备】

抗炎、肾功能不良者先行耻骨上膀胱造瘘,待肾功能恢复,炎症得以控制后再择期手术。

【操作要点】

(一)未闭锁的尿道狭窄内切开术

1. 取截石位,消毒后置入冷刀镜鞘直至狭窄环处。

2. 持续滴入生理盐水,直视下插入 F3 ~ 5 号输尿管导管,力争通过"孔穴"进入膀胱。

3. 选择 12 点处切开,逐步向前推移和切割,使狭窄环呈倒"V"形切开。

4. 于 10 点及 3 点处做辅助切开,或做放射状切开。

5. 狭窄环扩大后,将切开器推进膀胱,检查膀胱内有无病变,同时检查狭窄环段情况。若瘢痕多而深,则需更换用电切镜切除瘢痕。

6. 拔出引导管及切开器,置入 F18 ~ 20 号气囊导尿管。

(二)严重尿道狭窄及尿道闭锁内切开术

1. 体位及置镜方法同上。

2. 持续滴入生理盐水,直视下寻找到狭窄环"孔穴"处或闭锁隔膜最薄弱处。

3. 选用以下三种方法引导内切开术:①静脉滴注或经耻骨上膀胱造瘘管注入靛胭脂(或亚甲蓝液),见有蓝色液体从

“孔穴”内溢出，即用冷力切开蓝孔处，并随时试插 F3～5 号输尿管导管，成功后即可按常规切开狭窄段。②经耻骨上造瘘管置入 F24～26 号金属弧形尿道探，插入后尿道，触碰闭锁隔膜。同时用冷刀直视下纵向切开闭锁隔膜的探杆顶起处，即可碰及探子尖。再在 12 点处扩大切口，使探子尖露出。此时可插入 F3～5 号输尿管导管作为引导，逐步切开狭窄环段。③经耻骨上膀胱造瘘管置入耻骨上膀胱镜或带有冷光源的弧形吸引器杆，插入后尿道。经尿道用冷刀内切开器观察闭锁隔膜，于透光区做纵向刺切，并随时试插 F3～5 号输尿管导管，一旦缝隙形成，则可逐步切开狭窄环段。

【难点及注意事项】

该项技术难度较大，尤其是长段狭窄、多段狭窄、尿道闭锁或合并有假道及瘘管病人。操作时应轻柔，不可用暴力。切割时必须有明显的引导标志，不可盲目操作。切割深度应严格把握，避免切穿正常尿道壁造成液体外渗、外漏或其他器官的损伤。需更换电切镜时，避免广泛电灼电凝，以减少术后瘢痕再次形成。

【并发症及处理】

并发症形成的主要原因为术中正常组织被切开，冲洗液外渗及出血所致。

1. 尿道穿孔：可发生在置入金属尿道探时、切割过程中及上导尿管时。要求动作轻柔，一旦发生穿孔，发生冲洗液大量渗入阴茎、阴囊，应终止手术，保持膀胱造瘘通畅，择期再次手术。

2. 出血：出血是最常见的并发症，又是瘢痕被彻底切开的标志，若出血量不大，可不终止手术，在加压冲洗下继续手术。若尿道海绵体被切破，则出血量较大，应立即停止手术，可经阴茎、会阴或直肠压迫止血，保持膀胱造瘘管持续冲洗，择期再次手术。

（周四维　管　维）

六、经尿道膀胱(输尿管)碎石术

经尿道膀胱输尿管碎石术(transurethral vesical-ureter lithotripsy)是用器械经尿道进入膀胱或输尿管将结石击碎并将碎片取出的手术方法。20 世纪相继诞生了膀胱镜直视下的碎石钳、Mauermayer 冲压碎石器、液电碎石器、超声碎石器和激光碎石器。这些碎石器的问世和使用,已使许多膀胱结石病人免除了开放手术的痛苦。

【适应证】

具体见后述。

【禁忌证】

1. 坚硬难粉碎或很大的结石,以耻骨上膀胱切开取石为宜;异物形成的结石,必须开放手术。

2. 膀胱有急性炎症者,待治愈后方可碎石。

3. 未控制的尿路感染患者。

【术前准备】

1. 摄腹部平片及静脉尿路造影,了解全尿路情况。

2. 行膀胱镜检查,了解膀胱内有无其他病变。

【麻醉体位及操作】

采用尿道黏膜表面麻醉或连续硬膜外麻醉,通常取截石位。向尿道注入 2% 稀释碘伏清洁尿道和膀胱后置入膀胱尿道镜,观察膀胱内情况,了解结石特点。

【激光碎石】

激光碎石为目前治疗膀胱结石的首选方法,通过结石周围的液体作为能量转换体,传播激光诱导的震波至结石,从而将结石击碎。目前常用的钬激光是一种脉冲式近红外线激光,组织穿透深度不超过 0.5mm,对周围热损伤极小。碎石快且充分,出血极少,成功率可达 100% 。

1. 适应证:钬激光能够粉碎各种成分的结石。

2. 操作步骤:膀胱截石位,尿道黏膜麻醉或腰麻。将导光纤维由膀胱镜活检孔插入,将导光纤维头直接对准结石轰击。

当激光能被结石吸收后,结石即裂成碎片。

3. 术后处理:术后应常规使用抗生素。嘱病人多饮水,定期复查 KUB 或膀胱镜。

4. 术后并发症:钬激光碎石术只要视野清晰,不易损伤膀胱黏膜组织,如操作不慎或经验不足,偶可引起膀胱黏膜出血或膀胱穿孔,应及时对症处理。

【气压弹道碎石】

气压弹道的原理是通过压缩的空气驱动金属碎石杆,以一定的频率撞击结石,使之粉碎。气压弹道能有效击碎各种结石,整个过程不产生热能及有害波,是一种安全高效的碎石方法。其缺点是碎石杆容易推动结石,结石碎片常较大,并且气压弹道碎石时结石容易在膀胱内移动。

【机械碎石】

1. 适应证:机械碎石适用于直径小于 2cm 的膀胱和尿道结石,且这种结石在膀胱内应能活动。前列腺增生合并结石者最好先行前列腺手术,再行膀胱碎石,或者两种手术一并施行。尿道狭窄合并膀胱结石及膀胱结石合并多发憩室应视作经尿道膀胱碎石之禁忌。结石合并感染时,应用抗生素和冲洗膀胱控制感染后再行碎石。

2. 操作要点:目前使用的直视碎石钳有膀胱镜碎石钳和 Mauermayer 结石冲压钳。前者的钳嘴呈钩状,类似盲目碎石钳嘴。当拉紧手柄时两叶钳嘴靠拢,将其间的结石粉碎。后者的钳嘴则呈环状。当拉紧手柄时环形嘴向鞘靠拢,切破和压碎结石。术中应注意避免夹持膀胱黏膜,以免造成出血后视野不清。Mauermayer 冲压钳具有较多优点,如有良好的充水效果,即使有出血也能清楚地看到结石,其碎片也能直接从鞘内冲出,无需再插电切镜鞘冲洗。

碎石步骤如下:①插入带窥镜的碎石钳;②充盈膀胱;③使钳朝上张开夹结石;④旋转碎石钳一圈;⑤用力拉紧手柄碎石;⑥反复碎石直至结石全部粉碎能吸出为止;⑦用电切镜鞘和 Ellik 冲洗结石碎片。

3. 术后处理:除了伴出血或同时行 TURP 的病人之外,通常碎石后无需保留导尿管。术后可适当应用抗生素,并嘱病人多饮水。碎石数月后应常规复查膀胱镜,以确保膀胱内无残留的碎石片,因为这些碎石片易成为结石的核心,导致膀胱结石复发。

4. 并发症及处理

(1) 若碎石过程中不慎将黏膜夹住或结石粗糙面刺破黏膜血管,有引起膀胱出血的可能。一般须冲洗膀胱,清除血块,留置导尿管引流。

(2) 膀胱穿通伤是较严重的并发症,可由碎石钳直接戳伤,或在钳夹结石时损伤。如穿通至腹膜外,只需插导尿管引流膀胱尿液;如穿通至腹膜内,则需行开放手术修补膀胱。

【超声碎石】

超声技术与液电碎石比较相对简单和安全。超声碎石的原理是在超声转换器内产生的机械振动能,通过一个超声电极传递到位于电极远端的振动探头即碎石头上。这种探头从超声振动获能击碎结石。超声碎石常用含管腔的碎石探头,其末端接负压泵,能反复抽吸膀胱的灌注液,一方面吸出结石,另一方面使视野清晰。碎石效果不如激光碎石和气压弹道碎石,目前已经少用。

1. 适应证:适用于输尿管和膀胱结石,对有尿道狭窄,膀胱多发憩室者不宜选用此法。

2. 操作要点:经尿道将专用侧视式膀胱镜或输尿管肾镜插入膀胱,发现结石后通过操作通道将结石压向膀胱或输尿管壁进行碎石。碎石可由结石中间或边缘开始,逐渐击碎。结石较大时,应首先将结石凿一个孔或形成一裂缝,这样更易使结石碎裂。可以边碎石边将石块吸出,以保证视野清晰。超声碎石较慢,可以先用气压弹道将大结石碎成小结石后,再用超声将碎石块吸出以提高效率

3. 术后处理:术后处理同激光碎石。

4. 术后并发症:少数病人可能发生血尿,但通常无需特殊处理。

【液电碎石】

液电碎石的作用是通过放置入水中的碎石电极瞬间放高压电流,形成强大的水冲力而产生的。因此电能转移成力能作用于结石需水作为介体。这就要求碎石过程中膀胱应充水,保持结石周围有一定的空间,使高压放电时不致损伤膀胱壁。碎石效果不如激光碎石和气压弹道碎石,目前已经少用。

七、尿失禁注射疗法

自从 Murless 于 1938 年首次报道应用注射疗法治疗尿失禁以来注射疗法已经被认为是一种有效治疗尿失禁的方法,特别适用于内括约肌缺陷所致的压力性尿失禁并具备正常逼尿肌功能的患者。

【适应证】

1. 男性尿失禁:TUR 和前列腺摘除手术损伤外括约肌所致之尿失禁、神经源性膀胱、外伤导致尿失禁。

2. 女性尿失禁:压力性尿失禁、神经源性膀胱或手术损伤导致尿失禁等。

3. 儿童尿失禁:具有足够大膀胱容量、没有逼尿肌功能障碍和解剖异常的儿童尿失禁患者。

【可注射的材料】

1. 自身脂肪:相容性好,但是降解迅速加之有潜在的迁移风险导致血管栓塞,目前不鼓励。

2. 聚四氟乙烯(泰福隆):可有效治疗尿失禁且方法简单,但是存在颗粒移位,目前已停止该产品的临床应用。

3. 戊二醛交联牛胶原(GAX-胶原):目前世界范围内应用最广泛的注射材料,生物相容性好,偶有过敏反应。

4. 硅颗粒:硅聚合物,最近被美国 FDA 批准用于尿道注射。

【术前准备】

1. 签署手术知情同意书,告知患者术后有尿潴留风险,可能需要导尿,此外有需要再次或多次注射的可能。

2. 术前行尿培养,手术当前查尿常规,如有菌尿则推迟手术。

【注射方法及步骤】

1. 男性患者:男性患者取半截石位,手术区常规消毒。应用2%利多卡因浸润麻醉尿道黏膜,必要时给予镇静剂。取0°或30°镜片的20F或21F膀胱镜鞘,在膀胱镜直视下经尿道进行操作。在近段尿道适当水平能够选1/4圆周的四个点作为注射点,进针至尿道黏膜下,针尖斜面朝向尿道腔,以便于注射剂层次化。然后注射,在黏膜下层形成一个凸向尿道腔的隆起。注射完四个点后,尿道黏膜完全隆起,从而使尿道阻塞。注射后30秒再撤针或者注射后用生理盐水冲洗针头可减少注射剂外渗损失。如果四个注射点在注射中都有外渗,4周后重新进行注射。前列腺切除后的尿道一般比较坚硬,且常有瘢痕形成。注射时需要比正常尿道使用更多药物才能达到效果。由于上述方式定位注射点有一定困难,如果注射方法和效果不满意,可以选用耻骨上顺行入路进行注射。

2. 女性患者:女性可以经尿道入路或尿道周围入路。患者取截石位,常规消毒。尿道口用20%苯佐卡因局麻,尿道用2%利多卡因麻醉,注射部位即尿道3点和9点方向用2%利多卡因浸润麻醉。

经尿道入路:选用0°、12°、30°内镜,内镜置于中尿道,针进至4点钟方向。在经过中尿道后进针至黏膜下,然后进针至临近膀胱颈水平开始注射药物,可以看到尿道黏膜逐渐向中线靠近。注射时速度要慢,以使组织充分适应压力。当黏膜产生的隆起到达中线之后,逐渐撤回针头,在回撤的过程中,持续缓慢地注射药物。然后将针头置于8点钟方向同样注射。最终使得尿道腔闭合,酷似男性尿道前列腺部。

尿道周围入路:尿道黏膜浸润麻醉后,一手操作膀胱镜一手进针,4点钟方向插入尿道周围组织,轻柔摆动针头,使针保持适当的位置和深度。注射针尖应置于抵抗力最小的固有层,且位于膀胱颈水平。一旦确定适当的进针深度和位置后就进行注射,同经尿道入路一样,分别在4点和8点方向注射,最终使尿道两侧隆起呈现闭合状态。

3. 儿童患者：注射技术同成人，但需要选用适当型号器材。

【术后处理】

在围手术期可使用2～3天抗生素。应尽量避免留置导尿，以免使尿道内注射物形状改变。一旦发生尿潴留，可进行间歇性清洁导尿。如果确实需要留置尿管，可行耻骨上膀胱造瘘。如需重复注射，可于4周后再进行。

【并发症及处理】

1. 尿道炎症状：包括尿道灼热、排尿不适，偶有会阴不适感，这些症状可通过解痉、抗生素治疗或卧床休息、热水坐浴得以缓解。

2. 发热：常在38℃左右。这可能是注射剂产生的致热反应，通常无需特殊处理。

3. 尿潴留：间歇性清洁导尿处理即可，一般待炎性水肿消退后便可恢复自行排尿。

（王少刚　叶章群）

八、钛镍记忆合金网状支撑管治疗前列腺增生症

钛镍合金在45～50℃的温水中，可恢复至支撑管原来的形状，且质地变硬，可根据设计要求的形状，支撑在前列腺段尿道内，达到扩大局部腔径的目的。目前使用的支撑管是由钛镍合金丝编织成的网状结构。支撑管被放置于尿道4～6个月后，将在网状合金丝表面覆盖一层上皮，减少支撑管的刺激和感染，且不易形成结石。倘若需将支撑管取出，灌注5℃冰盐水进入尿道，因钛镍合金的物理性能，支撑管立即变软，只要夹住其丝头，颇易将网状结构拆散，形成一根长丝拉出体外。

【适应证】

1. 前列腺增生症患者有主要器官功能不全，不能耐受手术。

2. 以两侧叶增生为主的前列腺增生症适于应用此疗法。

【禁忌证】

1. 合并尿路感染、膀胱结石。

2. 有严重尿道狭窄或中叶前列腺增生,不能进行膀胱镜检查者。

【术前准备】

1. 用B超或膀胱镜检查测定前列腺段尿道的长度,选择适宜长度和型号的支撑管。

2. 准备45~50℃的温水及5℃冰盐水,使支撑管能根据需要塑形,以利放进前列腺段尿道。若放置部位不妥,就可立即将其取出。

【操作要点】

1. 局部麻醉或连续硬膜外麻醉。

2. 将带有支撑管的置入器通过尿道膀胱镜,将支撑管经尿道推向膀胱,直至确定支撑管已位于前列腺尿道内。同时经置入器进水口灌入45~50℃的无菌盐水,使支撑管变硬,并复原至设计要求的形状。

3. 推动置入器手柄,使支撑管脱离置入器,使其落位于膀胱内口至精阜的尿道段内。

4. 取出置入器,按压下腹部,观察尿液排出情况。

5. 拍膀胱正斜位X线片,了解支撑管的位置是否适宜。

【难点及注意事项】

1. 支撑管放置的部位必须适合,位置太深导致排尿不畅,太靠外面移位至外括约肌将引起尿失禁。

2. 术后数日内,病人常诉有明显尿频或膀胱刺激征,应使用解痉药、镇静剂对症治疗,必要时进行膀胱造瘘。

3. 术后使用抗菌药物防治尿路感染。

4. 定期复查尿流率、B超、膀胱区X线片或膀胱镜检,了解支撑管的位置有无改变。

【并发症及处理】

1. 血尿:支撑管损伤尿道黏膜,引起不同程度的血尿,应使用止血剂和输液处理。

2. 感染:选用适宜抗生素有效地控制感染。

3. 急性尿潴留:支撑管可引起尿道黏膜水肿,发生尿潴留或排尿极度困难时,可酌情做耻骨上穿刺膀胱造瘘,或谨慎地从尿道插入 F10~14 号导尿管,妥为固定,引流尿液。

九、经尿道针刺消融术

经尿道针刺消融术(transurethral needle ablation,TUNA)就是连接射频机的金属针,使针尖周围的腺组织产生 50~60℃ 的高温,形成组织消融的热效应。TUNA 的设备包括一条特制导管,一台射频机。导管尖部可通过一针,呈 45 角伸出,由管柄扳手操纵进出和旋转动作。射频机的频率为 490kHz,可与一般前列腺射频热疗机联合使用。近有国产针刺消融设备的研制,将一带套管的可弯曲金属针代替上述特制导管,针粗约 F6 号,针尖部分有测温电极,金属针可通过膀胱镜进行操作和治疗,简化了 TUNA 的设备。

【适应证】

轻度或中度的前列腺侧叶增生病例。

【禁忌证】

1. 增生的前列腺体过大,不能进行膀胱镜检查,且针刺消融的作用有限,对Ⅲ度前列腺增生症的疗效不理想。

2. 前列腺中叶明显肥大。

3. 合并感染和膀胱憩室、结石。

4. 有尿道狭窄,不能置入膀胱镜和金属针导管。

【术前准备】

1. 术前经直肠指检和经直肠 B 超测定前列腺的纵径和横径。

2. 调试射频机,其余准备与膀胱镜检相同。

【操作要点】

1. 尿道黏膜局部表面麻醉或腰麻。

2. 置入膀胱镜后,经内镜确定前列腺尿道(自膀胱颈至精阜)的长度,按照每侧腺叶长度选择治疗点,<3cm 为 1 个治疗

点,3~4cm 为两个治疗点,>4cm 为三个治疗点。一般各针插入前列腺组织的深度约 8mm。

3. 两针插入腺体后,射频输出功率为 5W,逐步增至 11W,共 5 分钟,温度 50~60℃,中心温度可达 100℃,平均治疗时间为 25 分钟。

4. 治疗完毕,取除膀胱镜,留置导尿管引流尿液。

【难点及注意事项】

1. 在窥视下选择穿刺点时,必须注入冲洗液,使视野清晰。

2. 术后使用抗生素控制感染。

3. 针刺消融后须等待被高温消融的组织脱落或吸收,才能取得疗效。此阶段需保持尿液引流通畅。

【并发症及处理】

1. 前列腺组织消融处理后可引起出血、水肿,应放置双腔带囊导尿管引流尿液 1~5 天。

2. 消融组织脱落时,可能发生继发性出血,可用导尿管的水囊压迫后尿道控制出血,同时使用止血剂。

3. 坏死组织易发生感染,应使用抗生素药物直至坏死组织被清除。

4. 术后可因前列腺组织肿胀出现尿潴留,一般对症处理即可。

十、经尿道高温射频治疗前列腺增生症

根据实验研究证实,生物体对不同温度可产生不同的热效应。在温度低于 50℃时,组织有暂时性水肿、充血现象,数周后仅形成少量纤维组织,前列腺组织基本恢复正常,因此,低于 50℃的热疗应属于理疗范围。温度升至 60℃以上时,组织内的蛋白受高温作用将发生变性、凝固,局部的前列腺组织有坏死,以后组织脱落,前列腺尿道段的管腔增宽,可改善排尿梗阻情况。经尿道高温射频热疗仪包括三个主要部件:①主机:由输出功率 0~60W 的射频产热系统及计算机控制系统组成。②电极导尿管:F16~18 号三腔气囊导尿管的气囊下方管壁缠

绕金属丝,构成长度为10~20mm的加热电极及测温电极。③直肠测温器:铝制圆柱形直肠探头,前壁正中安装长约4mm的测温电极。

【适应证】

1. 以侧叶为主的中度前列腺增生症。

2. 有主要器官疾病,年老体衰,不能耐受前列腺手术的病人。

【禁忌证】

1. 症状严重,中叶增生为主,难以插入电极导尿管者。

2. 有下尿路感染、尿道狭窄、膀胱结石、神经源性膀胱功能紊乱等并发症。

【术前准备】

1. 向病人解释热疗的原理、操作步骤及可能发生的不适感觉,争取病人配合完成热疗全程。

2. 治疗前半小时口服地西泮5mg。

【操作要点】

1. 尿道内注入润滑止痛膏。

2. 经尿道插入带有加热电极和测温电极的三腔气囊管,气囊内注入10ml消毒盐水,轻拉导管使气囊贴于膀胱颈。同时经肛门插入直肠测温管。

3. 分别观察记录前列腺区、外括约肌区及直肠前壁(相当于前列腺区)的温度。

4. 用10~20℃无菌清水通过气囊导尿管进行冷循环,流速为50~80滴/分,3~5分钟后使尿道内的温度降至30℃以下。

5. 开启主机,输出功率20~30W射频电磁波,使前列腺区加热电极在1分钟左右上升至60℃,并由计算机控制温度,维持1小时。

6. 治疗过程若发现外括约肌区温度接近45℃,应加快导管腔内的冷循环速度,使局部温度下降。若直肠前壁温度接近42℃,可经直肠测温器注入适量冷水,降低直肠内的温度。

7. 治疗结束取出尿道内的电极和直肠内的测温器,留置

F16 号双腔气囊导尿管引流尿液。

【难点及注意事项】

1. 高温热疗后,尿道的水肿消退及坏死组织脱落,约需 1 周以上。因此须留置导尿管至少 10 天,个别病人需置管长达 1 个月。

2. 高温引起组织凝固坏死,须使用抗生素预防和控制感染。

【并发症及处理】

1. 治疗期间及治疗后,病人有会阴部灼热、胀感不适及阴茎体部刺激感,一般病人可耐受,必要时需对症治疗及会阴部热敷。

2. 导管损伤及坏死组织脱落,可能出现血性分泌物或轻度肉眼性血尿,应酌情使用止血剂。

3. 在观察治疗后的远期病例,如果有尿道狭窄,应行尿道扩张。

十一、聚焦超声热疗在泌尿外科的应用

聚焦超声热疗就是通过压电晶体块在体外产生一种能聚焦的可变超声波,聚焦区产生 80 ~ 120℃ 的高温,甚至可高达 300℃。这样的高温将引起聚焦区的蛋白变性和细胞结构改变,使组织发生凝固、坏死。可用以治疗肾、膀胱肿瘤、前列腺增生症等疾病。

聚焦超声热疗仪包括主机、定位系统、治疗床及安全装置。

【适应证】

1. 前列腺增生症引起排尿梗阻症状,年老体衰,不能耐受手术的病例。

2. 膀胱浅表性肿瘤、肾癌。

【禁忌证】

聚焦超声热疗具有功率强、定位准、创伤少等优点,无需将器械侵入体内即可进行治疗。但这种方法在临床治疗疾病尚处于起步阶段,且机器设备价格昂贵,尚不能在临床广泛使用。

【操作要点】

1. 主机产生聚焦超声源，由安装在半球形盘内面的36个压电晶体块产生高频超声波，频率达1MHz。超声波通过探头与皮肤间水囊内的介质传导和聚焦至体内的治疗部位，在体内形成有高热作用的焦斑区，焦斑直径1.5～2mm，焦斑长度10～20mm，体内聚焦区至皮肤的最大距离为15cm。

2. 操纵半球形盘中央可伸缩、旋转的B超探头，进行扇形扫描，并精确定位，将高频超声波调向聚焦区。

3. 分开特制的治疗床中部，使热疗源能顺利移位至身体中、下部进行治疗。

4. 在治疗过程中，通过安全控制装置监视治疗部位有无异常改变，监测和记录局部的温度。

【难点及注意事项】

1. 治疗时监测焦斑区的温度在120℃左右，此区外的温度为37～55℃，直肠和尿道的温度不超过44℃。

2. 局部皮肤被烧伤常发生于治疗时间过长及病变与皮肤间距离少于4cm。调整水囊的位置可减少烧伤的机会。

【并发症及处理】

1. 前列腺增生症治疗后，可能发生急性尿潴留、耻骨上疼痛及血尿，应行对症处理。

2. 膀胱肿瘤治疗后定期进行内镜检查，证实尿道和膀胱壁是否正常。

3. 肾肿瘤治疗可能引起结肠损伤，应严密观察有无肠穿孔、腹膜炎等并发症。

（袁晓奕）

十二、泌尿系腔内激光技术

近年来，激光在泌尿外科的应用已日益广泛。除用于经尿道膀胱和输尿管碎石外，尚可用于治疗膀胱肿瘤和良性前列腺增生症。

【激光治疗膀胱肿瘤】

激光治疗膀胱肿瘤有止血迅速、安全、出血少，可安全应用于使用抗凝药物的患者、需要进行术后膀胱治疗的患者以及不能耐受常规麻醉的患者。但是不能应用于初诊的膀胱肿瘤患者，因为肿瘤的分期和分级必须通过标准的电切手术进行评估。

（一）适应证

适于小而多发的表浅膀胱肿瘤（T1～T2 期无转移的肿瘤）。浸润型膀胱癌患者不能耐受外科手术时的微创姑息治疗。

（二）操作步骤

1. Nd:YAG 非接触法：患者取截石位，尿道黏膜麻醉。用水作为光的传导介质，使视野保持清晰。为避免膀胱壁过度膨胀变薄而引起穿孔，灌水量应控制在 150ml 左右。石英光纤经膀胱镜活检孔进入膀胱，石英光纤顶端不直接接触瘤体，应距瘤体 2～5mm。以 50W5 秒为一单位，照射 5～50 单位。光照射瘤体表面先凝固成白色，继续照射则如雪花样脱落。

2. 接触式 Nd:YAG 激光治疗：体位与麻醉同上，激光光纤维进入膀胱后，使用蓝宝石刀头，使刀头接触肿瘤正面或侧面，做均匀扫描照射。每光斑照射 0.5～2 秒，反复照射，使肿瘤凝固发白。如有出血，则以刀头直接接触出血点使之凝固止血。

3. 血卟啉加激光治疗：当膀胱肿瘤为多发的表浅肿瘤，用激光直接照射有一定困难，可向静脉内注射血卟啉，24 小时后再用激光治疗。由于肿瘤细胞内吸收较多的血卟啉，利用对光敏感的作用，用激光照射使癌细胞丧失活力，从而达到治疗目的。

（三）并发症及处理

1. 血尿：部分病人创面脱痂时发生血尿，一般以止血剂治疗即可。

2. 膀胱刺激症状：可嘱病人多饮水，用泌尿灵 200mg，每日 3 次。

3. 感染：激光照射后膀胱黏膜有一创面，易发生感染，故术后应常规应用抗生素治疗。

4. 膀胱穿孔：一旦发现膀胱穿孔，应立即留置导尿管持续引流。

5. 过敏：注射血卟啉后，人体有光敏反应，故术后病人应避光1个月。如发生过敏反应，可用抗组胺药或地塞米松治疗。

【激光治疗前列腺增生症】

激光作用于前列腺组织可产生高强度的热效应，通过汽化作用消融前列腺组织。目前激光前列腺切除术已经成为治疗症状性膀胱流出道梗阻的主要措施之一。与标准的经尿道前列腺电切术相比，激光前列腺切除术的并发症发生率较低。Nd：YAG激光、KTP激光和Ho：YAG激光是最常用于前列腺消融治疗的激光。

（一）适应证

主要适用于良性前列腺增生或同时伴有膀胱结石和肿瘤者。有尿道口或尿道狭窄和急性尿道炎者属禁忌。

（二）操作要点

采用腰麻或硬膜外麻醉，取膀胱截石位，常规心电监护。采用F24肾盂镜经尿道插入膀胱，充盈膀胱后行耻骨上穿刺造瘘，从而在低压下行汽化切割。SLT接触式激光能量定于40W。Ho：YAG激光切除前列腺的功率为80～100W。一般由前列腺中叶开始切割，中叶和尖部切除后侧叶有明显阻挡时，可更换非接触式探头部分汽化侧叶。如前列腺体积过大，可在侧叶取多个放射状汽化沟，再用TURP协助消除影响深沟之间的前列腺组织。此时由于激光已将部分血管凝固，故出血量也不多，必要时再用激光止血。术毕置F20 Foley管。6～48小时内酌情拔除。

（三）并发症及处理

早期有时出现排尿困难，可通过尿道扩张或用α-肾上腺能受体阻滞剂解除这种症状。少数病人术后两周内继发出血，但出血量不多，通常插管用气囊压迫止血即可。如操作技术不熟,切割不当时偶可引起尿失禁。

十三、经皮肾镜技术

经皮肾镜检查术(percutaneous nephroscopy)是应用内镜经过扩张后形成的皮肤至肾集尿系统通道,进入上泌尿道施行检查、诊断和治疗的一种技术。自20世纪70年代以来,由于各种硬性和可曲性肾镜相继研制出来,因而经皮肾镜检查术得到了进一步广泛开展和应用。如经皮肾镜技术取石的成功促进了腔内泌尿外科学的发展。

目前临床使用的肾镜类型主要有两种,一种是硬性肾镜,另一种是可曲性肾镜。

【适应证】

具体见后述。

【禁忌证】

(一) 绝对禁忌证

1. 未纠正或不能纠正的出血性疾病。
2. 未控制的高血压和糖尿病。
3. 非梗阻或败血症引起的未控制的尿路感染。
4. 结石同侧有脾大或肝大。
5. 肾结核。
6. 同侧上尿路患过移行上皮癌做过局部切除或经输尿管电灼。
7. 孤立肾。
8. 对造影剂过敏。
9. 病人极其肥胖,从腰部到肾脏超过20cm。
10. 不能合作者。

(二) 相对禁忌证

1. 肾脏位置高,进路需在第12肋以上。
2. 凝血机制不完全正常或有氮质血症。
3. 先天异常,如蹄铁肾或盆腔异位肾。

4. 肾脏活动范围很大。

5. 嵌顿很紧的输尿管结石。

6. 肾内集合系统很小或肾内有分叉。

【术前准备】

1. 选择合适病人,并讲明手术方法及危险性,并做好各项常规检查。

2. 做经皮肾镜碎石术前当天必须摄平片,核实结石大小、位置。

3. 静脉泌尿系造影。

4. 术前给予抗生素。

5. 输尿管插管及留置导尿管。

6. 静脉输液及利尿。

【经皮肾镜检查术】

（一）适应证

1. 来自输尿管以上部位不明原因的血尿如特发性大量血尿病人,可用肾镜检查。

2. 肾盂内各种病变,如肾盂肿瘤、肾乳突坏死、肾盂黏膜白斑病、囊性肾盂炎等,可采用肾镜检查,做病检或必要的治疗。

3. 肾盂及输尿管上段结石或异物的检查及治疗。

4. 不明原因的肾积水和输尿管狭窄。

（二）术前准备

除血、尿常规,肝、肾功能,血电解质,出、凝血时间检查外,还需常规 IVP 检查了解肾盂肾盏结构,做腹部 B 超了解肾脏与邻近器官的关系。术前应用抗生素 2 ~ 3 天。

（三）检查方法

1. 肾镜检查常需在 X 线荧光透视下进行。采用肾区腹侧垫高完全俯卧位或患侧垫高 30°俯斜位,可在全麻、硬膜外麻醉下,偶尔可在局麻下进行。严重骨骼畸形(脊柱后侧突)患者可取坐位在局麻下进行。

2. 关于硬性肾镜放置到肾集尿系统内,根据所选扩张器的不同,放置方法也略有差异。由于肾盂、肾盏的解剖结构复杂，加上肾镜视角较小，常不易判断肾镜处在肾集尿系统的何处，故应寻找到安全导丝，沿导丝设法找到肾盂输尿管连接部并进入上段输尿管。然后将肾镜退至肾盂输尿管连接部，再后退0.5～1.0cm，如果看到光滑平整、略显白色、上有正常纤维细血管走行的肾盂黏膜，即可证实肾镜在收集系统内。以肾盂输尿管连接部为标志，按顺序行肾盂及各个肾盏检查，重点检查病变处。

3. 当出血多，能见度差或视野被血凝块遮蔽而无法观察时，可加快灌注液的冲洗速度，并经肾镜插入1根导管将血凝块吸出，或用鳄口钳将血凝块夹持拖出，可使视野变得清晰。

4. 软性肾镜可观察整个集尿系统。对肾盂、肾盏的观察一般需从纵向和水平两个方向进行，依次观察肾盂、上极、中部、下极的各个盏颈和它的盏。

（四）注意事项

手术结束可留置造瘘管，一来可以压迫止血，二来保留通道以备二次手术之需。此外，无论应用哪种肾镜检查，操作必须轻柔，切忌使用暴力，否则可造成肾盂穿孔及出血，甚至有撕裂肾实质的危险。

【经皮肾穿刺造瘘术】

经皮肾造口要在超声引导或X线监视下进行，现仅介绍经超声引导下的造瘘术。

（一）适应证

1. 解除上尿路梗阻和感染或行尿流改道。
2. 治疗输尿管狭窄或膀胱以上尿瘘。
3. 积水肾引流后的肾功能估价。
4. 经皮肾镜取石术前准备。

（二）术前准备

同经皮肾镜检查术。

（三）操作步骤

1. 采取肾区腹侧垫高完全俯卧位或患者垫高30°俯斜位。单纯经皮肾造口术可在局麻下完成。

2. 穿刺点可选在腋后线与第12肋的交点以下或偏内，穿刺径路以选择从皮肤至集尿系统最短的距离为宜。

3. 超声定位后，在穿刺处做皮肤小切口。穿刺径路选在肾的中下盏为宜。在超声引导下，固定好穿刺探头，在病人吸气屏气间隙将穿刺针迅速刺入集尿系统。

4. 穿刺成功后拔出针芯，如有尿液自针鞘内流出。遂将"J"形导丝经针鞘插入肾盂，若能进入输尿管内更好。

5. 拔除针鞘，以导丝为轴心，按顺序先后套入 Teflon 扩张器，逐级扩张穿刺通道。若单纯引流，可将通道扩张至 F10 ~ 20 号，然后将 8 ~ 10F 猪尾管或 Cope 导管套在导丝上置入肾盂内。若长期引流，可将皮肾通道扩张至 F16 号，置入 F14 导管。

【经皮肾镜取石术】

经皮肾镜取石术是指通过 PCN 术所创设的通道，经由 X 线荧光透视监控下或肾镜直视下，借助取石或碎石器械达到去除结石、解除梗阻的一种技术和治疗手段。一般分经皮肾镜取石或碎石，在此只简要介绍经皮肾镜取石。

（一）适应证

1. 直径大于 2cm 的上尿路结石或大于 1cm 的肾下极结石。

2. 鹿角状结石或胱氨酸结石、基质结石、尿酸结石、鸟粪石、磷酸镁铵结石。

3. 输尿管上段 L_4 以上、梗阻较重或长径大于 15mm 的输尿管结石。

4. 孤立肾（如移植肾）、异位肾、融合肾、马蹄肾肾结石及有症状的肾憩室结石或者肾结石合并输尿管肾盂连接处梗阻。

5. 输尿管镜或 ESWL 取（碎）石失败。

（二）术前准备

除一般常规生化检查外，应摄 KUB、IVP 片，阴性结石应做 B 超或 CT，以了解结石的位置、大小、形态及其与肾盏的关系。术前备血，常规使用抗生素，经膀胱镜逆行插入输尿管导管。如患者病情允许，抗凝药物术前停用 7 天。

（三）经皮穿刺点及皮肾通道的选择

对于直径小于1.2cm的孤立肾盂结石，皮肤穿刺点通常选在腋后线与第12肋缘交点下2cm处，经肾脏中下部后外侧的通道进入肾盂，较容易取出结石。对于上盏结石，穿刺与皮肾通道的建立以经第12肋上缘直接进入含结石的上盏途径为好。对于中部前排肾盏的结石，最好能准确定位，将穿刺针直接穿到含结石的肾盏中，扩张通道取出结石。

（四）取石步骤

皮肾通道建立后，通道内常需保留Teflon工作鞘，将肾镜经工作鞘直接放入集尿系统内观察。可根据X线有目的地寻找结石，必要时通过打开X线荧光透视屏帮助寻找结石。如结石最大直径小于Teflon工作鞘，可用取石器械通过硬性肾镜直视下完整取出结石，通过34F Teflon工作鞘，可完整取出最大直径1～1.2cm的结石。直径≤1cm的结石碎片，可用硬性鳄口钳取出。取石时应用钳子先将结石拨到合适的位置，再张开钳口将结石夹持牢靠。对于直径1～1.5cm的结石，用肾石夹持器取石较易获得成功，但需在直视下操作，以免伤及肾盂黏膜，如结石大于1.5cm，难通过Teflon工作鞘完整取出，可用肾石夹持器将结石夹持牢靠，连同肾镜与Teflon工作鞘一并经通道取出，或用超声或液电碎石机将结石粉碎，再用取石钳夹出结石碎片。

（五）术后处理

经皮肾镜取石后，肾脏多有创伤，病人应卧床休息至尿色转清。术后常规置肾造瘘管引流尿液。术后2～3天尿液转清则可试夹造瘘管观察24小时，如病人无任何不适，即可拔除肾造瘘管。常规应用抗生素。对于残留结石，应尽量设法取出，必要时再用ESWL治疗。

（六）并发症及处理

1. 出血：穿刺部位欠准确，损伤肋间血管、肾实质内血管，或扩张通道不当造成肾实质撕裂，均可引起严重出血。通常可放置较粗的造瘘管压迫止血，或置气囊导管压迫止血。如出血严重，应行开放手术止血。术后出血应卧床休息、抗炎、输血处理，严重者可做肾动脉栓塞或肾切除。

2. 肾盂穿孔：如发生肾盂穿孔，应立即中止手术，输尿管内放置支架管及肾造瘘持续引流，同时加强抗感染治疗。

3. 感染：主要表现为高热、寒战。应保持肾造口引流通畅，继续使用抗生素，直至尿路感染完全控制为止。

4. 邻近脏器损伤：操作不慎可发生十二指肠、结肠、肝、脾、胰、肺及胸膜等脏器的损伤，应进行相应处理。

5. 肾周积尿：病人感腰部胀痛不适并伴发热。如肾周积水量较多，应穿刺置入导管充分引流，同时调整肾造口管的深度。

6. 水、电解质失衡：由于应用大量灌洗液，加上高压灌流，会有相当量的灌洗液被机体吸收，造成水中毒及低钠血症。预防方法是采用生理盐水而不用蒸馏水灌洗，低压灌流，缩短手术时间。如手术时间较长，疑有水中毒或低钠血症，则应静脉注射呋塞米，补充电解质。

（王少刚　叶章群）

十四、球囊扩张术

【适应证】

输尿管良性狭窄长度小于2cm或输尿管膜状闭锁。

【术前准备】

术前行逆行输尿管造影，了解输尿管狭窄部位、程度及长度。

【操作要点】

1. 在斑马导丝或输尿管导管引导下将输尿管镜推进到狭窄部位，观察狭窄段情况。

2. 沿斑马导丝将不透X线标记的气囊导管放置于狭窄部位，往气囊内注入造影剂，X线定位下使狭窄段位于气囊中部，加压使狭窄段完全扩张。压力控制在2～5个大气压，持续时间约3分钟，抽空气囊，再用输尿管镜观察。

3. 如仍觉阻力大,可重复以上扩张过程,直至输尿管镜可通过狭窄段。

【难点及注意事项】

术中注意固定气囊导管,防止扩张过程中气囊移位,缓慢增加气囊内压,气囊内压力不宜过高,扩张时间不宜过长。另外,还要注意适应证,气囊扩张适用于狭窄长度较短的膜状狭窄,狭窄长度较长时极易回缩,效果不理想。

(杨为民　叶章群)

十五、输尿管镜技术

输尿管镜技术目前已经普遍运用于临床,与膀胱镜一样,为泌尿外科临床常规诊疗手段,为泌尿外科医师基本功之一。

【适应证】

(一) 诊断

1. 影像学发现上尿路充盈缺损或梗阻。
2. 经各种影像学检查无法明确诊断的输尿管、肾盂病变。
3. 上尿路非肾性血尿。
4. 上尿路尿路上皮细胞癌腔内治疗后随访。

(二) 治疗

1. 上尿路结石(特别是输尿管中、下段结石)的治疗。
2. 输尿管插管(逆行造影或引流梗阻、上尿路尿漏等)。
3. 上尿路异物的取出。
4. 上尿路肿瘤行腔内治疗。
5. 上尿路狭窄扩张或内切开。

【禁忌证】

除出血性疾病或不能耐受手术、麻醉者外,无绝对禁忌证。尿道狭窄者可先做扩展或内切开;骨盆和髋关节疾病不能摆截石位者,不便行输尿管镜手术。患有泌尿系统急性感染性疾病,须先行控制。

【操作要点】

1. 可选择全麻或硬脊膜外麻醉。

2. 体位：病人置于截石位。Trendelenburg 体位是一种头低臀高位的截石位，这种截石位可使肾脏向头端移动，输尿管伸直。Motola 等报道采用健侧下肢抬高，患侧下肢下垂的截石位便于操作。这种体位可使输尿管镜进入输尿管口的角度由锐角变为钝角，输尿管与镜体能成为一条直线。同时，在抬高的下肢下方操作者的操作空间大为增加，使输尿管镜的调整更加容易，减少镜体进入时的阻力。但在髋关节活动受限的疾病时不能采用。

3. 手术步骤

(1) 扩张输尿管口及输尿管壁段：输尿管口和输尿管壁段是输尿管全程最窄处，9F 口径以上的输尿管镜须行输尿管口及壁段扩张后才能进镜。扩张方法根据选用不同扩张器而不同，各种中央有空心的扩张方法相类似，一般是先插入 21F 或更粗的膀胱镜鞘，扩张器中空腔置一导丝，先将导丝插入输尿管，扩张器沿导丝插入，依次扩张，根据输尿管镜操作大小扩张到适当的宽度。若需要进行套石，须扩张至结石能通过的宽度。导管扩张从 8F 开始至 14F。金属橄榄头或串珠式金属扩张器可扩大到更宽直径，当扩张器头端较粗不能通过镜鞘工作通道时，先将扩张器尖端插入膀胱镜，尾端从工作通道倒插出外，扩张后导丝留在输尿管腔内及引出体外，退出膀胱镜鞘，一般选用在 5°膀胱镜窥视下操作，如选用 25°或 75°膀胱镜，须加有导向器控制插管方向。气囊导管扩张法先通过膀胱镜及导丝将输尿管导管置于输尿管壁段，在 X 线荧光和压力监测仪监视下向气囊内注入造影剂，扩张输尿管口及壁段。

(2) 置入输尿管肾镜：输尿管肾镜直视下经尿道插入膀胱，借导丝引导窥见已经扩张的输尿管口，保持镜体和输尿管壁段处于一条直线上，旋转镜体 180°，使其斜面向上与输尿管口上唇相对，用镜端挑起导丝，从而输尿管口上唇也随之抬起，暴露输尿管腔。保持输尿管肾镜在此角度上就能沿着输尿管腔进入。一旦输尿管镜进入输尿管内，最好先进入 1～2cm 后，将输尿管镜转回，使其斜面向下，使输尿管腔位于视野中央，顺着管腔小心地推进。镜体位于壁段时可见管腔较小、管壁较厚，此时应均匀用力地进镜。穿过壁段后即感觉阻力变小，可见到较宽的黏膜光滑的管腔，这时应将镜体先向后侧方再向前内侧方推进。镜体的推入必须在生理盐水灌注液连续冲洗直视下进行。

(3) 进行取石、碎石、镜检以及活组织检查等。

【难点及注意事项】

输尿管口狭窄或转角时较难进入。此时可以先置入导管或斑马导丝作引导，加大冲水流量直视下逐步扩张进入。进出输尿管时应动作轻柔，万不可用暴力，以免损伤输尿管，甚至导致输尿管脱套而致全断输尿管损伤。

术中发现输尿管梗阻以上明显积脓、感染时，应尽快通畅输尿管、放置双 J 管后结束手术，以免感染逆行进入血液循环引起严重败血症。

【术后处理】

持续导尿 2～3 天，预防性应用抗生素 5～7 天。一般输尿管内都要求放置双 J 管，视情况 1～3 个月拔除。

（蓝儒竹）

十六、精囊镜技术

精囊镜是今年来发展的一种内镜技术，兼有检查诊断和治疗的作用。国内目前只有少数医院开展，在临床尚未广泛运用。但因其微创、疗效较满意，今后有望在临床逐步拓展应用。

【适应证】

1. 顽固性血精，保守治疗无好转。
2. 怀疑精囊或射精管占位。
3. 梗阻性无精怀疑射精管梗阻。

【操作要点】

1. 采用全身麻醉或椎管内麻醉，截石位，消毒铺巾。

2. 采用 4.5F 硬性输尿管镜，经尿道和膀胱，先观察膀胱、双侧输尿管及前列腺情况，输尿管镜后退于后尿道找到精阜位置，直视下寻找精阜的开口，置入斑马导丝，在导管引导下进入前列腺小囊，检查前列腺小囊情况。

3. 后退输尿管镜至陷窝开口处，保持冲水灌注，于其外侧 4～5 点钟、7～8 点钟方向探寻双侧射精管开口，导丝引导后插入输尿管镜进入精囊。镜下精囊呈现多房多腔结构，镜下观察精囊壁有无黏膜水肿、充血、活动性出血情况，精囊腔内有无囊肿、结石、新生物等解剖异常，对怀疑可疑病变取病理活检。小结石或泥沙样结石可采用助手用注射器推注加压用水冲出，较大结石采用异物钳钳夹碎石；顽固性血精患者往往在精囊里发现血块或者紫红色果冻样的凝血块，采用生理盐水反复冲洗，务必将精囊每个腔内血性液体、脓性分泌物及结石完全冲洗干净；精囊囊肿患者可采用内镜下钬激光去顶并冲洗。采用相同的方法处理双侧精囊。必要时双侧精囊内留置 5F 输尿管导管，以便每日生理盐水冲洗精囊。

【难点及注意事项】

射精管开口的寻找是精囊镜检查的难点，一般在精阜开口 4、8 点位置或者开口于精阜内。必要时电切或者输精管注射亚甲蓝试验确定。操作轻柔，慎勿损伤周围脏器尤其是直肠。

【术后处理】

术后常规留置导尿并预防性静脉应用抗炎治疗 3 天，必要时精囊内留置输尿管导管每日冲洗。

（蓝儒竹）

第三十八章　腹腔镜泌尿外科手术

一、腹腔镜精索静脉结扎术

曲张的精索静脉丛，主要在腹股沟上方的腹膜后融合成静脉干，在内环口处汇合成1～2支精索静脉，成为反流的主要通路。腹腔镜下可以清晰辨认，在此处结扎后离断，可阻断血流反流途径，减轻血流阻力，降低血管内静压。该术式技术要求较高，但具有病人痛苦小、恢复快等优点，尤其适于双侧精索静脉曲张患者。

【适应证】

Ⅱ～Ⅲ度精索静脉曲张、精索静脉曲张伴有不育或精液成分异常、双侧精索静脉曲张。

【禁忌证】

曾行重大腹腔、盆腔手术，有腹膜及肠粘连史或合并其他腹腔脏器病变者，在腹腔镜技术的掌握尚不成熟时，应作为相对禁忌证。

【麻醉】

气管插管全麻。

【术前准备】

常规全身检查，清点所需手术器械并严格消毒，术前禁食、禁饮、清洁灌肠，上导尿管，必要时上胃管。

【操作要点】

1. 头高脚低仰卧位，常规消毒，于腹壁标记穿刺点。

2. 于脐下做2～3cm小切口，用Veress气腹针穿刺入腹腔并均速灌入 CO_2 气体，形成气腹。

3. 抽出 Veress 气腹针，换入窥镜。接电视摄像头，观察腹腔脏器，同时接通自动气腹机维持腹压。

4. 窥镜监视下做左、右 Mcburney 点小切口，分别插入两支套管针。

5. 用器械直视下分离曲张的精索静脉，用钛夹钳夹，于中间剪断。

6. 放出 CO_2 气体，拔出套管针，皮肤用创可贴封闭。

【难点及注意事项】

腹腔镜手术要求极高，从病人的术前准备、器械的清点到操作过程均要求严格掌握，腹腔穿刺时应避免使用暴力，以免损伤腹腔脏器或大血管，随时调整气腹压。术毕应放出全部 CO_2 气体。

【并发症及处理】

严重并发症为腹腔脏器及腹膜后大血管损伤，一旦发生则十分严重，必须立即手术抢救。

（周四维　管　维）

二、腹腔镜肾切除术

【适应证】

1. 肾良性病变：各种原因所致的肾萎缩（主要为肾血管性高血压患者），需要切除的肾积水，多囊肾等。

2. 肾肿瘤：体积较小的良性肾肿瘤及局限于肾被膜以内的恶性肾肿瘤。

3. 肾盂肿瘤：局限于肾盂、肾盏以内的肿瘤。

【禁忌证】

1. 肾周围感染、脓肾、肾脏与周边组织器官粘连较重者。

2. 已侵及肾周筋膜的肾肿瘤。

【术前准备】

1. 术前 3 天开始进行肠道准备。包括低渣饮食、口服抗生素、术前晚清洁灌肠等措施。

2. 患侧肾动脉造影及栓塞,不是常规准备内容,但可了解患肾血供情况,有助于术中处理。栓塞还可事先将肾动脉阻断,减少术中出血危险。

3. 手术日晨做患侧输尿管插管。

4. 手术日晨插放胃管。

【操作要点】

1. 气管插管全身麻醉。

2. 平卧位,脐下 0.5 ~ 1.0cm 处刺入 Veress 针制造气腹。改为患侧向上的斜卧位。在上述穿刺点穿刺并留置套管,腹腔镜经此套管插入腹腔,在腹腔镜监视下,分别于锁骨中线平脐水平、腋前线肋缘下、上腹正中穿刺并留置套管,并插入相应器械。

3. 切开升(降)结肠外侧的后腹膜,将结肠向腹中线牵拉,暴露肾周脂肪囊,分离之。暴露出肾表面,以此为标志,扩大肾前面分离范围,尽量充分暴露肾前面。

4. 游离输尿管。其标志有:①与精索静脉平行;②转动输尿管导管可看到输尿管移动,或输尿管导管向输尿管内注入无菌盐水,可看到输尿管扩张。输尿管游离后,上 3 个钛夹,其中两个在远侧端,一个在近侧端,由中间切断输尿管。左侧精索静脉要同时钳夹切断。

5. 将输尿管近端提起,游离肾下极,即可分离至肾的后面。继续沿输尿管游离肾蒂血管,使用钛夹阻断肾动脉、肾静脉,并将其切断。

6. 将肾下极提起,分离肾上极,并切断至肾上腺的血管。遇异位的血管时应妥善结扎,此时肾已近乎完全游离。

7. 将切除肾脏置于塑料袋内(entrapment sack),扩大皮肤切口,将其取出,或使用粉碎器将其在塑料袋内粉碎后取出。

8. 冲洗肾窝,检查无活动出血后排出腹腔内二氧化碳,拔除诸套管。一般情况下,肾窝不需留置引流管。

9. 缝合或黏合皮肤小切口。

【术后处理】

术后禁食 12 小时,应用抗生素 3 ~ 5 天。24 ~ 48 小时可下床活动。

【并发症及处理】

1. 术中并发症

(1) 肾蒂松脱引起大出血:多由于止血夹脱落或夹闭不全所致。发生出血时应努力寻找血管断端,重新钳夹止血。有困难时应及时改开腹手术处理。

(2) 损伤肝、脾、肠管、胰腺尾等器官:损伤多为电灼所致,轻度者可经腹腔镜修补,严重时应行开腹手术修补。

2. 术后并发症

(1) 继发出血:常为血管夹脱落或组织渗血所致,少量出血可保守治疗,出血严重时应及时开腹探查、止血。

(2) 切口感染及疝:术中应注意无菌操作,术后应妥善关闭切口,全层缝合。

三、腹腔镜肾囊肿切除术

【适应证】

直径超过5cm的肾囊肿。

【术前准备】

1. 术前3天开始进行肠道准备。包括低渣饮食、口服抗生素、术前晚清洁灌肠等措施。

2. 手术日晨上导尿管及胃管。

【操作要点】

1. 麻醉、体位、人工气腹及置入套管和腹腔镜等步骤同腹腔镜肾切除术。

2. 切开升(降)结肠外侧后腹膜,将结肠、肝(或脾)向内侧或上方牵拉。

3. 分离肾周围脂肪,暴露肾囊肿。将肾囊肿大部分分离后,切开囊肿壁,吸出囊肿液。在距肾实质0.5cm处将囊肿壁环形切除。

4. 排出腹腔内二氧化碳,拔除诸套管。缝合或黏合皮肤小切口。

【术后处理】

同腹腔镜肾切除术。

【并发症及处理】

除一般腹腔镜手术并发症外,切除肾囊肿时最容易出现的并发症为肾实质出血,往往由于囊肿壁切除过多,伤及肾实质所致。因此,在切除囊肿时,一定注意距肾实质0.5cm以上,一旦损伤肾实质,应予缝合止血。

四、腹腔镜肾上腺切除术

内腔镜肾上腺切除的入路有两种:①经腰部腹膜外入路,体位采用侧卧位(患侧在上),腰部垫高,肋脊角外2~3横指处沿第12肋下缘切开皮肤4cm长,并切透肌层、腰背筋膜及肾周脂肪囊,手指向内剥离达肾上极,此时即可将手术用的内腔镜(其外径粗4cm,长12~20cm)插入镜鞘末端接多孔道固定器(供观察镜及手术用钳、剪等器械通过),在直视下找到肾上极及肿瘤,并进行游离及止血,最后将肿瘤连同部分肾上腺切除,检查无出血即可取出内腔镜,缝合伤口。②经腹以腹腔镜技术切开后腹膜,显露并切除肾上腺肿瘤,本节重点介绍经腹入路的手术要点。

【适应证】

直径小于4cm的肾上腺良性肿瘤适于做腹腔镜手术,对嗜铬细胞瘤应慎重选择,经检查证明为恶性肾上腺肿瘤者应列为禁忌。

【术前准备】

同腹腔镜肾囊肿切除术。

【操作要点】

1. 麻醉、体位、人工气腹及置入套管和腹腔镜等步骤同腹腔镜肾切除术。

2. 沿Toldt线分离侧腹膜,上至脾结肠韧带或肝结肠韧带,下至肾下极,逐步分离,游离的结肠肝曲或脾曲翻向中线。

3. 分离肾周围脂肪,显露肾前面。在肾中部内侧分离肾静脉,在肾静脉上方找到肾上腺静脉,将其充分游离,用钛夹结扎后切断之。

4. 沿肾上腺静脉分离肾上腺,先分离肾上腺下极和表面(腹侧面),再分离背侧面及上极。在分离过程中遇血管时钛夹止血。完整切除肾上腺肿瘤,将其取出。

【术后处理】

同腹腔镜肾切除术。

【并发症及处理】

1. 术中并发症

(1) 脏器损伤:由于肾上腺位置隐蔽,周围脏器多,故分离时容易损伤周边组织脏器,可造成肝、脾、肾、十二指肠、胰尾、结肠等的损伤。对实质脏器的损伤,轻者可观察,重者可经腹腔镜或开放手术修补。肠管损伤应争取腹腔镜修补,有困难时应开腹手术修补。

(2) 严重出血:术中可损伤腔静脉、主动脉、肾动脉、肾静脉,通常均需开腹手术才能处理。

2. 术后并发症

(1) 继发出血:处理与开腹肾上腺手术相同。

(2) 术中未发现的肠损伤:如患者出现术后发热、肠麻痹、腹膜炎体征,应考虑此种原因,应立即开腹探查。

五、腹腔镜盆腔淋巴结切除术

近年来,本术式广泛用于进行膀胱癌、前列腺癌、睾丸癌及阴茎癌的分期诊断。与开放手术相比,腹腔镜盆腔淋巴结切除手术更安全,对病人打击更小。由于内窥图像的放大作用,使手术视野更清晰,解剖关系更明确,因而保证了对小血管和淋巴管的处理。术后出现的淋巴瘘合并症明显减少。

【适应证】

1. 主要适用于A、B、C期前列腺癌。需要时也可应用于膀胱癌、睾丸肿瘤、阴茎癌的分期诊断。

2. 经会阴根治性前列腺切除术后,经腹腔镜行淋巴结清扫。

【禁忌证】

1. 已发现远处转移或经一般检查发现盆腔淋巴结转移的上述癌肿。

2. 全身出血性疾患,腹部急性炎症。

3. 既往有盆腔手术史者。

【术前准备】

1. 肠道准备:术前1天流质饮食,术前晚清洁洗肠等措施。

2. 留置尿管。

【操作要点】

1. 气管插管全身麻醉。取头低脚高的平卧位,臀部垫高10cm左右。

2. 完成人工气腹后,分别经脐下0.5~1.0cm处、下腹正中及双侧髂前上棘内上方2~3cm处,置入套管及相应器械。

3. 在膀胱和髂血管之间切开后腹膜,分离髂外动脉,在分离过程中可见输精管,将其游离后切断。

4. 分离髂外动脉表面及其内侧的脂肪组织,在髂外动脉近端分离髂内动脉,并游离之。将髂内、髂外动脉间的脂肪及淋巴组织彻底切除。

5. 继续沿髂内动脉向闭孔附近分离,解剖出闭孔神经,将其周围脂肪组织和淋巴组织一并切除。在切除脂肪组织和淋巴组织过程中要注意结扎较粗大淋巴管,以免术后发生淋巴瘘。

6. 取出淋巴结组织。排出腹腔内二氧化碳,拔除诸套管。缝合或黏合皮肤小切口。

【术后处理】

卧床12~24小时即可离床活动。术后12小时即可进食。避免体力劳动1周,根据组织病检决定下一步治疗方案。

【并发症及处理】

1. 术中并发症

(1) 血管损伤:在分离淋巴组织时损伤大血管。一旦发生,腹腔镜下止血不应勉强进行,可行开腹探查。

(2) 肠管、输尿管、膀胱及闭孔神经损伤，可试行经腹腔镜修补，否则立即开腹手术。

2. 术后并发症

(1) 继发出血及肠穿孔：出血可能为血管夹松脱，应开腹探查。肠穿孔表现为肠麻痹、恶心、呕吐、厌食等，多为术中电灼所致，可置胃肠减压引流，并拍腹部 X 线片，观察不见好转，应开腹探查。

(2) 淋巴囊肿：为手术广泛损伤淋巴系统，造成淋巴回流障碍所致。小的囊肿可观察治疗，大的囊肿可经腹腔镜或开腹行切除手术。

六、腹腔镜治疗隐睾症

【适应证】

需开腹探查的隐睾症。

【禁忌证】

既往有腹腔手术史者。

【操作要点】

气管插管全身麻醉或腰麻及硬膜外麻醉，头低脚高平卧位。常规建立气腹，分别于脐下缘 0.5～1.0cm、耻骨联合与脐连线中点及患侧麦氏点置入套管和相应器械。腹腔镜进入盆腔，在膀胱底部两侧可见外下方走行的输精管。沿输精管向外侧追踪，可见精索血管，在内环处输精管与精索血管一并进入腹股沟管。腹腔内隐睾多位于膀胱底部外侧至内环之间。在输精管及精索血管未发育时，可诊断无睾，找到睾丸者，若睾丸已萎缩，可直接行腹腔镜睾丸切除术。若睾丸发育较好，可配合行经腹股沟切口的睾丸固定术。术终常规放出二氧化碳气体，退出器械。

【术后处理】

卧床 12～24 小时即可离床活动。术后 12 小时进食，行睾丸牵引固定术者同开放手术相同管理。

【并发症及处理】

1. 出血:常为放置 Trocar 时损伤腹腔血管所致,一般利用腹腔镜可一期处理,无法解决时可开放手术。继发出血来自精索断端时,应开腹手术。

2. 损伤肠管、膀胱:肠管损伤较轻者,可经腹腔镜修补,大而复杂者应开腹手术。膀胱损伤一般留置导尿管,保守观察即可。

(陈 忠 张 旭)

七、经腹膜后腹腔镜肾癌根治术

【适应证】

局限性肾肿瘤,需要行肾癌根治术者。

【禁忌证】

晚期肾肿瘤已侵犯肾静脉和腔静脉或巨大肾肿瘤,肿瘤侵犯邻近器官,估计难以切除者。

【术前准备】

术前仔细评估是否适合行腹腔镜手术。

了解局部及远处转移情况,明确临床分期。

【操作要点及手术步骤】

1. 气管插管全身麻醉,取健侧卧 90°位,充分升高腰桥。常规消毒铺巾。

2. 以左侧肿瘤为例。于左腋后线肋脊角下 2cm 处水平切开皮肤 2~3cm(A 点),用大血管钳钝性分开腰背筋膜进入后腹腔间隙,用食指伸入间隙由后向前推开腹膜,分离腹膜后间隙,经此切口放入气囊扩张器,用 50ml 注射器注入空气至少 800ml 扩张腹膜后间隙,保留气体 5 分钟完成后腹腔操作空间建立。

3. 从 A 点伸入食指,在食指的引导和保护下分别于腋中线髂前上棘(B 点)和腋前线肋缘下(C 点)做切口,A、B、C 三点分别置入 Trocar。

4. 后腹腔内以气腹机持续充入二氧化碳气体,压力维持在15mmHg左右。

5. 首先检查后腹腔有无腹膜和脏器损伤、操作孔穿刺点出血等,调整Trocar的深度合适并固定。识别腰大肌,充分剥除肾周筋膜外脂肪和腹膜外脂肪,仔细识别腹膜和肾周筋膜的分界,即腹膜反折线。

6. 判断肾脏位置,于近肾脏上极水平沿肾脏和腰大肌夹角处切开侧椎筋膜2~3cm,进入腰大肌腰方肌前间隙,沿腰大肌与肾周筋膜之间用超声刀锐性分离,尽可能将肾脏推向腹侧,充分暴露肾脏背侧,直至显露肾门,打开血管鞘,充分游离肾动、静脉各2~3cm,Hem-o-lock结扎锁近肾端1枚、远肾端2枚先后夹闭并剪断肾动、静脉。

7. 转向腹膜面,仔细辨别腹膜反折线,用超声刀在肾周筋膜和腹膜间由上而下锐性加钝性分离,注意保护腹膜,勿穿孔(如果肿瘤位于右肾,此处侧推开腹膜后可见十二指肠和下腔静脉,注意重点保护,可使用超声刀背钝性推开分离,分离时尽量动作轻柔,缓慢进行)。

8. 腹膜面处理满意后,沿肾脏背侧于肾上极上方切开肾周筋膜,探查肾上腺下缘,如肾上腺无异常,应予以保留,否则应一并切除。沿肾上腺下缘下0.5cm处以超声刀锐性切断肾周脂肪,完全游离肾脏上极后使肾脏腹侧和背侧分离会合。于肾下极下方充分分离后,肾周筋膜会合成条索状,于此处打开可见内含的输尿管和性腺静脉,分别游离后以钛夹夹闭并切断。

9. 经12mm直径Trocar置入标本袋,将标本置入袋中暂放在髂窝处。检查创面和肾蒂区无活动性出血(降低气腹压力,确保在常压下也无活动性出血)后,由A点向B点方向扩大切口长5~7cm,将标本袋取出,再次检查创面无活动性出血,于B点放置引流管,缝合关闭切口。

【要点及注意事项】

1. 游离肾脏之前应先处理肾蒂,少挤压肾脏,可减少术中出血。

2. 应按照开放手术的原则，完整切除肾脏、肾周脂肪、肾周筋膜，必要时包括肾上腺。

3. 在腹膜面切开时注意辨认腹膜反折，尽量不要损伤腹膜，否则会因腹腔进气导致后腹腔手术空间消失。

【术后处理】

同腹腔镜单纯肾切除术。

八、腹腔镜肾盂癌根治术

肾盂癌属于上尿路尿路上皮肿瘤，肾盂癌根治范围包括同侧肾、输尿管全切除及膀胱袖套状切除。

【适应证】

1. 肾盂癌或输尿管癌。

2. 同侧上尿路多源性肿瘤，包括多发性乳头状瘤。

【术前准备】

1. 静脉肾盂造影或者 CT 增强等了解病变位置及同侧上尿路情况，并了解对侧肾功能情况。

2. 尿脱落细胞学检查，或者 FISH 检查。

3. CT 及 B 超检查了解肿瘤向周围的浸润情况。

4. 其他术前常规检查。

5. 膀胱镜检查及逆行尿路造影，必要时行输尿管镜检查，了解多灶性病变的存在；诊断不明确时，可行输尿管镜及活检。

【操作要点】

1. 后腹腔镜联合下腹部斜切口法：全麻后，取健侧卧位。气囊扩张建立后腹腔腔隙，再建立腔镜通道，置入腔镜及手术器械，清除腹膜外脂肪，类似肾切除手术。打开肾周脂肪囊并向上下延长切口，外用超声刀游离患肾背侧，肾门处分离出肾动、静脉，每根血管向心端均上 2～3 枚锁扣夹，剪断肾动、静脉。游离肾下极及输尿管，锁扣夹 1 枚阻断输尿管，不切断。继续游离肾周脂肪囊腹侧及其上极。直至其完全游离。游离全段输尿管，将肾周脂肪囊包裹的患肾送入髂窝，观察术野无活动性出血，肾窝留置橡皮引流管，缝闭腹腔镜通道切口。更换仰卧位，取右下腹弧形切口约8cm，进入髂窝，直接提出患肾。沿输尿管周围切开膀胱浆膜和肌层，剥离黏膜，切除膀胱壁瓣，无尿液溢出。完整切除患肾、输尿管及其管口周围膀胱壁。2-0可吸收缝线连续缝合黏膜层及浆肌层。观察术野无活动性出血及漏尿，右髂窝留置橡皮引流管，逐层缝合切口。

2. 全腹腔镜法：全麻，70°～90°健侧卧位，留置导尿。在平脐患侧腹直肌外缘建立人工气腹，腹腔内压力15mmHg（1mmHg=0.133kPa），该点置入10mm Trocar及30°腹腔镜，探查腹腔脏器有无损伤。分别在锁骨中线肋缘下、平脐腋前线及腋后线肋缘下置入5、12、5mm Trocar，并置入相应的腔内操作器械。超声刀切开升（降）结肠旁沟的侧腹膜，左侧切开范围下至乙状结肠外侧，上至脾脏外上方，将脾脏、结肠脾曲及降结肠推向内侧，显露其后方的肾周筋膜；右侧切开范围下至回盲部，上至结肠肝曲，将结肠推向内侧后暴露十二指肠降段，将其一起推向内侧，暴露腔静脉前面。在肾筋膜内侧剪开，左侧沿腹主动脉表面找到肾静脉，右侧沿下腔静脉找到肾静脉，将肾动静脉周围的脂肪和淋巴组织清除干净后，将肾动、静脉结扎、离断；处理完肾蒂血管后，沿腰大肌将输尿管和生殖血管挑起，生殖血管用Hem-o-lock夹闭后离断。输尿管尽量向下游离不离断，用钛夹夹闭输尿管，防止肿瘤转移。将腹腔镜转向盆腔处理输尿管下端和膀胱，在下腹部脐下8～10cm处再置入一5mm Trocar，提起游离的上段输尿管向其下端游离，女性应注意子宫动脉，超声刀离断或Hem-o-lock夹闭后离断。沿输尿管游离至输尿管膀胱入口时，打开膀胱，吸净膀胱内尿液后，绕输尿管膀胱出口处2cm将膀胱做袖状切除，3-0可吸收线连续缝合膀胱切口，2-0可吸收线间断加固肌肉层。再将腹腔镜转向上腹部，将已经离断肾蒂的肾脏连同肾周筋膜一并切除。标本均装入自制的标本袋中，沿平脐腋前线点扩大切口将标本取出。留置肾窝和盆腔引流管各1根，缝合腹壁切口。

3. 单孔腹腔镜发或机器人腹腔镜法：单孔腹腔镜一般经脐周围切口进入，通过一个通道置入腹腔镜及操作器械，具体步骤同上述。机器人仅通过机器人辅助手术，具体操作大同小异,此不赘述。

【难点及注意事项】

1. 肾动脉结扎后,应及时游离肾下极及输尿管上段,Hem-o-lock 夹闭但不切断输尿管,既可以防癌细胞向远端种植,又有利于下面的手术牵引取出肾脏。

2. 以最简捷的途径暴露肾蒂,切勿对肾脏造成过多不必要的挤压,以防肿瘤通过血流扩散。

【术后处理】

1. 抗生素治疗 5~7 天预防感染。

2. 留置导尿管 7~14 天后拔除。

3. 术后需定期行膀胱灌注化疗预防肿瘤复发,定期膀胱镜检查及对侧尿路造影检查,以便早期发现复发之肿瘤。

(蓝儒竹)

九、腹腔镜肾部分切除术

肾部分切除术(partial nephrectomy)亦称保留肾单位手术(nephron sparing surgery,NSS)。1993 年和 1994 年 Winfield 和 Gill 分别报道了首例腹腔镜和后腹腔镜 NSS 治疗肾脏病变。近几年来,随着科技的进步和手术水平的提高,腹腔镜肾部分切除术的应用越来越广泛。

【适应证】

孤独肾、肾肿瘤患者伴有肾功能不全。

一般认为直径小于 4cm、外生为主或位于肾周且位置表浅的肾肿瘤是腹腔镜肾部分切除术的选择标准。

【禁忌证】

已经出现局部或远处转移,肿瘤位于肾中央或肾多发肿瘤。

【术前准备】

1. 肾肿瘤患者术前应行动脉造影,以准确估计肾部分切除的平面。

2. 肾结核、肾结石患者术前应行尿路造影，以确定需切除的范围。

3. 术前应用抗生素，肾结核患者应抗结核治疗。

4. 备血充足。

【操作要点】

1. 采取健侧卧位，常规采用腋前线肋缘下、腋后线12肋下和腋中线髂棘上三通道。

2. 充分游离暴露肾动脉后使用“bulldog”血管夹阻断肾动脉。

3. 距瘤体边缘约0.5cm的正常肾组织用剪刀完全切除肾肿瘤。用2-0可吸收线“8”字缝合缺损处，注意勿留死腔。

4. 移除“bulldog”血管夹后，关闭气腹压力，检查确认肾脏创面无活动性出血后留置腹膜后引流管。

【难点及注意事项】

1. 肾蒂血管阻断不应超过30分钟，否则应间隙开放。术中可用肌苷2g静脉滴注，以保护肾功能。

2. 术中游离肾动脉时，要紧贴腰大肌前缘。不要将肾动脉分支误认为肾动脉主干阻断，造成术中大量出血。

3. 肾脏断面应止血彻底，缝合严密，以防尿瘘发生。

4. 肿瘤力争一次切尽，同时应考虑保留有功能的肾实质。

【并发症及处理】

1. 漏尿：是术后主要并发症。可能与术中破损的肾集合系统缝合欠佳或误伤输尿管等引起。术中应严密缝合并放置双J管。

2. 出血：术中大出血是中转开放手术的主要原因。控制肾动脉后切除肿瘤，可以减少术中出血；肾实质缺损需严密缝合，在创面喷洒生物止血胶，可有效减少术后渗液及出血。当出现术后继发出血且保守治疗无效时，可考虑行选择性肾动脉栓塞。对栓塞治疗失败的患者需行手术探查。

3. 感染：可见于感染性结石术后，需加强抗感染药物治疗。

4. 短暂性肾功能不全：可见于孤独肾行肾部分切除术后，通常由于肾单位切除过多或术中肾缺血。应予利尿、控制水分，必要时行血液透析治疗。

【术后处理】

1. 每小时测血压和脉搏至稳定。

2. 常规预防性应用抗生素。

3. 术后绝对卧床72小时,术后两周内勿过多活动。

4. 注意尿量和色泽的变化。

5. 保留肾单位手术后患者需每半年行腹部CT扫描检查。

十、腹腔镜肾盂输尿管成形术

1993年,Schuessler教授首次报道了腹腔镜离断肾盂成形术。经过多年的研究和发展,应用腹腔镜治疗肾盂输尿管连接部梗阻(ureteropelvic junction obstruction,UPJO)越来越普遍,其主要术式包括Foley Y-V成形术、离断肾盂成形术和Fenger成形术。

【适应证】

凡肾盂输尿管连接部严重狭窄,引起肾积水、肾功能不全的患者,均可采用此术式。

【禁忌证】

肾内型肾盂、凝血功能障碍和巨大肾积水,分肾功能完全丧失者宜行肾切除术。

【术前准备】

同一般肾脏手术。

【操作要点】

1. 采取健侧卧位,常规采用腋前线肋缘下、腋后线12肋下和腋中线髂棘上三通道。

2. 显露肾脏后细致处理肾盂输尿管交界部,充分暴露扩张的肾盂,显露梗阻节段,弄清梗阻原因。

3. 弧形切开肾盂后,根据其形态和扩张程度设计剪裁部位。切除不足会致吻合口成角、狭窄,切除过多则致吻合口跨过肾下极处因张力过高而屈曲。

4. 纵行切开输尿管过狭窄部位1.0~2.0cm,用4-0可吸收线将输尿管劈开处最低位与肾盂瓣的下角缝合。在狭窄段远端约0.5cm离断输尿管。

5. 将输尿管劈开处的最低点与肾盂瓣的下角全层缝一针,先吻合后壁,再吻合前壁。后壁行连续缝合,留置双J管后间断缝合前壁。确认无明显活动性出血后留置腹膜后引流管。

【难点及注意事项】

1. 术中应避免离断可能出现的交叉经过的血管,以免造成部分肾段缺血。

2. 手术应完全去除病变节段并去除过多的肾盂。

3. 建成漏斗状肾盂与输尿管连接,吻合口要成斜行,为防止蠕动波的冲击使吻合口扭曲,输尿管的斜行吻合口应正对肾盂内侧。

4. 游离肾脏时只需分离肾脏背侧中下部分,可以更好地暴露上段输尿管和肾盂。

5. 导尿管一般保留1周,双J管一般留置4~6周。术后6个月复查IVU。

【并发症及处理】

最常见的并发症为吻合口漏尿,此时应在积极控制感染的情况下持续引流,多可自行痊愈。

（余　彪）

十一、腹腔镜肾蒂周围淋巴管结扎术

【适应证】

1. 乳糜尿反复发作,经非手术治疗无效者。

2. 长期乳糜凝块梗阻、乳糜血尿发作者。

3. 贫血和(或)体重下降等慢性营养消耗者。

【禁忌证】

1. 既往同侧肾脏手术史、肾周感染史。

2. 患者身体状况无法耐受手术。

3. 急性炎症期。

【术前准备】

1. 乳糜试验,泌尿系B超及静脉肾盂造影等。

2. 高脂肪饮食后膀胱镜检查，必要时双侧输尿管插管分别留置尿液行乳糜试验。

【麻醉和体位】

气管内插管全身麻醉。患者取健侧卧位，抬高腰桥。

【操作要点】

1. 建立后腹膜腔，游离腹膜外脂肪，纵行切开肾周筋膜和肾周脂肪。

2. 自肾脏背侧开始游离肾脏，超声刀依次分离肾脏上下极，最后分离肾脏腹侧，将肾周包含淋巴管的脂肪、结缔组织与肾脏离断。

3. 在靠近肾下极游离输尿管上段 3～4cm，剥离周围脂肪组织，结扎、离断扩张迂曲的淋巴管。

4. 肾门处游离肾动、静脉，打开血管鞘，离断周围淋巴管；最后分离动静脉间淋巴管，予以结扎、离断。

5. 以 2-0 可吸收线将肾脏固定于腰大肌筋膜，防止肾下垂及肾蒂血管扭转。

6. 完善止血，留置腹膜后引流管 1 根，逐层关闭切口。

【术后处理】

1. 术后卧床休息 3 天，给予抗生素预防感染。

2. 术后 3 天复查乳糜试验，每 3 个月随访复查乳糜试验。

【并发症及处理】

1. 肾蒂周围出血：轻者腹腔镜下行缝补止血；严重者需改开放止血。

2. 术后淋巴漏：由于术中破裂淋巴管未行完善结扎，术后电凝闭合的淋巴管有再度开放可能。

3. 肾盂输尿管损伤：腹腔镜下留置输尿管支架管。

十二、腹腔镜肾固定术

【适应证】

持续或间歇性腰痛，平卧位症状可缓解，同时合并以下情况之一者：肾脏下降两个椎体以上；反复出现泌尿系感染及血尿;上尿路梗阻;同侧肾功能受损。

【禁忌证】

患者身体状况无法耐受手术者;既往后腹腔手术史者。

【术前准备】

术前禁食水,灌肠,留置导尿管及胃管。

【麻醉和体位】

气管内插管全身麻醉。患者取健侧卧位,抬高腰桥。

【操作要点】

1. 建立后腹膜腔,游离腹膜外脂肪。

2. 因肾脏下垂,首先取较低位置开始游离肾脏,依次分离肾上极、外侧及内侧,最后游离肾下极和输尿管上段。

3. 游离肾上极脂肪囊,将肾脏复位至正常位置,分别于肾上极、肾中部及肾下极背外侧处固定肾脏于腰大肌筋膜,缝合肾下极脂肪囊。肾周留置腹膜后引流管1根,逐层关闭切口。

【术后处理】

术后绝对卧床1周。术后1个月避免久站、久坐及剧烈活动。

【并发症及处理】

术后肾脏可能下垂至术前位置,导致手术失败,因此术后需强调患者卧床,术中如肾脏缝合固定不满意,可将可吸收纱布放置于肾周,通过术后组织粘连固定肾脏。

十三、腹腔镜输尿管切开取石术

【适应证】

1. 输尿管中、上段结石,直径>1.0cm,特别是结石坚硬或输尿管内嵌顿,经ESWL无效或输尿管镜碎石失败者。

2. 输尿管畸形、迂曲或合并结石下端输尿管狭窄梗阻。

【禁忌证】

患者身体状况无法耐受手术者;既往后腹腔手术史者。

【术前准备】

术前行 KUB+IVP 检查，了解分肾功能及结石定位；术前晚普通灌肠，手术当日晨 KUB 片结石定位，若为阴性结石，需输尿管逆行造影作为定位。

【麻醉和体位】

气管内插管全身麻醉。患者取健侧卧位，抬高腰桥。

【操作要点】

1. 建立后腹膜腔，清理腹膜后脂肪。

2. 沿背侧腰大肌前方切开肾周筋膜，在肾下极与腰大肌之间探寻输尿管，含结石输尿管处膨大隆起，钳夹质地较硬；定位结石后，游离结石上段输尿管，防止结石向上移位至肾盂。

3. 用无创抓钳夹住结石上段输尿管固定结石，用腔内尖刀在结石上 2/3 处纵行切开输尿管壁，游离松动结石后完整取出结石，注意避免钳碎结石。

4. 经穿刺套管将双 J 管置入后腹腔内，从输尿管切口将双 J 管置入输尿管内。

5. 用 4-0 可吸收线间断缝合输尿管 2～4 针。检查无活动性出血，留置腹膜后引流管 1 根，逐层缝合切口。

【术后处理】

1. 腹膜后引流管留置 5～6 天，如连续 3 天引流量少于 10ml 则拔除，尿管留置 6～7 天。

2. 术后 1 个月膀胱镜下拔除双 J 管。

3. 术后 1、3、6 个月定期复查 B 超，必要时行 IVU 检查，及时发现输尿管狭窄。

【并发症及处理】

1. 漏尿：一般 1 周内左右可自行停止，如漏尿量大，时间长，则多有输尿管梗阻，常因双 J 管位置不当或输尿管残留结石堵塞所致，应注意保持通畅。

2. 输尿管狭窄：依狭窄情况可行输尿管镜下内切开、输尿管球囊扩张或狭窄段切除端端吻合术。

十四、腹腔镜输尿管膀胱再植术

【适应证】

1. 损伤、炎症、结核等各种原因导致的输尿管下段狭窄或闭锁性梗阻(狭窄段<3cm);先天性输尿管下段狭窄。

2. 输尿管开口异位,输尿管阴道瘘,或靠近输尿管膀胱连接部膀胱阴道瘘及输尿管子宫内膜异位症。

3. 输尿管囊肿,梗阻性巨输尿管症。

【禁忌证】

恶性肿瘤导致的输尿管下段梗阻;神经源性膀胱和泌尿系感染需术前相应治疗。盆腔化疗导致膀胱容量过小为相对禁忌证。

【术前准备】

1. 术前常规检查。

2. 合并泌尿系感染者需尿培养+药敏试验,并给予抗感染治疗。

3. 术前行 KUB+IVU,逆行肾盂造影或 CTU 了解狭窄部位及长度,评估输尿管扩张及肾积水情况。

4. 术前晚清洁灌肠,预防性应用抗生素。

【麻醉和体位】

气管内插管全身麻醉;患者取仰卧位,头低脚高 15°,患侧稍抬高。

【操作要点】

1. 建立后腹膜腔,清理腹膜后脂肪。

2. 观察髂外动脉搏动,沿髂血管打开侧腹膜,在输尿管与髂血管交界处探及输尿管。

3. 游离输尿管下段至膀胱壁,靠近膀胱壁处用钛夹或 Hem-o-lock 夹闭输尿管,并于近端离断。

4. 剪除输尿管狭窄段后,纵行剪开输尿管末端前壁,使吻合口成斜行。

5. 术中充盈膀胱后,于膀胱侧后壁斜行切开膀胱浆肌层至黏膜层,长度约 3cm,向两侧潜行分离暴露膀胱黏膜。

6. 5-0 可吸收缝线将膀胱黏膜层与输尿管下缘全程缝合,镜下留置双 J 管,再缝合输尿管上缘。间断缝合切开的膀胱浆肌层 3 ~ 4 针,包埋输尿管于膀胱肌层下,形成黏膜下隧道。

7. 通过导尿管向膀胱内注入生理盐水,检查吻合口无漏尿,间断缝合侧腹膜,留置引流管,逐层缝合切口。

【术后处理】

1. 术后 5 ~7 天拔除引流管,尿管术后 1 周拔除。

2. 术后 4 ~6 周膀胱镜下拔除双 J 管。

3. 定期复查 B 超及 IVU。

【并发症及处理】

1. 尿外渗或尿漏:保持引流管及尿管通畅,延迟拔管时间,加强抗感染治疗。

2. 吻合口狭窄:依狭窄程度腔内扩张或内切开治疗,必要时开放手术探查。

3. 腹部血肿、积血、感染等:术中注意完善止血,术后保持引流通畅,加强抗感染等。

(王　涛)

十五、腹腔镜膀胱手术

【适应证】

腹腔镜根治性膀胱切除术适用于有肌层浸润的局限性膀胱移行细胞癌、复发性膀胱移行细胞癌、原位癌及膀胱非移行细胞癌等。正位回肠膀胱术还应满足以下条件:

1. 尿道残端 2cm 内无肿瘤侵犯,即男性膀胱颈以下、女性膀胱三角区以下无肿瘤。

2. 无前尿道狭窄,尿道括约肌及盆底肌功能正常。

3. 无肠道切除史。

4. 术中快速冷冻病理切片证实尿道残端无肿瘤。

【禁忌证】

1. 高危患者有严重的心血管疾病,术前 ASA 评分达到Ⅳ级或Ⅴ级,不能耐受手术、预期寿命 10 年以下者。

2. 腹部皮肤或腹部组织的感染,活动性的腹腔内感染,腹膜炎,肠梗阻以及未纠正的凝血机制异常。

3. 膀胱癌侵犯周围脏器或远处脏器转移。

【术前准备】

1. 术前进行全身和泌尿系统的检查评估,了解各重要脏器的功能状况及肿瘤的临床分期,有无全身或局部的转移。

2. 术前 2 ~ 3 天行肠道准备,从低渣饮食、半流质饮食过渡到全流质饮食,口服肠道抗生素,静脉补充营养。术前晚及次日晨清洁灌肠。术前常规备血。留置胃肠减压管及尿管。

3. 术前 2 小时预防性应用抗生素。

【操作要点】

1. 气管插管全麻。

2. 仰卧位,髋关节稍外展,膝关节稍屈曲,便于术中同时行会阴部及直肠内操作。气腹制备和放置套管:一般采用五孔操作,首先在脐下缘做半环形切口至腹直肌鞘,气腹针穿刺入腹腔,充入 CO_2 至压力 12 ~ 15mmHg,置入 10mm 穿刺套管,放入腹腔镜,在腹腔镜监视下再分别于左右腹直肌旁脐下两指及左右髂前上棘靠中线两指处穿刺置入套管。

3. 双侧盆腔淋巴结清扫:参见本书第三十八章五、腹腔镜盆腔淋巴结切除术。

4. 游离双侧输尿管:于右侧髂总动脉分叉处找到右输尿管,提起并游离至膀胱壁外,暂不离断,同法游离左侧输尿管。

5. 游离输精管、精囊及前列腺后壁:①游离输精管及精囊:将体位改为 30° ~45°头低脚高位,牵开膀胱,显露膀胱直肠陷凹,切开腹膜反折,游离输精管及精囊,切断输精管。②切开 Denonvillier 筋膜:在前列腺和精囊汇合处上方横行切开 Denonvillier 筋膜,分离至前列腺尖部,使前列腺与直肠前壁分离。

6. 游离膀胱前壁,显露耻骨后间隙:于脐正中襞及两侧脐内侧襞做倒 U 形腹膜高位切口,沿膀胱周围脂肪分离膀胱前间隙,显露并离断耻骨前列腺韧带和阴茎背深静脉浅支。缝扎阴茎背深静脉复合体。分离前列腺两侧,显露盆内筋膜并切开,显露肛提肌,再向中线分离显露前列腺尖部。用2-0Dexon线由右向左缝扎背深静脉复合体。

7. 离断尿道:超声刀切断背深静脉复合体,向下分离至前列腺尖部,紧贴尖部剪开尿道前壁,拉起导尿管并用丝线扎紧,于远端离断导尿管,将尿管拉入盆腔内。牵引尿管残端,显露并剪断尿道后壁。将前列腺尖部向头侧翻起,显露后方的尿道直肠肌,紧贴前列腺切断尿道直肠肌。

8. 离断膀胱侧血管蒂及前列腺侧血管蒂:提起右输尿管下段,在膀胱壁外切断。沿髂内动脉分离出膀胱上动脉,Hem-o-lock夹闭切断。提起膀胱顶部,游离并切断膀胱侧血管蒂至前列腺基底部,紧贴前列腺包膜切断血管蒂直至前列腺尖部,根据实际情况决定是否保留性神经血管束。

9. 尿流改道

(1) 回肠正位新膀胱:①体外缝制回肠新膀胱:下腹正中做5cm切口,取出标本。拉出回肠,距回盲部15cm处截取约40cm回肠段,恢复肠道连续性,关闭肠系膜裂孔并还纳入腹腔。W形折叠回肠,沿对系膜缘纵行剖开回肠,连续内翻缝合形成新膀胱。②输尿管再植:在新膀胱后顶部两侧戳孔,将输尿管拖入1.5cm后4~6针固定,关闭新膀胱前壁。③新膀胱与尿道吻合:腹腔镜下将新膀胱牵至尿道残端附近,置入尿管以辨认尿道残端后壁,单针连续缝合尿道与新膀胱颈。检查无渗漏后,留置三腔气囊尿管和盆腔引流管。

(2) 直肠代膀胱:游离乙状结肠及系膜,在其与直肠交界处用直线切割器离断肠管,腹腔镜下在直肠储尿囊两侧超声刀戳孔切开小口,将输尿管内置双J管拖入1.5cm后以4-0可吸收线缝合输尿管浆膜及肠壁切口4~6针以固定。拉出乙状结肠近端,于左下腹穿刺孔引出做皮肤造口。

【术后处理】

1. 饮食与体位:麻醉清醒后,生命体征稳定,取头高脚低位,以利引流。肛门排气后即可进食。术后膀胱低压冲洗,4~

5次/天,防止肠黏液堵塞尿管。

2. 腹腔引流管的拔除:术后持续负压吸引,待引流液基本消失后即可拔除。若术中有直肠损伤则延迟拔管。术后若有持续的吻合口漏尿,则应待漏口愈合后再拔管。

3. 尿管及双J管的拔除:术后2周拔除尿管,4周拔除双J管。短期内常有轻度尿失禁,可进行盆底肌收缩锻炼。

【并发症及防治】

1. 阴茎背血管复合体出血:术中一定要结扎可靠,必要时行开放手术止血。

2. 腹壁下动脉损伤:通常由于穿刺所致,大量出血需要输血,甚至开放手术止血。手术结束取出套管后,应检查穿刺孔,若有明显出血,应缝合止血。

3. 直肠损伤:一旦损伤,应先清除伤口边缘的污染组织,分两层缝合破损处,并用大量抗生素溶液冲洗,保持术后引流的通常,术后坚持应用广谱抗生素,手术结束时适当扩张肛门括约肌,一般不需做近端结肠造口。术后适当延迟进食及导尿管拔除时间,保持尿液的通畅引流。

4. 肠瘘、内疝形成:发生肠瘘应引流腹腔及盆腔,必要时需手术修补,发生内疝需手术复位。

5. 新膀胱并发症:可出现漏尿、尿失禁、排尿困难、尿潴留等并发症。术后早期新膀胱渗漏,应适当延长导尿管留置时间,保持尿液引流通畅,直到膀胱造影显示尿漏停止。尿失禁患者进行盆底肌训练,一般数月后可以自主控尿。排尿困难可以行膀胱尿道造影及膀胱镜检查,如吻合口狭窄可行内切开术。

6. 输尿管梗阻、吻合口漏及反流:轻度尿漏可延长双J管留置时间,如时间较长不能自愈,需再次手术。轻度梗阻和反流一般不需处理。如梗阻和反流较重导致尿路感染,可再次行抗反流输尿管新膀胱再植术。

(宋晓东 詹 鹰)

十六、腹腔镜前列腺手术

腹腔镜前列腺癌根治术(laparoscopic radical prostatectomy, LRP)已有20多年历史,经过不断发展改进,目前LRP除具有与开放性手术相同的优点即疗效确切、术后生存时间长外,还具有创伤小、出血少、手术视野清晰的优势。LRP有经腹途径和耻骨后途径,有研究表明两种方式在手术时间和治疗效果上无统计学差异。

【适应证】

与开放手术相同,包括:

1. 病变局限在前列腺包膜的pT1b～pT2期患者。

2. 预期寿命≥10年患者。

3. PSA<20μg/L,Gleason评分<7者;如果满足1和2,但是不满足PSA和Gleason评分,可据病情行根治术后予以其他辅助治疗。

4. 前列腺体积20～130ml者。

5. 以前做过经膀胱前列腺摘除、经尿道前列腺切除,病理证实为前列腺癌,或确诊前列腺癌接受去势手术或雄激素阻断者。

【禁忌证】

1. 已有淋巴结转移或骨转移者。

2. 腹腔炎症未控制者。

3. 凝血功能异常者。

4. 严重的心肺疾病患者。

【术前准备】

常规术前检查。术前3天开始口服链霉素粉和甲硝唑(灭滴灵)片做肠道准备,术前1天清洁灌肠。术前静脉注射第三代头孢类抗生素。

【麻醉】

气管插管全麻。

【操作要点】

1. 头低脚高15°~30°,平卧位,常规消毒,于腹壁标记穿刺点,在脐下缘皱襞切一小口,插入Veress气腹针,注入CO_2至腹内压约为1.73kPa。

2. 拔出气腹针,放置腹腔镜,探查腹腔,定位解剖学标志。据患者病情决定是否行淋巴结清扫术。

3. Monstouris技术是先寻找分离输精管并横断后暴露并游离精囊,然后紧靠输精管壶腹部和精囊横向切开Denonvillier筋膜,暴露直肠和前列腺背面间的脂肪层,钝性分离直至尿道直肠肌。Cleaveland技术是先向膀胱内注入120ml生理盐水充盈膀胱,呈倒"U"形切开膀胱前壁腹膜反折,下达输精管,上至腹壁,游离膀胱,然后横断脐尿管,经膀胱前Retzius间隙的疏松组织向前列腺尖部游离,膀胱前后壁充分游离后抽去膀胱内盐水。

4. 通过将前列腺向一侧牵拉,充分暴露并切开两侧盆筋膜。

5. 确认前列腺尖部,用2-0可吸收线八字缝扎背深静脉丛。如前列腺体积较大或既往有前列腺手术史,可用电凝器处理背深静脉丛后用剪刀分离切断。

6. 切开膀胱颈前壁,将金属尿道扩张器尖端伸进膀胱前壁切口,向前牵拉前列腺暴露膀胱颈后壁,在输尿管开口和前列腺之间离断膀胱颈后壁。Cleaveland技术在此时再切开Denovillier筋膜,并分离输精管和精囊。

7. 用抓钳向前提起精囊和输精管,分离并结扎两侧前列腺血管束,保留神经血管束。

8. 将前列腺向头侧牵引,剪短背深静脉丛,暴露并剪断尿道前壁,然后在探子帮助下,暴露尿道侧壁和后壁,并紧靠前列腺尖部剪短尿道,游离前列腺,并放入标本袋。

9. 重建膀胱颈口,用3-0可吸收线进行膀胱尿道吻合,膀胱内注水检测吻合口不漏水后,降低腹内压,再次检查止血是否确切。腹膜切口不缝合,左下腹放置腹腔引流管,将前列腺与精囊取出,去除腹部器械并清点,缝合切口。

【难点及注意事项】

1. 盆筋膜切开:通常在前列腺侧壁与盆底肌交界部切开盆筋膜,切开位置不当可引发出血。

2. 前列腺尖部处理:用剪刀在耻骨后血管复合体缝扎线下方分离前列腺尖部,避免分离尿道和两侧的组织及神经。将尿管插入,从已切开的膀胱颈伸出,气囊内注水10ml,在尿道外结扎尿管。紧靠前列腺尖剪开尿道前壁。在尿管结扎线远端剪断尿管,经剪开的尿道前壁拉出尿管,暴露后壁并剪断,避免损伤控尿神经。

【并发症及处理】

1. 术中出血:常源自背深静脉丛和前列腺侧血管蒂。紧贴耻骨离断耻骨前列腺韧带可避免损伤背深静脉丛浅表支,八字缝扎背深静脉丛能有效防止出血。出血则用 PK 刀或缝扎处理。

2. 直肠损伤:清除伤口边缘污染组织,分两层缝合破损处,并用抗生素溶液冲洗,术后通畅引流,应用抗生素,适当延迟进食。

3. 吻合口尿漏:术后 24 小时内耻骨后引流管有数毫升尿液比较常见,如果有尿液经耻骨后引流持续 6 天以上即可诊断为尿漏。适当延长导尿管留置时间,保持尿液引流通畅,直至膀胱造影显示尿漏停止。

十七、腹腔镜精囊切除术

【适应证】

1. 先天性或继发性症状性精囊腺囊肿。
2. 精囊腺囊肿大于 2.5cm。
3. 精囊腺腺瘤。

【禁忌证】

1. 腹腔炎症未控制者。
2. 凝血功能异常者。
3. 严重的心肺疾病患者。

【术前准备】

盆腔脏器影像学检查及常规术前准备。

【麻醉】

全身麻醉。

【操作要点】

1. 患者取头低足高仰卧位，术前留置导尿管，保持引流通畅，使膀胱处于空虚状态。

2. 脐下缘切口建立气腹，置入 10mmTrocar，左右两侧麦氏点分别置入 5mmTrocar 和 10mmTrocar。

3. 在确认髂血管、输尿管等位置后，切开腹膜，显露并分离患侧输精管，超声刀切断输精管，沿输精管远端游离至精囊壶腹部，寻找病变精囊。

4. 紧贴精囊表面游离，切断精囊动脉，完整切除患侧精囊及病变组织，将精囊及病变组织与输精管断端从一穿刺点取出。

5. 盆底留置引流管，逐层缝合。

【注意事项】

分离过程中注意保护输尿管，勿损伤膀胱、直肠等周围器官。

（王少刚）

第三十九章　体外冲击波碎石术

一、碎 石 原 理

体外冲击波碎石(ESWL)是在体外产生一定大小和形态的冲击波,其强度应超过结石的弹力极限,将结石击碎,碎石片随尿液排出体外。目前国内生产的碎石机绝大部分是利用高电压,大电容,水中火花放电,引起液电效应作为强大震源,其瞬间放电产生冲击波,把电极间隙置于半椭圆反射体的第一焦点(f 1)处,产生的冲击波呈球体样向四周迅速扩散,当其遇到平滑的反射体时,即被反射体聚焦于第二焦点 f 2 处,该处能量可增大 200 ~ 300 倍,如果将人体的肾结石移到这个焦点上,压力波将会透过人体的软组织达结石区,使结石受到压与拉的作用,经过数百或上千次以上的冲击波可使结石粉碎。震源除液电效应冲击波外,还有微爆炸、激光脉冲、电磁波及压电晶体等,不管使用的碎石机是哪一种类型,其原理是一样的,即将所获得的高压震波聚焦到结石上,然后将其击碎。

二、碎石机的组成部分

碎石机类型较多,其组成也不完全一致,大致可分为以下几部分:

1. 冲击波发生部分,震源通过反射体或凹面压电晶体装置或电磁波聚焦系统,聚焦在 f 2 焦点上,其 f 1 ~ f 2 的距离为 8 ~ 12cm,过度肥胖者 f 1 ~ f 2 超过 12cm,不能进行碎石治疗。

2. 定位系统,有 X 线定位和 B 超定位,精确定位是粉碎结石的必备条件。

3. 水槽或水囊是体外冲击波能有效到达体内的关键。由于冲击波在不同介质的阻抗不同,其损耗也不一样,在水中传导耗损最少,在空气中有极大的能量耗损。因此,震源冲击波产生后在水中传播最为理想,水槽或水囊能保证冲击波通过水介质到体内 f 2 结石焦点上。

4. 操作控制系统,把定位、监测、调整治疗条件、心电监护等集中在一个台面上,便于操作控制。

三、ESWL 的临床应用

【适应证】

从广义上讲,上尿路结石除器质性梗阻、先天性畸形、全身出血性疾病外,一般均可采用 ESWL 治疗,因严重并发症较少,治疗适应证从小于 1cm 肾结石逐渐扩大,目前的适应证为:

1. 排除禁忌证情况下全段输尿管结石均可行 ESWL。

2. 对直径≤10mm 上段输尿管结石首选 ESWL。

当前未经选择的结石病人约有 70% 适合 ESWL 治疗,若结合腔内泌尿外科技术(肾镜、输尿管镜、体内超声碎石、激光碎石及体内弹道碎石等)使需手术治疗尿石症病人的 90% 可以通过非手术治疗,使尿路结石开放手术病人减少到 10% 以下。Robert 认为,大于 $500mm^3$ 或鹿角形结石的治疗需与腔内技术相结合。

【禁忌证】

1. 妊娠妇女。

2. 未纠正的全身出血性疾病。

3. 结石以下尿路有梗阻。

4. 严重肥胖或骨骼畸形。

5. 高危患者如心力衰竭、严重心率失常。

6. 未接受治疗的急性尿路感染或泌尿系统活动性结核。

对鹿角形结石主张多系列单元的治疗,分期、分批粉碎结石,对过大的肾结石(>3cm)可采用腔内泌尿外科技术联合治疗,先做经皮肾穿刺造瘘(PCN)通过超声碎石,使碎石片大部分由肾造瘘管排出，避免形成输尿管石街，再结合碎石治疗。

【并发症及处理】

1. 血尿：在 ESWL 治疗后所有病人都能见到轻微血尿，这是由于粉碎的结石直接接触损伤、肾集尿系统黏膜挫伤所致，出血量少，仅 1～2 天即消失。

2. 肾绞痛：由于结石大量碎片进入输尿管导致尿路部分梗阻所致。

3. 恶心、呕吐。

4. 发热：多由碎石堆积尿路堵塞引起，可产生梗阻性肾盂肾炎，其发病率为 1%～5%。

5. 输尿管内碎石堆积，形成石街。

目前国内已生产低能量碎石机使 ESWL 术后并发症减少，碎石已不用麻醉，局部皮肤已无损伤，心脏合并内脏其他器官损伤极为少见。

晚期合并症常见有肾实质损害引起的高血压，多为反复多次碎石所致。碎石治疗后结石复发率仍较高，目前尚无准确统计数据。

【术后处理】

1. ESWL 术后输液、利尿、解痉、抗感染治疗。

2. 术后 KUB 复查，了解结石分离程度，排出碎石情况。

3. 对症处理。

【随访】

必须做好 ESWL 治疗后的随访工作，ESWL 是一种损伤小，恢复快的方法，对 85% 的结石是有效的。但从长期随访来看仍有大量残石，结石复发率高。因此，对 ESWL 术后的治疗应是控制感染，排净残余结石，多饮水等综合措施，达到预防和减少结石的复发。

治疗方法的选择除考虑结石的大小、部位及结石的性质外，还需考虑肾功能和肾实质的情况及患者的经济状况，这些都是影响我们选择某种治疗方法的因素。

体外冲击波碎石已成为治疗尿石症患者最安全、有效和无创伤性的理想方法，可使 85% 以上尿石症患者免除开刀之苦，国内已有400多台碎石机投入临床使用,且97%为国产碎石机,碎石疗效满意,但结石的复发率仍偏高,今后需加强碎石后的随访及预防结石复发。

四、多发性结石的ESWL治疗

多发性结石可以发生在同侧或双侧肾内,也可以发生在肾、输尿管内,其治疗原则仍为彻底粉碎结石,尽可能保留或挽救肾脏功能,为达到此目的,必须重视以下几点:

1. 先治疗造成梗阻的结石,如肾结石合并输尿管结石,宜先治疗输尿管结石,以解除梗阻。

2. 双侧肾结石先治疗功能较好的一侧,如果功能减退是由结石引起,则同上述原则,先治疗堵塞严重的一侧。

3. 治疗次数,同侧结石争取一次全部粉碎,如结石过大、过多,难于一次全部粉碎,可分次治疗,两次治疗间隔必须超过1周,以确保肾功能不受损害。

4. 同侧输尿管内两处以上结石,先冲击上边的结石,再冲击下边(输尿管远侧端)的结石。

5. 孤独肾内>2cm结石,ESWL前先置双J导尿管,确保碎石后尿路引流通畅。

6. 治疗前输尿管内置管问题,为了防止碎石治疗后输尿管内碎石片堆积引起梗阻,有些学者提出碎石前在患侧输尿管内置双J导管,使其一侧在肾盂内,另一侧在膀胱内卷曲,保证肾盂至膀胱引流尿液通畅。我们认为置管后阻碍正常输尿管蠕动,也妨碍碎石排出,一般情况下不主张ESWL术前在输尿管置管。

7. 对于输尿管结石的治疗,由于结石易在输尿管局部嵌顿,停留时间长,可引起局部炎症和肉芽增生,将结石紧紧包绕,而难于被冲击波击碎,其疗效稍逊于肾结石,但输尿管结石仍以原位ESWL治疗为首选,若治疗失败的少数病人可使用输尿管镜或腔内弹道碎石术。

(周惜才 陈志强)

附录一　泌尿外科常用药物表

【常用抗生素】

青霉素类

青霉素 G:40 万～80 万 U,im,bid;静脉滴注 240 万～2000 万 U/d

氨苄西林(安必仙):0.25～0.75g,po,tid～qd

氨苄西林/舒巴坦(优立新):1.5～3.0g+NS 100ml,iv gtt,q 6h

阿莫西林(阿莫仙、贝克诺顿):0.5g,po,q 8h～q 6h

阿莫西林/克拉维酸钾(安灭菌、强力阿莫仙、艾克儿、新亚):1.2g+NS 100ml,iv gtt,NS 100ml,iv gtt,q 8h～q 6h

阿莫西林/舒巴坦(福特猛、舒萨林):3.0～4.5g+NS 100ml,iv gtt,q 12h

美洛西林(力扬):2.0～4.0g+NS 100ml,iv gtt,q 12h

美洛西林/舒巴坦(凯韦可、开林、佳洛坦):3.75g+NS 100ml,iv gtt,q 12h～q 8h

哌拉西林/他唑巴坦(特治星、他唑仙、强林坦、佐朋、北元派强):2.5～5.0g+NS 100ml,iv gtt,q 12h～q 8h

哌拉西林/舒巴坦(派纾、新克君):5.0g+NS 100ml,iv gtt,q 12h～q 8h

阿洛西林(阿乐欣):4.0g+NS 100ml,iv gtt,q 12h～q 8h

替卡西林/克拉维酸钾(特美汀):3.2g+NS 100ml,iv gtt,q 8h～q 6h

头孢菌素类

第一代

头孢拉定(泛捷复):0.25～0.5g,po,q 6h

头孢硫脒(仙力素、灵流旷、苗畅):2.0g+NS 100ml,iv gtt,q

12～q 6h

第二代

头孢丙烯(施复捷、银力舒):0.5g,po,q 12h

头孢克洛(可福乐、曼宁、希克劳、新达罗):0.25～0.5g,po,bid

头孢呋辛(西力欣):0.25～0.5g,po,bid;1.5～2.5g+NS 100ml,iv gtt,q 12h～q 6h

头孢西丁(益丁欣):2.0g+NS 100ml,iv gtt,q 8h

头孢替安(海替舒、替他欣、锋替新、佩罗欣、萨兰欣):2.0g+NS 100ml,iv gtt,q 12h

第三代

头孢地尼(横丹、全泽复):0.1g,po,tid

头孢妥仑匹酯(美爱可):0.2g,po,bid

头孢克肟(世福素):0.1～0.2g,po,bid

头孢哌酮/舒巴坦(舒普深、新瑞普欣、普德欣、利君派舒、海舒必、铃兰欣、凡林):3.0g+NS 100ml,iv gtt,q 12h～q 8h

头孢哌酮/他唑巴坦(新朗欧、凯斯、艾尔利康、乐灵):2.0～2.25g+NS 100ml,iv gtt,q 12h

头孢他啶(复达欣、英贝奇、凯复定):2.0g+NS 100ml,iv gtt,q 12h～q 8h

头孢曲松(罗氏芬、曲晴):2.0g+NS 100ml,iv gtt,qd

头孢曲松/舒巴坦(可赛舒):2.5g+NS 100ml,iv gtt,q 12h

头孢匹胺(海丽、再泰):2.0g+NS 100ml,iv gtt,q 8h

第四代

头孢匹罗(庆派乐、琪瑞泰):1.0～2.0g+NS 100ml,iv gtt,q 12h

头孢甲肟(泛夫伟特、立肖均、锋沃灵、倍司特克、尖峰、雷特迈星):1.0～2.0g+NS 100ml,iv gtt,q 12h

头孢地嗪(康丽能、欣达嗪、力勉):2.0～3.0g+NS 100ml,iv gtt,q 12h

头孢唑肟(益保世灵、那兰欣、庆余堂、丹臣、卓必杀、若奇):2.0～3.0g+NS 100ml,iv gtt,q 12h

头孢噻肟(凯福隆):2. 0g+NS 100ml,iv gtt,q 12h

头孢吡肟(马斯平、立斯平、达力能、悦康凯欣、信力威):2. 0g+NS 100ml,iv gtt,q 12h

头孢噻利(丰迪):1. 0g+NS 100ml,iv gtt,q 12h

单环 β-内酰胺类

氨曲南(锋迈欣、他克欣、海美兰、广维、雅河润、艾甲欣):2. 0 ~4. 0g+NS 100ml,iv gtt,q 12h

碳青霉烯类

亚胺培南/西司他丁(泰能):0. 5g+NS 100ml,iv gtt,q 8h ~ q 6h;每日最大剂量 4. 0g

美罗培南(海正美特、美平):0. 5 ~ 1. 0g+NS 100ml,iv gtt,q 8h

帕尼培南/倍他米隆(克倍宁):0. 5g+NS 100ml,iv gtt,q 12h ~ q 6h

比阿培南(天册):0. 3g+NS 100ml,iv gtt,q 12h ~ q 6h

厄他培南(怡万之):1. 0g+NS 100ml,iv gtt,qd

喹诺酮类

环丙沙星(西普乐):0. 4g,iv gtt,q 12h

帕珠沙星(莱美净、维予清、菲迅奇):0. 3g+NS 100ml,iv gtt,q 12h

左氧氟沙星(左克、可乐必妥、来立信):0. 4 ~ 0. 6g,iv gtt,qd

依诺沙星 0. 2 ~0. 4g,iv gtt,q 12h

加替沙星(海超、凯泽):0. 4g,iv gtt,qd

莫西沙星(拜复乐):0. 4g,po,qd;0. 4g,iv gtt,qd

氨基苷类

阿米卡星(丁胺卡那霉素):0. 4g+GS 500ml,iv gtt,qd;0. 2g+GS 250ml,iv gtt,q 12h

依替米星(创成、爱大、爱益):150mg+GS 250ml,iv gtt,q 12h

异帕米星(依克沙):0. 4g+GS 500ml,iv gtt,qd

奈替米星:0. 3g+GS 500ml,iv gtt,qd

【利尿药】

呋塞米(速尿):急性肾功能不全200~400mg+NS100ml,iv gtt,低速小于4mg/min,最大剂量1g/d;慢性肾功能不全20~40mg,po,tid

托拉塞米(泽通、丽泉、特苏尼、拓赛、丽芝、伊格迈):10~20mg,po,qd;10~20mg,+NS100ml,iv gtt,qd

氢氯噻嗪(双氢克尿塞):水肿性疾病25mg,po,qd~tid

复方阿米洛利(武都力、安利亚):1~2片,po,qd~bid

螺内酯(安体舒通):水肿性疾病20~40mg,po,tid;原发性醛固酮增多症120~240mg/d,分次口服。

【激素类】

氢化可的松:20~30mg,qd~tid;100~200mg,iv gtt

可的松:25~75mg,qd;25~125mg,im qd

黄体酮:1~20mg,im,qd

高效黄体酮:100mg,po,qd

炔雌醇:0.05~0.5mg,po,q 8h~q 4h

己烯雌酚:1.0~3.0mg,po,qd

【前列腺增生症相关药物】

5α还原酶抑制剂

非那雄胺(保列治):5mg,po,qd,6个月1个疗程

爱普列特(依立雄胺):5mg,po,qd,4个月1个疗程

度他雄胺(安福达):0.5mg,po,qd,整粒吞服,6个月1个疗程

α受体阻断药

阿夫唑嗪(桑塔):10mg,po,qd,晚餐后整粒吞服

特拉唑嗪(欧得曼、高特灵):2mg,po,bid

坦洛新(坦索罗辛、哈乐、齐索):0.2mg,po,qd,根据年龄、症状增减

萘哌地尔(博帝、再畅、浦畅、坤达):起始量25mg,po,qn,最大剂量75mg/d

植物药

柏诺特:160mg,po,bid,4周1疗程

舍尼通(普适泰):74mg,po,bid,6 个月可达最佳疗效

前列康胶囊(片):3～4 粒(片),po,tid,饭前服用,1 个月为1疗程

前列康舒胶囊:5 粒,po,tid,2 周为 1 个疗程

【结石相关药物】

醋羟胺酸(菌石通、乙氧肟酸、乙酰异羟肟酸):0.25g,po,tid

枸橼酸氢钾钠颗粒(友来特):日剂量为 4 标准量匙(每量匙为 2.5g,共 10g 颗粒),分 3 次饭后服用。早晨、中午各一量匙,晚上服两量匙。颗粒可以用水冲服。

排石冲剂:1 包,po,tid

消石灵:2pil,po,tid

利石素:1pil,po,bid

【前列腺癌相关药物】

亮丙瑞林(抑那通):3.75mg,皮下注射,每 4 周一次

缓退瘤:250mg,tid

依立适:280mg,bid

诺雷德:3.6mg/支,皮下注射,28 天一次

【膀胱肿瘤灌注药物】

噻替派:60mg+蒸馏水 50ml

丝裂霉素:20mg+蒸馏水 50ml

顺铂:120mg+NS 50ml

多柔比星: 50mg+NS 50ml

羟基喜树硷:10mg+蒸馏水 50ml

艾迪:50ml 直接灌注

卡介苗:120mg+NS 50ml

白介素-2: 2400U+生理盐水 50ml+卡介苗 80mg

(王少刚)

附录二　泌尿外科常用检验正常值

附录表1　常用尿液检查

标本	成分	正常值范围
24h 尿	尿量	1500～2000ml/h
尿	比重	1.010～1.030
尿	渗透压	40～1400mmol/L
		一般 600～1000mmol/L
尿	pH	5.0～7.0
		H^+浓度 10～0.1μmol/L
尿	颜色	淡黄或黄
尿	透明度	新鲜透明
24h 尿	蛋白定性	阴性
24h 尿	蛋白定量	20～80mg/24h
尿	糖	阴性
尿沉渣	白细胞	<5 个/HP
	红细胞	0～偶见(<3 个/HP)
	尿路上皮细胞	0～少量/HP
	小圆上皮细胞	0
	管型	0～偶见透明管型/HP
	结晶	无或少量，偶见
12h 尿 Addis 计数	白细胞及上皮细胞	<100 万/12h

续表

标本	成分	正常值范围
	红细胞	<50 万/12h
	管型	<5000 个/12h
12h 尿	浓缩试验	禁水,每次尿量 20~25ml,比重 1.026~1.030~1.035
4h 尿	稀释试验	4h 尿量为饮水量 80%~100%,尿比重降到 1.003 或以下
2h 尿	酚红试验(PSP)	15 分钟排出量>0.25
		120 分钟排出量>0.55

附录表 2　精液检验

成分	正常值范围
量	一次排 2.5~5.0ml
色	灰白、乳白,久未排精者淡黄
黏稠度	初黏稠,30 分钟后完全液化
酸碱度	pH7.2~7.8
白细胞	<5 个/HP
红细胞	<5 个/HP
精子总数	>20×10^9/L(国内 10~13×10^9/L)
活动精子(%)	射精后 30~60 分钟>70%
畸形精子	<20%
果糖	6.7~25mmol/L

附录表 3　泌尿系结石患者无机盐及有机化合物测定

标本	成分	正常值范围
血清	钙	2.25~2.6mmol/L
	离子钙	1.12~1.23mmol/L

续表

标本	成分	正常值范围
	磷	0.87～1.45mmol/L
	尿酸	268～488μmol/L(男)
		178～387μmol/L(女)
	草酸盐	6.66～33.3μmol/L
	胱氨酸	8～91μmol/L
	镁	0.8～1.2mmol/L
	钾	4.1～5.6mmol/L
	钠	135～145mmol/L
	氯化物	96～106mmol/L
	硫酸盐	0.09～0.62mmol/L
	降钙素	0～14ng/L(男)
		0～28ng/L(女)
	1,25-$(OH)_2$-D_3	62～156pmol/L
	铁	11～30μmol/L(男)
		9～27μmol/L(女)
	铜	11～22μmol/L(男)
		13～24μmol/L(女)
	锌	10～23μmol/L
	铅	1.4～2.4μmol/L
24h尿	钙	2.5～7.5mmol/24h
	离子钙	(1.06±0.07)mmol/24h
	无机磷	22～48mmol/24h
	镁	2.46～6.15mmol/24h
	钾	51～102mmol/24h

续表

标本	成分	正常值范围
	钠	130～260mmol/24h
	氯化物	170～255mmol/24h
	尿酸	2.4～5.9mmol/24h
	草酸盐	228～570μmol/24h
	枸橼酸	0.36～2.39mmol/24h
	胱氨酸	83～830μmol/24h
	酸性黏多糖(GAG_S)	(5.4±0.8)mg/L
	硫酸盐	77.5mmol/24h
	氨氮	20～70mmol/24h
	尿素氮	360～540mmol/24h

附录表4　肾功能测定

项目	正常值范围
尿素氮	1.8～7.1mmol/L(血清)
	360～540mmol/24h(尿)
肌酐	70～177μmol/L
内生肌酐清除率	80～120ml/min

附录表5　内分泌功能测定

标本	项目	正常值范围
24h尿	17酮类固醇	27.8～76.3μmol/24h(男)
		20.8～52.0μmol/24h(女)
	17羟类固醇	8.3～27.6μmol/24h(男)
		5.5～22.1μmol/24h(女)
	醛固酮	2.8～27.1μmol/24h

续表

标本	项目	正常值范围
	游离皮质醇	28～276nmol/24h
	儿茶酚胺	<1655nmol/24h(荧光法)
	杏仁酸(VMA)	5.0～45.4μmol/24h
	睾酮	175～472nmol/24h(男)
		7～42nmol/24h(女)
	雌激素	5～25μg/24h(男)
		4～25μg/24h(女排卵前)
		28～100μg/24h(排卵期)
		22～80μg/24h(黄体期)
		<4500μg/24h(妊娠)
		<10μg/24h(绝经)
血浆	皮质醇	(442±276)nmol/L(上午 8 时)
		(221±166)nmol/L(下午 3 时)
	17 羟类固醇	193～524nmol/L(男)
		248～580nmol/L(女)
	醛固酮	138～415pmol/L(立位)
		27.7～138.5pmol/L(卧位)
	肾上腺素	<480pmol/L
	肾素	0.82～2.0μg/(L·h)
	血管紧张素Ⅱ	10～30ng/L(卧位)
血清	睾酮	20.0±5.5nmol/L(男)
		(2.1±0.8)nmol/L(女)
	HCG	<1.0μg/L
	β-HCG	>5IU/L(女,妊娠 10 天)

续表

标本	项目	正常值范围
		>100IU/L(妊娠1个月)
		50～100kIU/L(妊娠10周)
	雌激素	40～115ng/L(男)
		61(排卵前)～437(排卵)ng/L(女)
	PRL	<20μg/L(男)
		<23μg/L(女排卵前)
		5～40μg/L(排卵后)
		400μg/L(妊娠)

附录表6　前列腺液检验

成分	正常值范围
量	数滴至2ml
色	乳白色,稀
白细胞	<10个/HP
红细胞	偶见
上皮细胞	少量
卵磷脂小体	可见量多
淀粉样体	可见(老人易见)
吞噬细胞	偶见

附录表7　酶的测定

标本	项目	正常值范围
血清	酸性磷酸酶(ACP)	117～467nmol/(s·L)(金氏法)
	前列腺特异酸性磷酸酶(PAP)	<3.0 μg/L(放免法)

续表

标本	项目	正常值范围
	碱性磷酸酶	0. 5 ~ 1. 5 μmol/(s · L)(金氏法)
	乳酸脱氢酶	0. 8 ~ 1. 5 μmol/(s · L)
	溶菌酶	4 ~ 20mg/L
	前列腺特异性抗原(PSA)	<4. 0ng/ml
尿	溶菌酶	0 ~ 2 mg/L

附录表 8　性病全套检查

项目	正常范围
衣原体抗体(CHLA)	阴性
艾滋病抗体(抗 HIV)	阴性
USR	阴性
RPR	阴性
淋球菌 PCR(NG-DNA)	阴性

（王少刚）

附录三　泌尿外科教学查房示范

（一）病史摘要

××，男，50岁，教师。

间断肉眼血尿1年。

患者近一年来间断出现肉眼全程血尿，偶伴左侧腰部胀痛及尿频、尿急，无发热、排尿困难等症状。

既往史：5年前曾有肺结核病史，经正规抗结核治疗而痊愈。

（二）体格检查

一般情况尚好，慢性病容，贫血貌。皮肤、巩膜无黄染，浅表淋巴结无肿大。双肺呼吸音清晰。HR80次/分，心律齐、有力。腹平坦、柔软，无压痛及包块，膀胱区无膨隆。双肾未触及，肾区无叩痛。直肠指诊前列腺Ⅰ度增生。

（三）病例分析、检查及诊断

引起血尿的病因很多，检查时应遵照先易后难，先无创后有创的顺序。

1. 首先应行尿常规检查。可以证实在无肉眼血尿的情况下仍有镜下血尿。另外可同时发现有无泌尿系感染，因感染亦是引起血尿的原因之一，而且此患者有尿频、尿急等膀胱刺激症状。必要时可行尿沉渣涂片查细菌及普通细菌培养。再联系病人曾有肺结核病史，为排除泌尿系结核可行24小时尿沉渣涂片查抗酸杆菌，必要时行结核菌培养。

2. 患者为中老年男性，出现无痛性肉眼血尿，首先应考虑泌尿系肿瘤，尿脱落细胞学检查经济而方便。一般泌尿系上皮肿瘤阳性率可达80%，阴性则不能排除肿瘤，无肯定意义。虽有一定的假阳性率，但一旦为阳性结果，即使其他检查未发现肿瘤，亦应进一步检查，以明确诊断。

3. 肾及膀胱的超声波检查，对肾及膀胱肿瘤、泌尿系结石（尤其对X线透光结石）、多囊肾、肾积水等均有较高的诊断价值，另外，还应注意有无肾蒂淋巴结肿大、肾静脉及下腔静脉癌栓等，为肾肿瘤分期提供证据。

4. 腹部平片及排泄性尿路造影（KVB及IVP），二者相结合是诊断或排除泌尿系结石的可靠依据，并可确定结石部位，有无尿路梗阻，并与其他钙化影如肾结核等相鉴别。同时可了解双肾功能，为制订治疗方案提供帮助。如有肾癌或肾盂、输尿管癌，可表现为充盈缺损，但不能确定病变性质，需与阴性结石、血块相区别。另外，如肿瘤较小，对肾盂肾盏影响不大时容易遗漏。如肾输尿管不显影，可行逆行性肾盂造影。

5. 膀胱镜检查是诊断泌尿系肿瘤最常用、最可靠的方法，可以确定出血来自何侧，可以发现膀胱内及输尿管口的肿瘤。必要时自输尿管口插管进行肾盂造影、刷取细胞镜检或直接钳取组织行病理检查。需注意不能单纯因发现膀胱肿瘤而忽视了其他检查，因有一部分膀胱肿瘤同时伴有上尿路肿瘤。

6. 如上述检查仍不能确定出血部位及原因，可行肾区CT检查，常可发现较小的、对肾集合系统影响不大的肾及肾盂肿瘤。

经上述系列检查，大多情况下都能明确诊断。

（四）检查结果

1. 血尿间歇期检查尿常规示镜下血尿，无明显感染，抗酸染色阴性。

2. 尿脱落细胞学检查3次，2次为阳性。

3. 肾及膀胱B超检查未见异常。

4. KUB及IVP检查见双肾显影，左侧肾脏上盏部位可见一小的充盈缺损；双肾无积水，输尿管无梗阻，膀胱显影正常。

5. 出血期急行膀胱镜检查发现左侧输尿管喷血，膀胱未见异常。

6. 肾脏CT检查发现左肾上盏内实质性占位病变，肾脏外形正常，肾周及肾蒂淋巴结无肿大。

经以上检查基本确诊为左肾盂肿瘤,细胞学检查为阳性,发现分化不良的肿瘤细胞,应行肾、输尿管全切术(包括输尿管壁段)。术后严密随访,每半年复查尿脱落细胞、膀胱镜检查,随访至少两年。如出现膀胱肿瘤,则行相应的治疗。

(郭小林)